中华医学百科全书

临床医学

护理学（三）

国家出版基金项目
NATIONAL PUBLICATION FOUNDATION

中国协和医科大学出版社

图书在版编目（CIP）数据

护理学 . 三 / 刘华平主编 . —北京：中国协和医科大学出版社，2018.12
（中华医学百科全书）
ISBN 978-7-5679-1020-1

Ⅰ . ①护… Ⅱ . ①刘… Ⅲ . ①护理学 Ⅳ . ① R47

中国版本图书馆 CIP 数据核字 (2018) 第 256976 号

中华医学百科全书·护理学（三）

主　　编：刘华平

编　　审：邬扬清

责任编辑：吴翠姣

出版发行：中国协和医科大学出版社
　　　　　（北京东单三条九号　邮编 100730　电话 010-6526 0431）

网　　址：www.pumcp.com

经　　销：新华书店总店北京发行所

印　　刷：北京雅昌艺术印刷有限公司

开　　本：889×1230　1/16 开

印　　张：18.5

字　　数：500 千字

版　　次：2019 年 1 月第 1 版

印　　次：2019 年 1 月第 1 次印刷

定　　价：225.00 元

ISBN 978-7-5679-1020-1

《中华医学百科全书》编纂委员会

总顾问　吴阶平　韩启德　桑国卫

总指导　陈　竺

总主编　刘德培

副总主编　曹雪涛　李立明　曾益新

编纂委员（以姓氏笔画为序）

B·吉格木德	丁　洁	丁　樱	丁安伟	于中麟	于布为
于学忠	万经海	马　军	马　骁	马　静	马　融	马中立
马安宁	马建辉	马烈光	马绪臣	王　伟	王　辰	王　政
王　恒	王　硕	王　舒	王　键	王一飞	王一镗	王士贞
王卫平	王长振	王文全	王心如	王生田	王立祥	王兰兰
王汉明	王永安	王永炎	王华兰	王成锋	王延光	王旭东
王军志	王声湧	王坚成	王良录	王拥军	王茂斌	王松灵
王明荣	王明贵	王宝玺	王诗忠	王建中	王建业	王建军
王建祥	王临虹	王贵强	王美青	王晓民	王晓良	王鸿利
王维林	王琳芳	王喜军	王道全	王德文	王德群	
木塔力甫·艾力阿吉	尤启冬	戈　烽	牛　侨	毛秉智	毛常学
乌　兰	文卫平	文历阳	文爱东	方以群	尹　佳	孔北华
孔令义	孔维佳	邓文龙	邓家刚	书　亭	毋福海	艾措千
艾儒棣	石　岩	石远凯	石学敏	石建功	布仁达来	占　堆
卢志平	卢祖洵	叶　桦	叶冬青	叶常青	叶章群	申昆玲
申春悌	田景振	田嘉禾	史录文	代　涛	代华平	白春学
白慧良	丛　斌	丛亚丽	包怀恩	包金山	冯卫生	冯学山
冯希平	边旭明	边振甲	匡海学	邢小平	达万明	达庆东
成　军	成翼娟	师英强	吐尔洪·艾买尔	吕时铭	吕爱平
朱　珠	朱万孚	朱立国	朱华栋	朱宗涵	朱建平	朱晓东
朱祥成	乔延江	伍瑞昌	任　华	华　伟	伊河山·伊明
向　阳	多　杰	邬堂春	庄　辉	庄志雄	刘　平	刘　进
刘　玮	刘　蓬	刘大为	刘小林	刘中民	刘玉清	刘尔翔
刘训红	刘永锋	刘吉开	刘伏友	刘芝华	刘华平	刘华生
刘志刚	刘克良	刘更生	刘迎龙	刘建勋	刘胡波	刘树民
刘昭纯	刘俊涛	刘洪涛	刘献祥	刘嘉瀛	刘德培	闫永平

米 玛	许 媛	许腊英	那彦群	阮长耿	阮时宝	孙 宁
孙 光	孙 皎	孙 锟	孙长颢	孙少宣	孙立忠	孙则禹
孙秀梅	孙建中	孙建方	孙贵范	孙海晨	孙景工	孙颖浩
孙慕义	严世芸	苏 川	苏 旭	苏荣扎布	杜元灏	杜文东
杜治政	杜惠兰	李 龙	李 飞	李 东	李 宁	李 刚
李 丽	李 波	李 勇	李 桦	李 鲁	李 磊	李 燕
李 冀	李大魁	李云庆	李太生	李日庆	李玉珍	李世荣
李立明	李永哲	李志平	李连达	李灿东	李君文	李劲松
李其忠	李若瑜	李松林	李泽坚	李宝馨	李建勇	李映兰
李莹辉	李继承	李森恺	李曙光	杨 凯	杨 恬	杨 健
杨化新	杨文英	杨世民	杨世林	杨伟文	杨克敌	杨国山
杨宝峰	杨炳友	杨晓明	杨跃进	杨腊虎	杨瑞馥	杨慧霞
励建安	连建伟	肖 波	肖 南	肖永庆	肖海峰	肖培根
肖鲁伟	吴 东	吴 江	吴 明	吴 信	吴令英	吴立玲
吴欣娟	吴勉华	吴爱勤	吴群红	吴德沛	邱建华	邱贵兴
邱海波	邱蔚六	何 维	何 勤	何方方	何绍衡	何春涤
何裕民	余争平	余新忠	狄 文	冷希圣	汪 海	汪受传
沈 岩	沈 岳	沈 敏	沈 铿	沈卫峰	沈心亮	沈华浩
沈俊良	宋国维	张 泓	张 学	张 亮	张 强	张 霆
张 澍	张大庆	张为远	张世民	张志愿	张丽霞	张伯礼
张宏誉	张劲松	张奉春	张宝仁	张宇鹏	张建中	张建宁
张承芬	张琴明	张富强	张新庆	张潍平	张德芹	张燕生
陆 华	陆付耳	陆伟跃	陆静波	阿不都热依木·卡地尔		陈 文
陈 杰	陈 实	陈 洪	陈 琪	陈 楠	陈 薇	陈士林
陈大为	陈文祥	陈代杰	陈红风	陈尧忠	陈志南	陈志强
陈规化	陈国良	陈佩仪	陈家旭	陈智轩	陈锦秀	陈誉华
邵 蓉	邵荣光	武志昂	其仁旺其格	范 明	范炳华	林三仁
林久祥	林子强	林江涛	林曙光	杭太俊	欧阳靖宇	尚 红
果德安	明根巴雅尔	易定华	易著文	罗 力	罗 毅	罗小平
罗长坤	罗永昌	罗颂平	帕尔哈提·克力木			
帕塔尔·买合木提·吐尔根			图门巴雅尔	岳建民	金 玉	金 奇
金少鸿	金伯泉	金季玲	金征宇	金银龙	金惠铭	郁 琦
周 兵	周 林	周永学	周光炎	周灿全	周良辅	周纯武
周学东	周宗灿	周定标	周宜开	周建平	周建新	周荣斌
周福成	郑一宁	郑家伟	郑志忠	郑金福	郑法雷	郑建全
郑洪新	郎景和	房 敏	孟 群	孟庆跃	孟静岩	赵 平

赵　群　　赵子琴　　赵中振　　赵文海　　赵玉沛　　赵正言　　赵永强
赵志河　　赵彤言　　赵明杰　　赵明辉　　赵耐青　　赵继宗　　赵铱民
郝　模　　郝小江　　郝传明　　郝晓柯　　胡　志　　胡大一　　胡文东
胡向军　　胡国华　　胡昌勤　　胡晓峰　　胡盛寿　　胡德瑜　　柯　杨
查　干　　柏树令　　柳长华　　钟翠平　　钟赣生　　香多·李先加
段　涛　　段金廒　　段俊国　　侯一平　　侯金林　　侯春林　　俞光岩
俞梦孙　　俞景茂　　饶克勤　　姜小鹰　　姜玉新　　姜廷良　　姜国华
姜柏生　　姜德友　　洪　两　　洪　震　　洪秀华　　洪建国　　祝庆余
祝陈晨　　姚永杰　　姚祝军　　秦　川　　袁文俊　　袁永贵　　都晓伟
晋红中　　栗占国　　贾　波　　贾建平　　贾继东　　夏照帆　　夏慧敏
柴光军　　柴家科　　钱传云　　钱忠直　　钱家鸣　　钱焕文　　倪　鑫
倪　健　　徐　军　　徐　晨　　徐永健　　徐志云　　徐志凯　　徐克前
徐金华　　徐建国　　徐勇勇　　徐桂华　　凌文华　　高　妍　　高　晞
高志贤　　高志强　　高学敏　　高金明　　高健生　　高树中　　高思华
高润霖　　郭　岩　　郭小朝　　郭长江　　郭巧生　　郭宝林　　郭海英
唐　强　　唐朝枢　　唐德才　　诸欣平　　谈　勇　　谈献和　　陶·苏和
陶广正　　陶永华　　陶芳标　　陶建生　　黄　峻　　黄　烽　　黄人健
黄叶莉　　黄宇光　　黄国宁　　黄国英　　黄跃生　　黄璐琦　　萧树东
梅长林　　曹　佳　　曹广文　　曹务春　　曹建平　　曹洪欣　　曹济民
曹雪涛　　曹德英　　龚千锋　　龚守良　　龚非力　　袭著革　　常耀明
崔　蒙　　崔丽英　　庾石山　　康　健　　康廷国　　康宏向　　章友康
章锦才　　章静波　　梁显泉　　梁铭会　　梁繁荣　　谌贻璞　　屠鹏飞
隆　云　　绳　宇　　巢永烈　　彭　成　　彭　勇　　彭明婷　　彭晓忠
彭瑞云　　彭毅志　　斯拉甫·艾白　　　　葛　坚　　葛立宏　　董方田
蒋力生　　蒋建东　　蒋建利　　蒋澄宇　　韩晶岩　　韩德民　　惠延年
粟晓黎　　程　伟　　程天民　　程训佳　　童培建　　曾　苏　　曾小峰
曾正陪　　曾学思　　曾益新　　谢　宁　　谢立信　　蒲传强　　赖西南
赖新生　　詹启敏　　詹思延　　鲍春德　　窦科峰　　窦德强　　赫　捷
蔡　威　　裴国献　　裴晓方　　裴晓华　　管柏林　　廖品正　　谭仁祥
谭先杰　　翟所迪　　熊大经　　熊鸿燕　　樊飞跃　　樊巧玲　　樊代明
樊立华　　樊明文　　黎源倩　　颜　虹　　潘国宗　　潘柏申　　潘桂娟
薛社普　　薛博瑜　　魏光辉　　魏丽惠　　藤光生

《中华医学百科全书》学术委员会

主任委员　巴德年

副主任委员（以姓氏笔画为序）

汤钊猷　　吴孟超　　陈可冀　　贺福初

学术委员（以姓氏笔画为序）

丁鸿才	于是凤	于润江	于德泉	马　遂	王　宪	王大章
王文吉	王之虹	王正敏	王声湧	王近中	王邦康	王晓仪
王政国	王海燕	王鸿利	王琳芳	王锋鹏	王满恩	王模堂
王澍寰	王德文	王翰章	乌正赉	毛秉智	尹昭云	巴德年
邓伟吾	石一复	石中瑗	石四箴	石学敏	平其能	卢世璧
卢光琇	史俊南	皮　昕	吕　军	吕传真	朱　预	朱大年
朱元珏	朱家恺	朱晓东	仲剑平	刘　正	刘　耀	刘又宁
刘宝林（口腔）		刘宝林（公共卫生）		刘桂昌	刘敏如	刘景昌
刘新光	刘嘉瀛	刘镇宇	刘德培	江世忠	闫剑群	汤　光
汤钊猷	阮金秀	孙　燕	孙汉董	孙曼霁	纪宝华	严隽陶
苏　志	苏荣扎布	杜乐勋	李亚洁	李传胪	李仲智	李连达
李若新	李济仁	李钟铎	李舜伟	李巍然	杨　莘	杨圣辉
杨宠莹	杨瑞馥	肖文彬	肖承悰	肖培根	吴　坤	吴　蓬
吴乐山	吴永佩	吴在德	吴军正	吴观陵	吴希如	吴孟超
吴咸中	邱蔚六	何大澄	余森海	谷华运	邹学贤	汪　华
汪仕良	张乃峥	张习坦	张月琴	张世臣	张丽霞	张伯礼
张金哲	张学文	张学军	张承绪	张洪君	张致平	张博学
张朝武	张蕴惠	陆士新	陆道培	陈子江	陈文亮	陈世谦
陈可冀	陈立典	陈宁庆	陈尧忠	陈在嘉	陈君石	陈育德
陈治清	陈洪铎	陈家伟	陈家伦	陈寅卿	邵铭熙	范乐明
范茂槐	欧阳惠卿	罗才贵	罗成基	罗启芳	罗爱伦	罗慰慈
季成叶	金义成	金水高	金惠铭	周　俊	周仲瑛	周荣汉
赵云凤	胡永华	钟世镇	钟南山	段富津	侯云德	侯惠民
俞永新	俞梦孙	施侣元	姜世忠	姜庆五	恽榴红	姚天爵
姚新生	贺福初	秦伯益	贾继东	贾福星	顾美仪	顾觉奋
顾景范	夏惠明	徐文严	翁心植	栾文明	郭　定	郭子光
郭天文	唐由之	唐福林	涂永强	黄洁夫	黄璐琦	曹仁发
曹采方	曹谊林	龚幼龙	龚锦涵	盛志勇	康广盛	章魁华

梁文权	梁德荣	彭名炜	董 怡	温 海	程元荣	程书钧
程伯基	傅民魁	曾长青	曾宪英	裘雪友	甄永苏	褚新奇
蔡年生	廖万清	樊明文	黎介寿	薛 淼	戴行锷	戴宝珍
戴尅戎						

临床医学

总主编

    高润霖   中国医学科学院阜外医院

护理学

总主编

    黄人健   中国医学科学院北京协和医院

学术委员

    戴宝珍   复旦大学护理学院

    顾美仪   首都医科大学附属北京友谊医院

    李亚洁   南方医科大学南方医院

学术秘书

    陈   红   中国医学科学院北京协和医院

本卷编委会

主   编

    刘华平   北京协和医学院护理学院

副主编

    姜小鹰   福建医科大学护理学院

    张新庆   北京协和医学院人文和社会科学学院

学术委员

    高凤莉   北京清华医院

    李亚洁   南方医科大学南方医院

编   委（以姓氏笔画为序）

    马伟光   北京协和医学院护理学院

    尹秀云   北京大学医学部

    史瑞芬   南方医科大学护理学院

兰礼吉　　　四川大学政治学院

刘月树　　　天津中医药大学管理学院

刘华平　　　北京协和医学院护理学院

孙　红　　　卫生部北京医院

孙　红　　　中国医学科学院北京协和医院

杜慧群　　　北京协和医学院人文和社会科学学院

李传俊　　　国家卫生健康委员会干部培训中心

李恩昌　　　温州医科大学健康与生命伦理研究中心

李继平　　　四川大学华西临床医学院

杨同卫　　　山东大学基础医学院

张金华　　　新乡医学院护理学院

张洪君　　　北京大学第三医院

张新庆　　　北京协和医学院人文和社会科学学院

赵　红　　　北京协和医学院护理学院

赵　雁　　　北京协和医学院护理学院

姜小鹰　　　福建医科大学护理学院

程　艮　　　北京安定医院

睢素利　　　北京协和医学院人文和社会科学学院

前　言

《中华医学百科全书》终于和读者朋友们见面了！

古往今来，凡政通人和、国泰民安之时代，国之重器皆为科技、文化领域的鸿篇巨制。唐代《艺文类聚》、宋代《太平御览》、明代《永乐大典》、清代《古今图书集成》等，无不彰显盛世之辉煌。新中国成立后，国家先后组织编纂了《中国大百科全书》第一版、第二版，成为我国科学文化事业繁荣发达的重要标志。医学的发展，从大医学、大卫生、大健康角度，集自然科学、人文社会科学和艺术之大成，是人类社会文明与进步的集中体现。随着经济社会快速发展，医药卫生领域科技日新月异，知识大幅更新。广大读者对医药卫生领域的知识文化需求日益增长，因此，编纂一部医药卫生领域的专业性百科全书，进一步规范医学基本概念，整理医学核心体系，传播精准医学知识，促进医学发展和人类健康的任务迫在眉睫。在党中央、国务院的亲切关怀以及国家各有关部门的大力支持下，《中华医学百科全书》应运而生。

作为当代中华民族"盛世修典"的重要工程之一，《中华医学百科全书》肩负着全面总结国内外医药卫生领域经典理论、先进知识，回顾展现我国卫生事业取得的辉煌成就，弘扬中华文明传统医药璀璨历史文化的使命。《中华医学百科全书》将成为我国科技文化发展水平的重要标志、医药卫生领域知识技术的最高"检阅"、服务千家万户的国家健康数据库和医药卫生各学科领域走向整合的平台。

肩此重任，《中华医学百科全书》的编纂力求做到两个符合：一是符合社会发展趋势。全面贯彻以人为本的科学发展观指导思想，通过普及医学知识，增强人民群众健康意识，提高人民群众健康水平，促进社会主义和谐社会构建；二是符合医学发展趋势。遵循先进的国际医学理念，以"战略前移、重心下移、模式转变、系统整合"的人口与健康科技发展战略为指导。同时，《中华医学百科全书》的编纂力求做到两个体现：一是体现科学思维模式的深刻变革，即学科交叉渗透/知识系统整合；二是体现继承发展与时俱进的精神，准确把握学科现有基础理论、基本知识、基本技能以及经典理论知识与科学思维精髓，深刻领悟学科当前面临的交叉渗透与整合转化，敏锐洞察学科未来的发展趋势与突破方向。

作为未来权威著作的"基准点"和"金标准"，《中华医学百科全书》编纂过程中，制定了严格的主编、编者遴选原则，聘请了一批在学界有相当威望、具有较高学术造诣和较强组织协调能力的专家教授（包括多位两院院士）担任大类主编和学科卷主编，确保全书的科学性与权威性。另外，还借鉴了已有百科全书的编写经验。鉴于《中华医学百科全书》的编纂过程本身带有科学研究性质，还聘请了若干科研院所的科研管理专家作为特约编审，站在科研管理的高度为全书的顺利编纂保驾护航。除了编者、编审队伍外，还制订了详尽的质量保证计划。编纂委员会和工作委员会秉持质量源于设计的理念，共同制订了一系列配套的质量控制规范性文件，建立了一套切实可行、行之有效、效率最优的编纂质量管理方案和各种情况下的处理原则及预案。

《中华医学百科全书》的编纂实行主编负责制，在统一思想下进行系统规划，保证良好的全程质量策划、质量控制、质量保证。在编写过程中，统筹协调学科内各编委、卷内条目以及学科间编委、卷间条目，努力做到科学布局、合理分工、层次分明、逻辑严谨、详略有方。在内容编排上，务求做到"全准精新"。形式"全"：学科"全"，册内条目"全"，全面展现学科面貌；内涵"全"：知识结构"全"，多方位进行条目阐释；联系整合"全"：多角度编制知识网。数据"准"：基于权威文献，引用准确数据，表述权威观点；把握"准"：审慎洞察知识内涵，准确把握取舍详略。内容"精"："一语天然万古新，豪华落尽见真淳。"内容丰富而精炼，文字简洁而规范；逻辑"精"："片言可以明百意，坐驰可以役万里。"严密说理，科学分析。知识"新"：以最新的知识积累体现时代气息；见解"新"：体现出学术水平，具有科学性、启发性和先进性。

《中华医学百科全书》之"中华"二字，意在中华之文明、中华之血脉、中华之视角，而不仅限于中华之地域。在文明交织的国际化浪潮下，中华医学汲取人类文明成果，正不断开拓视野，敞开胸怀，海纳百川般融入，润物无声状拓展。《中华医学百科全书》秉承了这样的胸襟怀抱，广泛吸收国内外华裔专家加入，力求以中华文明为纽带，牵系起所有华人专家的力量，展现出现今时代下中华医学文明之全貌。《中华医学百科全书》作为由中国政府主导，参与编纂学者多、分卷学科设置全、未来受益人口广的国家重点出版工程，得到了联合国教科文等组织的高度关注，对于中华医学的全球共享和人类的健康保健，都具有深远意义。

《中华医学百科全书》分基础医学、临床医学、中医药学、公共卫生学、军事与特种医学和药学六大类，共计144卷。由中国医学科学院/北京协和医学院牵头，联合军事医学科学院、中国中医科学院和中国疾病预防控制中心，带动全国知名院校、科研单位和医院，有多位院士和海内外数千位优秀专家参加。国内知名的医学和百科编审汇集中国协和医科大学出版社，并培养了一批热爱百科事业的中青年编辑。

回览编纂历程，犹然历历在目。几年来，《中华医学百科全书》编纂团队呕心沥血，孜孜矻矻。组织协调坚定有力，条目撰写字斟句酌，学术审查一丝不苟，手书长卷撼人心魂……在此，谨向全国医学各学科、各领域、各部门的专家、学者的积极参与以及国家各有关部门、医药卫生领域相关单位的大力支持致以崇高的敬意和衷心的感谢！

《中华医学百科全书》的编纂是一项泽被后世的创举，其牵涉医学科学众多学科及学科间交叉，有着一定的复杂性；需要体现在当前医学整合转型的新形式，有着相当的创新性；作为一项国家出版工程，有着毋庸置疑的严肃性。《中华医学百科全书》开创性和挑战性都非常强。由于编纂工作浩繁，难免存在差错与疏漏，敬请广大读者给予批评指正，以便在今后的编纂工作中不断改进和完善。

刘德培

凡 例

一、《中华医学百科全书》（以下简称《全书》）按基础医学类、临床医学类、中医药学类、公共卫生类、军事与特种医学类、药学类的不同学科分卷出版。一学科辑成一卷或数卷。

二、《全书》基本结构单元为条目，主要供读者查检，亦可系统阅读。条目标题有些是一个词，例如"生命观"；有些是词组，例如"护理告知"。

三、由于学科内容有交叉，会在不同卷设有少量同名条目。例如《病理生理学》《心血管病学》都设有"高血压"条目。其释文会根据不同学科的视角不同各有侧重。

四、条目标题上方加注汉语拼音，条目标题后附相应的外文。例如：

hùlǐ guǎnlǐxué
护理管理学

五、本卷条目按学科知识体系顺序排列。为便于读者了解学科概貌，卷首条目分类目录中条目标题按阶梯式排列，例如：

护理管理学 ……………………………………………………………………
护理管理 ………………………………………………………………………
　护理管理者 …………………………………………………………………
管理理论 ………………………………………………………………………

六、各学科都有一篇介绍本学科的概观性条目，一般作为本学科卷的首条。介绍学科大类的概观性条目，列在本大类中基础性学科卷的学科概观性条目之前。

七、条目之中设立参见系统，体现相关条目内容的联系。一个条目的内容涉及其他条目，需要其他条目的释文作为补充的，设为"参见"。所参见的本卷条目的标题在本条目释文中出现的，用蓝色楷体字印刷；所参见的本卷条目的标题未在本条目释文中出现的，在括号内用蓝色楷体字印刷该标题，另加"见"字；参见其他卷条目的，注明参见条所属学科卷名，如"参见□□□卷"或"参见□□□卷□□□□"。

八、《全书》医学名词以全国科学技术名词审定委员会审定公布的为标准。同一概念或疾病在不同学科有不同命名的，以主科所定名词为准。字数较多，释文中拟用简称的名词，每个条目中第一次出现时使用全称，并括注简称，例如：甲型病毒性肝炎（简称甲肝）。个别众所周知的名词直接使用简称、缩写，例如：B 超。药物名称参照《中华人民共和国药典》2015 年版和《国家基本药物目录》2012 年版。

九、《全书》量和单位的使用以国家标准 GB 3100～3102—1993《量和单位》为准。援引古籍或外文时维持原有单位不变。必要时括注与法定计量单位的换算。

十、《全书》数字用法以国家标准 GB/T 15835—2011《出版物上数字用法》为准。

十一、正文之后设有内容索引和条目标题索引。内容索引供读者按照汉语拼音字母顺序查检条目和条目之中隐含的知识主题。条目标题索引分为条目标题汉字笔画索引和条目外文标题索引，条目标题汉字笔画索引供读者按照汉字笔画顺序查检条目，条目外文标题索引供读者按照外文字母顺序查检条目。

十二、部分学科卷根据需要设有附录，列载本学科有关的重要文献资料。

目　录

hùlǐ guǎnlǐxué

护理管理学（science of nursing management）

根据护理学的特点，运用管理学的原理和方法，研究护理管理活动普遍规律、基本原理、方法和技术的应用学科。它通过计划、组织、领导、控制等管理职能，对护理工作诸要素（人员、技术、设备、信息、环境、时间）进行科学管理，从而提高护理工作的质量和效率，为社会提供优质的护理服务。它在护理学与管理学基础之上构建，对护理实践进行管理，是护理学的分支学科，也是卫生事业管理的重要组成部分。

形成过程　19世纪前的护理工作场所主要在教会医疗机构，医院的管理人员主要是护理部主任。护理管理者受当时经验管理思想和资本主义早期管理思想的影响，提出了劳动分工与协作问题，以提高工作效率，减少资金消耗。

19世纪中叶，英国弗洛伦丝·南丁格尔（Florence·Nightingale）在1854~1856年克里米亚战争期间，通过科学护理和科学管理，极大地提高了护理质量，使伤员死亡率大大下降。在她撰写的《医院札记》和《护理札记》中提出了"环境理论"，即护理工作中生物、社会和精神等因素对人的身体的影响，并提出了人、环境、护理和健康4个要素之间的关系，成为现代护理管理理论的基础。以南丁格尔为代表的护理人员对近代护理学的创立，使医院形成较完整的系统和分科，明确了医药、护、技的分工，注重了各种规章制度和操作规程的建立。

19世纪后，社会生产力的跳跃式发展促进了医院的迅速发展，影响医院行为和发展的外部因素也逐渐增多，产生了管理学科。医院规模日趋扩大，医疗护理活动日趋复杂，美国出现了对医院管理要进行专门研究和教育的观点。1910年，美国学者豪兰（Howland）等提出医院管理是一门独立的科学。1918年美国外科学会开展了医院标准化运动，医疗、护理均有标准指标，未达标者不能成立医院，此举促进了医疗、护理管理理论的发展，从此护理开始了标准化管理。1935年美国医院管理学者麦凯琴（MacEachen）出版了《医院组织和管理》专著，开始形成了医院管理学的理论体系，对护理管理学的形成具有指导和促进意义。

二次大战后，美国许多大学设立了医院管理课程，各护理学院也相继开设了护理管理学课程，并在实习时要求学生实习护士长工作，训练管理能力。20世纪40年代，美国开始招收护理管理学硕士研究生。1969年，美国护理学会规定护理管理者最低为学士学位，凡护士长以上者必须获得护理管理学硕士学位。此举进一步提升了护理管理人才的素质，促进了护理管理学科的发展。

20世纪60年代，美国护理理论家约瑟芬·佩特森（Josephine Paterson）和洛蕾塔·兹德拉（Loretta Zderad）对共同关注的护理问题进行了深入研究，提出并发展了人性化护理理论，并将这些理论应用于护理管理实践中。当护士在工作、生活及心理方面遇到难以解决的问题时，护理管理者帮助她们进行心理调适。人性化护理理论在护理管理中的应用有助于为护士创造良好的执业环境，并提供更为人性化的管理策略。

中国在建国初期，采用前苏联的"科主任负责制"，没有形成具有中国特色的护理管理理论体系。1964年中华护理学会第18届护士代表大会讨论决定，成立了护理行政管理管理委员会，这意味着中国开始把护理管理作为一个学科进行学术研讨。卫生部1980年发出《关于加强护理工作的意见》和《关于加强护理教育工作的意见》两个文件中指出，要正确认识护理管理在医院护理中的作用，加强对护理工作的领导，建立健全护理指挥系统。为了使护理指挥系统真正发挥作用，1981年梅祖懿、林菊英主编了《医院护理管理》。1991年，又再版了此书，标志着具有中国特色的护理管理学科体系的初步建立。与此同时，许多省、市护理学会陆续成立了护理管理委员会，各地相继举办了护理管理人员培训班，编写了护理管理的专著、教材、讲义和论文集。2001年创刊的《中国护理管理》《护理管理杂志》，搭建了护理管理的学术交流平台，对中国护理管理学的发展起到促进作用。

研究内容　包括研究护理系统及其各个层次的管理现象和规律，同时也要研究护理系统在医疗乃至社会大系统中的地位、作用和制约条件。

综合理论　主要研究现代护理管理原理等基本理论问题，也就是护理管理学总论。主要内容有护理管理学的概念、研究对象、学科体系、学科发展历史、护理管理职能、辩证唯物主义方法论和现代自然科学方法论——系统论、信息论、控制论在护理管理学中的作用和应用原则。为了实现护理管理学的目标，必须借鉴和应用公共管理学和其他管理科学的各种管理理论、方法和技术，将管理科学更广泛地与护理管理实践结合，建立一套行之有效的护理管理方法，同时还应结合现代科学技术的成就，逐步采用各种先进的管理技术，将其转化为提高护理管理质量和效率的工具，从经验管理转变为科学管理。

应用管理　主要研究护理管理相互联系又相互区别的各要素，也就是护理管理学的各论。这些要素包括组织管理、人力资源管理、质量管理、安全管理、信息管理、技术管理、教学管理、科研管理、经济管理、压力管理等。由这些要素形成护理专业管理，每项专业管理又分为若干子系统（见护理管理）。

研究方法　护理管理学的研究要以马克思主义哲学为指导，主要采用管理学常用的基本研究方法，并根据护理管理的特点，借助流行病学的方法，运用卫生统计学技术以及有关社会科学的理论进行研究。

定量研究方法　研究者主要运用后实证主义知识观来建构知识（如因果联想、具体变量、假设和问题的减化、测量和观察的运用以及理论检测），使用诸如试验调查等研究的策略以及用事先确定的工具收集统计数据的研究方法，一般是为了对特定研究对象的总体得出统计结果而进行的。借助流行病学研究方法分类，护理管理学研究可以分为观察性研究、实验性研究、理论性研究三类，其中观察性研究又包含描述性研究（常规资料分析报告、个案调查、生态学研究、横断面研究）、分析性研究（病例对照研究、队列研究）。护理管理中最常用的描述性研究为横断面研究，较多采用抽样调查和典型调查的方法。

在护理管理研究中，还可将日常填写的护理工作记录和定期整理归档的医疗统计数据等与管理研究资料结合应用，形成研究分析报告。病例对照研究通常用于探索护理管理某种现象和行为的影响因素。实验性研究虽然科学性和客观性较强，但由于护理管理研究的对象大多为人，研究中许多变量如环境、心理、伦理、隐私等问题无法得到完全控制，所以应用较局限，护理管理研究中应用较多的是类实验性研究。

定性研究方法　又称为质性研究或质的研究，也被认为是自然情景研究法。质性研究应用到护理管理中已有 20 多年的历史，主要在西方国家护理管理研究中开展较多，它以研究者本人作为研究工具，在自然情景下采用多种资料收集的方法对管理现象进行整体性研究，使用归纳法分析资料，通过与研究对象互动，从而对其行为和意义建构获得解释性理解。质性研究是对事物或现象进行整体的、深入的、层层相扣的研究，它通过解释事物内涵认识事物，这一过程可帮助指导护理管理实践，并有助于构建护理管理知识、发展护理管理理论。

与相关学科的关系　护理管理学与其他社会科学与自然科学有着互相渗透、互相依赖、互相促进的关系，所涉及的学科内容非常广泛，如社会学、政治经济学、社会心理学、公共管理学、计算机科学与控制论、数学与统计学等，其中与医院管理学、伦理学、心理学、法学、美学等学科的关系最为密切。

医院管理学　医院管理学是运用现代管理科学的理论和方法，研究并阐明医院管理活动的规律及其影响因素的应用学科。医院管理学是管理学的一个分支，是理论性、实践性、综合性较强的学科，既与医学科学相联系，又与其他社会科学及自然科学紧密相连，是医学和社会科学的交叉学科。在医院管理工作中，护理管理是其中的重要组成部分。医院护理人员数量多、分布广、专业性强，如果管理得当，不仅可以提高治疗效果，促进患者的康复，改善患者的就医感受，而且可以提升医院的整体管理水平。

伦理学　伦理学是研究道德理论的学科，研究道德的产生、发展、本质、作用及其规律。伦理道德通过人们的行为准则来反映。而护理管理离不开规章制度、行为准则，更离不开护理人员对护理工作的道德责任感。良好的护理道德，表现为美好的护理职业形象、良好的服务态度、精湛的护理技术、严谨的护理作风、和谐的人际关系、有条不紊的工作秩序等。要正确解决护理管理中出现的道德问题，没有伦理原则和护理道德作基础是难以实现的。护理管理中的每一个过程，其调查研究、制订计划、实施、评价各个阶段都要体现护理道德的要求。要坚持社会效益第一、患者利益第一的原则。在护理人才的培养中也必须遵循道德要求，要一视同仁、任人唯贤，严格杜绝在护理人事管理中的不道德行为和不正之风。

心理学　心理学是研究人的心理现象、精神功能、行为及其规律的学科。人的行为受其心理活动支配，因此管理学离不开心理学。在护理管理活动中应用心理学，树立以人为本的管理思想，强调重视各种管理活动中各类人员的动机和心理活动规律，强调在各种活动中如何有效调动护理人员的积极性，强调研究护理领导者引导的问题。综合运用各种方法研究各类人员的心理行为，借鉴研究人的心理行为的新理论、新技术、新方法，以更加完善的护理管理的科学手段，最大限度地搞好人本管理。

法学 护理实践会涉及很多法律问题，所以护理管理过程中要运用法学领域的成果，充分保障护理人员的权利与义务，规范护士的执业行为，在护士执行医嘱、收礼与受贿、麻醉药品与物品管理等过程中严抓管理制度的贯彻执行，经常对护理人员进行法制教育，坚决杜绝侵权行为、疏忽大意与渎职、随意篡改临床护理记录等违法行为。

美学 美学是以对美的本质及其意义的研究为主题的学科。它从人对现实的审美关系出发，研究美、丑等审美范畴和人的审美意识、美感经验，以及美的创造、发展及其规律。美学的思想适应现代医院管理的需要，也丰富并活跃了现代护理管理思想。护理管理中运用美学原理，能陶冶护理人员的心灵，形成良好的人际关系与工作氛围。掌握美学理论后能注重思考患者和护理人员的审美需要，并尽可能满足这种需要，既有利于安定患者的情绪、促进康复，又有利于激发护理人员的士气。抓好美的形象化管理，倾注美的情感管理，富有美的艺术性管理，能够活跃医院护理管理，提高护理工作效率，提高管理效能。

数学 数学支撑着科学界各个学科的发展、演进。管理学自成为一门独立的学科以来，就直接或间接地运用数学方法。古典管理理论借鉴了经济学方法，而经济学是以数学为基础的；运筹学是由管理需要而催生和发展出来的一个数学分支，在管理研究中起了很大作用；概率论在管理领域主要应用于质量控制、市场预测、决策分析和风险分析；数理统计为管理学研究提供了采集样本、分析数据的方法，使基础信息的获取得到大力支持。

计算机学 随着管理规模的扩大，各管理实体之间纵向和横向的联系不断加强，信息量急剧膨胀，使管理环境变化愈加复杂。如果只凭管理人员的经验和直觉来解决，往往花费太多的人力、物力，而且常常因反应迟缓而失去机会，管理效果欠佳。此种情况下，计算机在生产活动和管理活动中得到了广泛的应用，使管理研究向定量化方向发展，使管理者能科学地规划、控制、调节，并做出科学决策。

（史瑞芬）

hùlǐ guǎnlǐ

护理管理（nursing management） 护理人员通过计划、组织、领导和控制等职能的发挥，协调包括人力资源在内的一切可以调动的资源，以实现组织目标的过程。

形成过程 护理管理的形成发展与护理事业的发展同步，且相互影响。中国医院最早的雏形始于周代。据《周书·五会篇》记载：周成王在成周大会的会场旁，设过"为诸侯有疾病者之医药所居"的场所。国外医院的萌芽与宗教密切相关，各种宗教寺院以慈善事业为宗旨，兼收治患者。当时的医院由天主教干事和护理部主任管理，医院的管理人员主要是护理部主任（或总护士长）。医院各部门均由护士长管理，因此医院管理模式像家庭式管理，护理管理质量的优劣主要取决于管理者个人的经验。

科学的护理管理始于19世纪中叶南丁格尔时期，与护理事业的发展同步。弗洛伦丝·南丁格尔（Florence Nightingale）在创立护理学的同时，也奠基了科学的护理管理学。她首先提出医院管理要采用系统化方式，创立护理行政管理制度和章程，应用实证改革英国军队医疗系统指引政策的制订，注重护士技术操作训练和管理。无论是在伦敦的看守所还是在克里米亚战争中，她都注重采光、给水、通风、清洁等环境对患者康复的影响。由于她的科学管理，战地医院伤员的感染率、死亡率明显降低。在英国，她提供了一个非宗教性的专业护理组织模式。她强调护士要服从医生，同时也重视护士的自主性，并强调护士有受教育的权利以及护士在医院中所处的新阶层。南丁格尔的伟大贡献为护士提供了专业发展的前景。

二次世界大战后，各国护理管理者相继学习南丁格尔的护理管理模式，使护理管理有了较快发展。随着先进的管理思想和管理方法的渗透和引入，护理管理逐步由经验管理走上科学管理的轨道。

20世纪后期，随着现代护理学日趋完善，护理管理得到迅速发展。特别是近30年以来，以美国为首的一些发达国家，在护理学概念、护理模式的改革方面冲破旧的传统护理观念，护理管理又有新的进展。20世纪80年代后，追求高品质的护理质量成为护理管理的重点。

中国护理管理的形成与发展，很大程度上受西方护理的影响。鸦片战争后，随着国外教会在中国设立大批教会医院，西方医疗护理传入并逐步发展起来。中华人民共和国成立前，由于中央医院和各教学医院的护理部主任多由美国护士出任，因而当时的护理管理、护理操作规程多遵循西方的观点和习俗，形成护理主任-护士长-护士的管理层次。在革命根据地的医院多为军队医院，护理管理的目的是为了满足战争中救护伤员的需要，实行军事化管理，重视思想政治工作。

中华人民共和国成立之后，医院管理全面引进了前苏联的管理理论和方法，建立起了以科主任负责制为主的医院管理体制，取消了护理部，在一定程度上削弱了护理管理。1966～1976年，护理管理更是受到了极大的破坏。

改革开放后，中国护理管理有了较快发展。护理管理涉及范围越来越广，内容越来越丰富。1979年经国务院批准，卫生部颁发了《卫生技术人员职称及晋升条例》，为护士明确了技术职称，各省、市、自治区制定护士晋升具体内容和方法。在此之后，护理管理步入科学化，逐渐理顺了护理管理体制，在医院中恢复了护理部，形成了"护理部主任—科护士长—护士长"三级管理或"总护士长—护士长"两级管理的医院护理管理系统，护理管理理论体系也初步形成。1993年卫生部颁布了中国第一部护理法制文件——《中华人民共和国护士管理方法》，1995年开始在全国普遍推行护士执业考试，建立了护士执业准入制度。在《医院管理评价指南》（2005年）中，将护理质量持续改进和护理管理作为重要内容，护理管理尤其是护理质量管理在评价标准与检测上有了明显的飞跃，不同等级的医院有不同的质量控制标准，ISO 9000标准引入到护理管理。2008年开始实施的《中华人民共和国护士管理条例》进一步明确了护士的权利、义务和执业规则，使护理管理从人治走向法制，从道德规范提到法律规范的高度，标志着中国护理事业将沿着科学、规范、可持续的方向发展。

现代护理管理技术的发展主要有两方面：①建立医院护理管理信息系统，使用最优化数学模型，去描述和确定系统的结构和行为。②充分发挥电子计算机在护理管理中的作用，在重视定性分析基础上加强定量研究。

基本内容 涉及护理计划管理、护理组织文化管理、护理人力资源管理、护理质量管理、护理领导管理、护理业务管理、护理成本管理、护理科教管理、护理信息管理等多方面。

护理计划管理 通过预测、规划、预算、决策等手段，把护理组织的各项活动有效地围绕总目标的要求组织起来的过程。计划管理体现了目标管理。护理计划管理的内容：根据有关指令和信息编制各种计划；协助和督促执行单位落实计划；利用各种统计信息和方法（如护理活动分析、专项调查资料等）检查计划执行情况，并对计划完成情况进行考核，据此评定护理绩效。在计划执行过程中环境条件发生变化时，及时对原计划进行调整，使计划仍具有指导作用。

护理组织管理 为了实现护理组织目标，以一定的机构形式，将护理人员群体进行有机结合，并按一定的方式与规则进行活动。护理组织管理是整个护理系统管理的基础。

护理人力资源管理 护理人力资源的合理配置与优化是护理管理研究的重要内容。

护理质量管理 是护理管理的核心，也是衡量医院医疗服务水平的重要标志。研究各种可提高护理质量的管理方法、手段和评价指标和体系等，以保证护理质量，促进护理质量的持续改进。

护理安全管理 护理安全直接关系着患者、医护人员及医院自身的安全，因此是护理管理的一项重要内容，也是高品质护理的根本要求。要研究风险的识别、评估、防范、处理及效果评价，尽最大努力保障医疗安全。

护理信息管理 信息社会和信息技术的快速发展，使传统的护理管理模式、理论体系、技术手段、人才结构等受到严重冲击。对护理信息管理的研究，能将最新科技成果应用于护理学科，扩展其学术内涵，满足护理学科和管理实践的发展需求。

护理技术管理 对护理工作的技术活动进行计划、组织、协调和控制，使这些技术能合理、准确、及时、安全、有序、有效地用于临床，以达到高质量、高效率的管理工作。具体研究内容包括基础护理和不同专科护理技术的任务、特点、主要内容、技术要求和组织实施方法。

护理科教管理 将现代管理学原理、方法应用于护理科技及教学活动中，以调动护理人员的积极性，实现在护理科研、教学活动中各要素的最佳组合并发挥最大效能。包括护理科研规划及实施管理、护理科研制度管理、科研经费管理、临床教学制度管理、继续护理学教育管理等。

护理经济管理 研究护理经济，如护理成本、市场需求及护理相关政策等成为护理管理学的一个全新课题。护理管理者要增强经济管理意识，重视成本效益和服务营销，对成本进行准确评估与控制，合理使用护理资源，减少护理资源浪费和不足共存的现象，为护理组织谋得最大的社会效益和经济效益。

护理领导管理　领导者对下属产生影响力，在一定条件下实现组织目标的行动过程。领导是一个影响过程，包括影响他人的一切活动，是相对于某个群体或组织而产生的率领、引导、影响的行为，是说服他人热心于组织目标，促使下属充满信心，满怀热情地完成组织目标的艺术。

护理业务管理　将计划、组织、协调、控制等管理手段，运用于护理业务技术运作的全过程，使这些业务技术能合理、准确、及时、有序、安全、有效地用于临床。护士是护理业务技术工作的具体实施者，对运作过程负有管理责任。

护理组织文化管理　对护理组织文化的梳理、凝练、深植、提升的过程。从文化的高度来管理护理组织，以文化为基础，强调人的能动作用，强调团队精神和情感管理，管理的重点在于人的思想和观念。从管理发展的总体趋势看，文化管理是对科学管理的新发展，是管理适应现代社会经济发展大趋势的必然选择。

（史瑞芬）

hùlǐ guǎnlǐzhě

护理管理者（nursing manager）

护理组织中通过他人或与他人一起，引导并协调护理组织活动，进而达到组织目标的人。护理管理者是护理管理活动的行为主体，由拥有相应的权力和责任，具有一定护理管理能力，并从事护理管理活动的人或人群组成。

国外护理学界一些学者认为，每一名护士在为患者服务时，都需要收集资料、制订计划、进行沟通、实施护理措施、进行效果评价，也同样存在着引导、协调等活动；在病区值班时，也拥有对患者管理的权力和责任，从这个意义上说，每一名护士也都是护理管理者。

形成过程　在护理发展的早期阶段，没有真正意义的护理管理者。直到19世纪中叶，弗洛伦丝·南丁格尔（Florence Nightingale）用她的护理实践和思想为护理工作赢得了应有的社会地位，护理管理者的角色形象才开始职业化、技术化，并逐渐走向科学化。

19世纪后期，在南丁格尔的教学系统中，从社会上招募而来的学生被分为两类，分别接受不同的教育：一大部分妇女以技术训练为主，培养目标是普通的护士；一小部分来自上层阶级的"温文尔雅的妇女"，有着较好的生活条件、较多的课时数，并给予了较多的自学时间，培养目标是成为医院的护理主管或病房护士长。当时的护理管理者有着一定的社会地位、较高的收入水平及威望，实施的是专制型的家庭式的经验管理，同时也强调提高护士的道德水准、帮助她们实现宗教理想。

20世纪30年代，医院的护理管理者通过应用中央控制式的领导方式，实施自上而下的管理，组织和监控护士在病房的护理工作。除管理医院的临床护理及教学工作外，还负责对护校学生的管理。第二次世界大战期间，功能制护理模式被引入护理领域，受工业化大生产中流水作业管理思想的启发，护理管理者在了解所在病区患者的整体情况下，对护士的工作进行分工，然后由护士机械地完成任务。20世纪50年代，出现了小组护理模式，病区的护士被分为若干个小组，每个小组负责对若干名患者的照护活动。小组中最年长的或最有能力的注册护士被任命为小组长，她的任务是制订小组的护理计划、分发药品、监控护理人员的工作执行情况。护士长应用的是机械化的监控管理方式，她的职能是参与病房的决策、制订护理计划、教学、巡查和与医生接触。20世纪60年代，责任制护理模式中，原来属于护士长的许多职能如对患者的决策等交给了责任护士，护士长只需做一些组织工作以及为临床护士提供支持。20世纪70年代，美国护理界引入了分权管理模式，中层护理管理人员较之前减少或取消，组织结构扁平化。除决策的最终权利还在最高管理层外，工作的设计与部分权责从护理管理者手里分给了一线工作的护士，这样既节约了人力资源成本，又减少了管理层与一线护理人员之间的距离，提高了护理管理效率。20世纪90年代早期，以患者为中心的护理模式被引入美国。该模式中，患者的护理需要多方面、多学科的合作，为患者提供护理的每一个参与者都可以参与决策。管理者的职能主要是鼓励护士不断创新、增强护士在整个合作团队中的价值感。

由此可见，不同的历史背景，护理管理者的职能不同。随着护理学科的快速发展，护理管理者的管理水平也需要不断提高。现代护理管理者是医院整体建设与发展中举足轻重的角色，除应具备相应的护理科学知识与护理操作技术水平外，还应具备管理学、心理学、教育学、人际关系学等方面的知识和素质。

分类　①一线护理管理者：主要职责是直接指挥和监督直接提供护理服务的人员，保证完成上级下达的各项计划和指令。职衔一般为护士长，他们主要管理具体任务的完成情况。②中级护理管理者：承上启下，管理一线护理管理者的人员，主要职责是正确领会高层的指示精神，结合本部门的工作实际，创造性地指挥各基层护理管理者开展工作。通常为总护士长、护理部主任，他们注重的是日常管理事务。③高级护理管理者：在决策机构，对组织负全责，享有护理组织决策权力或对决策有较大影响，主要侧重于护理组织与外部的联系和决定护理组织的大政方针。常为医院管理者，注重良好环境的创造和重大决策的正确性。

角色特点　①护理管理者的职权是护理人员从事管理活动的资格，管理者的职位越高，其权力越大。组织或团体必须赋予护理管理者一定的职权。②护理管理者在具有一定职位、行使相应权力的同时，也要承担相应的责任。在护理组织中的各级管理人员中，责和权必须对称和明确。有权无责或有责无权，都难以在护理管理系统中发挥应有的作用，都不能成为真正的管理者。③护理管理者做出决策、分配资源、指导和协调护理人员的活动，充分运用护理人员的聪明才智和有限的资源为整个护理组织服务，从而实现组织目标。

素质要求　①政治素质：护理管理者在政治思想和品德作风方面应具备的基本条件是领导者素质中最基本、最重要的因素。要保持清醒坚定的政治立场，明辨是非，热爱护理工作，有较强

的事业心和责任感，乐于奉献，清正廉洁，以身作则。②文化素质：护理管理者需要博学多才，拥有广博的知识和较高的文化素养。③业务素质：是护理管理者对完成本职工作所需要的业务知识和技能的精深程度和造诣的反映，直接影响护理管理者的领导水平和艺术。④智能素质：护理管理者的智力结构，要求具有敏锐的观察力、良好的记忆力、深入透彻的理解力、敏捷的思维力、丰富的想象力等。⑤身心素质：要有良好的身体素质，精力充沛，适应各种艰苦环境；要能够自觉进行心理调适，以积极乐观的心态应对各种压力和困难。

能力要求　护理管理者需具备能够带领下属、积极向上地影响下属行为的能力，即领导力和影响力。

领导力　护理管理者在管辖的范围内充分利用人力和客观条件，以最小的成本，办成要办的事，提高整个护理团体的办事效率。领导力是领导者的个体素质、思维方式、实践经验及领导方法的总和，是一系列行为的组合，而这些行为将会激励人们跟随护理管理者行动，影响着具体的领导活动效果。领导力具体包括以下6种能力：①学习力：是学习动力、学习毅力、学习能力的综合体现，是护理管理者把知识资源转化为知识资本的能力，构成领导者超速成长的能力。②决策力：为了实现某种目标而对未来一定时期内有关活动的方向、内容及方式的选择或调整过程，是领导者高瞻远瞩的能力的表现。③组织力：是设计组织结构和配置组织资源的能力，体现护理管理者选贤任能的能力。④教导力：是护理管理者带队育人的能力。⑤执行力：

是护理管理者贯彻上级意图，完成预定目标的操作能力。⑥感召力：是护理管理者的人心所向的能力，是一种不靠物质刺激或强迫，全凭人格和信仰的力量去领导群众和鼓舞士气的能力。

影响力　在与他人的交往中，影响与改变他人心理行为的能力。①护理管理者影响力的来源：包括由工作职位带来的职位权力（含法定权力、奖赏权力、强制权力），源于个人特征的权力（含专家权力、参照权力）。②护理管理者影响力的种类：分为权力性影响力和非权力性影响力两类。权力性影响力又称强制影响力或法定影响力，是护理管理者通过正式合法手续被赋予职位所获得的影响力。其特点是带有一定的强制性、不可抗拒性，通过外推力的方式发挥其作用；是由外界赋予的，不稳定；对被影响者的心理和行为的影响主要是被动服从，影响程度有限。权力性影响力的构成因素有传统因素、职位因素、资历因素。非权力性影响力又称非强制影响力或自然影响力，是由护理管理者的品格、作风、知识、能力以及行为榜样等对被领导者心理和行为产生影响的影响力，没有正式的规定，与权力无关。其特点是管理者自身的行为和素养引起被领导者的敬佩感、依赖感和服从感，不具有强制性，而以内在感染形式潜在发挥作用；被影响者的心理和行为表现为主动随从和自觉服从。其构成因素主要有品格因素、知识因素、才能因素和感情因素。

（史瑞芬）

guǎnlǐ lǐlùn

管理理论（management theory）　人类通过不断对经验进行科学的抽象和概括而逐渐形成的比

较完整的对管理实践活动有指导意义的知识体系。护理管理学是护理活动的管理学，与管理学之间存在普遍性与特殊性的关系。管理学的理论和思想对护理管理实践提供了很多借鉴，在各种护理管理活动中得到了很多的应用。

形成过程　管理起源于人类社会的共同劳动，人类的管理活动可以追溯到原始社会的氏族社会时期。人类的管理知识和实践随着生产技术的发展和进步不断得到充实和创新。资本主义生产关系和市场经济方式的确立，工业革命对生产力的推动等对于管理理论的形成产生了重要的推动作用。19 世纪末 20 世纪初，管理科学形成了独立的学科，管理的理论与思想也随之形成和发展，主要经历了三个阶段：古典管理理论阶段（19 世纪末至 20 世纪初行为科学学派出现前）、行为科学理论阶段（20 世纪 30 年代到 20 世纪 80 年代）和现代管理理论阶段（20 世纪 80 年代至今）。

古典管理理论阶段　主要代表人物：①美国弗雷德里克·W·泰勒（Frederick W. Taylor）：于 1911 年出版了汇集其管理思想的《科学管理原理》，他提出的理论成为科学管理的基础。其理论的核心为对工人工作的工时和动作进行科学的分析，制订科学工作定额，向工人提出科学的操作方法，以合理利用工时、谋求更高的工作效率；科学地挑选工人，对工人进行培训教育以提高工人的技能，促进工人的进取心；制订科学的工艺规程，制订相关标准，使工人的操作方法标准化，使用的工具、机器和材料标准化，工作环境标准化，并用文件的形式固定下来以利推广；实行差别计件工资制，调动广大工人的积极性；管理人员和工人必须共同协作，并对各自的工作负责，实行劳动分工，使管理与劳动分离。②法国亨利·法约尔（Henri Fayol）：建立了组织管理理论，其理论的核心是如何使组织管理合理化。他第一个提出了管理的 5 个要素：计划、组织、指挥、协调、控制。他还提出有效管理的 14 条原则：分工、权力与责任、纪律、统一指挥、统一领导、员工个人要服从集体、人员的报酬要公平、集权、等级、秩序、公平、人员保持稳定、发挥职工首创精神、集体精神。在这一阶段的理论还包括德国马克斯·韦伯（Max Weber）提出的行政组织理论、美国切斯特·巴纳德（Chester Barnard）的权力接受理论、英国林德尔·厄威克（Lyndall Urwick）对前人管理思想的总结归纳等。古典管理理论学者冲破了传统的落后的经验管理办法，将科学引入管理领域，创立了一套科学的管理方法，这为管理实践开创了新的局面。但这个阶段，把工人看成是会说话的机器，忽视了企业成员之间的人际交往及工人的感情、态度等社会因素对生产效率的影响，只适用于当时比较简单的企业组织与相对稳定的社会经济环境。

行为科学理论阶段　通过对管理过程中人的行为以及这些行为产生的原因进行分析研究，对人的特性进行全面地把握，实现提高管理效率的目的，其范畴包括人的本性和需要、人的行为动机、工作中的人际关系等。主要代表理论：①人际关系学说：美国埃尔顿·梅奥（Elton Mayo）通过于 1927～1932 年开展的霍桑实验得出结论：企业中的员工是"社会人"而不是"经济人"，金钱不是刺激积极性的唯一动力，工人的情绪对生产率有直接的影响，因此，满足工人的社会欲望，提高工人的士气，是提高生产效率的关键；企业中除了存在正式组织之外，还有非正式组织的存在，这些非正式组织有时会严重影响工作效率的发挥，管理活动必须重视这种人际关系形成的非正式组织；企业应采用新型的领导方法，关心职工，满足工人多方面的需求，提高工人的满足感，从而提高管理效率。②需求、动机、激励理论。③人性理论：道格拉斯·麦格雷戈（Douglas McGregor）提出了著名的 X-Y 理论。X 理论认为大多数人总是好逸恶劳的，没有创造力，安于现状，没有进取心。因此，必须进行强制、监督、指挥并以惩罚进行威胁，才能使他们付出足够的努力去完成给定的工作目标。Y 理论认为人天生并不厌恶劳动，有一定的创造力，愿意承担责任，他们对工作是否喜欢决定于工作对他们是满足还是惩罚。因此，赏罚不是唯一的手段，人的自我控制才是达成组织目标的重要条件。行为科学理论对于"社会人"的假定认为工人是有价值的资源，挑战了传统的"经济人"假设。但个人行为的复杂性使对行为的判断变得十分困难。行为科学理论中的许多观点由于得不到管理者的支持而并未真正付诸实施。

现代管理理论阶段　第二次世界大战后，科学技术与社会格局发生了巨大变化，诸多学者从不同的学科、不同的角度出发，运用不同的方法对管理展开研究，已形成和正在形成各种各样的管理学派。1961 年，美国加州大学洛杉矶分校的哈罗德·孔茨（Harold Koontz）认为，管理学至少形成了 6 大学派。1980 年，他又进一步将其划分为了 11 个学派。他认为，现代管理学派林立，形成了"管理理论丛林"现象。这 11 个学派包括管理过程学派、社会系统学派、管理科学学派、系统管理学派、决策理论学派、权变理论学派、行为科学学派、经验主义学派、经理角色学派、社会和技术学派及经营管理学派。中国学者对 20 世纪 80 年代以来、尤其是 90 年代以后出现的新的管理理论进行了系统的研究，并相对于孔茨的"管理理论丛林"提出了"新管理理论丛林"概念。其主要内容包括学习型组织理论、企业能力理论、企业再造理论、竞争合作理论、团队管理理论等多种管理理论。

基本内涵　主要包括激励理论、柔性管理理论、危机管理理论、风险管理理论、六西格玛管理理论。

在护理管理中的应用　包括以下方面。

古典管理理论　借鉴科学管理理论的标准化原理，采用标准的护理技术和操作步骤，各项操作均科学地计算出工时，以提高护士的操作技能；通过科学挑选、培训护士，通过绩效考核实现多劳多得，激发护士的积极性。借鉴组织管理理论中的"集中原则"和"等级原则"确定每个护理管理者的管理权限，有利于对护理系统进行有序的分级管理；根据纪律原则有利于执行各项制度，减少差错事故的发生等。

行为科学理论　护理管理者要尽量满足护士的基本需要，并给予护士以足够的尊重，在制订计划时要倾听护士的意见，做到民主参与决策，以求改善护理系统中上下级之间的关系。护理管理者应有意识地向护士灌输合作意识，以提高护士人际交往能力。要调动护士的积极性，不仅要注意物质利益和工作条件等外部因素，更重要的是要注意工作的安排，注意对护士的精神鼓励。同时，在做出护理决策时要综合考虑人性的多面性。

现代管理理论　这对护理管理过程中注重建立以集体价值观为核心的医院护理文化，通过医院的凝聚力留住优秀的护理人才，鼓励广大护理人员发扬团队协作精神，提高护理质量等方面有很多的借鉴作用。

（刘华平）

jīlì lǐlùn

激励理论（incentive theory）

研究如何对员工产生正向激励，有效提高员工的工作热情和凝聚力，从而提高工作效率，将员工对组织及工作的承诺最大化的知识体系。激励是一种调动人的积极性的重要手段，是指利用外部诱因调动人的积极性和创造性，引发人的内在动力，朝向所期望的目标前进的心理过程。管理和心理学家们从心理学和组织行为学角度对如何激发员工的积极性和主动性，提高生产效率进行了大量的研究，建立了一系列用于指导管理实践的激励理论。护理管理者们以此为基础，在护理管理活动中借鉴了部分较成熟的激励理论，对护理服务质量的提高产生了重要的作用。

形成过程　激励理论是管理心理学的范畴，管理心理学把激励看成是"持续激发动机的心理过程"。激励水平越高，完成目标的努力程度和满意度也越高，工作效能就越高；反之，激励水平越低，则缺乏完成组织目标的动机，工作效率也越低。早期的激励理论研究是对于"需要"的研究，回答了以什么为基础、或根据什么才能激发起员工工作积极性的问题，包括需求层次理论、双因素理论和成就需要理论等。后来逐渐出现了过程学派的观点，认为通过满足人的需要实现组织的目标有一个过程，即需要通过制订一定的目标影响人们的需要，从而激发人的行动，包括期望理论、目标设置理论、综合激励模式、公平理论、强化理论等。

基本内涵　管理学中的激励理论可分为两大部分：一部分是以人的心理需求和动机为主要研究对象的激励理论，主要包括美国亚伯拉罕·马斯洛（Abraham Maslow）的需要层次论、美国弗雷德里克·赫兹伯格（Frederick Herzberg）的双因素理论、美国戴维·C·麦克莱兰（David·C·mcclelland）的成就激励理论、美国克雷顿·奥尔德佛（Clayton Alderfer）的 ERG 理论等；另一部分是以人的心理过程和行为过程相互作用的动态系统为研究对象的激励过程理论和行为改造理论，主要包括美国维克托·H·弗鲁姆（Victor H. Vroom）的期望理论、美国约翰·斯塔希·亚当斯（John Stacey Adams）的公平理论和美国伯尔赫斯·弗雷德里克·斯金纳（Burrhus Frederic Skinner）的强化理论等。

以人的心理需求和动机为主要研究对象的理论　在人际关系学说之后，马斯洛首创了人类需求层次理论，提出人的需要可分为 5 个层次，即生理需要（衣、食、住、行等生存的需要）、安全需要（工作、财产、安全等）、归属需要（爱戴、友谊、归属、爱情等）、尊重需要（地位、受人尊敬、威望等）、自我实现需要（发挥自己的才能、体现自我价值、实现理想和抱负），并认为只有在较低层次的需要满足后，才会有较高层次的需要。赫兹伯格提出了双因素理论，认为影响工人情绪的因素主要有两大类，即保健因素和激励因素。保健因素包括本单位的政策、管理措施、监督、人际关系、物质工作条件、工资、福利等，其对工人行为的影响类似卫生保健对人们身体的影响，对职工起不到激励的积极作用。而激励因素是指那些能带来积极态度、满意度和激励作用的因素，包括成就、赏识、挑战性的工作、增加的工作责任，以及成长和发展的机会。当这类因素具备时，可以起到明显的激励作用；而不具备时，会造成职工的极大不满。双因素理论和需求层次理论有着很大的相似之处。低层次的需求对应于保健因素，高层次的需求对应于激励因素。麦克利兰的成就激励理论强调人在满足基本生理需要后的成就需要、权利需要和归属需要。奥尔德佛在对马斯洛的需要层次论进行修订的基础上提出个体有三种核心需要：存在需要、关系需要和成长需要，这三种需要是一个连续体，没有层次等级差异，可以同时作为激励因素而存在。

以人的心理过程和行为过程的相互作用为研究对象的理论心理学家弗鲁姆认为激励是一个人某一行动的期望价值和这个人认为将会达到其目标的概率之乘积：动力＝效价×期望值。所以进行激励时要处理好努力与绩效的关系、绩效与奖励的关系、奖励与满足个人需要的关系。20 世纪60 年代美国心理学家亚当斯提出了公平理论，他指出，员工的工作动机不是受绝对的报酬而是受

相对的报酬的影响，当其发现自己的收入与付出成正比时认为是公平的，就心理平衡、舒畅，工作努力；相反，就会产生不满和沮丧心理，消极怠工、甚至辞职。美国心理学家斯金纳还提出了强化理论，该理论认为激励过程就是修正行为的学习过程，它包括正强化和负强化。正强化是指对人的某种行为给予肯定和奖励，使这个行为巩固、保持和加强的过程。正强化有利于营造温馨和谐的工作氛围。

在护理管理中的应用　激励是通过外部刺激激发人的行为动机，是一个持续的心理过程，其基本模式为需要－动机－行为－目标－需要的满足。从护理管理的角度理解，激励就是调动护士的积极性，提高护士的工作成效，增强护士的满足感，从而不断提高护理质量。

工资激励　这是满足护士基本需要的物质条件，是激发行为的基本动力。医院管理者应建立科学合理的薪酬体系，以护理人员的工作投入与实际工作结果为依据，建立与护士的投入相配套的工资奖金制度，以调动护士的工作积极性。

成就与精神激励　护理管理者应为护士创造一个适宜的工作环境和组织氛围，充分运用成就与精神激励因素调动护士积极性。①根据护士的不同需要、不同特长、不同性格，做到知人善用、用人所长，使每一个人都能在工作中得到认可和赞赏，提高她们的成就感。②对表现优秀的护士，为其积极创造条件，如给予更多的培训、进修、参观学习等机会锻炼她们，并积极向医院推荐，让其在工作中负有一定的管理责任，从而激发其工作兴趣，提高

其成就感。护理管理者还可根据护士的特点、能力、需要，合理安排工作和班次，做到优化组合，充分激发其职务上的责任感，从而提高工作效率和积极性。护理管理者还应使护士感受到被关心、关爱，体现护理管理者的人文关怀，鼓励每个护士实现自我价值，提升护士的归属感。

期望激励　也就是目标激励，即以科学合理的目标去振奋人们的精神，调动人们积极性的激励方式。首先，护理管理者必须向护士强调组织所期望的行为，强调工作绩效与奖励的一致性，重视护士的个人效价，即重视护士对报酬反应的个人倾向性，最大限度满足护士所期望的需要。其次，管理者在制订目标时，首先应尽量将组织目标与个人目标结合起来，使之符合全体护理人员的基本利益，并与护理人员的需求相吻合。同时，目标的制订要量力而定，且切实可行，既有现实性，又富有挑战性，如目标定得过高，护士努力后也不可能达到则会失去信心；目标定得太低则容易使护士产生"自我满足"心理，不可能产生卓越的成就。

强化激励　根据强化理论，护理管理者积极利用正强化，在日常工作中善于细心观察，深入调查，捕捉每位护士的闪光点，及时给予表扬和奖励，树立科室良好的风气。运用情感、榜样、竞争、期望等激励手段，挖掘护士的内在潜力，激发工作积极性，使护理工作效率明显提高。而对于某些护士身上的不良行为，通过负强化，转变其认识，从而影响并改变其行为。

公平激励　护理管理者应建立合理公正的分配制度以及制订工作量化指标，做到激励标准的

一致性，营造公平的环境。激励要民主化和公开化，即在实施激励时不论亲疏、不分远近，应一视同仁，执行统一的奖或罚的标准。从心理学的角度看，人都有受到公平对待的需求。如在奖金分配、工作安排、学习进修的机会等方面受到不公平待遇时，护士就会产生不公平感。管理者应该关注员工内心平衡感的激励，引导护士根据其各自的实际情况，按照相同的资历、工作负荷、工作绩效等标准，合理选择比较对象，客观地看待投入/产出之比，消除主观认识不足所造成的不公平感。

激励是护理人力资源管理中的重要手段，通过有效的激励可以充分发挥护士的潜能，以达到良好的管理效果。随着社会的发展，激励理论的内容和手段也在不断地更新。因此，护理管理者在工作中，应该综合利用各种激励理论，发挥护理人员的主观能动性，使护理人员感受到被重视、受尊重，既提高护士的满意度，也提高患者的满意度。

(刘华平)

róuxìng guǎnlǐ lǐlùn

柔性管理理论 （flexible management theory）

研究如何基于人的心理和行为规律，采用非强制性方式，在人的内心产生潜在的说服力，把组织意识变为个人的自觉行为的知识体系。柔性管理是一种面向未来的"以人为本"的管理模式。

柔性管理是相对于刚性管理提出来的。刚性管理以规章制度为中心，用制度约束管理员工。而柔性管理则以人为中心，对员工进行人性化管理，将组织规范转变为员工的自觉认识，将组织目标转变为员工的自发行动，从而产生巨大的内在驱动力和自我约束力，其本质是一种人性化管理，强调在尊重人、重视人、理解人的基础上管好人、用好人。

形成过程　柔性管理的研究可追溯到 1927~1932 年。梅奥等学者开始从生理学、心理学、社会学等方面研究组织中有关人的问题，如人的工作动机、情绪、行为与工作之间的关系等，以及如何根据人的心理行为规律去激发人的积极性和创造性。于是，行为科学应运而生，这被看作是早期的柔性管理。20 世纪后半叶特别是 80 年代，西方普遍兴起"企业文化"热潮，在企业的管理中开始越来越重视人的价值。至 90 年代初，一些理论如学习型组织、企业再造、知识联盟、过程团队等理论不断涌现，随着管理学与经济学、数学、社会学、心理学等学科的相互渗透与融合，尤其随着知识经济的崛起，提出了知识管理、智力资本和核心能力等理论，出现了"柔性工资制""柔性福利制""柔性工作时间""柔性工作地点"等管理实践，使柔性管理理论体系进一步完善。

基本内涵　柔性管理是含蓄的、弹性的、灵活的、模糊的。柔性管理从本质上说是一种对"稳定和变化"进行管理的新方略。从混沌的繁杂现象中，看出事物发展和演化的自然秩序，洞悉下一步前进的方向，识别潜在的未知需要和市场，进而预见变化并自动应付变化，这就是柔性管理的任务。柔性管理以"人性化"为标志，强调跳跃和变化、速度和反应、灵敏与弹性，它注重平等和尊重、创造和自觉、主动和企业精神、远见和价值控制，它依据信息共享、虚拟整合、竞争性合作、差异性互补、虚拟实践社团等，实现管理和运营由隐性到显性的转化，从而创造竞争优势。

在护理管理中的应用　实施以人为本的护理柔性管理没有现成的公式可套用，护理柔性管理的内容也没有具体的界定，强调在管理中能够突出护士在管理中的地位，体现对护理人员的尊重、激励和培养。护理管理者在柔性管理方面进行了很多的尝试，主要包括以下方面。

弹性排班　这是柔性管理"以人为本"的重要特征。由于护理职业的特殊性，护士需要参与轮班，同时由于护士以女性为主，角色多样，需要兼顾工作、自身学习及家庭事务的处理，可能发生排班与护士需求相冲突的情况。管理者可以通过设立休假预约本等方式，在排班前充分了解护士的实际困难和班次需求，进行合理排班。

文化构建　积极的组织文化建设可以对护士发挥软性的制约和内化的激励作用，帮助护士形成群体意识、正确的价值观、良好的工作作风和行为准则。护理管理者倡导工作学习化和学习工作化的学习文化；建立适当的制度文化，使各种行为规范和准则被全体护理人员认同；构建创新文化，保持系统的活力；提升安全文化，建立"自主管理""不伤害别人""不伤害自己""不被别人伤害"的观念体系，鼓励差错上报，实行无惩罚的差错处理方式；更新服务文化，注重服务意识、服务态度、服务质量和服务艺术，培养护士的人文素质，促使其建立崇高的职业道德。

心理沟通　管理者及时洞察护士的心理变化，重视调整和改善护士的心理状况，做好护士的心理管理。管理者可以定期与每个护士进行心理沟通和工作沟通，以了解护士的心理变化与需求，特别是在护士工作中遇到挫折或压力、发生差错事故、护士个人或家庭有变故时等，管理者应及时提供帮助与指导，让护士体会到人性化的关怀与温暖。

民主与授权 管理者在制订较重大的决策时及日常工作中应主动征求护士意见或建议，让每位护士分担病房的某项工作，以体现尊重和公平的原则，充分调动护士们的工作积极性。另外，在授权的同时还应注意岗位轮换，定期交换分管工作的内容，帮助护士积累和拓展自身的知识和技能，同时也可避免产生厌倦情绪。

个性化管理 管理者了解护士的需求动机、兴趣爱好、能力、气质和性格，因人施管并帮助其制订职业生涯规划，以充分发挥护士的潜能，使他们工作更有方向感和归属感。管理者尽量提供更多的机会，鼓励护士积极参加教学活动、学术会议、科研活动等，完成知识学习和素质拓展。

柔性激励 在护士取得进步、提出合理化建议、取得重大成绩或做出牺牲奉献时，管理者及时给予表扬和奖励，实行护理管理中的"一分钟赞美"，这是柔性管理的突出表现之一。这种激励是即刻的、坦诚的和发自内心的。即便是在管理者正为某件事情困扰时，仍要赞美护士的表现。同时注意，激励也要因人而异，应根据护士不同的需求，采取不同的激励方式。

健康管理 为每位护士建立健康档案，收集护士健康状况相关信息，为其提供生理、心理、营养、运动等方面的健康指导，帮助护士改正不良健康行为。给

正被健康困扰的护士弹性排班，帮助护士及时治疗、休养与康复。

随着构建和谐社会、坚持科学发展观理论的提出，以及患者要求愈来愈高、护士工作压力不断增大等一系列内外环境的急剧变化，对护理管理者的管理理念与管理方式提出了严峻的挑战。传统的"以制度为中心"的刚性管理模式已经不太适应当今社会护士身心发展的需要，取而代之的是"以人为本"的柔性管理模式。已有研究表明，实施柔性管理，能有效提高护士的工作积极性、创造性和工作效率，使其更好地服务于患者。

（刘华平）

wēijī guǎnlǐ lǐlùn

危机管理理论（crisis management theory）

研究如何有效预控或者处理危机事件，尽可能使危机的损害最小化和机遇最大化的知识体系。危机管理涉及为应对各种危机情境所进行的规划决策、动态调整、化解矛盾及员工培训等活动过程，其目的在于消除或降低危机所带来的威胁和损失。它采用全新的科学思维方法，是一种非程序化的决策模式。

危机管理是现代管理的一种科学管理方法。不少学者都对这一理论进行了界定。医学界的学者认为：医院护理危机管理是针对医院护理工作可能面临的或正在面临的危机，采取一系列的管理方法和手段加以预防，使之化解、减弱，甚至使危机变为机遇，其实质是在危机管理中所体现出的种种生机。危机管理的重点在于预防，如果医院没有事先的预控措施及应对预案，那么通常在面对危机出现时就会显得手足无措。这说明加强医院护理工作危机管理尤其重要。

形成过程 危机管理这一概念是美国学者于20世纪60年代提出的。它是决策学的重要分支，首先被用于外交和国际政治领域，此后日益受到各国重视。在众多的危机管理理论分析中，有4种最被学界认同的模型。1986年美国斯蒂文·芬克（Steven Fink）提出了4阶段生命周期模型，他用医学术语形象地对危机的生命周期进行了描述：征兆期、发作期、延续期、痊愈期。之后又有管理学家提出PPRR模型，即危机前预防（prevention）、危机前准备阶段（preparation）、危机爆发期反应（response）和危机结束期恢复（recovery），该理论是目前危机管理应用比较广的理论。后来，美国联邦安全管理委员会对其加以修正，将缓和（mitigation）替换了预防，成为MPRR模型。在此基础上，1994年，危机管理学家米特罗夫（Mitroff）又提出了著名的M理论，即危机管理的5阶段模型，包括信号侦测、探测和预防、控制损害、恢复阶段、学习阶段。更多的管理专家推崇3阶段模型，即把公共危机管理分成危机前、危机和危机后这3个大的阶段，每一阶段又可分为不同的子阶段。由于医学模式的转变及人们法律意识的增强，医院的管理特别是护理管理面临着更大的困难与挑战。危机管理理论逐渐引起护理管理学家的重视，被越来越多的护理管理人员掌握并运用到护理管理中。

基本内涵 包括以下方面。

危机前的预防与管理 ①树立正确的危机意识：这是危机管理理念之所在。组织内的全体人员都应居安思危，将危机预防作为日常工作的组成部分。同时，要长期坚持不懈，重视组织与外

部的沟通，保持内部沟通顺畅，随时准备应对危机的到来。②建立危机预警系统：预防危机必须建立高度灵敏准确的危机预警系统，随时收集相关的反馈信息。一旦出现问题，要立即跟踪调查，加以解决；要准确了解产品和服务在用户心目中的形象，分析掌握公众对本组织的组织机构、管理水平、人员素质和服务的评价；要重视收集和分析组织内部的信息，进行自我诊断和评价，找出薄弱环节，采取相应措施。③成立危机管理小组：制订危机处理计划。危机管理小组的成员应精心选拔，他们应具有丰富的应对危机的经验，同时富于创新、善于沟通、严谨细致、处乱不惊、具有亲和力。危机管理小组还要根据危机发生的可能性，制订出防范和处理危机的计划。④进行危机管理的模拟训练：组织应根据危机应变计划进行定期的模拟训练。模拟训练应包括心理训练、危机处理知识培训和危机处理基本功演练等内容。定期模拟训练不仅可以提高危机管理小组的快速反应能力，强化危机管理意识，还可以检测已拟定的危机应变计划是否切实可行。

危机中的应急处理 ①危机发生后，一定要保持镇静，采取有效的措施控制危机，不让事态继续蔓延，并迅速找出危机发生的原因。②选择适当的危机处理策略如危机中止策略、危机隔离策略、危机利用策略、危机排除策略等。③以最快的速度启动危机应变计划。④危机处理中，应更多地关注公众和消费者的利益，关注公司的长远利益。应设身处地的、尽量为受到危机影响的公众减少或弥补损失，维护组织良好的公众形象。⑤建立有效的信息传播系统，做好危机发生后的传播沟通工作，争取新闻界的理解与合作。首先要掌握宣传报道的主动权，统一信息传播的口径，尽量使用清晰和不产生歧义的语言对技术性、专业性较强的问题进行说明。其次，设立24小时开通的危机处理信息中心，随时接受媒体和公众访问。三是要慎重选择新闻发言人。应尽量选择主要负责人或相关的专业人员。对无法提供的信息，应礼貌地表示无法告之并说明原因。⑥要善于利用权威机构在公众心目中的良好形象。可邀请权威机构（如政府主管部门、质检部门、公关公司）和新闻媒体参与调查和处理危机。

危机的善后总结 ①对危机发生原因和相关预防处理的全部措施进行系统调查。②全面评价整体危机管理工作，包括对预警系统的组织和工作内容，危机应变计划，危机决策和处理等各方面的评价，要详尽地列出危机管理工作中存在的各种问题。③针对调查与评价结果对危机管理中存在的各种问题综合归类，分别提出整改措施，并责成有关部门逐项落实。

在护理管理中的应用 临床护理工作者与患者接触最直接、最密切，其护理质量与患者的生命安全息息相关，所以护理工作常常有潜在的危机。因此，医院护理管理者要时刻具有危机意识，尤其是处于临床一线的护理管理者要善于应用危机管理理论指导护理工作，及时发现潜在的危机，以预防护理危机的发生，取得护理管理工作的进步。

预防危机发生 其目标是在危机发生之前遏制、消除其诱因，将其控制在萌芽状态。医院护理管理机构应成立危机预防小组，指导医院护理管理工作。①危机预防小组应做好危机评估工作，对临床护理工作环境中可能导致危机发生的各种危险因素进行分析，准确识别"重点"患者，如老年患者、术后患者、危重患者等可能导致危机发生的患者。做到对各种形式的危机事件事先有一个充分的估计，提高对危机事件迅速发现、识别、诊断和报告的能力。②制订出有针对性的危机预防计划与措施，如对"重点患者"加强巡视、为可能坠床的患者拉上床档，保持病区走廊内无障碍物、病区内安装摄像头等。③危机预防小组还应建立危机发生后的应急预案，如建立危机逐级汇报制度、骨折时的应急预案、工作场所暴力等突发事件的紧急预案等，并经常加以演练，使所有护理人员都能够熟练掌握，以便危机发生后及时采取措施控制局面。

做好沟通工作 在危机管理过程中，信息发挥着十分重要的作用。如能够及时收集、整理和分析危险因素，做到信息共享，对危机发生的可能性和危害性做出合理的判断，有利于及时提出对策，减少危害。这要求护理人员与患者建立良好的沟通关系，建立充分的信任，让患者感受到被关注，以便及时了解到患者的需要和特殊需求。同时护理管理者与护理人员之间、护理人员相互间也应建立良好的有效沟通，保证信息的上下畅通，利于危机发生时全体护理人员通力协作，第一时间做出应对反应。

做好危机应对 在危机发生后护理人员应第一时间启动应急预案。①将患者的安全放在第一位，如患者发生跌倒时，应首先检查患者是否受伤，安慰患者，必要时通知值班医生，安排其进行相关检查。同时，疏导其他患者，避免波及其他患者。②充分了解事件发生的经过以及对患者所造成的后果，并做好记录，对事件中关键的细节进行重点了解。若护、患双方提供的信息不一致，则需进一步调查、分析，以求得最终的准确信息。③应制订可行的报告系统，便于管理者进行分析，以制订进一步改进措施。④做好媒体及患方的协调工作。向患者及其家属做好充分的解释工作，争取患者、家属支持配合，尽量减少负面效应，控制事态的发展。

恢复评估　危机恢复的核心目标是恢复和重建医院的秩序。包括对受害人采取补救措施；对事件进行跟踪反馈，对于发生的每一次危机事件，都应进行讨论，分析危机事件的类型、性质、事件概况、现场调查处理情况、所采取措施的效果评价、处理过程中存在的问题和取得的经验及改进建议，总结经验教训，并提出的改进建议等，还包括对相关责任人的处罚等。

（刘华平）

fēngxiǎn guǎnlǐ lǐlùn

风险管理理论（risk management theory）

研究风险发生规律和风险控制技术的知识体系。风险管理单位通过风险识别、风险衡量、风险评估和风险决策管理等方式，有效控制风险和妥善处理损失。护理风险管理是指对患者、护士、护理技术、药物、环境、设备、护理制度与护理工作程序等风险因素进行识别、评价和处理的管理活动和过程。

形成过程　为了减少不良事件造成的各种损失，人们引用管理科学的原理和方法来规避风险，于是风险管理便应运而生。风险管理始于战后的德国。1931年，美国管理协会保险部开始倡导风险管理，并研究风险管理及保险问题。1953年，通用汽车公司的一场火灾震动了美国企业界和学术界，这场火灾成了风险管理科学发展的契机。1963年，美国学者发表了《企业的风险管理》一文，引起欧美各国的普遍重视。此后，对风险管理的研究逐步趋向于系统化、专业化，使风险管理成为企业管理领域的一门独立学科。20世纪70~80年代，风险管理迅速发展，美、英、日、法、德等国纷纷建立全国性和地区性风险管理协会。1986年，欧洲11个国家共同成立了欧洲风险研究会；同年10月，在新加坡召开的风险管理国际学术讨论会表明，风险管理运动已经走向世界，成为全球性运动。风险管理在金融风险分析和项目风险管理方面已经有比较成熟的成果。由于医疗行业的特殊性和医学在许多领域的局限性，医疗护理过程中存在着巨大风险。因此，风险管理的理论也被运用到医疗护理领域。

基本内涵　风险管理理论主要阐述与风险识别、风险评估、风险处理、风险管理效果评价等有关内容。风险识别是风险管理的基础，是在风险事件发生之前，人们运用各种方法系统地、连续地认识所面临的各种风险以及分析风险事件发生的潜在原因。风险评估是指在风险事件发生之前或之后（但还没有结束），该事件给人们的生活、生命、财产等各个方面造成的影响和损失的可能性进行量化评估的工作，即量化测评某一事件或事物带来的影响或损失的可能程度。风险处理是指针对不同类型、不同规模、不同概率的风险，采取相应的对策、措施或方法，使风险的影响降到最小限度。风险管理效果评价是分析、比较已实施的风险管理方法的结果与预期目标的契合程度，以此来评判管理方案的科学性、适应性和收益性。

在护理管理中的应用　主要包括以下方面。

护理风险识别　是护理风险管理的基础，其主要任务是发现与辨别护理服务过程中客观存在以及潜在的各种风险，并分析其产生原因，这是一个动态监测的过程。护理风险的识别应当全面、精确，并且符合临床工作实际，应当能够协助护理管理者全面、清晰地认识护理服务过程中所面临的各种风险，并能够依据风险的特性和严重程度采取相应的护理风险管理措施。常用的护理风险识别技术有三种：①依据多年积累的临床资料，分析和明确各类风险事件的发生环节和易感人群等。如通过多年的研究发现，治疗、抢救危重患者时，交接班等是护理风险发生的高危环节；操作不规范的护士，实习护士，年轻护士，知识老化的护士，责任心不强、业务能力较差的护士等是可能存在护理风险的高危人群；工作繁忙、交接班前后、中午和夜班、节假日是易发生护理风险的高危时段。护理管理人员应当重视这些易发生风险的部分。②工作流程图法，包括综合流程图及高风险部分的详细流程图，由此全面分析各个环节可能发生的风险事件。③调查法，通过设计专门的调查表对关键人员进行调查，掌握风险事件可能发生的相关信息。

护理风险评估　是在风险识

别的基础上对护理风险进行定量的分析和描述，以便及时发现可能存在的护理风险因素，并确认风险的性质、危害程度和发生概率，为选择恰当的处理方法、实施正确的风险管理决策提供依据。

护理风险处理　是风险管理的核心内容，是根据风险识别、风险评估所发现的问题，有针对性地采取相应的措施。①提高护士的技术水平和职业道德素养，做到以患者为中心，视患者的生命与健康高于一切。通过改善护理风险发生的内部因素，可以从根本上避免医疗事故的发生。②建立和完善护理质量监控制度和体制，加强护理服务的组织制度管理，可以提高护理质量，减少风险事故的发生。③加强护士和患者的护理风险教育，护理管理者首先应熟悉国家医疗法律法规的变化，以便对护理管理各环节进行监控。同时，加强护理风险的防范教育，强化护士的风险意识，督促护士对容易造成护理风险的重要环节提高警惕。另外，护士在护理活动中要严格执行告知义务，充分尊重患者的知情同意权，还应通过宣传等措施，使民众正确认识医学技术的有限性和风险性，使其尊重护士劳动，对护理工作给予体谅与支持，与护士一起抵御与承担风险。④建立抵御医疗护理风险的保险制度，通过社会、医院、护士和患者共同缴纳保险费，抵御医疗护理风险发生后造成的经济损失。⑤做好护理记录的管理，经常对护士进行护理文书书写格式、内容、要求的培训，实施护理文书督察，对共性和重要个性问题进行汇总和分析，提出改进措施。

护理风险管理效果评价　是对风险管理手段的效益性和适用性进行分析、检查、评估和修正，为下一个周期提供更好的决策依据，如评估护理文书合格率是否提高、护士的法律意识和防范风险意识是否增强等。采用的方法有调查问卷法、护理文书抽检、不定期组织理论考试等。采集的数据全部录入计算机进行分析和总结，使护理风险管理更有效率。

（刘华平）

liùxīgémǎ guǎnlǐ lǐlùn

六西格玛管理理论（six sigma management theory）

研究如何通过对过程持续的突破性改进，不断提高顾客的满意程度，持续地减少缺陷、降低成本来提升组织的营利能力和竞争力水平的知识体系。它是一种系统解决问题的工具和方法，其核心理念是以"最高的质量、最快的速度、最低的价格"向顾客提供产品和服务。

形成过程　六西格玛管理理论是美国乔治·费雪（George Fisher）于1987年提出的。随后被摩托罗拉、通用电气等公司先后使用，并取得了辉煌的成就。目前，在全球五百强企业中，有近3/4的企业在自己的管理体系中采用了六西格玛管理理论。自1995年以来，美国通用电气公司的医疗部已在其国内医院的相关科室启动了372个六西格玛项目。20世纪90年代末，该理论传入中国，以其出色的质量管理方法被越来越多的护理管理工作者认识和接纳，并逐渐应用于临床实践，取得了不错的效果。

基本内涵　包括以下方面。

简介　六西格玛管理理论的建立源于统计学。西格玛（即σ）是统计学的术语，是标准差的字母表示。标准差是描述在数据呈正态分布的情况下，变量的所有观察值与均数的平均离散程度的一个指标。公式为：

$$\sigma = \sqrt{\frac{1}{n-1}\sum_{i=1}^{n}(X_i - \bar{X})^2}$$

注：σ是标准差，n是观察值个数，X_i是每个观察值，$\bar{X}$是平均数

标准差越大，反映数据的离散程度就越大。当正常值的界定从均数左右1个标准差扩大到6个标准差的时候，异常值所占数据的比例即逐渐缩小。如图所示。

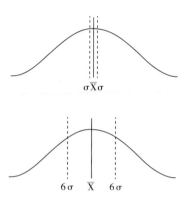

图　正常值界定在1个标准差和6个标准差的比较
注：两条虚线内为正常值，虚线外为异常

异常值被认为是管理学中的"缺陷"，异常值在所有数据中所占的比率即为缺陷率。六西格玛质量水平要求百万缺陷机会中的缺陷率（DPMO）不超过3.4，即将正常值界定在均数左右六个标准差。

基本要素　①真诚地以客户为中心，重视对顾客需求的调查分析，以此为依据开展对过程业绩的测量。②依据事实管理，强调使用支持决策的相关数据为决策提供指导。③关注过程：六西格玛管理强调，过程是成功的关键载体，认为任何工作或活动都可以视作过程。④主动性的管理：

重视在问题发生之前积极采取预防措施，而非事后被动处理。⑤不断的团队合作：强调加强组织内自上而下、自下而上和跨部门、组织间的合作，并强调与供应商、顾客的密切合作。⑥追求完美，容忍失误：在组织运营中不断追求卓越的业绩并全力实践，但过程中难免失败，因此要求组织有鼓励创新、容忍失败的文化氛围。

管理模式 即 DMAIC（define-measure-analyze-improve-control）模式。①界定：提出并确定具体的问题，进而制订可及的改善目标，并做好资源分配及时间进度的规划。②测量：识别并量化顾客的需求，即顾客满意的标准；全面收集自身质量水平及相关因素水平的数据。③分析：对所收集的各种数据进行加工分析，利用统计学方法找出一个或几个影响质量的关键因素。④改进：利用"头脑风暴"的方法，根据分析所确定的关键因素，制订最佳的改进方案。⑤控制：运用有效的方法和措施，控制和维持改进方案和改进效果的保持。

在护理管理中的应用 在中国临床护理当中已经被广泛地应用，涵盖范围广泛，应用领域主要包括改进门诊患者就诊流程，缩短患者挂号、检查、收费、取药时间，缩短患者血标本采集时间，降低非计划性气管拔管发生率，提高手术室手术台的使用率，降低静脉置管感染风险，减少护理缺陷发生率以及提高患者满意度。下面针对如何应用六西格玛管理理论提高患者满意度从不同阶段分析。

定义阶段 从患者的需要出发，以提升患者满意度为护理服务改进的关键点，使用头脑风暴法画出鱼骨图和服务流程图，找出影响患者满意度的主要原因，并以此作为改进的目标，制订改进进度计划表。

测量阶段 仔细了解患者最迫切的沟通需要，获悉患者的沟通期望，并根据其需要制订不同类型及处于不同情境中的患者沟通时间需求调查表，对患者进行调查，收集沟通时间需求的数据，同时收集实际工作中护士与患者沟通时间的数据。

分析阶段 利用统计学方法对数据进行科学、准确地分析，找出有统计学意义并且影响患者沟通时间的关键因素，如护士工作负荷大、护理人力不足等，并提出具体的解决方案，选择可操作性最强的一项方案进行实施。

改进阶段 根据调查和分析的结果，实施最优改进方案，根据流程服务的标准，提出改进的重点措施，如适当增加护理人员、雇佣护理员帮助护士分担部分非护理专业性工作等让护士有更多的时间与患者进行沟通。另外，还要制订可测量改进效果的量化标准，同时收集患者反馈信息和建议，使改进工作做得更加安全有效，更加满足患者的需要。

控制阶段 在实施改进的基础上，制订控制措施，保持足够的护患沟通时间，维持较高水平的患者满意度。

（刘华平）

guǎnlǐ yuánlǐ

管理原理（management theory） 人类对管理理论与实践活动的本质进行科学分析和概括得出的基本规律。管理原理是大量管理实践经验的升华。掌握护理管理原理有助于提高护理管理工作的科学性，避免盲目性；研究护理管理原理有助于掌握护理管理的基本规律，有助于迅速找到解决管理问题的途径和手段。

形成过程 护理管理原理的理论基础源自于管理学的基本原理。从人类社会产生到 18 世纪，人类为了谋求生存自觉不自觉地进行着管理活动，其范围虽然广泛，但是人们仅凭经验去管理，未对经验进行科学的抽象和概括，没有形成科学的管理理论。18 世纪到 19 世纪的工业革命，使工厂以及公司的管理问题越来越突出，管理学开始逐步形成。随着护理学和管理学的不断发展与融合，各种管理原理在护理管理工作中得到了充分的验证和应用。泰罗的科学管理理论及其标准化、精简化、专门化管理方法，催生了护理管理的功能制护理分工方式和效益原理；德国著名政治经济学家和社会学家马克斯·韦伯（Max Weber）的行政组织理论使护理组织管理得到了迅速发展；贝塔朗菲的系统理论和巴纳德的社会系统学派为护理管理的系统原理奠定了理论基础，在人际关系理论和行为科学理论基础上提出了护理管理的人本主义原理；以西蒙的决策理论和卢桑斯的权变理论为基础，产生了护理管理的动态原理；现代管理理论中的创新理论、效率理论等为护理绩效管理工作提供了理论借鉴。

基本内涵 目前还没有一套权威的、完整的护理管理原理体系。较为普遍公认的内容包括系统原理、人本原理、动态原理、效益原理。

（史瑞芬）

xìtǒng yuánlǐ

系统原理（system theory） 在管理实践活动中，运用系统论的基本思想和方法指导实践，解决和处理问题的基本规律。所谓系统，是由相互作用和相互依赖的若干部分结合而成的，具有特定功能的有机整体。一个具体的系统必须具备三个基本条件：一是必须由两个或两个以上的要素组成；二是要素与要素、要素与系统、系统与环境之间，存在着相互作用和相互联系；三是系统具有确定的功能。这三个基本条件缺一不可。

形成过程 系统原理的基本思想由来已久。早在几千年前，人类的祖先已经有了系统思想的萌芽。中国古代哲学中所谓五行、八势之说中就包含着朴素的系统观点。古希腊哲学家德漠克利特首次提出"系统"一词。两千多年前，古希腊亚里士多德曾提出了一个著名的哲学命题——整体大于它的各部分的总和。后来人们把这个命题作为系统科学原理的一种表述。到了近代，德国哲学家伊曼努·康德（Immanuel Kant）也强调整体高于部分，他认为部分从整体中分离出来就失掉其在整体中的地位和作用。美籍奥地利理论生物学家路德维希·冯·贝塔朗菲（Ludwig Von Bertalanffy）从生物的整体出发，把生物整体及其环境作为一个大系统来研究，他研究了机体系统、开放系统和动态系统的理论，试图以机体系统理论解释生命的本质，从而创立了一般系统论。1937年，贝塔朗菲在美国芝加哥大学的一次哲学讨论会上第一次提出了一般系统的概念。一般系统论研究系统中整体和部分、结构和功能、系统和环境等之间的相互联系、相互作用问题。系统管理原理是从系统论角度，认识和处理管理问题的理论和方法。现代护理管理的对象表现为一个复杂的社会系统，因此，20世纪系统原理被引入了护理管理。要求护理管理者将护理组织作为开放性系统来进行管理，按照系统特征的要求，从整体上把握护理系统运行的规律，对护理管理各方面做系统分析，进行系统优化，并按照护理组织活动的效果和社会环境的变化，及时调整和控制护理组织系统的运行，最终实现护理组织目标。

基本内涵 ①系统整体性观点：这是系统最本质的属性，包括两个方面。一是要素对系统整体效益的不可分割性；二是系统整体功能对要素功能的非加和性，即系统整体功能大于各要素功能之和。②要素相关性观点：系统内各要素之间相互联系，构成一个有机整体。这种相互联系表现为它们之间的相互作用、相互依赖、相辅相成、不可分割。③结构有序性观点：指系统内的各要素按照一定的层次和顺序，在空间和时间位置上形成有序结构。这种有序结构能使系统的整体功能得以充分发挥，破坏了这种有序结构，或者没有形成这种有序结构，系统的功能就会受到影响。④动态适应性观点：系统的状态与功能不是一成不变的，系统的内部联系、系统与环境的相互作用都是一种运动，系统在动态中保持与环境之间相互关系的协调发展。

在护理管理中的应用 ①通过对护理系统整体性分析，了解整体与局部之间的关系，使之趋于合理，减少内部摩擦，加强和集中整体功能，树立全局观念。②通过护理系统相关性分析，了解要素与要素之间的关系、要素与系统之间的关系、护理系统与外部环境之间的关系是否正常、合理，保证护理系统的整体优化。③通过护理系统有序性分析，确定护理系统结构是否合理，上下各层次是否协调，各层护理管理机构分工、职能是否明确，是否做到秩序井然、有条不紊。④通过系统动态性分析，协调好护理系统与外部环境的关系，使护理系统更具有生命力。

（史瑞芬）

rénběn yuánlǐ

人本原理（humanistic theory）

在管理实践活动中，把人作为组织最重要的资源，通过道德引导、理解、认同、尊重、关爱等人性化的因素，使每个人的自身价值得到最大化体现的基本规律。该原理特别强调人在管理中的主体地位，不是把人看成是脱离其他管理对象而孤立存在的人，而是强调在作为管理对象的整体系统中，人是其他构成要素的主宰，财、物、时间、信息等只有在为人所掌握、为人所利用时，才有管理的价值。具体地说，管理的核心和动力都来自于人的作用。

形成过程 人本原理的产生和发展，应追溯到人文主义、人本主义。人类社会在相当长的历史阶段，没有统治者把"以人为本"作为治国安邦的出发点和归宿点。中世纪一些学者提出了"人文主义"的口号，主张社会价值取向倾向于对人的个性的关怀。17世纪至19世纪末期启蒙思想家们以自然主义的人性论作为理论基础，提出自由、平等、博爱的人本主义思想，其核心是人权。20世纪30年代，产生了人际关系学说和"以人为导向"的管理思想。这是管理史上第一次明确了人在管理中的重要地位，并促成了护理管理学中"人本原理"的提出。

单纯生物医学模式统治医学的时期内，护理领域内出现了"技术至上"观念，重"病"不重"人"，影响了护理质量和护患关系。现代护理学已经认识到，要提高护理质量，必须由关注技术和疾病转变到关心完整的"人"，人本原理被赋予了新的时代意义。

基本内涵 ①员工是组织的主体：组织所有目标的实现都有赖于员工的工作和努力。②有效管理的关键是员工的参与：只有员工参与管理，才能使个人利益与组织利益紧密结合，使全体员工为了共同目标而自觉地努力奋斗。③管理的核心目标是使人性得到完美的发展：尊重每一位员工，为员工创造良好的工作环境，赋予员工更具挑战性的工作，让员工充分实现自己的价值。只有在这种氛围中，人性中的善才能被提升，并获得完美发展。④管理的根本目的是服务于人：管理真正做到为员工、为顾客服务，组织就能得到广泛认同，从而得到长足发展。

在护理管理中的应用 ①给护理服务对象以人文关怀：在充分与尊重服务对象的个性基础上提供人性化护理服务；同时，从整体上，包括从身体的、心理的以及社会的角度来为服务对象提供全面服务。②加强护理文化建设：在护理组织中形成一种和谐进取、学习创新、品格高尚、团结协作的环境与氛围，使得护士在这样的环境与氛围中充分发挥自己的聪明才智，完善自我，实现自身价值，同时也促进护理组织的发展。③创设良好的工作环境：包括工作条件、设施、设备、文化娱乐条件、生活空间安排等，减轻护士的心理压力，使护士之间关系和谐，在愉悦的环境中完成工作。④引入激励机制，建立奖惩制度：重视护士对激励反应

的个人倾向性，最大限度地满足其需要。⑤工作丰富化：丰富工作内容，让护士参与管理，承担更重要的责任；提升护士的知识水平和技能，挖掘其潜力，给护士提供更多的发展机会和施展才能的空间。⑥引入竞争机制：护士分层使用，竞聘上岗，让其发挥应有的水平；并定期从德、绩、能、勤4个方面对其业绩进行考核，激发护士奋发向上的竞争意识，创造一个公平竞争、互相学习、取长补短的良好工作氛围。

（史瑞芬）

dòngtài yuánlǐ

动态原理（dynamic theory）

在管理实践活动中，管理者注意把握被管理对象运动、变化的情况及规律，不断调整各个环节，以实现整体目标的基本规律。护理组织和管理环境都处于动态变化的社会大系统中，由此带来护理管理主体、管理对象、管理手段和方法上的动态变化。为了保证护理组织在外界环境不断变化的情况下维持自身的稳定和发展，护理管理应做到随机制宜、原则性和灵活性相结合、有预见和留有余地。

形成过程 中外早期的管理思想中，就有动态原理的轨迹。道家管理思想的哲学基础"道法自然"就认为事物是不断变化和发展的，需要不断对其进行再认识。《孙子兵法》中的"九变篇"主要论述了根据战场情况灵活运用军事原则的问题。19世纪后，许多对管理原理的建立有较大影响的管理理论应运而生。

20世纪70年代，社会动荡，经济萧条。但以往的管理理论主要侧重于研究加强企业内部组织的管理，在解决企业面临瞬息万变的外部环境时显得无能为力。

基于此，必须随机、因地制宜地处理管理问题，于是权变理论形成。权变理论学派首先提出了管理的动态性，它强调在管理中要根据组织所处的内外部条件随机应变，针对不同的具体条件寻求不同的最合适的管理模式、方案或方法。其代表人物有卢桑斯、菲德勒、豪斯等。权变理论使人们对管理的动态性有了新的认识，也使护理管理者明白，为适应时代的变化，须对护理管理目标及方式进行适当调节，保持充分弹性和灵活性。

基本内涵 管理的要素如人、财、物、时间和信息等，都处在一定的时间和空间之中，并随着时空的运动而发展变化。管理的动态原理体现在管理的主体、管理的对象、管理手段和方法的动态变化；同时，组织的目标以至管理的目标也处于动态变化之中。为了保证组织在外界环境不断变化的情况下维持自身的稳定和发展，有效的管理应该做到随机、因地制宜，因情况而调整，原则性与灵活性相结合。

在护理管理中的应用 随着现代护理模式的更新，新的政策、管理制度、管理方法的出现，护士的思想、观念、行为方式、知识结构的不断变化，护理工作被不断提出新要求。护理管理者必须把握上述变化，收集信息，及时反馈，对管理目标及管理方式进行调整。动态管理要求管理者具备动态管理观念，用动态管理原理指导具体护理实践；管理者在制订工作计划、做管理决策、配置人力资源、执行改革创新等方面工作时都应遵循弹性、随机、因地制宜的原则，保持充分弹性，以适应社会环境的变化对护理的要求。

（史瑞芬）

xiàoyì yuánlǐ

效益原理（benefit theory）

在管理实践活动中，有效地使用有限的资源，力求以最小的消耗和代价，创造最大的社会效益和经济效益的基本规律。

基本概念 ①效益是指在社会活动的物化劳动和活动的消耗同取得的符合社会需要的劳动成果的对比关系，即有效产生与其投入之间的一种比例关系。②效益可以从社会和经济两个不同的角度来考察：社会效益是指人们的社会活动对社会发展的积极作用或有益的效果；经济效益是人们在社会经济活动中所取得的收益性的成果。③效益包括"效率"和"有用性"两方面，前者是"量"的概念，反映耗费与产出的数量比；后者属于"质"的概念，反映产出的实际意义。效益表现为量与质的综合，社会效益与经济效益的统一，其核心是价值。用公式表示：价值＝效益/耗费。

形成过程 人类对效益的研究从研究效率开始的。效率是指特定的系统在单位时间内的投入与所取得的效果之间的比率。1776年，英国学者亚当·史密斯（Adam Smith）第一次阐述了劳动分工对提高劳动生产率和增进国民财富的巨大作用。在亚当·斯密的研究基础上，查尔斯·巴比奇进一步对专业化的有关问题展开研究。1907年，德国学者哈林顿·埃默松（Harrington Emerson）最先用"效率"这一概念来判断企业经营管理状况。"效率"一词被引进管理科学以后，成了应用非常普遍的概念。美国管理学家费雷德里克·温斯洛·泰勒（Frederick Winslow Taylor）针对怎样提高工人的劳动生产率和管理人员的工作效率做了大量的研究，1911年，《科学管理原理》一书的面世，标志着科学管理的诞生。科学管理的中心问题即提高劳动生产效率。此后泰勒的合作者和追随者在许多方面不同程度地发展了泰勒的思想和技术，但仍是以提高劳动效率为主要目的。追求效益成了管理的普遍原理。

基本内涵 现代社会中任何一种有目的的活动，都存在着效益问题，效益的高低直接影响着组织的生存和发展。管理的根本目的在于充分发挥组织的管理职能，取得更多更好的经济效益和社会效益。管理者必须把树立正确的效益观念作为管理工作的前提，把追求最佳的社会效益和经济效益作为管理活动的目标。

在护理管理中的应用 护理需求的无限性及护理资源的有限性决定了护理管理中效益原理的形成。护理管理者正在不断研究如何充分利用现有的、有限的护理资源，建立起优质、高效、低耗、富有生机和活力的运行新机制，强化经营意识，讲究成本效益，提高护理水平，保证护理质量。①社会效益是前提，经济效益是根本，护理管理者应正确处理经济效益和社会效益的关系，力求做到统筹兼顾，两个效益一起抓。②坚持整体性原则，既要从医疗机构全局效益出发，又要从局部效益着眼，以获得最佳的整体效益。③护理管理者必须明确，工作中不能只讲动机，更重要的是要讲实效，不能当忙忙碌碌的"事务主义者"。④要善于把长远目标与当前任务相结合，增强工作的预见性、计划性，减少盲目性、随意性，达到事半功倍的效果。

（史瑞芬）

guǎnlǐ yuánzé

管理原则（management principle）

人类在管理实践活动中为达到组织的基本目标，在处理人、财、物、时间、信息、技术等管理基本要素及其相互关系时所遵循的行为准则。管理原则是护理组织活动的一般规律的体现。

形成过程 护理管理原则的理论基础源自管理学的基本原则。19世纪末，随着资本主义市场范围和企业规模的扩大，资本家单靠个人的经验和能力管理企业已不能适应生产发展的需要。一些企业管理人员开始致力于研究管理。在最初的管理学著作中就有"原理说"和"原则说"。

1911年，美国弗雷德里克·温斯洛·泰勒（Freckrick Winslow Taylor）在《科学管理原理》中提出了原理说。人们在长期的管理实践中发现，并不是所有的管理行为都是有效的。相同的管理行为由于遵循的行为准则不同，效果迥然不同，问题的关键在管理原则之中。管理的基本原理对管理实践的指导活动，往往以原则形式出现。法国管理学家亨利·法约尔（Henri Fayol）根据自己长期的管理经验，提出了原则说。法约尔提出的管理原则，绝大多数被实践证明是正确的。在此之后，管理学家对管理原则进行了不断的补充和完善，如反馈原则、弹性原则等。

基本观点 主要包括整分合原则、相对封闭原则、能级原则、动力原则、行为原则、反馈原则、弹性原则、价值原则。

（史瑞芬）

zhěng-fēn-hé yuánzé

整分合原则（principle of division and union）

在管理实践活动中，把统一领导与分级管理有机地结合起来，在整体规划下明确分工，在分工基础上再进行有效整合的准则。

基本内涵 管理组织是一个复杂的社会系统，管理者必须在充分了解系统的环境、整体性质、功能的基础上确立总体目标；然后根据总目标进行合理的分工或分解，以形成有序的系统结构体系；最后，再按整个系统的内在必然联系，科学地进行组织综合。在这个原则中，整体是前提，分工是关键，综合是保证。没有整体目标的指导，分工就会盲目而混乱；离开分工，整体目标就难以高效实现。而无综合或协作，也就无法避免分工带来的各环节的脱节及横向协作困难。因此管理必须有分有合，先分后合，对系统的"整体把握、科学分解、组织综合"的要求，就是整分合原则的基本内涵。

在护理管理中的应用 ①把握护理组织的整体任务和目标。这是应用整分合原则的首要环节。通过对护理系统整体环境、整体结构、整体功能的分析以及对护理系统自身的分析，从整体角度设计组织系统的结构功能，确定护理系统的整体任务和总体目标。在进行整体把握时，必须结合护理系统的宏观环境和内部条件，以动态的、发展的战略眼光来确定。②对护理系统的整体任务和目标进行科学分解，这是应用整分合原则的关键环节。在整体目标的指导下，对计划、任务分解，对护理系统内各部门及个人的职责及其相互关系分工。在分解护理任务时要注意：分解要适度，防止分解过细造成护理管理者负担过重，或分解过粗难以发挥护士的专业优势；分解要完全，防止造成目标任务的遗漏；分解要

配套，分工后的各护理子系统必须明确本系统及相互协同的职责任务。③对护理系统的任务和目标进行综合协调与优化，这是应用整分合原则中最能反映护理管理水平的环节。为了避免系统分解活动所带来的诸如部门间的脱节、各行其是及横向协调难等问题，在护理系统内按照系统内在的联系把各部门、各环节有效地结合起来，协调它们之间的关系，使各部门相互支持、相互配合，使整体力量集中到整体目标的实现上来。综合协调的主要措施：合理明确护理系统内各部门、各环节间相互协作与联系的方式；合理处理护理系统内各部门的利益及个体利益与系统整体利益的关系；以总体目标去统一各部门的思想和行为，使各子系统个人的活动按计划分工顺序进行。依靠强有力的综合优化，使护理系统原有的功效放大，产生新的功效，确保最大限度地实现护理组织的整体目标。

(史瑞芬)

xiāngduì fēngbì yuánzé

相对封闭原则 (principle of relative closing)

在管理实践活动中遵循对外开放的前提下，对内采取封闭性管理，使得内部各个环节、要素有序衔接、首尾相连，形成环路，从而构成一个完整无缺、有去有回、有进有出的过程环流，使各部分连为一体、相互联系、相互促进，以完成整体目标的准则。任何一个系统的管理手段，都必须形成一个连续封闭的回路，才能形成有效的管理控制。管理对象作为一个系统，它在更大的系统中与其他相关系统有输入和输出的关系。正因如此，管理有对外管理、对内管理两个方面。对外，系统应是开放的，

以保证与相关系统的输入、输出关系；对内，其内部要素的结构，又必须是环环相扣、首尾相接的整体，以形成闭合回路，保证内部多环节畅通，功能作用得以充分发挥。

基本内涵 现代管理必须在对外开放的前提下，对内采取封闭性的管理，这种相对封闭性的表现如下。①管理运行过程的封闭性：现代管理活动的主体是独立性很强的组织系统，有着内部相对稳定的结构、内部流通构成，形成内部的运动环流。护理管理活动首先是由指挥机构（护理部）向执行机构（各护理单元）和监督机构（护理质控组织）同时发出指令；然后执行机构在监督机构的督促下实施；实施结果输入反馈机构，由反馈机构处理后反馈给指挥机构；指挥机构在反馈信息的基础上发出新的指令，如此不断循环下去。②管理制度的封闭性：管理制度必须构成封闭。不仅要有一个尽可能全面的执行制度，而且应有对执行的监督制度、反馈制度、对执行错误的处理制度等。护理管理制度如果只制订不监督执行，执行的好坏没有赏罚，这个制度就不封闭。③管理信息系统的封闭性：管理过程必须有相应的信息流为前提，现代管理活动已经独立分化出专门的管理信息系统。

特性 ①相对性：管理的封闭性具有相对性，管理系统一方面在内部管理活动中形成封闭循环，同时它又是更大系统中的子系统，与其他子系统又存在交流活动，呈开放性。因此，封闭回路是相对的。②有条件性：任何管理的封闭回路都不是一劳永逸的。它只在特定的时间、特定的条件下有效。一旦情况发生变化，

过去的封闭回路就会失去效力，调整和建立新的封闭回路便成为必要。③循环性：管理活动本身就是客观上环环相扣的循环过程。护理管理从拟定计划、执行到反馈、修正计划，这一过程使护理组织做功，同时改变着护理组织的状况。与此同时，环境也在变化，于是，护理管理部门须做新的计划或决策，开始新的循环。这就是护理管理组织的输出、输入功能形成的封闭回路。④相互制约性：相对封闭实质上是管理活动相互制约、相互促进的过程机制。要保证护理组织的既定计划得以准确无误地执行，必须建立护理质量监督、反馈部门来促进、约束执行部门，一旦发现执行偏差，就可以通过下达控制、纠正指令来予以消除。

在护理管理中的应用　①建立相对独立的护理管理系统：护理管理系统在人、财、物的支配上，在目标、计划、组织、控制及规章制度的实施上都有不受外界干扰的相对独立权限，从而保证管理指令的下达和有效的信息反馈。②建立具有相互制约和相互促进关系的封闭职能机构：护理管理系统可分解为指挥机构、执行机构、监督机构和反馈机构四部分，这四个机构在封闭环路中相互制约、相互促进，构成完整的封闭职能体系，如果不具备这一封闭职能机构体系，护理管理的封闭环路就不可能形成。③建立具有能及时传递信息和灵敏捕捉信息的、最为完善的护理信息系统：为了更有效地为护理管理活动提供及时、准确、全面的信息服务，独立形成专门的护理管理信息系统，已成为护理管理活动封闭的前提和保证。④科学实施相对封闭式管理：一是做

到组织责任封闭。由护理部和护士长构成护理管理组织，各级管理人员相对固定，各司其职，形成组织封闭。二是做到质量监督封闭。护理质量控制小组负责各科室护理质量的监督工作，护理部监督协调质控小组的工作情况，防止出现漏洞。三是质控评分封闭。护理管理者应量化质量检查考核内容，注重考核可行性和可靠性，根据具体实际对质控内容进行补充和修订，使检查内容动态发展。四是补救对策封闭。对发生的问题及时采取对策补救，切忌不了了之。护理管理的效果与目标总是不完全一致的，这就要采取对策，加以封闭，杜绝偏离目标的后果。即使可以达到护理管理目标，也要一分为二，因为与此同时，可能同时产生某些负面效应，也需要采取对策，使其尽量减少，这也是封闭。五是奖惩处理封闭。护理管理者定期总结和公布检查中发现的问题，对考核检查成绩突出者予以奖励，对问题突出者予以处理，处理应本着公平、公正、公开的原则进行，不能将私人感情夹杂其间，造成封闭环路形成缺口。

（史瑞芬）

néngjí yuánzé

能级原则（principle of energy levels）　在管理实践活动中，管理者在组织系统中根据单位和个人的能级，建立相对稳定的管理层次，设置各管理层次相应的职责和工作要求，然后按照组织成员的自身特点、能力和素质情况安排岗位，做到才职相称、人岗匹配、人尽其才的准则。能，在现代管理活动中表示为个体的能力；级，在管理系统中表示内部的结构、秩序、层次。能级是一个人能力大小的级别，能力不仅

是一种管理能源，而且是一种制约因素。现代管理认为，单位和个人都具有一定的能量，并会随着一定条件而发展变化，可以按照能量的大小顺序排列，形成管理的能级，就像原子中电子的能级一样。管理能级构成了管理场（管理涉及的范围）和管理势（管理的层次高低而产生的一种能量），以获得最佳的管理效率和效益。在管理系统中，建立一套合理能级，根据单位和个人能量的大小安排其工作，发挥不同能级的能量，才能产生最大的效应。能级原则强调调动各种积极因素，把人的能量发挥在管理活动相适应的岗位上。

基本内涵　管理能级包括两个方面：①岗位能级：职权越大，对下的监督权限就越广，所作决策和决定的影响力就越大，其管理层次与职位就越高；周围环境对其工作的限定性因素越少，所受监督就越少，管理自由度就越大，要求独当一面的能力就越强，其管理层次与职位就越高；工作越具有模糊性、处理非常规性问题越多，对创新力、变革力要求就越强，其管理层次与职位就越高；工作内容越复杂化、知识面越多样化、影响力越辐射化，其管理层次与职位就越高。②专业能级：高层人才实施宏观管理，解决护理组织中战略上的问题，要求精通大局、把握顶层设计；中层人才实施中观管理，解决战役上的问题，要求精通领导管理艺术；基层人才实施微观管理，解决战术上的问题，要求侧重于具体指挥协调。

在护理管理中的应用　能级原则实际上是量才用人、层次用人的原则。①护理管理必须按照层次能级建立组织机构：稳定的

组织结构不是均匀连续的一团混沌，而是具有不同层次、不同能级的正三角形或正宝塔形。护理管理组织的能级层次一般分为四级：第一层为战略决策层，决定护理组织的战略任务和规划（在医院系统即院领导层）；第二层为管理层，负责制订具体计划方案，下达管理指令（在医院为护理部）；第三层为执行层，贯彻管理指令，直接组织人、财、物等资源，实现管理目标（在医院为护士长）；第四层为操作层，根据执行层的组织进行具体操作，完成各项具体任务（在医院为护士）。四个层次由上向下排列，护理组织人员应按其不同的素质和能力安排到相称的层级上。②管理能级应与权力、利益相对应：必须使护理系统不同的能级与不同的权力、物质利益和荣誉相对应，使不同能级上的管理者都能在其位、谋其政、行其权、尽其责、取其酬、获其荣、惩其误，充分调动全体护士的积极性。③护理管理必须做到能位层序合理，能位相称：即工作的职位应与人的能力相匹配，避免出现能级大于位，即大材小用；或能级小于位，即小材大用。如果能与位相差太大，会给护理工作带来损失。④各能级须匹配：护士有不同类型的才能，现代护理管理必须善于视才、用才，知人善任，把合适的护士选用到相应能级的合适岗位，发挥每个护士长处。⑤各能级必须动态对应：护理岗位能力需求和人的才能都是发展变化的，必须动态地实行能级对应。

（史瑞芬）

dònglì yuánzé

动力原则（principle of motive force） 在管理实践活动中，管理者必须正确认识和掌握组织成员的行为动机，运用有效的管理动力机制，以促使各种管理要素发挥作用，产生强大的合力，使管理活动持续有效进行的准则。

基本内涵 一是把握不同类型的动力源，二是建立有效的动力机制，二者缺一不可。

动力源 组织中人的行为动力源主要有3种类型。①物质动力：直接以人类物质性需求为源，是一种促使人们去做出追求物质需要满足的行为动力。物质动力是人生存发展的基础，是组织行为的首要动力。②精神动力：直接源于人类的精神性需要。当管理活动提供人们满足这种精神需要的条件与机制时，人们就会产生相应的动机并投入行为活动，从而形成精神动力。精神动力的强烈、持久程度，常常超出物质动力。因此，精神动力是实现人高层次需要的源泉，是激发人持久努力的核心动力。③信息动力：是通过获知信息而使个人、集体、社会产生某种定向的行为活动。通过信息资料的收集、分析与整理，得出科学成果、创造效益，使人产生成就感，这就是信息动力的体现。信息动力为个人在组织中的适应性发展和职业生涯规划提供了前提条件，是个人在21世纪这一快速发展时代提高竞争力的关键。

动力机制 是从事组织活动的工作条件、规章制度、行为法则、质量控制、效益考核的指标和规定。动力机制的目的是将动力源产生的个人行为纳入组织目标的轨道上，使动力方向与组织目标方向一致。

在护理管理中的应用 ①综合协调应用各种动力源：无动力源，护理管理活动就如一潭死水，不能高效运行。分析不同护士的行为基础和动机，了解下属的个人和职业发展需求，掌握3种不同的行为动力对护士产生的不同作用，处理好3种动力的相互关系，建立有效的护士激励机制。在护理队伍中开展多种形式的职业道德教育，建立护理信念，表彰优秀护士，对护士运用情感支持，给护士以精神动力；采取物质奖励措施，给护士以物质动力；创造知识激励环境，鼓励护士的学习热情，为护士提供学习提升机会，给护士以信息动力。②建立有效的动力机制：如无有效的动力机制，或是动力源不被引发为动力，或是动力（包括个人、集体的各种动力）作用方向杂乱无章，甚至相互抵消，就不能汇聚成强大的正向的集体能量。对那些既能满足护士个人需要，又有利于护理组织目标实现的动力应予以支持和鼓励；对那些虽能满足护士个人需要，但与组织目标有一定差距的动力，要采取适当措施予以引导、协调或制约，使护士的行为与组织目标保持一致。③重视与掌握好"刺激量"：由于提供的刺激量不同，对人的激发作用也不同。所以，护理管理者既要注意对各部门、各成员施加的刺激量的相对比例要适宜，又要注意对个体刺激量要适度。刺激量必须适度，既不宜过大，也不宜过小；刺激量要有针对性，奖罚要有明确的对象和目的；考虑到未来刺激量的刚性特点，要有前瞻性；刺激量分配要合理，保持一定刺激量的比较差异。

（史瑞芬）

xíngwéi yuánzé

行为原则（principle of behavior） 在管理实践活动中，运用行为科学原理，根据人的行为规律来进行有效管理的准则。管理者通过对组织成员的行为进行科学分析，探寻最有效的管理方法和措施，以求最大限度地调动人们为实现组织整体目标的积极性。

基本内涵　①对行为进行科学分析：包括组织群体行为的的分析和组织个体行为的分析。行为科学的研究成果表明：人的行为由人的动机激发并受人的动机支配，动机是人的行为原因；人的动机又是由需要决定的，由于需要的不同，动机有积极动机和消极动机之别。②对行为进行有效管理：人的行为动机可因管理环境的改变而不断被强化或被减弱甚至被消除，要建立和健全各种管理的规章制度，形成有效的行为约束和激励机制，处理好个人行为与组织发展和组织需要的关系，使组织成员的行为指向与组织目标的方向保持一致。

在护理管理中的应用　护理管理的重要任务之一，就是了解护士的需要和动机，强化积极动机，减弱乃至消除消极动机，激励正确行为，抑制错误行为，最大限度地调动护士积极性，提高工作效率，以最终实现组织目标。①科学分析护理人员的行为：护理管理者既要探寻组织成员具有共性、普遍性的行为，以求科学地归纳护士们共同的行为规律；又要研究护士个体行为的差异性和特殊性，以便因人而异地进行管理，求得管理实效。②满足护理组织成员的正当需求：行为原则将"人"作为研究的对象，努力创立和维系一个有效的管理体系，充分发挥人的积极性，激励其工作热情，对指导护理管理者的行为有深刻的意义。护理管理者要尽力解决护士的正当、合理的物质和精神方面的客观需求，这是调动护理人员的积极性的根本。可以通过相互尊重，满足下属的自尊需求；通过关心下属，满足其情感需求；通过按劳分配、多劳多得，增强竞争意识，激励护士的进取心。③明确个人职责：要使每个护士都有确定的、可考核的具体责任，并实行责任制。使每个人都明确自己的任务、所负的责任及完成任务好坏对自己的影响。④严格质量控制：对每个护士的工作效率、结果进行严肃认真的考核、鉴定，并根据相关规定给予应得的奖惩。在进行质量控制时，注意动机与效果的统一。一个好的护理管理者，既要看他"怎样工作"，也要验收最后的工作成绩，这是很重要的行为管理方法。⑤充分尊重护士：护理管理者与所辖护士之间，既存在着工作关系，又存在着情感关系，对下属人员既要严格要求，又要加强情感交流，提供组织温暖。护理管理者要尊重并善于利用护士"小团体"成员之间的相互关系，促进其形成健康而积极的群体气氛。

（史瑞芬）

fǎnkuì yuánzé

反馈原则 （principle of feedback）

在管理实践活动中，为了实现共同的组织目标，把行为结果反馈给决策机构，使因果关系相互作用，实行动态控制的准则。

基本内涵　反馈又称回馈，是指将系统的输出返回到输入端并以某种方式改变输入，进而影响系统功能的过程。控制指管理的控制活动，主要通过指令控制和反馈控制来完成。指令控制是一种预先编制好的内容和步骤作为受控系统的输入的控制方式。反馈控制则是将管理决策或执行或监督指令作用于对象后，其结果又返回来对决策执行或监督过程进行调节的活动。

反馈分为正反馈、负反馈。前者是指受控部分发出反馈信息，其方向与控制信息一致，使输出起到与输入相似的作用，可以放大控制作用，促进或加强控制部分的活动；后者是指反馈信息与控制信息的作用方向相反，使输出起到与输入相反的作用，因而有纠正控制信息，使系统输出与系统目标的误差减小，系统趋于稳定的效应。成功高效的管理，必须具备健全、灵敏、准确、迅速的反馈机制，对管理过程出现的新情况、新问题及时做出反馈，采取相应的变革措施，把问题解决于萌芽状态。准确而有力的指令→执行→反馈→再决策→再执行→再反馈，使管理不断改进、完善。

在护理管理中的应用　①要健全护理管理系统的信息反馈机构，建立畅通灵敏的信息反馈渠道。信息对于实现护理组织目标的作用日益增强，能否及时、准确、充分地获取与护理活动相关的信息，常常成为导致成败的关键。②要加强护理信息的接受收集工作。要善于通过多种渠道，及时获得护理系统内部和外部的反馈信息。及时有效地收集和接受护理组织系统内外信息，是开展反馈控制活动的前提，没有及时准确地接受信息，反馈活动就成了无源之水、无本之木。为此，一要建立高度灵敏的信息接受部门；二要通过加强有关人员培训，提高接受设备先进性等手段，加强信息接受的科学性，为反馈活动的有效进行提供可靠服务。③加强护理信息的分析综合工作：要及时分析评价所获得的反馈信息，恰当地调节护理实践活动。

收集来的原始信息，往往只是对客观现象的简单直观说明，必须进一步对其分析和处理，包括去伪存真、对照比较、分门别类等措施，以提供可供参考的护理信息资料。④加强护理系统的反馈控制工作：欲使反馈有效，必须做到护理系统及时发出反馈信息；给反馈人员（如护理质量监控人员）以相应的权力和条件；护理控制系统及时向受控系统发出控制指令；向全体护理人员宣传控制的意图与重要性；确定有效的反馈及控制方法与步骤等；要培养护理人员自我反馈调节能力，提高工作主动性。

（史瑞芬）

tánxìng yuánzé

弹性原则（principle of elasticity）

在管理实践活动中，对系统外部环境和内部情况的不确定性给予事先考虑，并对发展变化的诸种可能性及其概率分布做较充分认识、推断的基础上，在制订目标、计划、策略等方面，相对应地留有余地，有所准备，以增强组织系统的可靠性和管理对未来态势的应变能力的准则。

基本内涵 弹性指物体在外力作用下能做出反应并维持自身稳定性的特性，这种特性一方面是有所变化，另一方面是又能不被破坏。弹性管理指现代组织系统能对外界变化做出能动反应，并最终实现组织目标的能力。管理所面临的问题千变万化，事先难以全部精确估计，因此，客观上要求加强组织的管理弹性，以增强组织系统对未来态势的应变能力。

表现形式 ①局部弹性：是指管理环节上保持的可调节性。局部弹性，尤其是关键环节的弹性，是系统整体弹性的基础。②整体弹性：各个层次的管理系统都须具有的适应情况变化的能力。③积极弹性：根据管理的需要，保持适当的可调节性，一旦态势有重大变化，能够不乱方寸地做出灵活的应变反应。④消极弹性：指超过了管理的需要，降低可能实现的目标，以闲置部分资源为代价来应对变化。

在护理管理中的应用 ①增强护理组织的弹性：使护理组织系统能在外部环境发生变化时迅速做出反应，不论是技术队伍，还是管理队伍，都应有几个梯队，以适应多变的情况。如，在弹性排班方面，不同科室需要根据自己的实际情况调整治疗与护理工作的时间。儿科病房可以根据学龄儿童需要，在病情和医生允许的情况下，调整治疗时间，使患者治疗、学习两不误；基础护理工作量较大的病区如神经科、呼吸科等，可按照患者需求，早晨提前半小时上班，以解决晨间护理与医生查房的时间冲突问题，保证晨间护理质量，同时治疗工作的提前也能使部分患者在午餐前结束输液，方便患者就餐。另外，一些病区根据不同时段工作量的多少，还安排双中班、早晚班等。通过护理部质控检查和患者问卷调查证明，根据专科特点实施弹性排班制，不仅使病区内治疗及护理工作更具连续性，而且体现了以人为本，使护理质量与患者满意度均有提高。②增强护理目标的弹性：在确定护理目标时，既充分考虑到各种有利条件，又充分考虑到各种不利因素，护理目标应因具体情况而定。③增强护理计划的弹性：护理计划要根据外部环境及内部条件的变化，适时、适当地加以调整，要有多套备用计划方案及各种应急方案，包括人员使用、经费使用、物资使用、时间安排等方面的弹性。④增强护理管理者的弹性水平：护理管理者应有意识地提高自己的管理理论水平和管理艺术，以提高处理管理问题的应变力，从而提高管理的弹性水平。⑤着重提高关键环节的局部弹性：应用弹性原则必须"抓重点"，要准确把握关键因素或关键环节，这些环节不确定性大，难以控制，对全局影响大。提高关键环节的弹性，主要通过备有多种方案和制订有效的防范措施来实现。护理管理者要对护理问题在未来将产生多少不同变化做出判断；要根据判断，事先做出多种方案以备不测之用，采取种种防范措施，防患于未然；在护理问题处于萌芽状态时，采取措施，消除不利因素，促使局面向有利方向发展。

（史瑞芬）

jiàzhí yuánzé

价值原则（principle of value）

在管理实践活动中以最少的耗费达到最高效用的准则。在管理活动中，以价值规律去衡量组织活动的效率，争取以最少的投入得到最理想的结果。

基本内涵 价值是指衡量事物有益程度的尺度，是功能和费用的综合反映。价值原则中价值包括了经济价值和社会价值，是二者的统一体。一般来讲，价值（Value）决定于功能（functional）和成本（cost）之比，其基本公式是：$V = F/C$。功能越高，成本越低，价值就越大，反之价值就越小。这一公式可以推广到价值原则的运用中。价值分析是遵循价值原则的方法之一。

现代管理的基本目标，在于获得最佳管理效益，即创造出更多的经济效益，实现更好的社会效益。这就要求以科学分析方法为工具，以开发集体智力资源为基础，科学地、节省地、有效地使用组织的财力、物力、人力、智力以及时间等资源，用最少的成本支出达到最高的管理效能，创造最大的经济效益和社会效益。

在护理管理中的应用 ①护理管理者如果只把成本理解为财力和物力的耗费，而不考虑、不重视智力、时间、信息、技术的耗费，就不是全面运用管理的价值原则。护理管理者应有效地使用财力资源、物力资源、人力资源、时间资源和信息资源，以最少的耗费达到最高的效用，以满足服务对象的需要。②社会效益是护理服务所产生的对整个社会的积极作用和有益影响。护理服务不是实物产品，不具有实物形态，具有间接性、潜隐性和长期性的特点，容易被管理者忽视。因此，在评价护理社会效益的时候，不能忽视无法定量考核的部分，如护士对患者的健康教育、心理治疗和心理护理所产生的社会效益。提高护理服务价值的途径有5种：一是功能提高，成本不变；二是功能不变，成本降低；三是功能大大提高，成本略有提高；四是功能略有降低，成本大大降低；五是既提高功能，又降低成本。显然，第五条途径是理想的，但难度较大，应鼓励护士尽可能研究和采用；第一、二条途径较理想，难度也较低，也可较多运用；第三、四条途径有一定的风险，要具体情况具体分析，不能一概而论。

（史瑞芬）

hùlǐ guǎnlǐ jìhuà

护理管理计划（nursing management planning） 为实现护理组织目标而对未来的行动时间、方法、步骤和手段预先拟定的方案。计划有广义和狭义之分。广义是指制订、实施、检查与评价计划三个阶段的工作过程；狭义则单指制订计划的活动过程。

种类 常见的有以下3种分类方法。

按计划作用时间分类 ①长期计划：一般指5年以上的计划，由高层管理者制订，对组织具有战略性、纲领性的指导意义，多为重大的方针、政策。长期计划要建立在对未来发展趋势充分预测、论证和研究的基础上，以科学的态度，正确的步骤进行。如《中国护理事业发展规划纲要（2011～2015年）》。②中期计划：一般指2～4年的计划，一般由中层管理者根据组织的总体目标制订，要求根据组织的总体目标，抓住主要矛盾和关键问题以保证总体目标的实现，应注意与长期、短期目标相衔接。③短期计划：一般指1年或1年以下的计划，由基层管理者制订，是对未来较短时间内的工作安排及短期内要完成的工作的具体部署，如2018年护士继续教育项目计划等。

按计划规模分类 ①战略性计划：决定整个护理组织的目标和发展方向的计划，一般是长期计划，战略性计划时间跨度长，涉及范围广，一旦确定，不易更改。如某院护理人才队伍建设规划。②战术性计划：针对具体工作问题，在较小范围内和较短时间内实施的计划，多由基层管理者制订。战术性计划具有灵活性的特征，通常是某一战略性计划的一部分，是战略计划执行的具体保证，如护士排班计划。

按计划约束程度分类 ①指令性计划：由主管部门制订，以指令的形式下达给执行单位，规定出计划的方法和步骤，要求严格遵照执行的具有强制性的计划，如国家的各项政策、法规。②指导性计划：由上层管理阶层下达各执行单位，需要以宣传教育及经济调节等手段来引导其执行的计划，一般只规定完成计划的方向、目标及指标，对完成任务的方法不做强制性规定，如医院要求各科室开展护理教学查房，各科室在制订计划时可结合科室的具体特点来决定查房的时间、内容与形式等。

形式 表现为宗旨、目的或任务、目标、策略、政策、程序、规则、规划、预算等。

宗旨 是组织或系统对其信仰和价值观的表述，回答一个组织是干什么的，应该干什么。明确组织宗旨，是发展具体计划的前提。设立国际护士节的基本宗旨是倡导、继承和弘扬南丁格尔不畏艰险、甘于奉献、救死扶伤、勇于献身的人道主义精神。

目的或任务 指组织机构的作用，是社会赋予一个组织的基本职能。如某院举办的护理科研培训班的目的是"培养临床护理科研骨干，为进一步推进护理科研工作的开展打下坚实的基础"。

目标 在任务的指导下，整个组织活动要达到的最终的、可测评的具体成果。如本年度的护理目标是"在全院开展优质护理服务，优质护理服务示范病房普及率达100%"。

策略 为实现组织目标而采取的对策，是实现目标的指导和行动方针。策略为计划提供了基本原则，为解决问题采取的行动指明了方向。如某医院为发展优势学科，制订了重点科室优先发展策略，将工作部署和资源配置的重点放在医院优势科室建设上。

政策 组织为达到目标而制订的一种限定活动范围的计划，规定了组织成员行动的方向和界限。政策一般比较稳定，由组织最高管理层确定，赋予目标实际意义，因此相对于目标来说更具体，操作性更强。

程序 根据时间顺序而确定的一系列互相关联的活动。它规定了处理问题的例行方法、步骤，是执行政策的具体实施方法。如护理意外事件上报流程规定了处理意外事件的方法、具体步骤等。

规则 根据具体情况对是否采取某种特定行为所做出的规定，也可理解为规章制度、操作规则等，如护理技术操作规范。

规划 为实施既定方针所采取的目标、政策、程序、规则、资源分配的复合体，是计划过程的综合产物。如护理专业"十二五发展规划"等。

预算 用数字表示预期结果的一种数字化的计划。预算是文字计划实施的支持及保障，使计划更加精确和科学。如护士长年度管理岗位培训项目的经费预算。

特征 ①目的性：护理计划都应有助于完成护理组织目标。②纲领性：护理计划应能够影响并贯穿于所有护理管理活动。③普遍性：护理计划工作是每位护理管理者必须进行的职能工作。④效率性：护理计划工作可以提高组织运行效率。⑤前瞻性：护理计划是针对需要解决的问题和可能发生的新变化做出决定。

步骤 分为7个阶段：①分析评估：即对组织现存形势和资源的分析和估量，是制订计划的前提。护理管理者必须对内、外部条件进行全面评估，只有充分分析组织自身优势、劣势及组织外部环境中存在的机会和威胁，才能确保计划的有效性。分析评估可采用SWOT分析方法：S（strength）指组织内部的优势，W（weakness）指组织内部的劣势，O（opportunity）指来源于组织外部可能存在的机遇，T（threats）指来源于组织外部可能的威胁或不利影响。②确定目标：在分析评估的基础上为组织或个人制订目标，所制订的目标要有时间安排，内容要清晰准确，操作性强。如《护士条例》规定，"本条例施行前，尚未达到护士配备标准的医疗卫生机构，应当按照国务院卫生主管部门规定的实施步骤，自本条例施行之日起3年内达到护士配备标准"。③拟定备选方案：一个计划往往同时有几个备选方案，这样可使计划同时具有合理性和创造性。拟定备选方案时，应考虑到方案与组织目标的相关程度、下属的接受程度等。如护理部的目标是提升护理人员的科研水平，则可行的备选方案是举办护理科研培训班，建立专项科研基金，鼓励护理人员进修深造等。④比较方案：将几个备选方案的可变因素和限定条件并列排列，论证每一个方案，论证的内容包括计划的科学性、可行性、经费预算的合理性、效益的显著性等。⑤选定方案：将方案进行分析、比较、排列优先次序后，结合组织、部门或成员的实际情况和可以接受的具体条件对不同方案的合理性、可操作性等进行取舍，选择出可行性强、满意度高、低投入和高产出的方案的过程。⑥制订辅助计划：辅助计划即在总计划下的分计划，是保证总计划能按时有效执行并达到预期计划目标的必要措施。⑦编制预算：即资源的分配计划，包括人员、设备、经费、时间等，如编制课题的经费预算等。

意义 ①有利于实现组织目标：护理计划可以就组织的目标、现状及实现目标的途径做出预先的安排，以明确组织的发展方向，使行动配合既定目标，使工作运转井然有序，有利于实现组织目标。②有利于应对突发事件：护理计划可以预测变化趋势及变化对组织的影响，并制订适应变化的最佳方案，可有效回避风险，保证组织长期稳定的发展。③有利于合理使用资源：护理计划可使组织中的成员对人力、物力、财力、时间等资源合理地分配和使用，减少重复行动和重复投入，有利于管理效益和经济效益的提高。④有利于控制工作：计划是控制的基础，在执行护理计划工程中可能会出现偏差现象，管理者可以通过控制工作及时发现工作偏差，并通过组织反馈来修订原计划。如果没有计划规定的目标作为评价的标准，就无法检查工作，也无法纠正偏差。⑤有利于提高护理质量：护理计划使护理人员在护理活动中有章可循，对增强护理人员的责任心，规范职业行为，保证护理质量和效果都具有积极的促进作用。如护理质量管理计划可帮助临床护理人员减少差错事故的发生，保证患者和护理工作的安全，有利于提高护理质量。

（刘华平）

hùlǐ mùbiāo guǎnlǐ

护理目标管理（nursing objective management） 护理组织中的管理者和被管理者一起协商，根据护理组织的使命确定一定时期内护理组织的总目标，由此决定上、下级的责任和分目标，并把这些目标作为组织经营、评估和奖励每个单位和个人贡献标准的过程。

形成过程 目标管理是 1954 年由美国著名企业管理专家彼得·德鲁克（Peter Drucker）在《管理的实践》一书中提出的。其后，他又提出"目标管理和自我控制"的观点。德鲁克认为，并不是有了工作才有目标，而是相反，有了目标才能确定每个人的工作。所以"企业的使命和任务，必须转化为目标"，如果一个领域没有目标，这个领域的工作必然被忽视。因此，管理者应该通过目标对下级进行管理，当组织最高管理者确定了组织目标后，必须对其进行有效分解，转变成各个部门以及各个人的分目标，管理者根据分目标的完成情况对下级进行考核、评价和奖惩。德鲁克提出目标管理这一概念之前，泰勒、法约尔的管理思想形成了只重视生产效率的监督式、压迫式管理方法，而梅奥的行为科学理论提出了人性化管理。在这种情况下，需要一种管理方法将两种思想综合起来，目标管理正是两者结合的产物。从"泰勒式"管理转向目标管理，也就是管理从机械化转向人性化，是管理思想的一个飞跃。目标管理方法提出来后，在美国、西欧、日本等许多国家和地区得到迅速推广，被公认为是一种加强计划管理的先进的科学管理方法。中国于 20 世纪 80 年代初开始在企业中推广，极大推动了中国企业管理基础工作的完善。护理目标管理是目标管理在护理中的应用。20 世纪初，国内护理管理、护理教育等领域开始逐步引入目标管理理论，但其应用的深度、广度还有待于进一步发展。在借鉴国外先进的护理理论、管理方法的基础上，探索适合中国国情的临床护理工作模式仍有待于进一步加强。

特点 ①强调整体性管理：目标管理将护理组织的总目标逐层分解落实，逐步落实到每一个人，形成了目标链。这些目标方向一致，环环相扣，相互配合，形成了协调统一的目标体系。只有每个人完成了分目标，总目标才有可能实现。②强调共同参与：护理目标及其衡量方法是由护理管理者和被管理者共同参与制订的，需要双方的合作与协调，才能保证护理总目标的实现。③以自我管理为中心：在目标管理中，被管理者不是按护理管理者的硬性规定的程序和方法行动，而是通过自我监督和衡量，不断修正自己的行为来实现的。④强调自我评价：目标管理强调自我对工作中的成绩、不足、错误进行对照总结，经常自检自查，不断提高效益。⑤重视成果：工作成果是评定目标完成程度的标准，也是考核和奖评的依据。目标管理将评价重点放在工作成效上，按实际贡献大小如实地评价每一个人，使评价更具有建设性。

阶段 分为 3 个阶段。

第一阶段 制订目标体系，是目标管理最重要的一步。目标制订得越合理明确，后阶段具体过程的管理和评价就越容易。这一阶段又可分为 4 个步骤：①高阶层护理管理者预定总体目标：根据护理组织的长期规划、医院的客观条件等其他因素，与下级充分讨论研究后制订。②重新审议组织结构和职责分工：每一个分目标都应有确定的责任主体。在制订总体目标后，需要重新审查现有组织结构，根据目标要求明确责任分工。③制订下级目标和个人目标：下级目标和个人目标需与组织目标协调。④形成目标责任：上下级就实现各目标所需要的条件及实现目标后的奖惩事宜达成协议。上级应授予下级相应的支配人、财、物及对外联络等权力，双方意见一致后，由下级写成书面协议。

第二阶段 组织实施。目标制订后，应根据目标规范和权限范围组织实施，管理者应该提供协助、支持以促进护理总目标的实现。

第三阶段 检查评价。达到预定的期限后，下级首先进行自我评估，提交书面报告；然后上下级一起考核目标完成情况，决定奖惩；同时找出不足，讨论下一阶段目标，开始新循环。

实施原则 在目标管理过程中，应遵循以下 4 条原则。①目标管理能不能产生理想的效果、取得预期的成效，首先就取决于目标的制订。科学合理的目标是目标管理的前提和基础，脱离了实际的工作目标，轻则影响工作进程和成效，重则使目标管理失去实际意义，影响发展。同时目标一定要明确、可行，以利于目标的实施和检查考核。②目标管理，关键在管理。作为管理者，必须随时跟踪每一个目标的进展，发现问题及时协商、及时处理、及时采取正确的补救措施，确保目标运行方向正确、进展顺利。③目标管理是以目标的达成为最终目的，而考核评估也是重结果轻过程。这很容易让目标责任人重视目标的实现，轻视成本的核算。特别是当目标运行遇到困难可能影响目标的适时实现时，责任人往往会采取一些应急的手段或方法，这必然导致实现目标的成本不断上升。作为管理者，在督促检查的过程当中，必须对运行成本做严格控制，既要保证目标的顺利实现，又要把成本控制在合理的范围内。④任何一个目标的达成、项目的完成，都必须有一个严格的考核评估，必须严格按照目标管理方案或项目管理目标，逐项进行考核并做出结论，对目标完成度高、成效显著、成绩突出的团队或个人按章奖励，对失误多、成本高、影响整体工作的团队或个人按章处罚，真正达到表彰先进、鞭策落后的目的。

优点 ①目标管理对组织内易于度量和分解的目标会带来良好的绩效，由于责任、任务明确，目标管理常常会起到立竿见影的效果。②目标管理强调自我管理，可提高员工的工作积极性和创造性，增强员工的组织责任感。由于员工的个人利益和组织利益紧密联系，因而可提高士气。③由于目标管理强调管理者和被管理者共同参与，因此可促进上下级的合作和关系的协调。

局限性 ①量化目标难以制订：组织内的许多目标难以定量化、具体化。随着组织环境的可变因素越来越多，变化越来越快，组织的内部活动日益复杂，使组织活动的不确定性越来越大。这些都使得组织的许多活动制订数量化目标是很困难的。②目标商定可能增加管理成本。目标商定要上下沟通、统一思想是很费时间的。每个单位、个人都关注自身目标的完成，很可能忽略了相互协作和组织目标的实现，滋长本位主义、临时观点和急功近利倾向。③奖惩不一定都能和目标成果相配合，也很难保证公正性，从而削弱了目标管理的效果。

在护理管理中的应用 许多护理学者对目标管理在护理中的应用进行了广泛的探索，如"目标管理在护理人员业务学习中的应用与效果""目标管理理论在临床护理管理中的应用及分析"等。但不可否认的是，目标管理在护理中的应用仍处于初步发展阶段，护理人员对目标管理的认知水平使实施目标管理具有一定的局限性。在实施目标管理前，护理管理者本身应对目标管理有深刻的认识，必须能够非常清楚地向每一位护理人员阐述什么是目标管理，为什么要实施目标管理，让护理人员了解总目标的宗旨、任务、资源以及限制因素，并明确自己的工作职责和工作任务。在实施过程中，要建立一套完善的管理体系，负责协调护理工作中的人力、物力、财力及其他资源，指导落实目标管理的内容、方法等，及时了解工作进展，使目标管理的实施过程得到严格控制，使护理组织中各层次目标与总目标一致。

（刘华平）

hùlǐ shíjiān guǎnlǐ

护理时间管理 （nursing time management） 在同样的护理工作时间消耗的情况下，实施一系列活动，从而提高护理工作时间利用率和有效率的过程。包括对护理工作时间进行的计划和分配，以保证重要护理工作的顺利完成，并留出足够的余地处理突发事件或紧急变化。

形成过程 美国的管理学大师史蒂芬·理查兹·科维（Stephen Richards Covey）把时间管理理论分为4代。第一代：着重利用便条与备忘录，在忙碌中调配时间与精力。第二代：强调使用日程表，反映出时间管理已注意到规划未来的重要。第三代：是目前正流行、讲求优先顺序的观念。也就是依据轻重缓急设定短、中、长期目标，再逐日制订实现目标的计划，将有限的时间、精力加以合理分配，争取最高的效率。第三代时间管理理论讲究优先顺序，以效率为主旨，但不能满足事业、家庭与社会平衡的需要。于是，第四代时间管理理论应运而生。第四代否定"时间管理"这个名词，主张关键不在于时间管理，而在于个人管理，强调切实改变生活品质及以人为本、效果高于效率等观点。国内有学者提出第五代时间管理的概念，强调生活和工作的平衡。最初，时间管理只涉及在商业活动和工作活动当中。20世纪90年代，时间管理被应用于护理领域。在国际上，时间管理课程是每位管理者的必修课之一。在中国尽管已有学者将时间管理应用于护理管理和临床护理工作等领域，但由于国内涉及时间管理教育与培训的护理文献及教材数量不多以及其他原因，时间管理仍停留在个人经验水平上，其应用的广度、深度有待深化发展。

原则 ①积极能动原则：即主动选择和确立自己或组织的目标。②计划控制原则：即根据个人或组织的目标和使命，合理分配时间。③实践发展原则：即人们不断学习新的时间管理方法和技术，并在实践中加以运用、创造和完善。

过程 包括评估、计划、实施、评价4大步骤。

评估 ①评估时间使用情况：评估时间是如何消耗的，每项管理活动需要多长时间；时间安排的依据是什么，处理方法是什么，紧急的事务是什么；每日最佳的工作时段、效率最低的工作时段是何时，以便让管理者了解花在每一项活动上的时间有多少。然后再计算每一类活动所消耗的时间占整个工作日时间的百分比，如果分析结果显示时间分配不合理，则管理者必须重新修正工作方针，以提高管理效率。②了解时间浪费的原因：了解所花费的时间对实现组织和个人目标毫无意义的原因。可从主观因素和客观因素两个方面进行分析。主观因素有工作目标不当或不足，工作日程计划不周或无计划，缺乏决策力，工作时精神不集中、拖拉等；客观因素有计划内或计划外的会议过程，无效或不必要的应酬过程，意外的电话或来访等。③确认个人最佳的工作时间段：充分认识自己最佳的工作时间段是提高工作效率的基础。管理者要评估自己每日、每周、每年身体功能的周期性，充分了解自己精力最旺盛和低潮的时间段，依生理时钟来安排工作。在精力旺盛的时间段里，安排需要集中注意力的工作；在精力较差的时间段里安排团体活动、人际交往等。

计划 在评估的基础上，制订具体的工作目标及重点，选择有效利用时间的方法与策略，并列出时间安排表。

实施 严格按照时间安排表实施。在实施过程中，要集中精力，有效控制干扰；同时要学会"一次性处理"或"即时处理"；注意关注他人时间，运用良好的沟通技巧等。

评价 评价时间安排是否合理，活动主次是否分明，有无时间浪费情况。

方法 常用的时间管理方法有以下几种。

ABC 时间管理法 由美国管理学家莱金（Lakein）提出，以事务的重要程度为依据，将待办的事项按照重要程度的顺序划分为 A、B、C 三个等级，A 级为最优先（必须完成的）目标，B 级为较重要（很想完成的）目标，C 级为不重要（可暂时搁置的）目标，然后按照事项的重要等级依次完成任务。核心是抓住主要问题，解决主要矛盾，保证重点工作，兼顾全面，有效利用时间，提高工作效率。具体步骤：①列清单：护理管理者要在每天工作开始时列出全天工作日程清单。②工作分类：对清单上的工作进行归类，常规工作按程序办理。③工作排序：根据事件的特征、重要性及紧急程度确定 ABC 顺序。④划出分类表：按 ABC 类别分配工作项目、各项工作预计的时间安排以及实际完成的时间记录。⑤实施：首先全力投入 A 类工作，直至完成，取得效果再转入 B 类工作，若有人催问 C 类工作，可将其纳入 B 类，大胆减少 C 类工作，以避免浪费时间。⑥总结：每日进行自我训练，不断总结评价，提高时间管理效率。

6 点优先工作制 由美国效率大师艾维·莱德贝特·李（Ivy Ledbetter Lee）在向美国一家钢铁公司提供咨询时提出的，它使这家公司用了 5 年的时间，从濒临破产一跃成为当时全美最大的私营钢铁企业，艾维利因此获得了 2.5 万美元咨询费，故管理界将该方法喻为"价值 2.5 万美元的时间管理方法"。该方法要求把每天所要做的事情按重要性排序，分别从"1"到"6"标出 6 件最重要的事情。每天一开始，先全力以赴做好标号为"1"的事情，直到它被完成或被完全准备好，然后再全力以赴地做标号为"2"的事，依此类推……

帕累托原则 由 19 世纪意大利经济学家维弗雷多·帕累托（Vilfredo Pareto）提出的，其核心内容是生活中 80%的结果几乎源于 20%的活动。根据这一原则，我们应当对要做的事情分清轻重缓急，进行如下的排序：A. 重要且紧急（比如限期的任务、危机事件等）——必须立刻做；B. 紧急但不重要（如电话、报告等）——只有在优先考虑了重要的事情后，再来考虑这类事；C. 重要但不紧急（比如学习、做计划、与人谈心、体检等）——只要是没有前一类事的压力，应该当成紧急的事去做，而不是拖延；D. 既不紧急也不重要（比如娱乐、消遣等事情）——有闲工夫再说。

其他时间管理方法 如肯锡 30 秒电梯理论、莫法特休息法、生理节奏法、日程表时间管理法、杜拉克时间管理等。

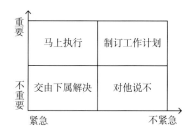

图 帕累托原则示意

在护理管理中的应用 ①授权：护理管理者在管理过程中，要抓住关键工作，兼顾一般工作。要清楚哪些事要自己亲自去做，而对一般事情可通过适当授权分配给下属，如取报表、通知、领取物品、联络等，并向其他相关人员说明该护士已获授权。这样可节省时间或免做非事务性工作，而集中精力用于病室管理、检查监督等，使自己的工作时间更加有价值。②拒绝艺术：面对工作，护理管理者及临床护理人员要有所取舍，做到有所为，有所不为。一定要学会如何巧妙而果断地说"不"，在拒绝时要注意时间、地点及场合，避免伤害他人。③养成良好的工作习惯：减少电话干扰，节约谈话时间，控制会议时间等。

意义　①提高工作效率：护理管理者通过研究时间消耗的规律，认识时间的特征，科学安排和合理使用时间，可提高护理工作效率。时间管理可使管理者自行控制时间而不被时间控制，控制自己的工作而不被工作左右，从而对时间资源进行合理分配。②有效利用时间：护理管理者如果学会科学管理时间的方法，就可以在有限的工作时间内通过合理安排，提高时间的使用效率。通过有效地管理时间，就可以最小的资源投入获得最大的效益，做到事半功倍。③激励护理人员的事业心：护理人员如果能有效地利用时间，则可以获得更多的成功和业绩，从而激发成就感和事业心，满足自我实现的需要。

（刘华平）

hùlǐ gōngzuò huánjìng

护理工作环境（nursing work environment）　直接或间接作用于影响护理系统的各种要素。又称护理专业实践环境。包括围绕护理工作的周围环境、人和物，是医院管理实践、护理人员配置、工作设计和组织文化的产物，既具有护理专业本质，又具有工作环境特性。

形成过程　美国早在二十世纪五六十年代就开始了对护理工作环境的系统研究。20 世纪中叶的研究兴趣主要是从物理变量转向了人本变量如工作场所的气氛、组织支持、人际关系等。20 世纪 70 年代后，女权主义的观点以及人-环境一致性理论开始作为理论框架应用于护理工作环境研究中。到 20 世纪 80 年代，伴随大批护士流失引发的护理人力资源的严重短缺，以及对负性工作环境与护士离职、人力资源短缺之间关系等认识的不断深入，美国在护理工作环境方面的研究也不断深入。传统的研究护理工作环境的理论始于工业/组织心理学，主要关注工作环境（如灯光、颜色、温度）与满意度、士气及生产力的关系。1992 年，美国学者提出，应通过授权使护士拥有更多的自主性、对工作的控制权和责任感的工作环境。2001 年美国通过的《注册护士权利法案》，警醒医疗机构重视护士工作环境，为护士工作环境的改善提供法律依据，并开展磁力医院、护士友好医院等项目创建健康工作环境，优化护理工作环境。国内关于护理工作环境的研究目前尚处于起步阶段。

特点　①安全性：护理工作环境中的建筑、布局应符合有关标准，安全设施齐备完好，避免患者发生损伤。②舒适性：应注意为护士营造一个良好的人际关系氛围，重视心理支持，满足其被尊重的需要及爱与归属的需要。③整洁性：主要指病区护理单元、患者及工作人员环境的整洁。④安静性：安静的医院环境既有利于患者更好的休息和康复，也能使护理人员集中精力专注于各项治疗护理工作，以保证护理安全，提高护理质量。

基本要素　包括以下方面。

物理环境　①办公室设计：涉及计算机座椅、护理操作台面的高度、文档柜的位置、物品存储设备等问题。②工作场地设计：涉及面积、形状、可见度，以及是否拥挤、杂乱、狭小等问题。③病室与病区的清洁问题。④其他问题：如温度是否适中，照明情况与噪声水平等。护理职业本身的安全防护措施等必须达到法律所规定的相关标准。

人文社会环境　社会和护理人员对工作本身的评价，包括同事间关系是否和谐，彼此间有无尖锐的矛盾，工作本身有无造成护士太多心理上的冲突，以及医院的规章制度等。管理者应把严格与规范的制度环境与情理法相结合的管理环境相结合，以营造良好的社会环境。美国重症护理协会在 2001 年发起的"建立和支持健康工作环境"的倡议中，对健康工作环境做了里程碑式的诠释，认为健康工作环境的 6 个标准是充足的护理人员、独立的决策、技巧性的沟通、多学科协作的氛围、可靠的领导团队和社会对护士工作的认可。这一诠释体现出人文社会环境对护理工作环境的重要意义。

（马伟光）

hùlǐ zǔzhī

护理组织（nursing organization）　按照护理的目的、任务和形式，把分散的人和事物有秩序地编制起来的人群集合体，每个成员在护理工作中进行各种活动的构架系统。健全、有力的护理组织是落实护理计划、实现护理目标的基础和保证。

基本要素　可分为有形要素和无形要素。

有形要素　主要涉及护理人员、护理职位和生存条件。①护理人员：护理组织的核心要素。护理组织必须拥有足够的护理人员才能运转。②护理职位：护理

组织中职位的设定是为完成一定的工作任务而设定的，如护理副院长、护理部主任、护士长等都是为完成护理工作而设的职位。同一种工作需要设置多个从事相同工作的职位来共同完成，如医院需要设立多个护士长来共同从事管理工作。③生存条件：包括护理组织运行所必需的资金、工作场所、交通通信工具等。

无形要素 主要涉及共同的目标、协作意愿、关系和信息沟通等方面。①共同目标：目标的设定既为组织运营和发展所必需，又能为组织成员所理解和接受，同时又必须随环境条件的变化而做适当的变更。②协作意愿：护理组织成员对护理组织共同目标做出贡献的意愿。若护理组织内无协作意愿，护理组织目标将无法达成，护理组织也将趋于散乱。③关系：护理组织成员之间的关系主要是责任关系和权力关系。④信息沟通：护理组织内一切活动的基础。

基本类型 主要有以下几种。

直线型护理组织结构 又称单线型组织结构，是最简单的一种组织结构类型。其特点是有一条纵向的权力线，组织系统职权从组织上层最高领导逐步到组织基层管理者，上下级之间是命令与服从的关系。

职能型护理组织结构 又称多线型组织结构，其特点是按职能分工进行专业化管理，各职能部门在分管业务范围内可直接指挥下属，具有一定职权。

直线-参谋型护理组织结构 其特点是组织下层成员除接受直接领导的命令外，还可接受职能参谋人员的建议与业务指导。

矩阵护理组织结构 是一种组织目标与专业分工管理相结合

的组织结构，此种组织中的命令路线有纵横两个方面，即直线部门的管理者有纵向指挥权，而按职能分工的管理者有横向指挥权。

委员会是一种特殊的组织结构类型，常与上述各组织结构相结合发挥功能，主要起咨询与协调作用，委员会由不同部门的专业人员和相关人员组成，主要工作是研究各种管理问题，执行某方面的管理职能并以集体活动为主要特征。

职能 ①护理组织设计：以组织结构安排为核心的护理组织系统设计活动，是有效实施护理管理职能的前提，能明确上下级之间的隶属关系。②护理组织运行：通过各种护理管理活动使护理组织发挥功效，最终实现护理组织目标。③护理人员任用：根据职务的需要，为每一个工作岗位和部门配备适当的人选，做到人尽其才，量才而用。

体系分类 包括以下方面。

卫生行政部门护理管理系统 国务院卫计委医政司下设护理处，是中国护理行政管理的最高组织机构。其具体职能如下：拟订护理工作发展和学科建设规划，并组织实施；拟订有关护理管理的政策、法规、规章，并实施监督管理；拟订护理服务技术标准及技术操作规程，组织对护理质量的调查；指导护理执业考试，实行护士执业注册，对护理执业管理工作进行监督；建立护士管理信息系统；配合有关司局拟定护理人员的配置标准；开展护理方面的国际合作与交流项目等。

地方护理管理机构 各省、自治区、直辖市及下属各级卫生行政部门的护理管理机构。各省、自治区、直辖市卫生厅（局）都设有一名副厅级或副局级干部主

管护理工作，并配有护理专职干部负责具体护理工作的管理；大多数地（市）以上卫生厅（局）在医政处（科）配备一名护理管理干部，全面负责本地区护理管理工作；部分县卫生局也配备有专职护理干部。其职责与任务如下：根据上级的精神和实际情况，负责制订本地区护理工作的具体方针、政策、法规和护理技术标准；提出发展规划和工作计划，检查执行情况，组织经验交流；听取护理工作汇报，研究解决存在的问题；与中华护理学会各分会互相配合，共同做好护理工作。

医院护理管理组织 依照卫计委《关于加强护理工作领导，理顺管理体制的意见》的有关规定，医院护理管理组织架构的基本要求是：县级以上医院及300张病床以上的医院设护理部，实行护理部主任-科护士长-护士长三级负责制；300张病床以下的医院实行总护士长-病区护士长二级负责制；100张病床以上或3个护理单位以上的大科，以及任务繁重的手术室、急诊科、门诊部设科护士长一名，在护理部主任领导和科主任业务指导下，全面负责本科的护理管理工作，并指导和协调病区护士长做好管理工作，有权在本科范围内调配护理人员；护士长作为医院护理系统内最基层的护理管理者，是病房和其他基层单位（门急诊、手术室、供应室、产房、婴儿室、ICU等）的护理管理者，在护理部主任（或总护士长）、科护士长领导及科主任的业务指导下，与病房主治医师配合共同完成病房的全面护理管理工作。

护理学术组织 主要包括国际护理组织和中国护理学术组织。

国际护理学术组织 目前最

具有国际影响力的国际护理学术组织主要是国际护士会。国际护士会于 1899 年在英国伦敦成立，总部设在瑞士日内瓦，是由各国护理学会组成的联合会，属独立的非官方机构。其宗旨是促进各国护士学会的发展壮大，提高护士地位，提高护理水平，并为各会员团体提供一个表达其利益、需要和所关心问题的媒介。具体任务如下：促进各国护士学会的成立，指导并建议护理专业的发展；协助各国护士学会担负起全民卫生服务、发展护理专业和改善护理人员社会福利及经济地位的责任；提供全球护理人员相互交流的机会与平台，促进相互了解与合作；在国际组织中担任护理人员的代表与发言人，建立并维持与其他国际组织的联系与合作；促进、接受并管理护理界的福利捐款与信托款等。国际护士会每 2 年召开一次国家代表会，每 4 年举行一次国际护士大会，工作语言为英语、西班牙语和法语。董事会由来自世界各国的 15 名护士组成，负责日常工作，负责颁布并定期修订《护士准则》。主要出版物是《国际护理综述》。

中国护理学术组织　最具影响力的主要是中华护理学会和卫计委护理中心。①中华护理学会：中国成立最早的专业学术团体之一，于 1909 年 8 月在江西牯岭成立，原名中华护士会。1964 年更名为中华护理学会并沿用至今。中华护理学会是由中国护理科技工作者组成的学术性群众团体，中国科学技术协会所属全国性自然科学专门学会之一，受中国科协和卫计委的双重领导。目前出版多种学术期刊，如《中华护理杂志》《中华护理教育杂志》等。拥有内外科、妇产科、儿科等多

个专业委员会，在全国各省、自治区、直辖市均设有分会。其主要任务：组织护理工作者开展学术交流和科技项目论证、鉴定；编辑出版科技期刊和书籍；普及与推广护理科技知识与先进技术；开展对会员的继续教育；对国家重要的护理技术政策、法规发挥咨询作用；向政府有关部门反映会员的意见和要求，维护会员的权利，为会员服务。②卫生部护理中心：成立于 1985 年。是卫生部领导全国护理工作的主要参谋和咨询机构。其主要任务：指导中国护理技术教育和护理质量控制；组织护理师资和临床在职护理骨干的培训；收集国内外护理科技信息和情报资料；开展护理研究和学术交流，为中国护理学科建设提供资源和咨询。

（马伟光）

hùlǐ zǔzhī wénhuà

护理组织文化（organizational culture in nursing）

在一定社会文化的基础上，全体护理人员在长期护理实践活动中由其价值观、信念、处事方式等组成的其特有的文化形象。它以共同的价值标准、道德标准和文化信念为核心，以护理活动中所形成的物质和精神成果为集中体现，能将护理组织内各种力量聚集于共同的宗旨和目标之下，约束护士思想和行为，并由全体护士共同遵守、共同奉行。

基本内涵　分为以下两大类。

显性内容　通过视听器官能直观感受到的组织文化。①护理组织目标：既包括一定时期内护理服务数量和质量的预期指标，也包括护理服务的最佳效益和护理组织文化的预期结果。②护理组织环境：包括内环境（如护士的人际关系）和外环境（如医院

所处的社会政治、经济、文化环境等）。③护理组织制度：各项护理工作应遵循的法则，包括各项管理制度和管理程序，反映了护理工作的基本信念、价值观念和道德规范，也体现了护理管理的民主化和科学化程度。④护理组织形象：社会公众和工作人员对护理组织中护士的整体素质、服务质量、公共关系等方面的整体印象与评价。

隐性内容　组织文化中最根本、最重要的部分，直接表现为精神活动的组织文化。①护理组织理念：护理组织在提供护理服务的过程中形成并信奉的基本哲理，是护理组织最高层次的文化，主导并制约护理文化中其他内容的发展方向，决定着护理工作的价值取向与护士的奋斗目标。②护理组织价值观念：护理组织在运行过程中为使自身获得成功而形成的基本信念和行为准则，是护理组织文化的核心和基石，是维系组织生存发展的精神支柱。③护理组织精神：护士对医院护理发展方向、命运、未来趋势所抱有的理想和希望，由管理者倡导，并得到全体护士认同，是护理组织文化的象征，可达到规范护士的行为，提高护理组织凝聚力的目的。

创建过程　主要包括以下 6 个步骤。①分析、诊断：全面收集资料，确定组织已经形成的工作作风、行为模式与工作特点。②梳理条理：在分析诊断的基础上，将最优秀的文化内容条理化，并用富于哲理的语言表达出来，形成制度、规范、口号、守则。③自我设计：在现有组织文化的基础上，根据护理组织的特色，集全体护士的信念和行为准则于一体，设计具有特色的组织文化。

④倡导、强化：大力提倡并强化新的护理组织文化，使之约定俗成，为广大护士接受和认可。⑤实践、提高：用新的价值观指导护理实践，并在护理实践中进一步把感性认识上升为理论。⑥适时发展：根据外界形势和组织的发展需要，不断更新、再塑造和优化护理组织文化。

（马伟光）

hùlǐ zǔzhī guǎnlǐ

护理组织管理 （organizational management in nursing）

基于护理组织系统的结构与特点，建立相应的护理组织结构，规定职务或职位，明确责权关系，营造和谐的护理工作环境，实现任务与能力的平衡，同时使组织成员间互相协作配合，从而保障护理组织目标实现的过程。又称护理组织职能。

职能　主要职能是确保护理领导体制及其组织系统的形成。护理组织管理应使护士明确组织中有些什么工作，谁去做什么，应承担什么责任，具有什么权力，与组织结构中其他部门的关系如何，以避免由于职责不清而造成的障碍，使组织协调运行，保证组织目标的实现。护理组织管理主要包括以下各项工作，管理者往往对其中的一个或多个进行调整来实现对护理组织现状的改革。①确定护理组织目标以及实现组织目标所需要的活动。首先，根据现有的人力、物力，并结合组织的特点、外部环境和目标需要来确定使用人力和物力的最佳方法，根据对护理业务进行分组归类，使之具体化，并按类别设立相应的工作岗位。第二，规定组织结构中的各种职务或职位，确定各护理组织部门机构的职责范围并赋予相应的权力。良好的护理组织管理能使每一个护士充分认识自己所从事的工作对实现护理总体目标有着重要作用，从而能够保质保量地完成任务，带来护理组织的高效率和高效益，促进组织的整体发展。第三，制定规章制度，建立和健全组织结构中纵横各方面的相互关系，使各部门、科室之间分工协作。最后，建立组织内的信息沟通渠道，通过职权关系和信息流通，建立各项汇报、质量考核、业绩考评、服务监督等制度，横向和纵向交错地把各个组联系起来在医院内形成护理组织的有机体，并与其他管理职能之间配合，保证组织内各项活动正常有效运转，实现组织目标。②协调各种关系：组织管理工作能划分和沟通组织内的各种关系，使护士及管理人员明确自己在组织中的工作隶属关系，从而更好地处理人、财、物等方面的复杂关系，实现分工协作，为医院创造更好的社会效益与经济效益。③促进组织的革新与完善：根据外界环境的变化，随时对组织结构进行调整，改善护理组织结构，使其更加合理并日趋完善，也使各护理部门、科室的职责范围更加明确，以不断适应客观环境的变化，提高管理效率，促进组织发展。

特点　①围绕组织目标进行：组织目标是组织存在和发展的基础，护理组织管理的目的就是为了有效地协调组织内的各种信息和资源，提高组织的工作效率，以期顺利地实现组织目标，因此组织管理活动一定是围绕组织目标进行。②动态调整：护理组织管理是一个动态的协调过程，既要协调护理组织内部关系，又要协调护理组织与其他组织的关系。

对象　主要包括组织目标、组织结构、组织职能以及组织流程等与护理组织运作密切相关的要素。①组织目标：护理组织是通过把护理管理目标落实到具体的岗位和部门来实现管理职能的，护理组织的建立和活动都是为实现一定的组织目标服务的，离开了组织目标，也就失去了组织存在的灵魂。在既定组织目标的指引下，护理组织成员各尽其责，互相配合，共同实现组织目标，共享组织发展带来的成果。②组织结构：任何护理组织都是由护士作为基本的组成要素，按照一定的结构建立起来的系统，具有纵向的上下层次之间的权责关系和同层次之间横向或交叉的专业分工关系。对于组织中的每一个岗位和部门而言，必须做到权责一致；对整个组织的运行而言，既应有对内的封闭性，又要有对外的开放性，保持封闭与开放的辩证统一，才能实现组织的持续发展。护理组织结构的设置应根据医院的规模、任务和功能来设置，其机构中的每个人共同承担着完成护理目标的任务。③组织职能：护理组织管理活动的组织职能在于合理地向分系统和成员分配工作，调整各个分系统的关系，消除因组织内部因素或外部生存环境变动而引起组织的不适应状态，保持系统的有序性。④组织流程：护理组织系统是整个医院系统中的分系统之一，护理组织管理不但要领导各临床科室、手术室、门诊、供应室等护理工作，还要与后勤和医务管理机构相互配合协调，保持彼此间信息的沟通，协调目标体系，提高组织效率。

基本原则　①目标明确原则：护理组织中的每个部门都应有明确的目标，各部门和科室的目标必须服从护理组织的总目标。如门诊部、急诊室、手术室、中心药房、供应室等各护理单位都应互相协作，共同完成全院护理的总目标。②统一指挥原则：目前护理组织可划分为护理部-科护士长-护士长-护士的垂直等级结构，整个护理组织应从上而下形成一条清晰的等级"指挥链"，将组织的职权按上下级关系划分，实行统一指挥，做到下级只接受一个上级的命令并对其负责，上下级之间的上报下达都要按层次进行，不得越级，以免部门之间以及成员之间推诿责任和工作。③专业化分工原则：护理组织应首先根据医院的性质以及工作量进行专业划分，每个组织成员承担其中一定范围的工作。专业分工精细有利于培养护理人才、提高护理工作和管理效率。④责权一致原则：每一个职位的权利应当与其承担的责任相当，职权越大，职责也越大。护理组织机构应根据责权一致的原则来设置明确的岗位，进行科学地人员配置。⑤管理层次原则：层次是从上级到下级建立的职责、职权和联系的正式渠道，各项指令都必须通过组织层次逐层下达，下级的报告也要逐层上报。一般而言，组织越大，层次往往也越多。如果层次过多，则不利于组织的上传下达，一般以2~4个层次为宜。⑥目标认同原则：组织中的每个成员对组织的目标都持积极的态度，并为达到组织目标而努力工作。管理者应积极营造良好的组织氛围，引导大家对组织目标的认同感，使其认识到组织分配给自己的工作是共同事业的需要，各项工作都有重要价值，并无贵贱之分，还要引导互相尊重，减少人际关系的摩擦，使组织成员在工作中

配合默契，从而提高组织效率。⑦信息沟通原则：信息沟通的好坏是检验组织是否健康的重要标准。在组织管理中，把组织的计划、意图传给组织成员，再从组织成员那里收集各种意见，都要靠信息的沟通实现。如果信息沟通受阻或出于混乱状态，就会造成组织成员无所适从、管理混乱的无组织状态。⑧具体情况原则：管理者在组织管理中应依据特定的组织形式、组织结构、组织管理技术的变革及其各发展阶段对组织成员的心理影响等具体情况开展工作，努力减少组织发展中的阻力。

（马伟光）

hùlǐ tuánduì guǎnlǐ

护理团队管理（management of nursing team）

护理组织中依据具体工作性质和组织成员的能力组成各种小组，参与组织各项决定和解决问题，以实现护理组织目标的过程。团队管理可以集思广益，避免由于护理人员个人知识、经验、能力的局限而引起的失误，促进团队成员之间以及部门之间的合作，加强护理沟通及信息的传递与共享，从而提高护理工作效率和决策质量。团队管理使得护理人员有机会参与护理决策与计划的制订过程，了解整个护理组织的情况，成员之间可以互相学习，因此有助于提升护理人员的自我价值，提高护理管理决策的接受度和执行力。

形成过程 "团队"一词最早出自日本。20世纪60年代至70年代中期，日本经济迅猛发展。以美国为首的西方国家在对日本企业展开深入的研究后发现，日本企业强大竞争力的根源不在于员工个人能力的卓越，而在于整体团队的合力，从而显示出团

队强大的生命力。护理团队是借鉴企业团队工作模式在护理服务中兴起的一种工作模式。20世纪90年代，团队管理模式被引入到医疗护理领域，并取得了长足的发展。如美国将团队管理应用于医院初级护理领域，通过临床指导规范改进慢性疾病患者的护理；在英国，初级护理群体采用跨学科团队管理实践已成为全国健康服务改革的主要成果之一；中国也已在护理科研、护理管理以及复杂疾病的治疗与护理等领域探索团队管理模式的应用。

管理过程 主要包括以下步骤。①建立明确的护理团队目标：团队目标是团队成员统一行动的标准和客观依据，有了团队目标，才能整合不同的个体目标，使团队成员明白应该往哪个方向努力。因此，护理团队管理应该设置合理的目标，并使所有护理团队成员清楚所要达到的目标以及目标的重大意义，增强护理团队的合力。②选择护理团队成员：根据护理团队目标，选择具有相同信念和价值观、不同领域专业知识、技能和经验的人员组成团队，并根据成员个性分配相应的角色以达到优化组合的效果。优秀的护理团队一般包括实干者、协调者、推进者、创新者、监督者、技术专家等角色。③建设护理团队文化：团队文化是一个团队的灵魂，没有团队文化，团队就没有共同的价值取向，就难以形成战斗力和竞争力。因此，护理团队管理的一个重要内容就是护理团队的文化建设，建立良好的沟通机制，畅通信息渠道，保证每个团队成员都能明确地理解个人、他人和整个团队在组织中所起的作用，促成一种为共同目标而团结协作的意识，形成群体认同感和团队

凝聚力。鼓励相互尊重、高度忠诚的护理团队文化，团队成员能尊重彼此的技术和能力，尊重彼此的意见和观点，尊重彼此对护理团队目标实现所做的贡献，能遵守共同的承诺，对护理团队高度忠诚。④取得支持：包括内部与外部支持，内部支持指内部合理的基础结构，包括恰当的培训、一套易于理解与应用的绩效测量系统，以及人力资源系统等；外部支持在完成任务期间所需的人、财、物、信息、技术以及培训教育等资源配备方面的支持。

基本原则　主要遵循以下 3个原则。①以人为本：团队管理的核心问题是如何任贤用能，护理团队管理者应关注团队成员未来应具备的素质和能力，并针对性地进行培训，根据每个成员的能力和特点合理用人，让护理团队成员在相互合作中履行好自己的职责，高效地完成团队分配的任务；尊重人性需求，对不同护士采取不同的激励方式，为其创造条件，提供施展才华的平台，激励护士去实现团队的目标。②选择优秀的护理团队管理者：护理团队通常依靠团队管理者做出快速的反应以适应变化，以保证护理团队不断前进，因此选择优秀的护理团队管理者对团队任务的完成具有非常重要的意义。一个优秀的护理团队管理者应该具有健全的人格、良好的人际交往能力和良好的护理业务能力。③协同工作：护理团队管理中要求团队每个成员知晓各自的责任，鼓励其探索适合自己的最佳工作方式来完成团队的任务，鼓励成员在团队内建立起工作伙伴关系，与护理团队管理者共同完成任务。

（马伟光）

hùlǐ tuánduì jīngshén

护理团队精神（spirit of nursing team）

护理团队成员以团队目标为首要任务，维护团队的利益，并在各自的工作中尽职尽责，通过团队业绩的提高来实现个人利益，自愿并主动与其他成员积极协作、共同努力奋斗的意愿和作风。团队精神是团队成员共同认可的一种集体意识，显现团队所有成员的工作心理状态和士气，体现团队成员的共同价值观和理想信念，是凝聚团队、推动团队发展的精神力量，是团队的灵魂，其核心是协同合作。

基本要素　①护理团队凝聚力：表现在护理团队与其成员之间的关系上，团队中护士具有强烈归属感与一体感，把团队视为"家"，把自己的前途与团队的命运系在一起，具有团队荣誉感，愿意为团队的利益与目标尽心尽力。②护理团队合作意识：表现在团队中护士之间的关系上，护士之间彼此都视为"一家人"，相互协作，共为一体，彼此相互依存、互相尊重，在工作和生活上和谐相处，彼此促进，追求团队的整体绩效与和谐。③护理团队士气：表现在团队中的护士对待护理团队事务的态度上。护士对所在团队的事务尽心尽力及全方位地投入，积极、主动和创造性地参与管理、决策和护理活动，在处理团队事物时尽职尽责，充满活力热情。

培养方法　①护理团队目标是护理团队精神的灵魂和核心，是护理团队精神建设的出发点和基础，是团队成败得失的关键。因此，护理团队目标应具有时代性，合乎社会规范，并与护理团队成员的价值取向相统一，对队成员具有激励作用，这样才能引起护理团队成员的心理共鸣。②护理团队内部应树立起"人人为我，我为人人"的共同价值观，要在团队内部经常性地开展沟通工作，倡导感恩和关爱他人的良好团队氛围。在尊重护理团队成员的自我价值的基础上形成团队的凝聚力和团队的共同价值。③优秀的护理团队领导必须懂得如何管人、育人、用人，必须善于学习、勤于学习，不断提高自身素质和能力的修炼，加强自身的德行修养，懂得运筹帷幄，以德服人，使护理团队保持高度团结。④护理团队精神的培育必须有一套规范化的管理制度和一套激励员工的机制。规范化的护理管理制度指导团队成员的行为规范，良好的激励机制引导团队成员不断进取。⑤良好文化的形成是塑造团队精神的最主要因素，可以保证在护理团队管理中组织、指挥的有效性，护理团队成员也会自觉地按照团队的行为规范要求自己，形成团队良好的风气和氛围。⑥护理团队精神的培育是和相互信任的组织氛围紧密联系在一起的，情感认同是一个团队最坚实的合作基础，能给护理团队成员一种安全感，促进护理团队领导与成员之间的情感交流，增强相互信任感。

（马伟光）

hùlǐ tuánduì wénhuà

护理团队文化（culture of nursing team）

护理团队成员在护理实践活动中，经过长期磨合、磋商、积淀而形成的共同价值观、工作方式、行为准则的意识集合体。是团队文化在护理行业中的具体表现。

基本内涵　①护理团队成员互相理解、互相协作的前提。护理工作需要团队成员协作共同完成，只有对团队成员实现平等与民主，才能在团队内形成良好的护理人际氛围，使护理工作充满乐趣且更有效率。②护理团队的基本文化，应落实到护理工作流程、操作分工以及管理制度等多方面，也要在对于团队整体和团队成员的绩效考核以及资源配置等方面给予关注和支持。③要求每一位护理团队成员能够时刻注意外界环境的变化并迅速做出反应，创造性地进行工作，使护理团队保持活力和动力。④只有不断接受培训学习，进行知识更新，才能使护理团队拥有持久的生命力。⑤护理团队是由不同素质与文化背景的人构成的，因而团队文化就表现为多元文化、共享文化，从而实现护理团队成员之间资源与优势的互补，达到团队成员之间的融合与共赢。

塑造方式 主要有以下 3 种方式。①团队授权：护理管理人员应正确、全面地看待授权，并在组织范围内形成授权氛围，使成员敢于并乐于承担更多的责任，实现团队成果的利益共享，以提高护理团队成员的工作积极性和工作效率。②团队信任：信任是高效团队的重要特征之一，是团队成员之间唯一的联合基础，也是管理成功的保障。护理团队领导应熟悉团队成员的情况，引导护理团队成员建立完全信任的合作关系。③团队规范：团队中逐渐形成的各种规章、制度和标准等。护理团队规范中应明确规定团队成员可以做与禁止做的行为，合理设置护理团队成员的权利与责任，使团队成员能规范自己的行为，为护理团队目标和使命而努力奋斗。

作用 护理团队文化是在团队建设的过程中创造出来的，并且贯穿于整个团队建设的始终，具有内在的导向、凝聚、激励、亲和以及制约作用，其核心是共同价值观，对团队力量的发挥及团队的发展起着至关重要的作用。优秀的团队文化能够代替刻板的规章制度，可以统一团队成员的思想，约束和激励团队成员的行为，促使团队成员形成良好的个性品质，形成和谐的人际关系，增强团队的凝聚力与创新能力，激励团队成员为团队目标的实现而共同努力。

（马伟光）

hùlǐtuánduì jiànshè

护理团队建设（construction of nursing team） 护理管理者在管理中有计划、有目的、有步骤地组织护理团队，并对组织成员进行训练、总结、提高的过程。

构建要素 主要围绕 4 个基本要素的建设。①明确的目标：目标是团队存在的理由，也是团队运作的核心动力。护理管理者在整个团队建设过程中要让每一个团队成员明确团队的整体目标，让所有护理人员对照目标不断审视与修正自己的行为，激励每一个团队成员为实现团队目标贡献自己的力量。②构建和谐的人际关系：领导者应努力建立开放的氛围，使团队成员之间形成相互依存、相互信任、互敬互重的和谐的人际关系，鼓励团队成员提出不同的意见与看法，鼓励建设性建议的提出，确保团队的生机和活力。③建立规章制度与团队规范：建立与巩固规章制度与规范的作用，形成团队成员共同遵守的行为指南与评价标准，如关于临床护理流程中的行为规范、护士着装规范、语言规范、道德规范等，规定成员在团队中该做什么和该怎么做，注意摒弃一些

不良的习惯和惯例，逐渐形成具有战斗力的团队。④培育领导力：培养团队领导建立良好团队关系以及树立规范的能力，鼓励团队领导者动态运用各种方式调动护理人员的积极性与参与度，以形成强大的向心力和凝聚力。

构建原则 ①需要原则：护理服务中需要何种团队，就构建与之相适应的团队。②目标明确原则：明确的目标是有效团队管理的前提与基础。护理团队建设的目的是更好地为患者服务，提高护理质量，以获取最大的经济效益与社会效益。③优化组织原则：根据护理服务需要，把不同技能、不同层次、不同特长的人员进行优化组合，取长补短，形成最大的合力。④动态管理原则：根据变化的情况适时调整团队建设的内容与方法，实行动态管理以适应客观情况的需要。⑤最佳效益原则：护理团队建设要从大局着眼，讲究社会、经济和技术效益的统一。

构建阶段 一般而言，团队构建过程可分为 4 个阶段。①初始阶段：团队建设初期，由管理层任命的正式监督者在团队的各种活动中行使指挥与控制权，并对团队成员进行教育与训练，之后监督者的职责会逐渐分派到团队成员身上。②过渡阶段：团队逐步形成基本规定或标准，团队成员的归属感越来越强，团队中合作逐渐取代竞争，团队成员的信任也逐渐加深，团队领导者的角色由监督者逐渐转为协调者。③成长阶段：团队成员了解自身的角色与任务，团队成员担负起制订例行决策的责任，团队领导者（或协调者）将脱离团队，不再直接控制团队活动。④成熟阶段：一线监督者的角色消失殆尽，

团队成员有很高的自主性及较完整的决策权，完全负责团队的整个工作，高效地实现团队的目标。

（马伟光）

hùlǐ rénlì zīyuán

护理人力资源（nursing human resource）

受过不同的护理职业培训，能够根据患者的需求而提供护理服务，贡献自己才能和智慧的人员。包括已在卫生服务场所工作的护理人员，正在接受教育和培训、达到一定学历或技术水平后能提供卫生服务的人员。护理人力资源是医院人力的重要组成部分。

数量 可分为绝对数量和相对数量两种。绝对数量指一个国家或地区中具有劳动能力、能够从事社会劳动的人口总数，包括直接的、就业的、已开发的人力资源，也包括间接的、尚未开发、潜在的人力资源；相对数量指人力资源的绝对量占总人口的比例，是一个反映经济实力的重要指标。护理人力资源的数量常通过注册护士总数、千人口注册护士数、医护比、床护比或护患比等指标来反映。据卫生部《2012年中国卫生统计提要》数据显示。①注册护士总数：1950年、1980年、1990年、2000年、2005年、2008年、2009年、2010年、2011年全国注册护士总数分别为3.78万人、46.58万人、97.45万人、126.68万人、134.96万人、167.81万人、185.48万人、204.81万人、224.40万人，呈逐年增长趋势。自2005年以来，护士队伍数量发展迅速，是历史上发展最快的时期。②千人口注册护士数：2011年全国千人口注册护士数为1.66，其中城市为3.32，农村为0.98。1990年、2000年、2005年、2008年、2009

年、2010年全国千人口注册护士数，分别为0.86、1.02、1.06、1.27、1.39、1.52，城市、县及县以下千人口注册护士数则分别为1.91、1.64、2.10、2.54、2.82、3.09以及0.43、0.54、0.65、0.76、0.81、0.89，千人口护士数呈现逐年上升趋势。③医护比：2011年全国执业（助理）医师总数为2466094人，注册护士总数为2244020，医护比为1∶0.91，仍成倒置比例。1990年、2000年、2005年、2008年、2009年、2010年全国医护人员配置比例，分别为1∶0.58、1∶0.61、1∶0.66、1∶0.76、1∶0.80、1∶0.85。尽管在过去20年内，全国医护比变化幅度不大，但医护比倒置比例正在逐步扭转。④床护比或护患比：在护士人力配置中传统采用床护比来配备护士，但随着"优质护理服务示范工程"活动的开展，护理工作模式正在由功能制护理向责任制护理转变，不少医院开始尝试运用护患比来配备护士，且《三级综合医院护士配置原则》即将出台，对护患比也将提出新的、更加科学合理的配置要求。卫生部2005年对全国400多所医院的调查显示，床位与病房护士比平均为1∶0.33，最低为1∶0.26。截至2007年，多数医院仍未达到卫生部（1978）1689号文件规定的1∶0.40的床护比标准。

质量 人力资源所具有的体质、智力、知识和技能水平，以及劳动者的劳动态度，具体体现在劳动者的身体素质、文化水平、专业技术水平以及工作的积极性等方面。人力资源的质量可从职称结构、学历结构和年龄结构等方面反映出来，这些因素是决定护理人力资源结构是否合理的基

础。①职称结构：职称是衡量能力的一个较为客观的标准。国外护士无职称等级，但护士能力水平也有等级的划分，一般分为助理护士、注册护士、专科护士、高级实践护士、开业护士等。护士按技术职称可分为主任护师、副主任护师、主管护师、护师和护士。2009年，中国具有初级职称的护理人员有137.6万人，占74.1%，其中护师52.7万人，占28.4%，护士84.9万人，占45.8%；中级职称者44.6万人，占24.0%；高级职称者3.2万人，不足2%。②学历结构：学历是体现护士素质的重要因素之一。中国护士队伍已经从以中专层次为主的结构转向中专、大专、本科多层次学历结构。2010年6月的统计数据显示，具有中专学历的注册护士为117.90万人，占49.52%；大专学历92.68万人，占38.93%；本科学历20.07万人，占8.43%；硕士和博士学历分别为1126人和160人，比例不足0.05%。2005年，中专学历护士占57.7%，大专占35%，本科占3.2%，硕士和博士极少。相比之下，护士学历结构有了较大改善，表现为中专学历所占比例下降，本科及研究生增多。③年龄结构：2009年，注册护士35岁以下占51.0%。由此可见，中国护士以中青年为主，年龄普遍偏低。一支年轻的专业队伍，虽然有活力，接受新生事物快，但由于护理学是一门依靠知识、技术和经验积累的学科，过于年轻的队伍意味着专业技术骨干队伍力量薄弱。

一般来说，人力资源的质量较数量更为重要，如数量不足，可通过提高质量进行补偿；但如果质量不高，通过增加数量来补偿的效果较差，甚至无法补偿。

工作领域 世界上许多国家和地区，护士的执业领域较为广泛，除在医院从事工作外，还在社区以及长期照顾机构等领域承担重要职责。美国社区卫生服务主要由执业护士来管理。2000年，社区卫生机构人员中护士占80%以上，且11.6%具有硕士以上学历。另外，美国还拥有老年护理高级执业护士，在多种场所为老年人提供初级保健，截至2005年，美国大约有四千多名专门的老年护理高级执业护士。英国护士56%分布在医院，15%分布于社区，6%工作于护理院，5%从事于临终关怀机构，其余则分布在各企业单位下属的医护机构。2016年，中国350.7万注册护士中，261.3万工作在医院，占74.5%。

特点 ①人的主观能动性：护理人力资源作用的发挥取决于护士个体的实际工作状况，可从护士个体在医疗护理服务机构中的工作态度和行为两方面来理解。一方面，护士的主观能动性表现在个体对组织目标的认同和对护理工作任务的态度上；另一方面，护士对自己劳动能力的使用程度和方式直接受本人意志支配，即护士在工作中的努力程度和工作方式，主要由护士本人所确定。②人力资源的可变性：在护理活动过程中，护士的工作能力并不是一成不变的。多数情况下，护士实际表现出来的工作能力只是个人全部能力的一部分，管理者如何充分发挥护士的潜在能力是提高组织管理效率的关键。作为管理者，可以通过不同的方法和多种培训途径对护士的潜在工作能力进行开发利用，不断提高组织护理人力资源的效能，这个过程体现了人力资源的可塑造性、

再生性和开发性的特点。③人力资源的组合性：科学合理的护士人力资源分配是人力资源管理的重要内容。两个护士共同协作可以达到1+1大于2或小于2现象，体现了人力资源的组合性。在进行护士岗位安排时，如果护理管理者考虑了护士之间个人能力的互补作用，使每一位护士的潜在能力都能够充分发挥，就可以提高组织护理人力资源的使用价值。相反，如人员安排不当就可能影响个人能力的发挥，从而直接影响护理工作效率和组织人力资源的使用价值。④人力资源闲置过程的消耗性：人力资源必须消耗一定数量的其他资源，如粮食、水、能源等，才能维持其自身的存在。因此，作为管理者应注重护士的有效使用和开发，降低其消耗性。⑤人力资源的流动性：主要表现在人员的流动和人力派生资源，如由人创造的科技成果，在不同空间上的流动。护理人员的流动主要有人员跨部门、跨单位、跨地区、跨国度的流动。随着人力资源的国际市场化、资源共享和成果转让，护理人力资源及由人力派生的成果资源在空间上的流动也越来越频繁。⑥人力资源的可塑性：在特定的时间和职业范围内，通过工作经验的积累和不同形式的培训和教育，护士的职业素质和综合素质都会有不同程度的提升，如认识提高了，技能加强了，从而强化了胜任岗位的能力，这种护士工作能力从量变到质变的过程体现了人力资源的可塑性。

随着医疗卫生体制改革的进一步深化，增加护理人力资源的数量，提高护理人力资源的质量，拓展护理人员的工作领域，开发护理人员的潜能，发挥护理人力

资源的巨大作用，以为人民提供高质量的护理服务成为医院可持续发展的关键因素之一。

（刘华平）

hùlǐ rénlì zīyuán guǎnlǐ

护理人力资源管理（management of nursing human resource）

对护理人力资源取得、开发、保持和利用等方面所进行的计划、组织、指挥和控制的过程。是医院人力资源管理的重要组成部分。通过对医院护理人力资源进行全面、科学而有效的开发、利用及管理，可以充分发挥医院护理人员的潜能，体现自身价值，以促进医院护理事业的发展，保证医院总体发展目标的实现。

形成过程 护理人力资源管理是护理管理的一个重要分支，伴随着护理管理的形成和发展而逐渐成熟。19世纪以前，对护理人员的训练、护理技术的发展、对患者的关怀及工作的划分等开始得到重视，虽未上升到理论层面，但体现了护理人力资源管理的萌芽。19世纪中叶开始，英国弗洛伦丝·南丁格尔（Florence Nightingale）建立了一套护理管理制度，开始重视护理人力的合理使用，注重对护理人员的训练以及资历要求。20世纪初，美国弗雷德里克·温斯洛·泰勒（Frederick Winslow Taylor）提出了科学管理的思想，强调用科学的方法改进护理人员在病房工作的分工方式，实行部分护理工作的标准化，注重挖掘人的潜力，重视改善工作条件和环境等。此外，法国亨利·法约尔（Henry Fayol）、德国马克斯·韦伯（Max Weber）、美国亚伯拉罕·H·马斯洛（Abraham H. Maslow）、美国道格拉斯·麦格雷戈（Douglas McGregor）等的管理理论都对护理人力资源管理产生了深远的影响。南丁格尔等对护理管理的深入研究促使现代护理人力资源管理思想的形成并逐渐走向成熟。20 世纪以来，护理管理的发展进入成熟阶段，护理人力资源的管理水平不断提高，理论和实践取得一定发展，逐渐成为护理管理的一个重要分支，并相对独立出来。

职能 现代人力资源管理强调"以人为本"，主要探讨人本身、人际关系、人与岗位的关系、人与环境的关系、人与组织的关系等，其核心是认识并尊重人性。①根据医院的组织目标、护理工作的素质要求及人数需求等条件，进行规划、招聘、测试、选拔与考核，招聘和筛选符合医院护理岗位需求的优秀人才。然后通过合理的管理，如进行有关医院的组织文化、价值观和护理专业技能的培训，对已有护理人员进行有效整合。②通过一系列薪酬、考核、晋升等管理措施，充分调动并保持护士工作的积极性和创造性。③通过组织内部的一系列管理活动，为护理人员创造发展空间，充分发挥其潜能。维护、爱惜每位护理人员的才干，以留用护士，使医院能够持续发展。

程序 作为实现医院组织目标的一种有效手段，主要包括以下工作内容与任务：①规划：根据医院组织发展的总体战略目标与计划，评估组织内护理人力资源现状及发展趋势，收集并分析护理人力资源供需信息，利用科学的方法准确预测护理人力资源供给与需求的趋势，制订护理人力资源招聘、调配、培训、开发及发展等方面的政策和措施。②成本核算：医院人力资源管理部门与财务部门等合作，建立医院人力资源核算体系，开展成本与效益核算工作，以改进护理人力资源管理工作，并为决策部门提供准确和量化的依据。③工作分析与设计/岗位分析：对各护理工作岗位进行分析，确定每项工作与岗位的性质及对护理人员的具体要求，包括技术种类与范围、学习与工作经历，身体素质要求，工作的责任、权利与义务等。这种具体要求形成书面材料就是护理工作岗位职责说明书。④招聘与录用：根据医院护理岗位设置的需要，以护理工作岗位职责说明书为标准，采用各种方法与手段，如刊登广告、举办人才交流会、到职业介绍所登记、接受推荐等吸引应聘者。⑤培训与发展：形式包括岗前教育、在职培训和职业发展等，教导护理人员完成有计划的学习，为将来更好地从事护理工作做好准备。⑥绩效评价：对照护理工作岗位职责说明书，对护理人员的工作表现及工作态度等进行量化评价，并给予处理的过程。这种评价可以是自评，也可以是他评，或者是综合评价。⑦职业生涯管理：关心护理人员的个人发展，帮助制订与组织发展计划相一致的个人发展计划，并实施有效的帮助和指导，进行一定的监督和考察，鼓励护理人员不断成长，使其最大限度地发挥自己的潜能和把握成功的机会。⑧薪酬管理：薪酬包括工资、福利和奖金。医院人力资源管理部门要从护理人员的资历、职级、岗位、工作表现和工作成绩等方面综合考虑，为护理人员制订相应的、具有吸引力的薪酬体系。

原则 管理者应了解护理人力资源自身的特征及发展规律，并合理把握人力资源管理的内在规律和原则。①依法管理原则：做到"有法可依、有法必依、执法必严、违法必究"。即在护理人力资源管理的各个环节，都必须依照国家有关的政策法规来进行，依法明确医院及护理人员双方的权利和义务。②以人为本原则：医院管理者应关心护理人员的生活及专业发展，立足于护理人员的需求进行人性化管理，不断改善护理人员的就业环境，提高其福利待遇，尽可能为护理人员提供培训、学习和发展的机会。③公平竞争原则：医院在护理人员的招聘、选拔、考核、任用、晋升、奖惩等人事管理中，先公布有关的要求和条件，根据公开、公正、平等的原则，按照法定的程序或要求，通过考核等项目的公平竞争，择优取舍，真正选用优秀的护理人才，实现人尽其才、才适其位。④注重实绩原则：在对护理人员的人事管理中，实事求是地衡量护理人员的思想素质、专业能力、服务质量、绩效，并以此作为其选拔、奖惩和晋升的重要依据。

（刘华平）

hùlì rénlì zīyuán guǎnlǐ lǐniàn

护理人力资源管理理念（management concept of nursing human resource） 医院人力资源管理者在对护士进行管理过程中所贯彻的价值观以及遵循和所持的思想观念。

形成过程 主要经历了以下 3 个阶段：①传统管理理念：以"事"为主，人适应事。从新中国成立到改革开放前的 30 多年里，在传统的计划经济体制下，国家按照经济计划安排居民卫生保健和卫生事业费，并指令性计划分派卫生资源到各卫生机构。在人事制度上，套用了党政机关干部的管理模式，实行以身份管理为主要特征的单一化的干部人事制度。医院无权确定编制和选择人员类型，没有用人的自主决定权，不能按照"公平、平等、竞争、择优"的原则自主录用或辞退人员。这种人事制度在建国早期对促进卫生事业的发展起到过积极作用，但由于管理方法单一、管理方式简单，忽视了员工的主观能动性和实现自我价值的需求，难以调动医院员工的积极性、主动性和创造性，严重阻碍了医院人才队伍的建设和更新。②经验管理理念：依靠经验进行管理，或以技术代替管理。伴随着改革开放的不断深入，人事制度改革逐步展开，在医疗机构中实行行政首长负责制，院长处于中心地位，具有了经营自主权、机构设置权、用人自主权等，采用灵活的用人制度，对于专业技术人员，实行专业技术职务聘任制。在此阶段，系统、完善的医院人力资源管理体系尚未形成，管理者多来自各专业业务部门，不具备专业的人力资源管理理念和技术。③现代管理理念：以人为中心。改革开放以来，随着医学模式的转变，人力资源管理的专业化发展、经营体制的多样化及管理职能的不断拓展，护理人力资源管理逐步从硬性管理向软性管理发展，充分肯定人力资源的价值和增值潜力，倡导人本化的软性管理，注重改进领导方式，在管理中处处体现对人的尊重、关心、培养和激励，并注重建立医院文化，通过文化的同化作用来强化人力资源管理。

基本内涵　主要包括人本化管理理念、竞争力理念、深度开发理念和社会化理念等。

（刘华平）

rénběnhuà guǎnlǐ lǐniàn

人本化管理理念（humanistis management concept）

在管理实践活动中，把实现以人为中心的管理作为最根本的指导思想，坚持一切以人为本，调动和激发人的积极性和创造性为根本手段，从而达到提高效率和满足个人不断发展的目的的思想观念。管理中需要遵循的最重要的一项基本原则，实质是做好人的工作，提高每个人的素质，规范每个人的行为，调动每个人的积极性，发挥每个人的创造精神。

基本内涵　①人本化管理是人性化的管理：强调对人性的理解和尊重，管理者在管理过程中更多的是激励、协调、服务，而不是发号施令。要求在管理中尊重人格，适应人性，做到知人善任，使其扬长避短，让每个护士都处于最能发挥其长处的岗位上。②人本化管理是软性管理：在对护士的管理上，应注重发挥护士的积极性和创造性，通过建立有效的激励机制，实现人才的公平竞争；讲求领导方式的艺术性，营造宽松和谐的氛围；尊重人的独创性，充分体现人才的价值；关注护士对工作及生活的满意度，为护士提供支持和帮助；立足于护士的成长，进行开发和培训，并指导与进行职业生涯设计等，全方位地为护士提供引导及支持服务，实现管理的柔性效益。③人本化管理是文化控制的管理：现代人力资源管理注重引导员工的行为心理，使其在潜移默化中接受共同的价值观念，自觉自愿地把医院目标作为自己的目标来实现，从而形成强大的凝聚力；并通过医院文化生活的开展，营造健康向上、宽松和谐、适合员工自由发展的工作环境和充满人

性色彩的生活氛围，增强员工工作的责任感和价值感，使其更加爱岗敬业，以医院的发展为己任。④人本化管理是员工与医院实现"双赢"效果的管理：人本化管理提倡把员工视为医院发展的伙伴，认识到医院之所以能够生存和发展，是全体员工一起努力的结果。人力作为资本不仅积极进行价值创造，也应参与价值分配。注重提高和改善员工的福利待遇，使员工的劳动价值得到充分的肯定和体现；关注员工自身的成长与进步，为其专业发展提供机会和支持，从而激励其与医院同命运、共荣辱，能够自觉地为实现医院的发展目标而努力工作，达到医院发展与个人成长的互利和双赢。

在护理管理中的应用　①了解护士需求是实施人本化管理的前提。作为护理管理者，只有经常主动地去了解护理人员的思想动态，了解她们哪些需求满足了，哪些需求还没有满足，只有对这些问题了如指掌，工作起来才能有的放矢、落到实处，收到实效。②在工作中关心护士、尊重护士、激励护士和培养护士是实施人本化管理的关键。只有这样，才能最大限度地为她们提供成长舞台，发挥最大的管理效能。③与下属建立一种完全平等的关系是实施人本化管理的重要保障。平等的关系可使下属产生亲切感，增加相互间的感情和影响力，使她们能够乐意听从指挥，服从领导。

（刘华平）

jìngzhēnglì lǐniàn

竞争力理念（concept of competitiveness）

在管理实践活动中，使企业、机构或人员保持可持续发展、拥有较强的争夺资源或市场的能力的思想观念。是现代人力资源管理区别于传统人事

管理的重点之一。医院的竞争力归根到底是医院人力资源的竞争力。只有拥有高素质的人才，医院才能在激烈的医疗市场竞争中站稳脚跟。护理人力资源作为医院人力资源的重要组成部分，是医院的核心竞争力之一。

基本内涵 涉及以下方面。

医院层面竞争力 当前，医疗市场的竞争日益激烈，"投资于人力资源并使之优先发展"已成为大多数管理者的共识。现代人力资源管理职能的一个重要方面就是正确实施人力资源的开发战略，集中时间和精力抓好人才的招聘、选拔与使用工作，建立和完善医院引才、用才、育才、留才以及促进人才合理流动的机制，并致力于营造拴心留人的工作环境，使医院成为吸纳、留住、开发和激励优秀人才的基地，在人才市场上处于优势地位。而优秀人才队伍的引进和建设，无疑也会极大地增强医院在医疗市场的核心竞争力，为人才施展才华提供更为广阔的舞台，这就使医院更具有吸引人才的资本和条件，如此形成了一个人才成长和使用的良性循环，使医院人力资源竞争力持续提升，不断促进医院的全面发展。随着医疗体制改革的进一步深化，市场机制在配置卫生人力资源中的作用日益突出，外资医院、合资医院、私立医院等的出现，进一步加大了对医学人才的需求，促进了中国医疗专业人才市场的发展和完善，使医学人才，特别是高层次人才的竞争将更趋激烈。

人才层面竞争力 护士只有通过公平竞争才能获得晋升、学习等发展机会。护理管理者只有把竞争机制引入人事管理领域，在选拔人才上遵循公平竞争原则，实现所有人机会均等，没有性别、籍贯、身体特征等偏见，没有校友派系、出身门户之分，也没有领导个人的用人好恶之别，完全公开、公正考核，因才施用，不拘一格，使真正的优秀护士能够"得其位，展其才"，对于没有真才实学、不思进取的护士，则会面临下岗失业、被淘汰的局面。在人才选拔中引入公平竞争机制，有助于增强护士的忧患意识和就业紧迫感，激发其爱岗敬业、自主学习的积极性，有利于促进医院人才队伍的良性发展。

在护理管理中的应用 提高竞争力措施如下。①技术创新：充分发挥和调动能动性，积极创新，通过创新活动来提升医院的市场竞争力，在技术创新中求生存、求发展。②服务创新：开展优质服务，推出多种服务新举措，在公众中树立至善至美、精益求精的良好形象，建立自己的品牌。③构建强势执行力，把握人员流程、战略流程、运营流程等核心流程，让制度融入医院文化，强化各执行层执行力，将医院的宏伟战略流程分解执行，以锻造执行力，打造出医院的竞争力。④开发医院的组织学习能力，培育和提高组织的学习能力，促进医院内外知识、信息的交换和共享，提高医院可持续性竞争力。⑤开拓公共关系资源，最大限度地谋求医院员工、投资者、供应者、消费者、政府部门、其他医院、新闻媒体以及其他社会利益集团地竭力合作与支持，增强医院可持续性竞争力。

（刘华平）

shēndù kāifā lǐniàn

深度开发理念（concept of in-depth development）

在管理活动中，通过有计划地对员工进行培养、训练和教育，不断地更新员工的专业知识，改进其技能，从而提高员工综合素质和处理问题的能力，使员工潜能得以充分发挥，最大限度地实现个人价值，为企业发展做出最大成绩的思想观念。

基本内涵 ①一个人的能力固然与先天因素有一定的关系，但后天的教育和开发至关重要。由此可见，人力资源的教育培训是一种投资，其质量的优劣主要取决于投资的程度。医院要想形成护理人力资源优势，在市场竞争中立于不败之地，就必须加大对护士的教育和培训投资，深度开发其潜在价值，使医院的护理人力资源持续不断地发展和优化。②区别于传统人事管理的一个重要方面。医院要想维持护理人才队伍的持续活力，就要重视对护士的全面开发和培训，促使每个护士在智力、身心、品性、人格等方面都能得到全面的发展；并提倡在管理中充分考虑护士的性格、能力、爱好、兴趣、身体状况、心理状态等个性特点，实施个性化管理，达到适才适用、人尽其才的目的。③当今社会是一个信息时代，护理知识和护理技能更新的速度愈来愈快。据有关资料显示，当前医疗知识和技术的半衰期只有3~5年，这就迫使人们树立"活到老，学到老"的终身学习理念，只有不断地学习才能不被淘汰。对于护理管理者来说，只有为护士提供相适应的学习教育机制和条件，促使护士自觉寻求知识的学习和更新，才能确保护士队伍建设的与时俱进，站在护理事业发展的前沿。④学习型组织是一个能熟练地创造、获取和传递知识的组织，包括自我超越、改善心智模式、建立共同愿景、团队学习和系统思考5个方面的修炼。学习型组织这一概念强调组织中的人都是学习者，组织中的人彼此相互学习，通过学习促进组织的变迁；强调学习的持续性；强调学习是一种投资而非消费。由此可见，学习型组织强调终身学习、全员学习、全过程学习和团体学习。建立学习型组织是对护士人力资源最大力度的培训和开发，有利于充分调动护士的学习和工作积极性，提高工作效率。⑤现代人力资源深度开发的理念还体现在开发内容的拓展、开发程度的深入和开发形式的多样化等方面，如出现了专业进行员工拓展的机构和人员，实习岗位轮换制等。

在护理管理中的应用 医院应根据自身护理人力资源特点，建立护理人力资源优势，加大对护士的教育和培训投资，深度开发护理人员的潜在价值，从而使护理人力资源持续不断地优化。通过建立多个有目的、有计划、针对性的培训项目，树立和保持护理人员终生学习的观念。随着时代和科技的发展，不断更新护理人员的知识储备和技术能力，促使他们掌握前沿护理知识和信息，极力营造学习型组织的氛围。管理者应该鼓励和支持护理人员之间相互监督、相互学习、共同进步。

（刘华平）

shèhuìhuà lǐniàn
社会化理念 （concept of socialization）

在管理实践活动中，要求组织从战略高度看待人力资源的合理流动，把人力资源看成是一种社会资源的思想观念。该理念是伴随着全球经济一体化的发展进程和贸易投资自由化的发展而逐渐形成的，最终目的是为

了达到组织、个人和社会的共同发展。

基本内涵 包括以下方面。

护士输出 全球范围内普遍存在护士短缺现象，即使在欧美国家，伴随着人口老龄化、护士老龄化及护理工作需求的增加，护士职位也面临着巨大的缺口。随着中外交流活动的日益频繁和密切，人才流动更为便利和畅通，中国的护理人力资源特别是高层次的护理人才外流现象日益严重。护士输出固然能带来可观的外汇收入，解决一定的就业压力，带动国内护理观念的更新，刺激国内高等护理教育的发展，但同时也进一步加剧了国内高层次护理人力资源的短缺现象，使护理事业发展受到较大的冲击，对医疗卫生机构尤其是公立医疗机构的护理技术骨干队伍的稳定性也产生了深远影响，使护理人力资源持续发展面临着严峻的考验。此外，随着外资医院、中外合资医院等的建立和发展，这些外资医院凭借其先进的管理理念、先进的仪器设备和医疗技术、优厚的福利待遇、出国进修学习机会等，更加剧了中国护理人才市场的竞争，对医疗卫生机构护理人才队伍的稳定性构成极大的冲击。

护理人才引进 对外交流的日益频繁也为外国、中国港澳台等地区护理人员更多地流入中国大陆的护理人力资源市场，带来先进的护理技术、护理理念等提供了机会，这不仅为中国的护士提供了绝佳的对外交流和进修学习的机会，还为中国的护理人才市场注入了新鲜的血液，增添了活力，促进护理人力资源的队伍更加优化。

在护理管理中的应用 ①人力资源的社会化对中国医院的发

展既是机遇也是挑战。应正确看待护理人力资源的社会化趋势，根据人才市场的国际化特点，研究和把握人才流动，立足于医院发展，在充分开发医院护理人力资源的基础上，面向全球，引进高层次的护理人才。②努力为本院护士提供对外交流、进修学习的机会，从而引进国外先进的经验和理念，打造出一流的护士队伍。这些无疑是人力资源管理者面临的巨大挑战和努力的方向。所以应积极鼓励护理人员走出本院、走出本地区、放眼全球，通过会议交流、合作项目、交换学习、进修学习等机会推广本地护理观念，引进他地先进知识及技术，发挥社会化的作用。

（刘华平）

hùlǐ rénlì zīyuán guǎnlǐ huánjìng
护理人力资源管理环境 （management environment of nursing human resource）

影响护理人力资源管理的各种要素。医院是一个开放的组织系统，在特定的外部环境和内部环境中生存和发展。作为医院护理人力资源的管理者，必须深入了解环境因素对医院护理人力资源管理的影响，并对这些因素进行正确思考，充分利用内外环境中的各种有利条件和因素，为提高医院护理人力资源的核心竞争力提供有力的支持和保障。

外部环境 包括宏观环境与微观环境。

宏观环境 可能对医院护理人力资源管理过程产生影响但其影响程度难以由医院控制的各种因素，包括如下因素。

政治环境 主要包括国家体制、政治制度、国家方针政策、国家法令、政治风气以及政治运行的机制和方法等。这些制度、

政策、机制等都从政治层面上对国家整个人力资源开发与管理的指导思想、基本政策、开发机制、基本内容、管理模式等产生一系列重大的直接或间接的影响。如国家推行医疗体制改革、人事管理体制改革等，都直接影响了医院护理行业的发展和医院护理人力资源管理体制的变革，对医院护理人力资源管理产生了深远的影响。因此，医院在进行护理人力资源管理过程中，必须充分考虑到当前的政治环境，明确当前政治环境下可以做什么，不可以做什么，以正确制订和实施医院护理人力资源的发展规划，确保医院护理人力资源的良好发展。

经济环境　主要包括国家或地区的经济体制、经济结构、生产力水平、国民经济及财政状况、分配制度及分配方式、经济运行机制及方式等。在社会主义市场经济体制下，人力资源作为经济发展的第一资源，对其的开发、利用和管理本身就是一种经济活动，这种经济活动必然受到经济环境的影响和制约。如市场经济优胜劣汰的竞争机制促使医院建立和完善了护理人才的招聘、选拔、考核、录用、晋升等一整套引才、用才、育才、激才、留才及促进人才合理流动的机制，从而调动护士的积极性和创造性，建设一支结构合理的高素质的护士队伍；市场经济利益多元化的特性决定了利益分配的多元化发展。根据市场经济的分配原则，结合知识经济时代"知识驱动"将取代"利益驱动"的趋势，促使医院逐步建立和完善符合护理人力资源开发与管理需要的、以知识驱动为主导的利益分配制度和薪酬制度，充分体现护理人力资源的自身价值。

法律环境　国家政府制定的法律法规，目的在于规范社会中组织或企业的行为或活动，以确保实现公共利益和组织及个人正当合法权利，具有一定的强制力和约束力。法律环境对医院护理人力资源管理影响的主要表现如下。①劳动合同：医院与护士在涉及劳动合同的确立、签订、变更、解除等情况时，需要遵循国家有关法律法规与政策的规定。②劳资关系：由雇佣关系引起的劳资双方的权利、责任和利益关系，政府政策和法律法规首先要对其进行基本的界定，医院在进行护理人力资源管理时，一定要依法界定医院与护士双方之间的权利和义务。③工作时间：医院在护理人力资源管理中对护士的每周工作时间以及休假、加班等方面的规定需要遵循有关的法律法规。④工资水准、社会保险与福利：医院在制订护士的工资标准时应遵守政府根据各地经济发展水平和物价情况确立的地区最低工资水准的政策和法律规定，不得低于医院所在地的最低工资水准；此外，医院在涉及护士的住房、医疗、保险、失业、生育等方面的管理时，不得违背国家有关政策及法律法规。⑤劳动安全与卫生：医院必须建立完善的劳动保护制度，严格执行劳动安全规程，切实保障护士在工作过程中的人身安全。⑥职业教育与培训：医院应按照有关法律法规及政策规定对护士实施继续教育、开发培训及组织、管理活动等。

科技环境　当前医学知识更新换代越来越快，一些新的医疗产品和护理技术等不断广泛应用于临床护理，使得医院护理人力资源的培训开发、人力资源的管理等都面临着新的挑战。

社会环境　人口老龄化、疾病谱的改变及人们健康需求的日益增加，使得护理服务的范畴不断拓展，社区护理、家庭护理成为护理人力资源的一种流动方向，护理人力资源的配置、开发和管理面临着新的挑战。

国际环境　随着国际交流和沟通日益加强，人才流动使中国大量高层次的护理人才流失国外，对国内护理人才市场造成了一定的冲击；但同时，国外的护理人员也进入国内的护理人才市场，促进了国内护理人力资源结构的优化。随着国际护理学术交流和各种交流活动的增加，也使国外一些先进的护理人力资源管理理念、理论和管理模式等引入国内，对中国建立和完善护理人力资源管理体系具有十分重要的借鉴和指导意义。

微观环境　与医院护理人力资源管理紧密相关且可以产生直接影响的因素，具体包括以下因素。①有关护理行业的法律法规及政策，如《中华人民共和国护理管理办法》《护士条例》《劳动合同法》《医疗事故处理条例》等。②有关护理人力资源经济的研究是目前现代护理人力资源管理学发展的一个新领域。自2002年中国第一本有关护理经济学的专著《护理经济学概论》问世以来，出现了直接对护理人力成本测算方法的研究，有学者还对护理项目成本进行核算，对收费价格进行比较研究，并有学者提出运用计算机技术建立护理成本核算基本模型等，从而反映护理人力成本的投入、产出及护理人力资源的价值等情况，体现护理工作的经济效益和社会效益。③护理人才市场对医院护理人力资源的数量、质量及结构有直接影响。

护理人才市场受到当地的护理教育资源、经济发展水平及当地护理人才市场的运行机制的影响。构建良好的护理人才市场环境，完善护理人才市场的运行机制，规范护理人才市场管理，对促进医院护理人才队伍的建设和规范医院护理人力资源管理具有重要意义。④随着医学知识更新换代的速度日益加快，护理专业也得到了飞速的发展，使得护理教育的观念和教育方向发生了转变。临床护理专业精细化的发展也促使强化和规范专科护士培训成为护理人力资源开发与培训的新方向。此外，护理工作领域也得到了拓展。如何科学设置护理工作岗位、配置人力、如何建立新的适合护理专业特点的岗位考评标准和体系、实现绩效考核使医院护理人力资源管理面临着新的挑战。⑤其他，如护理行业间的竞争，护理行业变革的驱动因素，如医疗体制的变革、护理教育体制的改革等。

内部环境 医院内在的影响护理人力资源管理的因素，影响更为直接。①医院的发展战略决定着护理人力资源的战略，医院护理人力资源管理服务于医院发展战略并与其相一致，当医院决定了发展战略，也就同时决定了护理人力资源管理的战略。②医院决策层的管理理念直接关系着对护理人力资源管理的重视和支持程度，对医院护理人力资源管理的实施与发展起着关键作用。③护理人力资源管理者的领导风格分为以工作为中心和以人为中心的领导风格。在现代管理中，提倡以人为本，这就要求管理者注意领导方式，提高管理的科学性和艺术性，以求达到最佳的管理效果。④医院文化作为医院管

理过程中一只无形的手，对医院护理人力资源管理工作影响至深。积极向上的医院文化能够有效促进护理人力资源管理水平的提升，相反，消极的医院文化则会阻碍医院护理人力资源管理的发展。因此，作为管理者，应有意识地塑造积极向上的医院护理文化，引入和实践医院的核心价值观，以强化护理员工实现医院发展战略目标的共同信念，促进护理人力资源管理的最大绩效化。⑤医院经营条件有硬件建设和软件建设之分。具体包括医院信誉、员工素质、经济实力、技术实力、医疗设备设施状况、科研力量和成果以及新技术的开展情况等各个方面，直接影响着护理人力资源管理的决策、吸引人才、留任人才的能力，及在医疗市场上的竞争力。⑥护理员工自身素质直接制约着护理人力资源管理的发展进程。员工素质高，有利于医院采取现代化的护理人力资源管理模式，推行新的管理理念、管理政策和管理手段，并通过医院文化的塑造，强化护理员工的共同理想和共同价值观念，确保护士个人职业生涯发展与医院发展战略目标相一致，实现双方共赢。如员工素质不高，则无法实现新的护理管理模式对其的期望和要求，即使有好的管理机制，也难以取得理想的管理效果。⑦医院后勤保障社会化程度是医院人力资源管理工作运行的重要保障。

总之，医院作为社会大系统的一个子系统，离不开内外环境对其的影响和控制。而内外环境处于连续、动态的变化之中。作为护理管理者，要立足于护理的发展战略，前瞻性地评估和预测内外环境对医院护理人力资源管理产生的影响，不断更新护理管

理理念，探索新的管理模式，实现对护理人力资源的合理开发、有效利用和科学管理。

（刘华平）

hùlǐ rénlì zīyuán guīhuà

护理人力资源规划（planning of nursing human resource）

以医疗卫生事业单位的总体战略规划为指导，通过全面核查现有护理人力资源、分析组织内外部条件，对未来护理人力资源需求和供给情况进行分析和预测，为实现组织的卫生目标而制订人力资源管理的目标、政策和方法的过程。其内容涉及护理人员工作模式、职位编制、招聘选拔、培训开发、人力配置、薪酬设计、绩效管理、劳动保障以及职业规划等人力资源管理的各个方面。

护理人力资源规划是一项整体、系统的战略性计划，它不是仅仅基于护士个人的发展，而是强调适应组织未来发展变化的需求。护理人力资源规划一方面要满足其在不断变化的环境中对护理人力资源的数量、质量、层次和结构等的需求；另一方面要最大限度地培养、开发和利用护理人员的潜力，使组织和个人需求均得到满足。有价值的护理人力资源规划应当兼具内部一致性和外部一致性，即人力资源规划既要与组织内其他人力资源管理活动相适应，又要与组织整体规划相一致。

根据美国学者布拉姆哈姆（Bramham）1988 年提出的人力资源规划过程框架，将护理人力资源规划过程分为以下 4 个步骤。

调查分析 护理人力资源规划首先需要弄清护理人力资源管理和战略规划究竟是在怎样的环境和条件下制订的，这就需要进行相关的调查，对医院内外护理

人力资源的供给和需求进行分析，测算出医院在目前和将来一段时间内应当获得和可以获得的护理人力资源数量和质量等。其中医院内部环境分析主要包括两方面：一是医院组织管理环境，即医院发展战略、组织文化、管理风格、技术水平以及患者来源等；二是医院护理人力资源现状，包括数量、质量、结构（年龄、性别、职称、学历、年资等）、潜力和稳定性（如人员的流失、晋升和损耗情况）等。外部环境分析主要包括两方面：一是社会环境，即政治、经济、文化、政策、法律、技术条件和医院的地理位置等；二是外部劳动力市场，包括医院外部可利用的护理人力资源数量、质量和结构，以及竞争对手的人力资源管理政策。

供需预测　护理人力资源供需预测阶段的主要任务是在充分调研、掌握相关信息的基础上，从实现医院组织目标所需的技术和能力方面对护理劳动力市场中的劳动力供给和医院护理人力需求进行预测，这是整个规划过程中最关键的一部分，它将为人力资源的开发和管理提供依据，但同时也是最难的一部分，若预测不准则可能出现人力资源的不平衡，要么过剩，要么短缺。

规划制订　有了以上的工作基础，即可制订护理人力资源规划。护理人力资源规划包括一系列政策和程序，其具体规划一般需要包括以下内容：规划类型（总体规划、人员招聘计划、人员使用计划、教育培训计划、绩效薪酬计划、劳动关系计划、职业发展计划、退休解聘计划等）、目标、实施策略和步骤、执行规划的项目负责人和检查执行人及时间、预算，另外，还需注明规划制订者和制订时间等。

实施控制　实施与控制是护理人力资源规划的最后阶段，需要将人力资源规划进行具体落实执行，做到专人负责、专人检查。同时，应当做好评估反馈工作，及时发现规划存在的问题和需要改进的地方，进行有效地控制和纠偏，并需结合具体环境的变化，动态调整、修正和完善规划，以保证医院和护理总体目标的实现。护理人力资源规划是医院和护理事业发展战略的基础，其主要作用包括促进护理人力资源优化配置、促进护理人力资源管理的科学性和有序性、利于控制人力资源成本、利于调动护理人员工作积极性和创造性、确保医院生存发展过程中对护理人力资源的需求，保证医院战略目标的实现。

（李继平）

hùlǐ rénlì zīyuán gōngxū fēnxī

护理人力资源供需分析（supply and demand analysis of nursing human resource）

对护理人力资源供给和需求进行预测、评估的过程。根据医院发展战略和内外环境变化，选择恰当的预测和分析方法，对未来一段时间内医院所需护理人力资源以及医院内部和外部劳动力市场可以供应的护理人力资源的数量、质量和结构等进行分析估计，以满足实现医院战略目标所需要的护理人力资源需求。通常将其分为护理人力资源需求分析和供给分析两方面。

护理人力资源需求分析　医院对护理人力资源的需求与科室、部门的职位、工作量等相联系。这些因素变化时，人员需求就会相应地发生变化，这就需要在人力资源规划过程中进行护理人力资源需求分析。

步骤　典型步骤：①根据岗位分析结果确定岗位编制和人力配置。②盘点护理人力资源，统计缺编、超编人员及其是否符合任职资格要求。③讨论修正以上统计结论得出"现实人力资源需求"。④统计预测期内退休的人员。⑤参照历史数据，预测未来可能发生的离职。⑥将④和⑤的结果汇总得出"未来人力资源的流失"。⑦根据护理发展规划（如新技术的开展）和各科室或部门工作量的增长情况，确定需要增加的职位和人员，得出"未来需增加的人力资源"。⑧将③、⑥、⑦的结果汇总，即可得出总体的护理人力资源需求预测。

方法　可分为定性和定量两种技术。

定性技术　①现状规划法：该法是最简单、最易操作的方法，适用于短期人力资源预测。它假设医院内外环境不变，护理人力资源处于相对稳定的状态，即医院护理人员总数和内部配备能够完全满足规划期内医院对护理人力资源的需要。在该方法中，所要做的工作就是预测在规划期内哪些人员将得到晋升、降职、退休或调出，这些岗位人员变动后的数量即为人员需求量。②经验预测法：是指根据以往的经验对未来一段时间内所需护理人力资源进行预测，适用于中、短期或较稳定时期内的预测。③分合性预测法：即首先由各科室、部门根据自身发展需求，对其所需护理人力资源数量及能力等进行预测，再由护理部根据内外环境变化及业务发展，对各科室、部门的预测结果进行综合平衡，通过内部调动或外部引进，分析整个医院在某一时期内对护理人力资源的需求。该法有利于吸收各科室、部门参与，但由于受到分析人员阅历、知识等限制，各科室预测的准确性可能不一，因而较难对长期做出准确的预测，故比较适用于中、短期预测。④德尔菲法：是一种简单、常用的主观判断方法，也是公认的较为科学的方法。主要以函询调查的方式，向有经验的护理管理专家征求意见，最终形成预测结果，其准确度取决于专家的经验和直觉判断。

定量技术 ①趋势预测法：是通过历史统计资料对过去5~10年或更长时间内护理人员雇佣需求的变化进行分析，再据此对医院未来一段时间内护理人力资源需求进行预测。它包括简单模型法、一元线性回归法和复杂的单变量预测模型。趋势预测法因突出时间序列暂不考虑外界因素影响，因而存在着预测误差的缺陷，当遇到外界发生较大变化时，往往会有较大偏差。此方法对于中短期预测的效果要比长期预测的效果好。②多元线性回归分析法：是运用事物间的因果关系，并考虑多个因素的相互作用和影响来推测各变量的变化。通常情况下，影响护理人力资源数量的因素较多，如医院或科室经营效益、服务项目种类和数量、收治病种和病情的差异、国家和地方政策指导等。实际操作时，常以与护理人力资源需求量相关的因素作为自变量，历史数据中的护理人力资源需求量为因变量，利用计算机软件拟合出多元回归方程，从而对未来一段时期内的护理人力资源需求量进行预测。

护理人力资源供给分析 护理人力资源供给分析同样是人力资源规划过程中重要的核心环节之一，需要研究医院内部和医院外部劳动力市场护理人力资源供给两个方面。

步骤 典型步骤：①盘点医院现有护理人力资源，了解医院内部人力资源现状。②分析医院内部护理人员岗位调整政策和历史调整数据，统计出调整比例。③向医院人事决策者了解可能出现的人事调整情况。④将②和③汇总，得出医院内部护理人力资源供给预测。⑤分析影响外部劳动力市场护理人力资源供给的各种因素，如护理专业毕业生人数和分布情况，医院薪酬、福利、声誉、工作环境和职业发展等对人才的吸引程度，竞争对手的人事政策等，从而得出医院外部护理人力资源供给预测。⑥将④和⑤的结果汇总，得出医院护理人力资源供给预测。

方法 主要针对内部供给预测。①技能清单：是指将医院内护理人员的基本信息（姓名、性别、年龄、职位等）、教育和培训背景、工作经历、工作能力、调职意愿等列成一个表格清单的形式，用以反映员工工作记录和工作能力的特征。该清单是对护理人员实际工作能力的记录，可供人力资源规划者对医院内部人员晋升、职位调动进行决策，以及为特殊任务分配、培训和职业发展规划等提供参考依据。②替换单法：是指在对医院现有护理人力资源数量、质量、结构和绩效等进行核查评估的基础上，对未来医院护理人力资源内部供应情况进行预测。具体说来，就是依据现有人员分布和绩效评估的资料，在未来理想的人员分布和流失率已知的情况下，对各岗位（尤其是管理人员）的接替和继任计划做安排，由此根据晋升量和人员补充量即可得出供给量。③德尔菲法：与护理人力资源需

求预测中的德尔菲法相同。④马尔科夫预测法：是通过具体历史数据，探寻组织过去的人事变动规律，由此预测未来变动的趋势。它是一种转换概率矩阵，并使用统计手段来进行预测的方法。具体运用时，根据历史资料计算人员从这一级别流向另一级别或从这一岗位流向另一岗位的人数和其占起始总人数的比例（流动概率），假定这一概率在未来相同时期内固定，即可预测未来人员供给的情况。其适用于人员流动概率相对稳定的机构，每一级别人员数量至少为50人，流向某岗位的人数取决于该岗位的空缺数。因此，当医院内部护理人员岗位间有规律流动，且流动概率具有一定规律性时，就可采用马尔科夫预测法。

注意事项 在实际工作中开展护理人力资源供需分析时，应根据本单位特点选择合适的分析预测方法，通常需要注意以下问题。①定量方法和定性方法相结合：医院规模越大，综合性越强，对护理人力资源需求和供给的影响因素就越多，仅凭个人经验或少数人的判断进行定性预测是不科学的；而生搬硬套定量方法模型而不考虑外在环境影响，也可能导致预测不准确，故应将定量和定性方法结合起来，综合考虑，科学预测才能得出切合实际的结果。②定量方法应用时需进行严格的检验：定量方法的模型往往涉及较多的参数和变量，多数是统计学的结果，因而必须对其选择的变量和制订的参数进行多次检验，以考察其准确性和有效性，从而保证整个模型和预测结果的科学准确。③不可认为模型越复杂就越科学：模型是否恰当，关键取决于其有效性，而非复杂程

度。若复杂模型考虑的某些因素并不能对医院护理人力资源状况产生影响，甚至形成错误导向，则预测结果必然不准确。

（李继平）

hùlǐ gǎngwèi fēnxī

护理岗位分析 （nursing position analysis）

利用科学的方法，对护理工作岗位的目的、性质、任务、职责、权限、隶属关系、工作环境和工作条件及任职护士的知识、技能和条件等相关信息进行研究的过程。又称护理工作分析、护理职位分析或护理职务分析。护理岗位分析是护理人力资源管理的基础，内容主要涉及护理工作本身和护士的任职资格两个方面；岗位分析过程涉及岗位调查、岗位分析、岗位评价及岗位分级4个主要活动。护理岗位分析的最终结果是形成护理岗位说明书，由此成为医院护理人力资源规划、招聘、培训和发展、绩效管理、薪酬管理等护理人力资源管理活动的依据。

形成过程 岗位分析的思想最早可追溯到公元前5世纪，苏格拉底在关于理想社会的设想中指出，社会需求的多样性要求人类进行社会分工，不同的人从事力所能及的工作，才能为社会做出贡献。之后，法国启蒙思想家丹尼斯·狄德罗（Denis Diderot）、美国古典管理学家弗雷德里克·温斯洛·泰勒（Frederick Winslow Taylor）、德国工业心理学家胡戈·芒斯特伯格（Hugo Münsterberg）、美国管理学家吉尔布莱斯（Gilbreth）夫妇等西方管理学家经过一系列研究对岗位分析的内容及方法进行了补充。二战期间，工业心理学的发展进一步促进了岗位分析的研究和应用。岗位分析的基本术语得到了逐步规范。企业管理领域研究并应用了人员配置表，编制了《职位名称词典》。岗位分析作为基础的人力资源管理工具在企业界广泛应用。20世纪70年代，岗位分析被西方发达国家认为是人力资源管理现代化的标志之一，并被人力资源管理学家视为人力资源管理的最基本职能。岗位分析方法的研究也逐步趋于成熟，如职位分析问卷、职能工作分析、关键事件分析技术、任务清单分析系统等均在20世纪被成功开发。护理岗位分析主要是借鉴企业管理中对岗位分析的方法与步骤进行。中国护理岗位分析工作起步较晚，并且对于护理岗位的设置、工作内容及任职资格等并未形成统一的规定，各医疗机构多根据自身特点制订仅适用于本机构的护理岗位制度。为进一步加强医院护士队伍的科学管理，提高护理质量和服务水平，2012年中国卫生部提出了《关于实施医院护士岗位管理的指导意见》，引起医疗管理机构及护理管理者的重视，引发了对护理岗位分析工作的一系列探讨。

步骤 主要包括以下步骤。

准备 ①明确护理岗位分析的目的。②制订护理岗位分析的实施计划。③成立护理岗位分析小组，明确职责并进行培训，小组成员一般包括岗位分析专家、医院和护理部领导、外部专家和顾问。

调查 ①收集、分析护理岗位有关的背景资料，如医院和护理部组织结构图、护理工作流程和制度、国家或国际职业分类标准等。②根据护理岗位分析目的，确定收集护理岗位相关信息的方法。③收集护理岗位相关信息，可根据"6W1H"的内容进行："who"指由谁来完成护理工作，"what"即护理工作的具体内容是什么，"when"指护理工作的时间如何安排，"where"指护理工作在哪里进行（工作地点、环境、设备、器材、条件等），"why"指护理工作的目的和任务是什么，"for whom"指护理工作是为谁服务，"how"指护理工作具体如何进行。

分析描述 ①整理和审查资料：将收集到的资料进行归类整理，并对其准确性进行核查。②分析资料：主要应对护理职位名称、工作内容（工作任务、职责、权限、关系、工作量等）、工作环境（自然环境、安全环境、社会环境、组织结构和文化等）、任职条件（身体素质、知识、技能、态度、心理、学历、专业、工作经验等）进行分析。③制订护理岗位说明书：根据分析信息制订护理岗位说明书的初稿，并征求护理工作人员和医院及护理部领导的意见，进行修订，制订出涉及护理工作目的、职责、任务、权限、工作条件和任职资格等基本内容的书面描述。

应用阶段 将护理岗位说明书应用于护理人力资源管理，并在实践中对其进行评价和反馈，不断调整、修正和完善。

在护理管理中的应用 几乎可应用于人力资源管理的各个方面。①组织机构和人员编制：护理岗位分析是医院和护理部门组织机构设置的客观依据，可以此确定整个医院和各科室、部门护理人员的数量、架构等，以达到结构精简、人尽其能、杜绝人力资源浪费并避免人力不足的情况，达到最佳人力配置，促进护理质量和医院效益的提高。②护理人力资源规划：护理岗位分析的结果可为医院和护理部门人力资源规划提供可靠的依据，包括对护理人员退休、解聘、补充、接替、提升、人员配置等方面的预测和计划。③护理人员招聘：通过护理岗位分析能明确护理工作的任务和目的，规定护理人员的生理、心理、知识、技能等方面的要求，便于准确发布招聘信息，选拔和录用合格的护理人员。④护理人员培训：培训的目的是使护理人员更好地胜任护理工作，这就需要根据护理工作岗位的要求对护理人员进行规范，以有效地提高工作效率，保证护理工作质量。⑤护理绩效管理：护理岗位分析要明确护理工作目的和职责，确立护理目标及业绩标准，从而确定一些绩效考核的指标。⑥护理人员薪酬管理：岗位分析属于薪酬管理体系的重要流程之一，薪酬管理需要在岗位分析的基础上进行工作评价，再根据工作评价的结果划分工资等级，建立薪酬结构。⑦护理岗位分析还可应用于护理人员职业咨询、职业规划发展以及护理质量管理等方面。

（李继平）

hùshì zhāopìn

护士招聘（nurse recruiting）

根据护理人力资源规划和护理岗位分析的结果，通过发布信息和科学甄选，获得其所需的具备护理执业资格和能力的合格护士，并安排其到相应岗位工作的过程。这是一种医院为了实现组织目标和保证护理服务质量而获取护理人才的渠道。护士招聘是一个复杂、系统、连续的过程，一般程序包括准备、招募、甄选、录用、评估5个阶段。

准备　包括以下方面。

护理人力资源规划和岗位分析　招聘前的重要工作之一是进行护理人力资源规划，对医院的护士需求和供应情况进行分析和预测，以此确定要招聘的职位、部门、数量、时限和类型等。而岗位分析也是招聘前必不可少的重要环节，通过护理岗位分析对该岗位的性质、工作内容、工作职责、工作方法、与其他岗位之间的关系等进行分析，并对胜任该岗位所需的条件如人员的知识、技能、态度、经验、个人特质、资格证书、文化背景、健康状况、发展潜力及其他一些特殊能力进行评价和规定，最终提供一份包括岗位描述和任职资格的岗位说明书。它既为护士招聘提供挑选的标准，也便于应聘者了解关于职位的详细而准确的信息。

确定招聘渠道和方法　招聘渠道大致可分为内部渠道和外部渠道。内部招聘渠道是指在医院内部通过人员调配来解决人才招聘问题，具体包括晋升、工作调换和岗位轮转等。如医院需要招聘一名科护士长、护理部主任等，就可以在医院内部发布招聘信息，再进行人员筛选和任命。内部招聘利于激发员工的内在动力和工作积极性，为他们拓展发展空间。同时，由于员工对工作环境较熟悉，利于其更快地进入工作状态；医院对员工也有一定时间的了解，可以更好地避免用人失误。另外，内部招聘还可节省招聘各环节的开支，降低招聘费用。外部渠道是在医院外部进行人员招聘，包括广告招聘、人才交流会、校园招聘、网络招聘、职业介绍及内部员工引荐等。通过外部招聘，可以引进新员工，为组织带来新的观念、思想、文化、价值观等，增添组织活力；且通过招聘宣传活动可以扩大医院的影响力，树立医院的良好形象。

制订招聘计划　根据人力资源规划和岗位分析等内容，制订招聘计划，内容主要包括招聘活动的具体时间和流程，招聘的组织者（负责人）和参与人员及各自的职责，招聘的岗位名称、人数、任职资格要求，招聘信息发布的时间、方式和范围，应聘者考核方案，新员工安置计划，招聘场地和经费预算等。

招募　招募阶段即是通过发布招聘信息和广告，吸收一定数量的符合护理岗位要求的候选人，并且要求应聘者提交求职申请及简历等，以备进一步审查筛选。招聘宣传的方式包括报纸、期刊、宣传单、海报、电视、广播、网站等。为保证宣传的有效性，制订招聘广告的内容时应注意以下几点：①语言精练、内容翔实、格式规范。②招聘广告应如实反映存在的职位空缺以及招聘者确实希望有人参加应聘的诚意。③对组织的描述应真实、客观、明确。④对应聘者的资格条件描述应概括具体岗位的要求。⑤应给出清晰的应聘步骤，包括是否需要以及如何提交简历、是否有统一的申请表格等。⑥发布招聘信息的时间到报名截止期之间要留足够的时间。一般招聘广告需包括以下内容：医院简介，招聘职位的名称、特点、工作职责，工作条件，职位薪酬和福利待遇，对应聘者的要求（性别、年龄、学历、专业、资格证书、工作经历、健康状况及其他特殊能力要求等），报名方式、起止时间、地点、程序、联系方式等。

甄选　甄选阶段一般需要对护理应聘者进行初筛、笔试、操作考核、面试、背景调查、体检等环节，以选拔出最符合条件的人员。

初筛　通过审核简历、求职

申请书及其他相关证书等材料，将申请者的信息与招聘要求进行对照，若具备应聘资格则进入下一环节。一般初选人数至少应为招聘人数的3倍，以便后续环节的开展，保证聘用到计划数量的合格人才。

笔试　笔试是考核应聘者知识水平的重要手段，可以有效地考核其基本知识、专业知识、综合分析能力、文字表达能力等。对所有应聘者的考核内容和方式应一致，以保证公平性和客观性。

操作考核　由于护理是一门应用性和实践性很强的学科，因此对应聘者的操作技能考核也很必要。一般需要考核基础护理操作技术和专科护理操作技术。另外，如果招聘护理管理人员，还需进行管理知识和技能考核。

面试　面试是主考官对应聘者进行面对面的观察、提问和考核，以更加充分、直观和灵活地对应聘者的专业知识、个人特点（沟通表达、思维判断、个人修养、气质外貌、求职动机等）和个人潜力进行了解。面试是一个双向互动的过程，通过面试可以为应聘者提供一个更加全面展示自己的机会，也能通过沟通了解应聘者对医院的印象，甚至可以得到一些良好的建议。主考官需要对面试过程进行有效地掌控，可以提前准备一些结构性内容，有针对性地进行询问，同时也需随机增加一些非结构性的内容，以更加充分地了解应聘者。

背景调查　主要是对应聘者的学历、执业许可证、工作经历、档案资料等进行调查和审核，以确认其是否有违法或其他不良行为记录。背景调查时需多渠道、多角度地调查应聘者资料的真实性，且调查应具有针对性，不能

将时间花在审核与工作无关的信息上。毕业证书、学位证书、资格证等也可随求职申请表（附简历）一起在初筛过程中进行审查。

体检　由于护理是直接面对患者的工作，对从业者的身体素质有一定要求，因此，需常规要求应聘者进行体检，提交体检报告，以确认其身体条件是否达到岗位要求，是否能胜任工作。

录用　一般包括以下环节。

初步录用决策　根据应聘者在笔试、操作考核、面试、体检等环节的表现，给予综合评价和分析，根据事先制订的录用标准和录用计划作出初步录用决策。

试用考察　初步决策后，一般不立即与拟聘人员签订劳动合同，而是需要经过一段时间的试用考察，在实际工作中对其真实工作能力进行检验，同时也为其提供一个双向选择的机会。试用期一般为3个月，管理者应对试用期员工进行必要的岗前培训和相关指导，并对其在试用期的工作表现进行记录和考察，为进一步的录用决策收集资料。

正式录用　试用期结束后，管理者需对其试用期的表现进行考核鉴定，以确定其是否符合任职条件和能否胜任工作，并根据考核结果进行正式录用决策。

评估　有效的护士招聘可对医院发展起到非常重要的作用。它可提高医院的核心竞争力，促进医院发展；降低护理人力资源管理成本，提高工作效率；扩大医院知名度，树立良好形象；为医院护理队伍输入新鲜活力，增强创新能力；促进医院护理人力资源合理流动等。因此，整个招聘过程并不能以人员的录用为终点，最后还应进行招聘工作评估，为今后更加有效地进行护士招聘

积累经验和教训。

招聘评估的具体内容：①招聘成本评估：需对整个招聘过程中的费用进行核实，对照招聘预算进行评价，主要包括招聘直接成本、重置成本、机会成本3方面。直接成本包括招聘过程中的广告费、招聘者补贴和差旅费、餐饮费、办公费、场地费、考核费、专家指导费等；重置成本是指因招聘低效或无效，未能招聘到计划数量的合格人才而需重新进行招聘所花费的费用；机会成本是因人员离职和新员工尚不能完全胜任工作所产生的费用。②录用人员评估：指根据招聘计划对录用者的数量和质量进行评估。③招聘方法成效评估：指对招聘方法的信度和效度进行评估，以评价被录用者的真正品质和特点与预期理想的品质和特点是否一致。录用人员评估和招聘成效评估都需要经过一定的试用期和正式录用一段时间后才能进行。

（李继平）

hùshi péixùn

护士培训（nurse training）　有计划、有目的、有组织地对护士实施的系统教学和开发潜力的过程。是医院和部门适应环境变化，开发护理人员潜力，提高护理人才竞争力，优化护理服务质量，满足护士个人成长需求和医院组织发展需要的重要手段。

护士培训的流程是一系列培训相关活动的有序组合，大体可分为4个阶段。

培训需求分析　需求分析是护士培训的重要基础，有效的培训应当具有针对性，必须以对培训对象个人需求、岗位要求和医院发展需要的分析为基础。培训需求分析的方法较多，包括资料

分析法、问卷调查法、访谈法、头脑风暴法等，有时也可向专业咨询公司或培训机构寻求帮助，以便分析出医院护士的个性化培训需求。具体操作方法如下：

资料分析法 即通过查阅相关文献资料和整理既往培训资料，获取有关护理人力资源培训的先进理念、知识和方法，并总结既往培训经验，分析培训目标、内容和途径。

问卷调查法 由分析调查者将事先设计的培训需求调查问卷发放给培训对象或相关部门管理人员，让其作答并收回，再进行问卷资料整理和统计分析，了解培训需求。运用该方法时，设计一份合理有效的问卷非常重要。在问卷设计时应突出调查重点，内容全面且有针对性、语言简明扼要、便于理解和作答，同时需进行信度、效度检验和预测试等以保证问卷的可靠性和有效性。实施调查前应向调查对象说明调查目的、要求和注意事项，取得理解和配合，保证信息收集真实有效。

访谈法 通过采访者和受访者直接交流来了解受访者的心理和行为，从而定性地分析培训需求。访谈时需注意提前确定访谈目标，明确必须得到的最有价值的信息是什么；确定访谈提纲，以保证访谈过程始终围绕一个中心进行；注意访谈技巧，营造融洽和相互信任的氛围，以便受访者能轻松自如、毫无保留地说出自己的想法。具体操作时可采用面对面交谈、电话交谈、电子邮件或其他信件等方式。

头脑风暴法 将有关专家或医院相关人员集中起来，形成讨论组，围绕问题进行自由发言和讨论，并将所有方案和观点当场记录下来，事后对这些信息进行整理和分析，以确定当前最迫切的培训需求。讨论组人数一般以十几人为宜，每个人都要畅所欲言，以提供更多、更广泛的观点。

培训计划制订 培训需求确定后，根据需求制订有针对性的培训计划。培训计划应包括培训目标、组织管理者、对象、内容、方法、时间、地点、师资、资料、考核方法、经费预算等内容。

培训目标 应根据培训需求并结合医院总体目标制订。有了目标，才能指导培训的方向和框架设计。

培训对象 确定适宜的培训对象至关重要，发出培训通知时应当明确规定培训对象的范围、数量和要求。

培训内容 应根据培训目标和需求分析结果来定，常涉及知识、技能、态度、思维、行为习惯等方面。

培训方法 培训方法较多，如讲座、小组讨论、角色扮演、案例学习、经验交流、培训指导、临床进修等。具体方法的选择应根据培训目标、内容和对象的需要及个体差异而定。

培训时间和地点 制订计划时，应确定合适的时间，包括整个培训的起止时间、每次课程的起止时间等，最好制订一个明确的日程表，以便培训者和培训对象合理安排自己的日程。培训地点应根据培训对象的人数、培训内容、方法等来选择。

培训师资 良好的师资无疑对保证培训质量和效果至关重要。师资的选择应根据培训目标、内容和对象而定，同时需注意其专业知识和技术水平、授课技巧和经验、教学态度和品德。

培训资料 包括培训者提供的讲义资料、培训组织者提供的参考资料，甚至一些相关的材料模型、临床病例等，具体资料根据培训内容、对象、方法、师资而定。

考核方法 为保证培训质量和效果，一般应对培训对象进行一定的考核测评，激发其学习动力、明确其学习目标。具体的考核评估方法应在制订培训计划时确定好，以便为培训者和培训对象提供参考。

经费预算 培训本身就是组织对员工的投资，聘请师资、印刷资料、租借场地等均需要耗费资金，故应在制订计划时做出详细的经费预算，以保证合理有效地运用资金，达到效益最大化。

培训实施 培训实施即落实培训计划，并在具体执行过程中根据实际情况做必要的调整，以保证整个培训顺利完成。培训实施大致可分为3个阶段。①实施前准备：培训实施前，需发布培训信息，落实培训对象，联系培训者，完成培训资料印刷，准备场地和相关仪器、设备和材料等。②实施中组织：培训实施过程中，培训组织者需进行现场组织管理，如授课签到、培训信息（照片、录音、录像等）记录、应急事件处理等，以保证培训顺利进行。③实施后总结：培训实施后需进行培训总结、资料存档、费用结算等。

培训评估 是保证培训有效性的重要手段，它贯穿于整个培训活动的始终，主要内容包括培训过程监控、培训效果评价和成本-效益评价。培训评估也有一定的流程，一般包括5大环节：评估目标、评估方案、评估实施、评估报告、评估反馈。评估前需根据培训目标制订评估目标，并根据培训项目的特点设计评估方案（评估者、对象、工具、时机等），然后根据目标和方案开展具体的评估工作，收集资料，形成评估报告，并将评估结果反馈给医院领导、护理人力资源培训组织者、培训师资、培训对象及其主管。

评估时应尽量选择一些可衡量的指标来进行。评估培训效果的方法较多，如层次评估法、柯氏改良法、目标导向模型法、成功案例模型法和技术匹配模型法等。其中，美国培训专家柯克帕特里克（Donald. L. Kirkpatrick）于1959年提出的四级层次评估法应用较广泛。它界定了4个层次的评估：反应、学习、行为和结果。①反应层次：该层次主要评估培训对象对培训班的反应，通过主观反馈来描述"培训对象对培训是否满意？""上级领导是否认可培训？"。通常在课程结束时征集培训对象对培训项目的看法、满意情况，得出对培训效果的最基本评价。最常用的方式是发放评估表，询问培训对象如"您对本次培训的日程安排满意吗？""您认为课程是否实用？""您对讲师的教学风格是否满意？"等问题。②学习层面：主要评估培训对象究竟学到了什么知识和技术，是否掌握了培训班的学习内容，并对照培训需求和目标衡量实现的程度。通常采用培训后测试或培训前后测试结果对比来检验学习效果，可以是口试、笔试、场景问题解决、情景模拟、角色扮演、操作演练等形式，具体形式视培训内容而定。③行为层面：主要用于评估培训对象在接受培训后的行为改变，评估培训对象在工作岗位上的行为、态度、技能等是否因本次培训而发生了变

化，是否有进步，可通过工作执行情况、技术水平变化、工作能力和工作量的提高、工作态度和精神面貌改变等指标来衡量。比如，可以观察一名护士参加培训班之后，为患者进行护理时的操作技术、沟通能力、服务态度等的变化。行为层面的评估可能受到习惯的影响，如科室操作规范、工作习惯、组织文化等，因而在评估时应当考虑到这些因素的干扰。④结果层面：主要关注绩效变化。通过对培训对象所在医院或科室的各方面指标进行测量和观察，评估其行为改变是否促进了绩效，以及这些改变是否源于培训班的作用。该层面的评估是对远期效果的评估，需在培训结束并经过一段时间的实践后再进行。

（李继平）

yīyuàn hùshi pèizhì

医院护士配置（nurse staff allocation in hospital）

依靠一系列人力资源管理手段，将符合要求的各类护理人员合理分配到所需岗位上，达到"人岗匹配"，实现合理有效地利用医院护理人力资源的过程。医院护士配置方法包括以下3大类。

比例法 指按照医院规模、床位数和护士数量的比例，或者不同"职系""职级"之间人员的比例来确定人员配置。如卫生部1978年颁布的《综合医院组织编制原则（试行）草案》规定医院床护比例为：500张床位以上 1：（0.58~0.61），300~500张床位 1：（0.50~0.52），300张床位以下 1：（0.4~0.46），临床平均床护比应达到 1：0.4，医护比 1：2；而卫生部《中国护理事业发展规划纲要（2011~2015年）》则要求：到2015年，全国100%的三级医院和二级医院的护士配

置应当达到国家规定的护士配备标准，其中三级综合医院、部分三级专科医院（肿瘤、儿童、妇产、心血管病专科医院）全院护士总数与实际开放床位比不低于0.8：1，病区护士总数与实际开放床位比不低于0.6：1；二级综合医院、部分二级专科医院（肿瘤、儿童、妇产、心血管病专科医院）全院护士总数与实际开放床位比不低于0.6：1，病区护士总数与实际开放床位比不低于0.4：1。

护理工作量测定法 又称护理工时测量法，指根据按需设岗的原则，科学测量完成各项护理活动所需的时间，并计算出完成所有护理任务的时间，再运用公式计算得出护士配置数量的方法。其具体操作步骤如下。①界定护理工作项目：在充分考虑患者需求、日常护理工作要求和突发情况处理等的基础上，将涉及的所有护理项目纳入并进行细化、分类，一般将其分为直接护理项目（如基础护理、专科护理、心理护理、健康教育等）、间接护理项目（如交接班、文书处理、物资和药品管理等）和不需测量的机动护理项目（如沟通、解释、联系工作和病、产、事假等）。②护理工时测定：利用护士自我记录法或研究员观察法，将各个护理项目包含的每一个操作步骤所耗费的时间记录下来，累计得出各项目的总工时。③计算护理工时和人员编制：运用公式法进行计算。

24小时护理工时(h) = 直接护理时间 + 间接护理时间 + 机动时间 = Σ（每项操作的平均工时×该操作在24小时内发生的次数）+ 机动时间

护士人数 = [病房床位数×床

位使用率×平均护理时间（h）]/每名护士平均每天的工作时间（h）+机动人员数量

其中床位使用率=实际使用床位数/开放床位数

平均护理时间=所有患者24小时内所需护理时间总和/病房患者总数。

每名护士平均每天的工作时间应除外节假日休息时间，而机动时间和机动人员数量则需根据病房具体情况而定。

患者分类系统法 指根据患者的疾病严重程度、功能减损程度、身体状况、病种、治疗护理需求等对其进行分类，再通过护理工作量测定将每一类患者所需的护理时间进行标准化，从而得出总的护理工作量，并在此基础上进行护理人力配置。该方法融合了患者分类方法和护理工作量测定两个关键技术，患者分类方法可根据不同标准分为两大类。

描述法 是一种用语言描述对患者进行主观分类的方法，如中国制订的《综合医院分级护理指导原则（2009）》就通过描述性语言将患者分为4个护理级别：特级、一级、二级、三级。各级护理要求护士对患者进行的观察频率、具体护理项目等都有相应的规定。如特级护理描述为具备以下情况之一的患者：①病情危重，随时可能发生病情变化需要进行抢救的患者。②重症监护患者。③各种复杂或者大手术后的患者。④严重创伤或大面积烧伤的患者。⑤使用呼吸机辅助呼吸，并需要严密监护病情的患者。⑥实施连续性肾脏替代治疗，并需要严密监护生命体征的患者。⑦其他有生命危险，需要严密监护生命体征的患者。进行医院护

士配置时可分别测量不同护理级别患者所需的护理工作量（护理时间），再根据以上步骤中的公式计算护士人数。

量表法 指通过各种评分系统或量表对患者进行分类的方法，所用的工具较多，常见的介绍如下，操作时可根据实际情况进行选择。

日常生活自理能力（activity of daily living scale，ADL）评定常用Barthel指数量表评价患者的ADL，以此将其分为Ⅰ、Ⅱ、Ⅲ、Ⅳ4个等级。Ⅰ级（60～100分）：生活基本自理；Ⅱ级（40～60分）：中度功能障碍，生活需要帮助；Ⅲ级（20～40分）：重度功能障碍，生活依赖明显；Ⅳ级（<20分）：完全残疾，生活完全依赖。进行医院护士配置时可分别测量不同自理能力等级的患者所需的护理工作量（护理时间），再根据以上步骤中的公式计算护士人数。

急性生理学及慢性健康状况评分系统Ⅱ（acute physiology and chronic health evaluation，APACHEⅡ） 根据患者的主要症状、体征和生理参数等加权赋值，量化评定危重疾病的严重程度。该系统由A、B、C 3项组成。A为急性生理学评分，由13项指标组成；B为年龄评分，共分5个年龄段；C为慢性健康状况评分，包括3方面内容。A、B、C 3项得分之和即为总分，分值越高提示病情越重。该量表目前主要用于急危重症监护病房。进行医院护士配置时可分别测量不同病情严重程度的患者所需的护理工作量（护理时间），再根据以上步骤中的公式计算护士人数。

治疗干预评分系统（therapeutic intervention scoring system，

TISS） 根据患者所接受的监测、治疗、护理和诊断性措施进行评分，主要应用于危重患者。该系统被学者们进行了多次改良和修订，先后出现了TISS原始版（57项）、TISS76和TISS28三个版本，其中TISS28因较简单、直观而被广泛应用于临床。TISS28由7个项目组成，共包含28个条目，每个条目评分1~8分。其评分即可反应护理工作强度（工作量），总分越高，表示治疗干预程度越大，所需的护理时间越多。进行人力资源配置时，1分表示需要每班次的护士提供10.6分钟的护理时间，如按8小时工作制计算，一名护士在一个班次能够提供46.35分的护理，则一个班次所需的直接为患者提供护理服务的护士数量=该班次所有患者的TISS28得分之和/46.35。

护理活动评分量表（nursing activities score，NAS） 是在TISS28的基础上，并基于护理的概念和角度发展而来的。NAS包括6个项目，共23个条目，将1名护士24小时的工作时间看作100分，每一条目按其所用时间占护士24小时工作时间的百分比，赋予1.2~32分，总分177分，得分越高表示所需护理时间越多。该得分反映了护士应当提供的护理工作量，可在此基础上进行人力资源配置。

重症监护护理评分系统（intensive care nursing scoring system，ICNSS） 包含对16项护理问题的干预措施，其中1~9项与重要生理功能相关，10~15项与患者健康问题相关，第16项与患者亲属或重要关系人相关。根据其健康问题的严重程度和采取的护理措施，进行Liker4分制计分，所有项目得分之和为ICNSS总分。

进行人力资源配置时，16~22分的护患比＝0.5：1；23~32分的护患比＝1：1；33~40分的护患比＝1.5：1；>40分的护患比＝2：1。

罗斯麦迪可斯患者分类系统 由美国麦迪克斯系统计算机公司与美国圣路加医学中心合作编制而成，是计算机技术在医院护士配置中的应用。该软件包含患者情况、基本护理和治疗需求3部分内容，共计37项反映患者对护理依赖程度的指标，包括了直接护理和间接护理时间。使用时需要首先确定患者所需的护理活动项目种类及频率，并录入计算机，由软件进行工时测定并转换为不同的点数，并将各项点数相加，计算出总点数；按总点数将患者分为4类（第1~4类患者的总点数依次为 0~24、25~48、49~120、121以上），再计算出每位患者每天所需的护理时数，其中第1~4类患者的护理时数依次为 0~2小时、2~4小时、4~10小时和10小时以上，以此作为医院护士配置的依据。该软件在美国护理界应用十分广泛，受到专家们的一致推荐，并被引入其他国家和地区。一些学者对其进行了本土化改良，护理项目和护理时数的划分都进行了相应修改。实践证明该系统具有良好的实用价值。

（李继平）

hùshi páibān móshì

护士排班模式（nurse scheduling model） 在现有护理人力资源的基础上，充分考虑护理工作的任务、理念、模式、内容、患者护理需求等因素，将24小时的护理工作时间分为若干班次，并在各班次安排相应的护理人力，从而形成的系统、科学的护士排班方案。护士排班模式种类较多，分述如下。

根据排班的权力归属分类 ①集权式排班：由护理行政管理者（护理部或科护士长）统一排班。其优点是管理者能对各科室所有人力进行全面掌握，并根据科室工作需要灵活地调配合适的人力，便于统一指挥管理；缺点是无法真正了解各科室的人力需求，从而无法发挥科室内的人力特长，且难以顾及护士的个人需要，降低了护理工作满意度。②分权式排班：由病区护士长进行排班。其优点是管理者能充分了解所在病区的人力需求状况，据此进行合理的安排，并能在一定程度上兼顾护士的个人需要；缺点是当本病区人力缺乏时，无法调派其他病区的人力，因而无法灵活运用人力。③自我排班：由病区护士长和护士共同协商进行排班。其优点是能较好地兼顾护士个人与护理工作两方面的需求，调动护士的主观积极性和自觉性，提高工作效率和工作满意度，节省护士长排班时间；缺点是可能出现某些不受欢迎的班次（如夜班和节假日班等）难以安排或不同工作时段人力不均等情况。因此，需要护士长做好协调工作，与护士讨论、拟定排班规则，并进行试验和不断地修正完善。

根据排班的规律性和灵活性分类 ①周期性排班：又称循环排班。通常以一周、四周或六周等为一个排班周期，班次固定并按周期进行循环。其优点是班次相对固定，护士熟悉排班规律，便于提前做好个人安排，能较好地兼顾护理工作和个人需要，且排班次数相对较少，较为省时省力；缺点是无法根据科室实际的劳动负荷和工作量动态调整护理人力。此种方法适用于病房护士结构合理稳定，患者数量和危重程度变化不大的护理单元。国外许多医院采用周期性排班，以满足不同护士的需要。②弹性排班：是以合理分配护理劳动力为原则，在周期性排班的基础上，根据临床实际情况，增加护理高峰时段人力，减少低峰时段人力，使工作时间内护士能尽量满负荷工作，做到"人尽其力、物尽其用、时尽其效"，并最大限度地满足患者的护理需求。其优点是能够充分利用护理人力资源，缓解人力不足和避免人力浪费，体现了"以患者为中心"的护理理念；缺点是可能造成护士上班时间零散或处于待班状态（等待上班、随叫随到）等，对其生活、学习等造成一定的不便。

根据护士工作时间分类 根据各班次工作时间的长短，可将一天24小时分为8小时制（早班、中班、夜班各8小时）、12小时制（白班、夜班各12小时）、24小时制或10小时制；而根据工作时间是否连续，又分为连续性排班和非连续性排班。其中，三班制连续性排班是适应整体护理工作模式的最常用排班模式。三班制连续性排班又称APN连续性排班，指将一天24小时分为连续不断的3个班次：A班（早班）、P班（晚班）、N班（夜班），并对护士进行分层级管理，将不同工作能力和工作经验的护士合理分配，组成护理小组，小组成员在责任组长（护理组长）的指导下为患者提供护理，各班次护士的数量根据患者护理需要（护理工作量）而定。各班次具体时间在不同国家、地区和科室有所不同，如 A 班有 6：30~14：30，7：30~13：00，7：00~14：30，

7：30～15：30，8：00～15：00 等，P 班有 13：00～21：30，13：30～21：30，14：00～21：15，15：00～22：00，15：00～22：30 等，N 班有 21：30～6：30，21：30～7：30，21：00～7：15，22：00～8：00，22：30～8：00 等，具体可根据科室的人力配置和患者护理需求等实际情况而定。该排班模式的优点：①能够保证 24 小时护理的连续性，体现了以患者为中心和整体护理的理念，患者满意度提高。②班次得到优化和精简，交接班次数减少，从而可使交接班过程中的安全隐患减少。③各班次均有经验丰富、工作能力强的护士担任责任组长，能够对疑难、危重患者的护理进行把关，充分保证了护理安全。④按能级对应原则，实行分层级管理，能充分调动各级护士的积极性，有利于护士的培养和成长。⑤护士夜班轮换次数减少、工作和休息时间相对连续和集中，便于护士安排个人的学习和生活，护士的工作压力减轻、工作满意度提高。主要的不足：①夜班时间较长，护士可能疲劳。②人力配置不足的科室可能无法做到各班次均由不同层级的护士组成，难以达到分层级管理的目的。

(李继平)

hùlǐ gōngzuò móshì

护理工作模式（nursing serice model）

为了满足患者的护理需求，提高护理工作质量和工作效率，根据护理人员的数量和工作能力等设计出的工作分配方式。它将护理模式运用于实践中，是分析、解决护理工作中实际问题的具体过程，是为实现护理模式而采取的组织管理形式和具体处理方法，是医学模式、护理模式和护理理论在实际临床工作中的具体体现和运行方法。

形成过程 护理工作模式的形成和发展受到不同历史时期政治、经济、价值观、管理思想等因素的影响，具有鲜明的时代特性。早在 1890 年即产生了个案护理工作模式，一般是在患者家中进行；但随着 20 世纪 20～30 年代美国经济大萧条对私人护理需求的影响，个案护理工作模式被替代。直到 1980 年以后再次受到重视，被应用于对特殊人群的护理，如重症护理、麻醉后护理、大手术或器官移植护理等。1940～1960 年间，随着工业化大生产中流水作业管理方式的发展，功能制护理工作模式应运而生。这种工作模式是将同类工作整合，由一定数量护理人员执行，所需人力较少，工作效率较高，较好地解决了二战期间及战后阶段欧美地区护理人员严重短缺的问题。1950～1960 年间，出现了小组护理工作模式。经过长期的实践和完善，日本护理学者于 20 世纪 90 年代将其发展为固定小组护理工作模式。同时，美国护理学者莉迪亚·霍尔于 1955 年提出了责任制护理工作模式，并于 20 世纪 70 年代起在美国明尼苏达大学医学院开始施行，通过在临床实践中不断修正、补充和完善，逐渐在美国条件较好的医院中推行，并逐步推广到欧洲。1980 年，美国波士顿大学护理研究院李士鸾博士将该模式的有关理论引入中国，之后开始在各级医疗机构试点实施责任制护理。该模式可使患者得到全面、持续、针对性的护理，护理质量较高，护患关系融洽，且为护士提供了更多的自主权，使护士能够独立进行一些临床判断和决策。但是，该模式对护理人员数量要求较多，人力成本相对较高。随着医学模式的转变，Planetree 研究所于 1978 年率先提出以患者为中心的护理工作模式，经过多年的发展，已成为美国医学会认可并推荐的护理工作模式。1994 年，美国乔治梅森大学袁剑云博士在中国讲学期间，提出了"系统化整体护理"理论，并在一些医院试点实行。1995 年，卫生部要求医院实施整体护理工作模式，但由于护理人员短缺、配置不合理等原因，实施效果并不满意。经过多年的改革与探索，2010 年开始，中国推行"优质护理服务示范工程"，并实施适合国情的责任制整体护理工作模式，取得了较好效果。

基本内涵 包括以下方面。

个案护理 又称特别护理或专人护理，由一名护理人员一对一地为一名患者提供 24 小时的完整、连续而全面的护理服务。此工作模式利于护士及时、全面观察患者的病情变化，实施全面、细致、高质量的护理，但所需费用高，人力消耗大。

功能制护理 以疾病为中心，将护理活动分解成若干任务，根据各个护理人员的工作能力进行分工，各项任务由专门的护理人员承担，如治疗护士主要进行病房的静脉输液、口服给药等治疗性护理工作，基础护理护士则承担病房患者的晨晚间护理、口腔护理、管道护理、生命体征监测等非侵入性的基础护理工作。该模式对护理人员数量要求较低，工作效率较高，成本较低；但护士往往只熟悉自身的工作内容，工作模式内涵在连续性、整体性方面存在不足，不利于密切护患沟通、增强护患信任、不能及时满足患者的整体需要。

小组制护理 由注册护士、

职业护士（在美国是指比助理护士高一级但必须在注册护士的指导下工作的护士）和助理护士等组成工作小组，根据护理组长（注册护士）制订的护理计划，以小组形式同时向多名患者提供护理服务。在日本还采用了固定小组护理的工作模式，其做法是小组成员相对固定（一般至少一年以上），由主管护士（经医院考核注册后任命）和普通护士组成。由主管护士为患者制订护理计划，小组成员各自履行具体职责，共同遵循护理程序对患者进行连续有效的护理。该模式为患者提供了专职的护理小组，成员间可以协调互助，护患沟通更有针对性，护理过程更加连续。小组制工作模式的不足：①对成员的团队合作能力有要求，若成员间沟通不良，则反而影响护理工作质量。②护理成本较高，组长需将大量时间花在沟通、协调和监督上，对工作效率有一定影响。

责任制护理 以护理程序为核心，由责任护士负责所分管患者从入院到出院全过程的护理，为其提供持续（24 小时负责）、全面（生理护理、心理护理和健康教育）、协调（责任护士工作时间之外则由其他护士按照责任护士制订的护理计划对其进行护理）和个体化的护理。该模式中，责任护士对患者病情了解全面，护患关系密切，利于沟通，但对护患比例和责任护士能力要求也较高，人力成本相对较高。

整体护理 也称全人护理。以系统理论、马斯洛需要层次理论和解决问题理论为理论框架，遵循以患者为中心的原则，重新设计并完善护理工作流程，以提高护理质量、有效利用资源、降低护理成本为最终目的。在实际工作中，需协调组织各学科人员，成立多学科护理小组（由主管医师、责任护士、临床护理管理者、药剂师、营养师、理疗师、医技人员、感染监控人员以及社区卫生服务人员等组成）。所以整体护理对多科协作要求非常高，在具体实施过程中对各学科人员的职责分配、职权授予及所承担责任必须规范明确，并且各学科人员之间需要相当长的时间进行磨合，所以在具体实施过程中对医院整体的管理结构和医务人员的团队协作能力要求很高。

在护理管理中的应用 众多护理工作模式各有优缺点，其适用范围也不一，有时甚至可能几种模式共同存在于临床护理工作中。一般情况下，个案护理工作模式主要应用于病情复杂、严重、变化快，对护理服务需求量大，需 24 小时监护和照顾的患者，如重症监护、器官移植、大手术后、以及多器官功能障碍的患者等。功能制护理工作模式基本上已不再应用于临床，而在急救和救灾过程中（病员多、病情急、时间紧、护理人员相对较少）发挥作用。小组制护理、责任制护理模式则已广泛应用于临床。整体护理模式越来越受到重视，很多医疗机构正尝试将此观念应用于临床工作。国内"优质护理服务师范工程"活动的开展就是责任制整体护理模式在护理实践中的应用。优质护理服务要求实施以患者为中心的责任制护理，从患者入院到出院均由相对固定的责任护士进行照护，使患者得到全程、连续、动态的护理治疗，护理模式的转变有利于护理计划实施的连续性，使得护患关系更加密切。

（李继平）

hùlǐ rénlì zīyuán jǐnjí diàopèi

护理人力资源紧急调配（emergency deployment of nursing human resources） 在医疗紧急状态下对护理人力资源进行及时调整，以满足护理服务需求的过程。医疗紧急状态是指突然发生，造成或可能造成社会公众健康严重损害的重大传染病疫情、群体性不明原因疾病、重大食物和职业中毒，以及严重影响公众健康的事件，如地震、海啸、火灾、大型车祸等群死群伤事件。除应对医疗紧急状态事件外，还包含医疗机构内部为满足临床护理服务需求、应对各护理单元护理人力紧急需求现象而采取的护理人力及时调整。

护理服务存在稳定需求、突发需求、特殊需求等状况，由此形成护理人员需求的波动现象，所以需要建立健全护理人力调配机制。护理人员及时调配的目的是以满足患者护理需求、保障患者安全为导向，以足够数量的护士应对各类医疗突发事件，保证护理服务的有效性及护理质量。2012 年，卫生部关于实施医院护士岗位管理的指导意见明确要求，医院应当制订护士人力紧急调配预案，建立机动护士人力资源库，及时补充临床护理岗位护士的缺失，确保突发事件以及特殊情况下临床护理人力的应急调配。

依据 护士调配以患者需求评估、护士人力现状评估、床位使用率评估为基础；以护理服务模式，患者危重水平、患者数量为依据；以可行的护士数量、合理的护理人员结构为支撑；达到科学合理的护患比例，确保护理质量和患者安全。

方法 护士人力调配按照三级管理分层实施。科室出现护士人力资源短缺时首先由病区护士长在本病区范围内进行护理人员调配（如暂停护士休假安排等），以保证护理工作的正常运行。病区内不能协调解决护士人力资源情况时由大科护士长协调解决护理人力需求问题；当本科内调整仍不能解决问题时，科护士长向护理部提出申请，护理部在进行人员与工作量全面评估后结合其他科室情况在全院范围内进行人员调配，或安排护理人力资源库中的机动人员对繁忙科室进行支援，以保证护理工作的正常运转及患者安全。

预案 要求医院建立健全的护理人力调配三级管理体系，建立紧急护理人力需求报告制度、紧急护理人力调配制度及应急预案，制订报告流程及护理人力调配范畴，建立护理人力资源库，对入库护理人员进行分层建档，以备紧急调配时的能级对应等。如遇特殊任务或大型抢救任务时，包括突发公共卫生事件、紧急医疗抢救、特殊急危重患者护理、病房紧急缺编等，由护理部在全院进行护理人员的统筹安排，以保证护理质量及救援任务的顺利落实。

基本要求 卫计委对护理人力配置及紧急调配的基本要求：①按照护理岗位的职责特点合理配置护士，不同岗位的护士数量和能力素质应当满足工作需要。特别是临床一线护士的配置要结合岗位的工作量、技术难度、专业要求和工作风险等要素，合理配置、动态调整，保障护理质量和患者安全。②病房护士的配备应当遵循责任制整体护理工作模式的要求，普通病房实际护床比不低于 0.4：1，每名护士平均负责的患者不超过 8 个，重症监护

病房护患比为（2.5~3）：1，新生儿监护病房护患比为（1.5~1.8）：1。门（急）诊、手术室等部门应当根据门（急）诊量、治疗量、手术量等综合因素合理配置护士。③根据不同专科特点、护理工作量实行科学的排班制度。需要 24 小时持续性工作的临床护理岗位应当科学安排人员班次。护理工作量较大、危重患者较多时，应当增加护士的数量。护士排班兼顾临床需要和护士意愿，体现对患者的连续、全程、人性化护理。④医院应当制订护士人力紧急调配预案，建立机动护士人力资源库，及时补充临床护理岗位护士的缺失，确保突发事件以及特殊情况下临床护理人力的应急调配。

（李继平）

hùshi jìxiào píngjià

护士绩效评价（performance appraisal for nurse）

医院管理者采取特定的方法、量化指标和工作标准等对护士的工作结果和目标实现程度进行的综合考查和测评。它是绩效管理中最关键的部分，强调工作评价的过程。其主要作用：为护士的晋升、降职、留用或解聘等护理人事决策提供依据；为护理管理者识别护士的职业素质、能力与岗位任职要求之间的差距，查找导致绩效不良的各种因素提供帮助；为护理管理者确认护士对组织的贡献，并以此激励护士进步提供帮助；为护理管理者对护士进行有针对性的培训，使其达到组织期望的绩效水平提供依据。绩效评价是一个动态、系统的过程，一般由以下 3 部分组成。

确定绩效标准 根据绩效评价的标准化、公开化原则，绩效评价应当确定统一、可衡量的标准，用以评价绩效目标实现的程度。绩效标准要以具体岗位为依据，结合考核目的和绩效目标综合制订。绩效标准一般包括两个内容：①被评价者应该做什么？②被评价者做得怎么样，应达到什么程度？具体操作时需对绩效目标进行分解，将整体目标的核心要素提炼出来，根据其相关性、独特性、层次性和可及性形成若干定量或定性的指标，如护理不良事件发生率小于 0.3%，护士严格掌握洗手指征，并在实际操作中严格执行等。一般来说，绩效标准可分为基本标准和卓越标准两种，基本标准是指大多数人经过努力可以达到的工作水平，用于评价护士的绩效是否能满足基本要求；卓越标准是只有一小部分人经过努力才可以达到的工作水平，其目的是为了识别优秀人才，不要求每个员工都必须达到。

评价绩效 是绩效评价的关键环节。该阶段需要进行的活动：制订绩效评价实施计划；确定评价人员、对象和时间；选择科学合理、操作性强的评价方法和工具；将被评价者的工作表现和效果与绩效标准进行比较，收集、处理并分析评价信息，形成评价结果。其中，评价方法是绩效评价的重要内容，方法选择正确与否直接影响评价结果，需根据具体的评价对象、岗位特点、评价目的等进行合理选择，主要的评价方法如下。

排序法 一种简单、模糊的绩效评价方法。一般根据护理管理者对护士的了解，按照其总体工作成绩的优劣进行排序。该法高效、直接，但可能掺杂个人主观偏见，影响评价的准确性和公平性。排序法又分为简单排序法、交替排序法、配对比较法、比例

分布法和标杆比较法几种。①简单排序法：将所有人员从绩效最优到最差排出"1、2、3、4……"的顺序，适用于被评价者数量较少的情况。②交替排序法：先从所有被评价者里面找出绩效最好者和最差者列为第一名和倒数第一名，并将这两者的名字划去；再从剩下的人员里面找出绩效最好者和最差者列为第二名和倒数第二名，并将其名字划去；再以此类推，直到将所有被评价者排序完。这种方法每一次都是从员工中挑选出最好和最差者，将所有人的绩效进行逐一比较，比绝对排序容易得多。③配对比较法：对被评价者进行两两比较，每次比较中相对优秀者得1分，最后计算每人的总分，再将总分进行排序。该法每次均在两人中选择相对优秀者，比对一群人直接进行排序更容易，但不适用于人员较多的情况。④比例分布法：按照正态分布的规律，将被评价者按照预定比例进行分组排序，如绩效最优者占总人数的5%，良好者占20%，中等水平者占50%，较差者占20%，最差者占5%。⑤标杆比较法：先按某项标准（通常是总体绩效）选择一个标准人，并以该标准人的工作绩效为基础，对其他人进行评价。

图解式评定量表法　又称业绩评定表法或图尺度评价法，是绩效考核中产生最早且应用最广泛的方法。实际操作时，先列出组织希望的绩效构成要素，如员工个人品质、工作行为、工作态度、工作效果等，在此基础上制订绩效考核量表。将员工在每个要素上的表现分成几个等级，每个等级赋予一定的分值，由主管领导对员工在每个要素的表现进行打分，各要素得分之和则为该员工的绩效考核结果。该法简便易行，结果可量化，可直接比较，但考核结果容易受考评者主观影响，信、效度可能降低。

关键事件法　通过记录员工在工作中的有效行为和无效或错误行为来评价其工作绩效的方法。具体操作时要求护理管理者将护士在工作中表现出来的对组织产生积极或消极重大影响的所有事件均要记录下来，然后在考核时间点上（每月、季度、半年或一年等）与该护士进行面谈，根据积累的记录来对其进行绩效评价。

行为锚定等级评价法　将关键事件法和图解式评定量表法相结合，对护理工作中可能发生的各种典型行为进行度量评分，建立锚定评分表，以此对护士的工作行为进行等级评分。

描述法　管理者用描述性文字对护士的工作能力、态度、效果、优势和不足以及培训需求等进行评价的方法。该法是一种定性的方法，没有统一的标准，难以进行护士之间的比较，使用时应根据具体情况考虑结合其他评价方法。

目标管理法　由下属和护理管理者共同确定具体的绩效目标，并定期检查目标进展和完成情况。它体现了现代管理学思想，通过管理者与下属进行双向互动，强化成员实现目标的积极性和可能性。这是一种结果导向的评价方法，评价重点是工作效果，重视成员对组织的个人贡献。

360°绩效评价法　又称全方位绩效考核法或全视角评价法，指从被评价者的上级、同事、下属、客户及被评价者本人等多角度来获取被评价者的工作行为表现和工作效果的资料，并对这些资料进行分析评估，全方位评价其绩效。它强调全方位、客观的评价，既注重员工的最终成果，也纳入其工作行为、过程和个人努力程度等，且较传统自上而下的评价拥有更多的信息来源，保证评价结果的准确、客观、全面、公正。

行为观察量表法　是基于行为锚定等级评价法和传统业绩评定表法而发展出来的，它包括了达成某项工作的成功绩效所需的一系列合乎期望的行为。它通过观察确定员工某一个行为出现的频率，并对频率进行赋值，计算得分。

绩效反馈　是将绩效评价的结果告知被评价者和人力资源管理部门，以及应用到对被考核者的奖惩、激励、培训等一系列活动中。通过绩效反馈，让被考评者了解自己的工作情况，感受到自身被尊重，明确自身的工作表现，激发出工作热情；也可以促进管理者与护士共同分析工作中存在的不足并探讨改进措施。反馈应及时，避免因时间过长而淡忘，导致绩效结果与员工行为脱节，不能及时发挥激励作用；反馈还应主动和真诚，体现对员工的关心。绩效反馈既需要传递肯定和表扬的信息，也需要传递建设性批评和建议的信息，若反馈方法不当，可能给被评价者带来消极影响，因此，有效的反馈方法也很重要。一般将其分为两类：直接反馈和间接反馈。

直接反馈　是将绩效评价结果直接告知被评价者，包括书面反馈和面谈反馈两种。书面反馈是将评价结果以书面方式告知被评价者。其内容应包括一般信息、评价时间、评价标准、评价结果及简要评语，具有简单、直接、准确等优点。但由于受书面文字限制，不能将结果全面地告知被评价者，且它是一种单向沟通，不利于工作改进。面谈反馈是将评价结果通过面对面沟通的方式告知被评价者，是一种双向沟通的过程，管理者既可以向护士指出工作中的优点与不足，也可以倾听其想法与观点，分析绩效优劣的原因，共同探讨改进措施。管理者面谈时应做到：①掌握面谈技巧，提前做好准备。②明确面谈目标，充分掌握面谈对象的绩效评价资料和结果。③提前告知面谈对象，让其做好面谈准备。④面谈时应选择合适的时间和地点，营造一种相互信任的环境。

　　间接反馈　是将绩效评价的结果运用于护士的奖惩、评优、晋升、留任、解聘等事项中，通过给予优秀护士应有的认可与回报，激励她们向优秀绩效努力。这也在一定程度上体现了评价结果的作用和意义。

（李继平）

hùlǐ rényuán láodòng bǎohù

护理人员劳动保护（labor protection of nursing staff）　护理人员在执业过程中针对安全和执业健康所采取的防护措施。

形成过程　劳动保护制度起源于英国，1802 年英国议会通过了《学徒健康与道德法》，对未成年工人和童工进行劳动保护，成为劳动保护的开端。美国国会于 1970 年通过《职业安全与健康》法案，之后又对涉及职业安全的环境、行为等诸多因素进行规范界定，以确保职业安全。1949 年召开的中国人民政治协商会议明确提出"实行 8 小时至 10 小时工作制……人民政府应按照各地各行业情况规定最低工资；逐步实行劳动保险制度；保护青工女工的特殊利益……"等要求。之后，

中国制定了一系列劳动保护制度及要求，并在逐渐健全和完善国家劳动保护相关法律及各行业劳动保护制度。国内外专门针对护理行业的劳动保护思想形成和发展历程较为缓慢，20 世纪 50 年代末 60 年代初，美国护士学会开始思考并酝酿护理行业人员的劳动保护及护士权利，主要围绕平等的就业机会、医院劳动雇佣关系、劳动标准、最低工资及最高日劳动小时等展开。此后，职业安全、职业伤害、工作场所暴力、职工健康保健计划、女性职业保护等内容相继成为劳动保护内容。中国护理人员劳动保护则参照中华人民共和国劳动法执行。2008 年护士条例的颁布，进一步从护理行业角度对护理人员的劳动保护做出了要求，充分体现了中国对护理人员劳动保护工作的重视。

基本内涵　护理人员劳动保护具体内容以中华人民共和国劳动法（以下简称"劳动法"）与护士条例为依据，用人单位及护理人员本人均应遵照执行。国家劳动法主要内容包括总则、促进就业、劳动合同和集体合同、工作时间和休息休假、工资、劳动安全卫生、女职工和未成年工特殊保护、职业培训、社会保险和福利、劳动争议、监督检查、法律责任、附则等 13 个章节。护理人员劳动保护主要从护理人员就业权利、工作时间、工作环境、护士生理特点进行相关规定和保护，包括工作时间的限制，休息时间、休假制度的规定；保障护理活动中各项工作安全健康的措施；提供适宜的劳动条件，包括在录用、岗位调动、晋升、辞退、工作报酬、奖惩、劳动保险等受到公平待遇等；对女职工的劳动保护等。具体执行内容包括以下

几方面。

　　基本权利和义务　享有平等就业和选择职业、取得劳动报酬、休息休假、获得劳动安全卫生保护、接受职业技能培训、享受社会保险和福利、提请劳动争议处理以及法律规定的其他劳动权利；承担完成劳动任务、提高职业技能、执行劳动安全卫生规程、遵守劳动纪律和职业道德的义务；就业不因民族、种族、性别、宗教信仰不同而受歧视；妇女享有与男子平等的就业权利。另外，中国 2008 年颁布执行的护士条例总则第 3、4 条对护士的劳动保护做了进一步明确规定：护士人格尊严、人身安全不受侵犯；护士依法履行职责，受法律保护；全社会应当尊重护士；人民政府应当采取措施，改善护士的工作条件，保障护士待遇。该条例还规定护士执业要按照国家有关规定获取工资报酬、享受福利待遇、参加社会保险的权利，任何单位或者个人不得克扣护士工资，降低或者取消护士福利等待遇；护士执业有获得与其所从事的护理工作相适应的职业卫生防护、医疗保健服务的权利；从事直接接触有毒有害物质、有感染性疾病或传染病危险工作的护士，有依照有关法律、行政法规的规定接受职业健康监护的权利；患职业病者，有依照有关法律、行政法规的规定获得赔偿的权利。

　　劳动关系　护理人员应当以书面形式与用人单位签署劳动合同，合同内容须包括劳动合同期限、工作内容、劳动保护和劳动条件、劳动报酬、劳动纪律、劳动合同终止的条件、违反劳动合同的责任。劳动合同除前款规定的必备条款外，当事人可协商约定其他内容。当护理人员具有下

列情形之一时，用人单位不得单方解除劳动合同：①患职业病或者因工负伤并被确认丧失或者部分丧失劳动能力。②患病或者负伤，在规定的医疗期内。③女职工在孕期、产假、哺乳期内。④法律、行政法规规定的其他情形。

工作时间和休息休假 实行每日工作时间不超过 8 小时、平均每周工作时间不超过 44 小时的工时制度；对实行计件工作的劳动者，用人单位应当根据劳动法规定的工时制度合理确定其劳动定额和计件报酬标准；保证劳动者每周至少休息一日；在元旦、春节、国际劳动节、国庆节等应当依法安排劳动者休假。

劳动安全卫生 规定必须建立、健全劳动安全卫生制度，严格执行国家劳动安全卫生规程和标准，对劳动者进行劳动安全卫生教育，防止劳动过程中的事故，减少职业危害；要求用人单位为劳动者提供符合国家规定的劳动安全卫生条件和必要的劳动防护用品，对从事有职业危害作业的劳动者应当定期进行健康检查；劳动者在劳动过程中必须严格遵守安全操作规程。另外，还规定了女职工特殊保护内容：不得安排女职工在怀孕期间从事国家规定的第三级体力劳动强度的劳动和孕期禁忌从事的活动。对怀孕 7 个月以上的女职工，不得安排其延长工作时间和夜班劳动；女职工生育享受不少于 90 天的产假。

职业培训 劳动法要求通过各种途径，采取各种措施，发展职业培训事业，开发劳动者的职业技能，提高劳动者素质，增强劳动者的就业能力和工作能力；各级人民政府应当把发展职业培训纳入社会经济发展的规划，鼓励和支持有条件的企业、事业组织、社会团体和个人进行各种形式的职业培训。而护士条例还要求医疗卫生机构制订、实施护士在职培训计划，并保证护士接受培训；要求医院根据临床专科护理发展和专科护理岗位的需要，开展对护士的专科护理培训；要求护士培训应当注重新知识、新技术的应用。

社会保险和福利 劳动法要求建立社会保险制度，设立社会保险基金，使劳动者在年老、患病、工伤、失业、生育等情况下获得帮助和补偿。护士条例要求医疗卫生机构应当执行国家有关工资、福利待遇等规定，按照国家有关规定为在本机构从事护理工作的护士足额缴纳社会保险费用，保障护士的合法权益；对在艰苦边远地区工作，或者从事直接接触有毒有害物质、有感染传染病危险工作的护士，所在医疗卫生机构应当按照国家有关规定给予津贴。

（李继平）

hùshi zhíyè shēngyá guīhuà

护士职业生涯规划（career planning of nurse）

护士根据自身对主观因素和客观环境的分析，结合组织发展需要，确定自己职业发展目标，选择实现目标的职业发展途径，通过制订和实施行动方案，实现职业目标的计划。一般包括自我分析、设置目标、采取策略实现目标、评价和调整行动计划和目标几方面内容。

形成过程 职业生涯开发与管理学说的提出始于 20 世纪 60 年代，并于 20 世纪 90 年代传入中国。经历了 50 多年的发展过程，职业生涯开发与管理的思想在内容和应用方法方面均取得了较多的理论成果。其中，对护士职业生涯的开发与管理提供较多借鉴的为美国心理学博士 J·H·格林豪斯（J. H. Greenhouse）的职业生涯发展理论、美国职业指导专家埃德加·H·施恩（Edgar H. Schein）1961 年的职业锚理论、美国心理学家维克托·H·弗罗姆（Victor. H. Vroom）1964 年的职业动机理论。格林豪斯认为，人在不同年龄处于不同的职业发展阶段，人的一生在职业生涯发展方面有 5 个阶段：职业准备阶段、职业探索阶段、职业生涯初期、职业生涯中期和职业生涯后期。施恩的职业锚理论认为，人的职业生涯发展是一个持续不断探索的过程，在这个过程中，每个人都会根据个人的能力、动机、天分、需要、态度和价值观等逐渐形成较为明显与职业有关的自我概念和明显占主导地位的职业定位。职业锚即人们通过实际的工作经验达到自我满足和补偿的一种长期的职业定位。佛罗姆认为，人的行为受其动机驱使，人在选择职业时也不例外，要受职业动机的影响。人的职业动机与求职者对某项工作的兴趣、从事该职业能获得的薪酬、工作环境及个人所能获得的名望等要素直接相关。中国学者借鉴上述理论并结合中国国情及护士的职业生涯规划特点，将护士职业生涯分为 3 个阶段：①早期阶段：从业 2~5 年，主要是融入新的工作岗位，实现从护生到护士的转变，此阶段促使护士对自身的能力和天赋形成一种现实性的评价，即是否适应该项工作，对该项工作的专业发展价值预期如何。②中期阶段：分为成长期（从业 9~15 年）和稳定期（从业 16~30 年），此阶段护士有非常强烈的专业发展需求。如果此时找准定位，将能够得到很大的进步和发展。如果顺利度过此期，之后是稳定期，可成长为领域内的专家，但也要注意职业疲乏的应对。③后期阶段：从业35年后，主要是等待退休，此期护士个人的工作、生活和心理状况都与以前不相同，主要任务是帮助其顺利完成角色转换。

步骤 护士职业生涯规划是一个周而复始、连续动态的过程，包括以下6个步骤。

自我评估 护士职业生涯规划中的自我评估需要对自身在职业发展方面的相关因素进行全面、客观、深入地分析，以认识自己的价值观、行为原则、道德水平、家庭和社会责任、兴趣、情感、态度、性格、气质、思维方式、知识技能和职业潜力等方面的优势和劣势。自我评估可以通过自省法、他评法和测试分析法等来实现。自省法即经常自我反省和检查，对自己的行为、思想、心理等进行反思总结，肯定自己的优点和进步之处，发现不足和差距。他评法则是通过收集他人（如同事、同学、朋友、老师、亲人等）对自己的看法和建议，间接做出对自己的评估。测试分析法则是借助一些较成熟的测试分析工具进行自我测试或请专业机构进行测试分析，如明尼苏达多项人格测试、卡特尔16种个性因素测验、韦克斯智力量表、一般能力倾向测验、斯特朗-坎贝尔兴趣问卷、库德兴趣问卷、事业优势诊断系统等。

内外环境分析 环境既可以为个人提供活动空间、发展条件和机遇，也可能为其产生阻碍和限制，所以组织环境、社会环境、家庭环境等都将直接影响护士的

职业发展。因此，职业生涯规划必须对这些因素进行分析和研究。分析环境因素时需要考虑环境的特点和发展变化、个人职业与环境的关系、环境对个体的要求、个体在环境中的地位以及环境对职业发展的促进和阻碍因素等。护士职业发展的组织环境包括组织发展战略、组织文化、组织护理人力结构、护理人力资源需求、薪酬方案、福利措施、升迁政策、深造机会等；社会环境包括国家对医疗护理行业的相关政策和要求、医疗护理技术及相关科学技术的发展、社会人口结构变化和人们对护理服务的需求、整个社会的经济和文化发展情况等；家庭环境包括家人对个人职业的期望、家庭背景、家庭支持情况等。

职业生涯路线选择 是护士在综合了自我评估和环境评估的结果后，确定自身的职业发展路径。护理职业发展路径大致可分为3个方向：一是临床（社区）护理专家，即通过专业技术的学习、实践和深造，最后直接为患者或社区人群提供专业的护理服务，为护理专业技术的发展和进步做贡献；二是护理管理者，通过协调、组织、领导等为控制护理质量、提高组织的整体护理服务水平等而努力；三是护理教育专家，为护理人才培养和学科发展做贡献。在具体抉择的过程中，需要考虑3个方面的问题：①自身希望向哪条路径发展，即对自身的理想、兴趣、价值观、成就动机等进行分析，确定理想目标取向。②自身适合向哪一条路径发展，即对自我性格、气质、特长、学历、经历等进行分析，确定自己的能力取向。③自身能够向哪条路径发展，即通过对自身所处的环境

（组织、社会、家庭等）进行分析，确定自己的机会取向。以上3个取向确定后，再进行综合分析，确定职业生涯路线。

设置职业生涯目标 职业生涯目标是指自己在所选的职业发展路径上要达到什么程度或级别，如获得护理专业技术高级职称、成为护理部主任、成为博士生导师等。目标的设置要符合自身特点、组织和社会需求，目标要具体化，高低幅度要适当，具有一定的挑战性和激励性，但又不能完全超出自身最大能力范围。同时，对于整个护理职业生涯来说，一个最终的职业生涯目标很难在短期内一次性达成，因此，还需要有针对性地制订各阶段的目标，将长期目标与短期目标相结合。

制订实现目标的行动计划 任何目标的实现都必须依赖于具体的积极行动和有效策略。护士职业生涯目标的实现也需要相应的行动和策略。如端正态度、努力工作，注重自身在工作中的业绩和表现，业余时间的学习提高，有效平衡职业目标与生活目标、家庭目标，协调工作、学习和生活的关系，积极建立相关的人际关系网络，把握深造学习和晋升机会等。

评估与调整 在职业生涯目标实现的过程中，需要定期评估各项短期目标实现的情况以及存在的问题和不足，以便为下一阶段目标的实现提供借鉴。同时，由于自身能力、内外环境等因素可能发生变化或出现意外事件等，这些都可能对目标的达成产生一定的影响。因此，需要根据实际情况，针对问题和困难进行分析、总结，及时调整职业目标，修改完善职业生涯规划。

（李继平）

hùshi jìshù zhíchēng

护士技术职称（technical titles of nurse）

经护理专业专家委员会评审、政府主管部门认定，反映护士专业技术水平并作为聘任专业技术职务依据的等级称号。在定编定员的基础上，要确定高、中、初的专业技术职务的合理比例。护士技术职称作为一种重要的人才评价和使用制度，在医疗机构人事管理中起着重要作用，是对护理专业技术人员进行管理和激励的手段和方法。

形成过程　自中国护理专业创建以来，一直延续着单一层次护士的职称。卫生部虽然在1956年、1963年分别下发和修订了《国家卫生技术人员职务名称和职务晋升暂行条例（草案）》，但均未将护理技术职称纳入。1978年改革开放后，卫生部加强了对护理工作的重视和管理。1979年首次在《卫生技术人员职称及晋升条例（试行）》中纳入护士技术职称，规定护理工作者的专业技术职称分为主任护师、副主任护师、护师、护士、护理员。1981年卫生部、国务院科技干部局下发了关于在《卫生技术人员职称及晋升条例》中增设"主管护师"职称等几个问题的通知。1986年中央职称改革工作领导小组转发了卫生部、国务院、科技干部局关于《卫生技术人员职务试行条例》的通知，明确卫生技术职务分为医、药、护、技4类；护理专业增设"主管护师"职称，取消"护理员"职称，并规定护士的专业技术职称分为高级、中级、初级3个等级，其中副主任护师、主任护师为高级职称，主管护师为中级职称，护士、护师为初级职称，明确了相应的晋升条件和审批权限，形成了护理技术职称评定制度。2000年卫生部、中组部和人事部联合印发了《关于深化卫生事业单位人事制度改革的实施意见》，明确提出"要按照评聘分开，强化聘任的原则，实行专业技术职务聘任制"。此后，中国护理技术职称评定也逐步推行医疗卫生技术资格考试制度，实施评聘分开，以确保专业技术职务任职资格的质量。

分类　分为以下5级。

主任护师　护士的高级技术职称，要求具有护理本科及以上学历。

任职条件　①精通护理专业基础理论和专业知识，掌握国内外护理专业技术发展趋势，能根据国家需要和专业发展确定护理专业工作和科学研究方向。②工作成绩突出，具有丰富的临床或技术工作经验，能解决复杂疑难的重大技术问题或具有较高水平的科学专著、论文或经验总结，能熟练阅读一种外文专业书刊。③作为护理专业领域的学术技术带头人，善于指导和组织本专业的全面业务技术工作，具有培养专门人才的能力。④从事副主任护师工作满5年，或取得护理专业博士学位，从事副主任护师工作2年以上。

具体职责　①在医院护理部的领导下，进行全院护理队伍建设、业务技术管理和组织管理。②加强对医院日常护理工作质量的监督与管理，预防护理事故的发生，对已发生的护理事故提出技术鉴定意见及处理方案。③参与修订并指导医院急、危、重症及疑难患者的护理计划、护理会诊制度、危重患者的护理抢救措施及各种紧急状况下的应急预案。④了解国内外护理专业发展动态，能根据医院具体条件引进先进护理技术，制订护理科研、技术革新计划，并负责指导开展护理科研。⑤负责主持并指导全院护理大查房、业务学习、护理学术讲座和护理病案讨论，提高医院护理业务水平。⑥指导护生的临床实习工作，协助医院护理教学部门拟订教学计划，并担任部分课程的讲授，指导各科室带教老师完成临床实习工作。⑦做好医院护士职称的晋级业务考核工作，培养医院各层次护理人才。

副主任护师　护士的副高级技术职称，要求具有本科及以上学历。

任职条件　①具有本专业较系统的基础理论和专业知识，了解本专业国内外现状和发展趋势，能吸取最新科研成就并应用于实际工作。②工作成绩突出，具有较丰富的临床或技术工作经验，能解决本专业复杂疑难问题或具有较高水平的科学论文或经验总结。能顺利阅读一种外文的专业书刊。③具有指导和组织本专业技术工作和科学研究的能力，具有指导和培养下一级卫生技术人员工作和学习的能力。④具有大学本科或硕士学历，从事主管护师工作满5年；或者取得护理专业博士学位，从事主管护师工作满2年。

具体职责　①在医院护理部的领导下，加强对全院护理工作的组织管理、业务技术管理及护理队伍建设。②加强护理质量管理、监测，对护理差错、事故提出技术鉴定意见。③指导实施本科急、重、疑难患者的护理计划、护理会诊及危重患者的抢救。④制订本科护理科研、技术革新计划，并负责指导实施。⑤参与医院护理大查房、业务学习、护理学术讲座和护理病案讨论，提高医院护理业务水平。⑥指导护生的临床实习，拟定教学计划，担任部分课程的讲授，并检查各科室带教老师完成该项工作情况。⑦协助护理部做好医院主管护师、护师晋级业务考核工作。

主管护师 护士的中级技术职称，要求具有大专以上学历。

任职条件 ①熟悉本专业基础理论，具有较系统的专业知识，掌握国内本专业先进技术并能在实际工作中应用。②具有较丰富的临床工作经验，能熟练地掌握本专业技术操作，处理较复杂的专业技术问题，能对下一级卫生技术人员进行业务指导。③在临床或技术工作中取得较好成绩，或具有一定水平的科学论文或经验总结。能比较顺利地阅读一种外文专业书刊。④大学专科学历，从事护师工作满6年；大学本科学历，从事护师工作满4年；取得硕士学历，从事护师工作满2年；或取得护理专业博士学位者。对不具备规定学历的中专学历护士，则需受聘担任护师职务满7年并具备相应破格条件。

具体职责 ①在科室主任、护士长领导下和正（副）主任护师指导下进行工作，对病区护理工作质量进行评价，并提出改进意见。②完成护士长安排的各项工作，解决本科护理业务上的疑难问题，承担难度较大的护理技术操作。③协助护士长开展护理科研，能在省级以上学术会议或刊物上发表一定水平的论文，并按规定完成的继续教育学分。④配合护士长组织护士进行护理查房、业务学习、护理学术讲座和护理病案讨论等。⑤参与本科室护师、护士的业务培训及承担临床实习进修生的教学任务，拟订培训计划并落实。⑥熟练掌握

本专业相关知识，了解国内外护理专业发展动态，具有良好的人际沟通能力，指导下一级护士工作。⑦协助护士长对本科室发生的护理差错、事故进行分析、鉴定并提出防范措施。

护师 护士的初级技术职称。一般为护理专科、本科毕业或中专毕业5年以上经过培养提高达到一定要求者。

任职条件 ①熟悉本专业基础理论，具有一定的技术操作能力。②能独立处理本专业常见病或常用专业技术问题。③借助工具书，能阅读一种外文的专业书刊。④中专毕业，从事护士工作5年以上，经考核证明能胜任护师职务；大学专科毕业，见习一年期满后，从事专业技术工作2年以上；大学本科毕业，见习一年期满；研究生班结业或取得硕士学位者。

具体职责 ①在护士长领导下和上级职称护士指导下进行工作。②完成日常护理工作前提下，能指导护士正确执行医嘱及护理技术操作规程，发现问题及时纠正。③在主管护师指导下，参与危重疑难患者的护理，并积极完成新业务、新技术的临床实践。④参加本科主任或副主任护师的查房、会诊和病例讨论。⑤协助护士长完成本病区护士、进修护士及实习护士的业务培训与教学任务，落实学习计划。⑥协助护士长拟订病区护理工作计划，参与病区管理工作、护理查房，协助对护理差错、事故进行分析，提出防范措施，落实各项任务。⑦协助护士长积极开展新业务、新技术，提高自身及病区护士的业务及科研水平。⑧积极撰写论文，并发表一定水平的学术论文1篇以上，完成规定的继续教育

学分。

护士 受过中等护理专业教育，熟练掌握基础护理和一般专科护理知识和技能，并具有一定卫生预防工作能力的初级卫生技术人员。

任职条件 ①了解本专业基础理论，具有一定的技术操作能力。②在上级卫生技术人员指导下，能胜任本专业一般性技术工作。③中专毕业见习一年期满。按照2008年国务院颁布的《护士条例》，在取得护士执业资格证书后即为护士。

具体职责 ①在护士长领导下和上级职称护士的指导下进行工作。②认真执行各项护理制度、技术操作规程，正确执行医嘱，准确及时地完成各项护理工作，预防差错事故。③做好患者基础护理、生活护理和心理护理，按时巡视病房，满足患者身心需要。④认真做好危重患者的抢救及护理工作，落实各项护理措施，配合各项检查，并能及时书写各种护理文件。⑤参与护理科研学习及部分临床教学工作，指导临床实习护生的工作。⑥严格执行各项消毒隔离措施，指导卫生员做好消毒隔离工作。⑦在护士长领导下，做好物资器材、药品请领和保管工作，在工作中不断训练交流技巧，培养良好的人际沟通能力。

（姜小鹰 刘 敦）

yīyuàn hùlǐ gōngzuò gǎngwèi

医院护理工作岗位（clinical nursing job position） 医疗机构根据实际护理工作需要、技术难度和工作风险而设置的，具有明确职责、任职条件的工作职位。其设置应在考量工作任务的基础上，结合护士的个性特征和综合素质，并符合该医疗机构护理专

业技术工作的规律和特点，适应该医疗机构护理专业发展水平的需要。

形成过程 19世纪南丁格尔首先提出医院管理要采用系统化方式、创立护理行政制度。20世纪初，临床护理规范以疾病的诊断和治疗为中心而制定。随着医疗卫生事业发展的需要，各医院和广大护士积极探讨以人的健康为中心的整体护理和护理专业技术岗位的划分及设置。1966年后，医院取消医护分工，医院护理岗位设置受到很大影响。1986年第一次全国护理工作会议强调应大力发展临床护理工作，加强临床护理管理工作。同年，卫生部及相关部委颁布的《卫生技术人员职务试行条例》中明确护理专业技术职称评定制度。21世纪，护理工作的内容和范畴不断扩大。2005年及2011年卫生部先后颁发《中国护理事业发展规划纲要（2005-2010年）》《中国护理事业发展规划纲要（2011-2015年）》，进一步明确了护理管理岗位设置等，并将专科护士培养列入重大工程项目中，进一步规范、完善专科护士培养和岗位认证制度。各医疗机构也更加重视护理工作岗位的合理设置与改革，逐渐形成护理管理岗位、临床护理岗位和其他护理岗位、护理专业技术职称岗位等岗位设置。

分类 ①护理管理岗位：护理副院长、护理部主任或总护士长、副主任、科护士长、护士长。②临床护理岗位：是护士为患者提供直接护理服务的岗位，如内科护理、外科护理等。③其他护理岗位：是护士为患者提供非直接护理服务的岗位，如供应室等。④护理专业技术职称岗位：主任护师、副主任护师、主管护师、护师、护士。

设置原则 包括以下方面。

科学配置原则 医院护理工作岗位设置应根据一段时间内实际工作的需要，在现有编制数额内进行。①比例配置法：按照医院规模和床位数，根据卫计委要求的床位与护士比例进行配置。②分类法：按照医院患者分类、病种分类等测算护理人力需要。③工时测定法：通过对护理工作量和消耗时间之间相互关系的研究确定护士数量。

成本效益原则 管理者要重视护士的能级对应，岗位数量应以一个护理工作岗位饱和的工作量为标准，按最少岗位数额的原则来确定，以最少投入获得最高效率和最大效益。此外，还应根据护理工作任务和工作量的变化及时调整岗位配置，以提高工作效率。

协调配合原则 也称整分合原则。须从医院整体出发考虑各个护理群体间协调配合的关系，以全院的护理职能、目标为依据，进行层层分解，明确分工，合理确定每一个护理岗位的目标任务，并与其他护理岗位以及院内相关医疗岗位协调配合。

人事结合原则 医院护理岗位的设置应考虑护士个体的年龄、性格、智能、气质、价值观、工作动机、专业技术水平、工作经验等。管理者应在分析护士个人特点与岗位要求的基础上实现个体与具体岗位的最佳匹配。

（姜小鹰 刘 敦）

hùlǐ guǎnlǐ gǎngwèi

护理管理岗位 （nursing management position） 为提高护理质量和工作效率为主要目的而设立的管理职位。管理过程中要对护理工作的诸多要素进行科学地计划、组织、领导、控制、协调，以便使护理系统实现最优运转，为服务对象提供最优的护理服务。

形成过程 护理管理岗位的设置与护理事业的发展是同步的。早在19世纪中叶，近代护理学创始人弗洛伦丝·南丁格尔（Florence Nightingale）通过实践提出医院管理要创立护理行政制度，设立护理管理职位并给予授权。二次大战后，各国护理界相继学习南丁格尔的护理管理模式，使护理管理学科有了较快的发展。20世纪50年代始，中国医院护理工作曾一度为科主任负责制，独立的护理管理体制得不到保证，有些医院甚至取消护理部，护理组织涣散，制度废弛，护理管理水平下降。1979年卫生部发布了《关于加强护理工作的意见》，对医院护理工作秩序进行整顿，并逐步完善护理管理组织。1986年又出台了《关于加强护理工作领导，理顺管理体制的意见》，对各级医院护理管理体制的设置做了具体而明确的规定，进一步健全了两级和三级护理管理体制，并提出主要由护理部负责护士的培训、调动、任免、考核、晋升及奖励等，有效保障了护理管理的质量。随着社区护理工作的发展，2002年卫生部在颁发的《社区护理管理的指导意见（试行）》中指出，社区卫生服务中心应根据规模、服务范围和工作量设总护士长或护士长，负责中心内部及社区的护理管理工作。之后卫生部相继颁发了《中国护理事业发展规划纲要（2005-2010年）》《中国护理事业发展规划（2011-2015年）》，进一步明确了护理管理岗位设置、管理者素质要求等，使中国医院的护理管理体制和机构得以不断完善，建立了医院内的护理垂直指挥系统，健全了医院管理制度。

设置标准　按照卫计委要求，300张病床以上的医院应设护理部，实行护理部主任、科护士长、病房护士长三级负责制；300张病床以下的医院实行科护士长、病房护士长二级负责制。中国大多数医院护理管理岗位的设置情况如下：①500张以上床位的医院要求配备专职副院长，并兼任护理部主任，另设护理部副主任2名。②300~500张床位的医院，或虽不足300张，但医疗、教学、科研任务繁重的专科医院，可设护理部主任1名，副主任1~2名。③300张床位以下的医院，不设护理部主任，只设总护士长1名。④100张床位以上或设有3个护理单元以上的科室，以及任务繁重的手术室、门诊部、急诊科可设科护士长1名。⑤每个病房设护士长1名，如病床多、任务重的可设副护士长1名。

为适应社区护理服务的需要，根据社区护理工作实际情况，社区卫生服务中心应根据规模、服务范围和工作量设总护士长或护士长（超过3个护理单元的设总护士长）；社区卫生服务站，应设护士长（或组长）负责护理管理工作。

岗位分类　可分为以下类型。

分管护理的副院长　为医院高层护理管理者。在院长领导下，负责全院的护理和其他相关部门的分管工作。包括制订护理工作发展规划，负责指导并审定护理部工作计划和总结，充分发挥护理指挥系统的作用；领导全院护士的业务和行政管理工作，如护士的招聘、人事安排、业务培训、技术考核、教学、进修等方面；协调全院护理工作与其他部门的关系等。

护理部主任　医院护理管理系统的主要负责人，在院长、分管护理的副院长的领导下，全面履行医院护理管理职能，组织制订全院护理工作发展规划及目标，具体负责全院护理业务和行政管理工作，并主持护理部日常工作。其岗位职责：①围绕医院宗旨，制订全院护理管理标准和护理发展规划，包括工作计划、质量标准、规章制度、检查与控制等，统筹、协调、促进护理工作发展的各项资源。②督促检查各项护理工作的落实，进行风险防范，定期总结、反馈及汇报，持续改进护理质量。③制订符合全院实际的护士人力资源管理目标，协同人事部门做好各级护士的调入、调出、奖惩、任免、考核、晋升、绩效考评等工作，建立高效的护理组织系统。④主持召开全院护士长会议，分析护理工作情况，定期组织护士长检查科室护理工作及夜间护理查房，学习和交流经验，不断改进工作。⑤组织全院护士的继续教育、业务学习、业务查房和专业培训及考核工作，组织检查护生、进修生的实习工作，有计划地培养不同层次的护理人才。⑥组织领导全院护理科研工作，促进护理学科建设和专业发展。

护理部副主任协助护理部主任负责相应工作，护理部主任外出期间代理主任主持日常护理管理工作。

科护士长　护理管理系统的中层力量，是辖区护理工作的领导者，全面履行辖区内护理管理职能，根据全院护理工作发展规划及目标，制订符合辖区内实际的护士人力资源管理、质量持续改进、人员培训、风险防范、专科护理发展等任务目标和具体方案，并组织实施，及时督促和指导，不断提高护理质量。其岗位职责：①在护理部主任的领导和科主任的业务指导下，根据护理部制订的工作计划及护理质量标准，结合专业特点，制订辖区护理工作计划，并组织实施。②拟订本辖区护士、实习生、进修生业务培训及考核计划，并组织实施。③督促、检查、指导护理措施的落实，并定期进行护理质量检查和评定，持续改进护理质量。④积极组织、参与院内外的各种专业活动。对本辖区的复杂护理技术，或新开展的业务、护理科研项目等，亲自参与实践并指导。⑤根据工作需要协调和调配本辖区护士人力。⑥与相关部门保持良好的协作关系。

护士长　护理管理系统的基层力量，是医院护理单元的具体领导者和组织者，履行医院护理单元的护理管理职能。在护理部主任、科护士长的领导下，在科主任的指导下进行工作。护士长对本护理单元的护理工作目标、任务、计划和护理服务标准的实施负有主要责任。副护士长协助护士长工作，并在护士长外出学习、培训等不在岗期间代理主持日常护理工作。其岗位职责：①在护理部的领导下，根据医院工作计划制订本护理单元的具体护理计划并组织实施和监督反馈，持续质量改进。②加强护士素质教育，积极引导护士进行业务培训和继续教育。负责指导和管理实习、进修人员。定期安排护理查房、业务学习、小讲课、护理操作技术训练等，不断提高护理水平。③根据护理单元工作的需要合理安排人力资源及护士工作内容，实行科学的绩效考核方案，提高管理水平。④建立完善有效的规章制度，加强护理单元的管理，定期督促检查，做好护理内涵建设和风险防范管理。⑤加强对患者的管理，根据工作需要随时调度人、财、物力，保证救治和安全，并听取患者意见，及时改进。⑥做好病房物品、药品管理，完善管理制度并认真检查执行情况。

（姜小鹰　刘　敔）

hùlǐ zhuānyè jìshù gǎngwèi

护理专业技术岗位（nursing professional position）

从事护理专业技术工作，具有相应专业技术水平和能力要求的工作职位。其设置要符合护理专业技术工作的规律和特点，根据护理各专科工作岗位任务的不同，结合护理岗位特点、护士的个性特征和综合素质而设置，并适应医疗卫生事业发展与护理专业水平提高的需要。

形成过程　自 19 世纪中叶南丁格尔创立了护理学专业以来，护士开始了科学和规范的学习和训练，但护士的专业技术岗位没有得以具体的划分，或者是按医疗的需要划分。20 世纪初期，各国开始探讨护理专业技术岗位的划分和设置，如美国在护理院校学习阶段，就将护士根据不同的专业人才培养的需要进行分类，主要包括急诊护理、危重患者护理、康复护理、社区护理、家庭健康护理、临终关怀护理、老年人护理等。随着护理专业化进程的发展，20 世纪 50 年代后各国陆续开始专科护士的培养，建立了专科护士的学位教育、专科护士培养制度等。在中国，护理专业技术岗位的分类及设置与西方国家有所不同。护理专业从业人员大多局限于医院临床护理工作，

较少在康复护理、家庭护理、社区护理等岗位，缺乏护理专业研究以及卫生项目指导等方向的专业岗位设置。20 世纪末 21 世纪初，卫生部相继出台了《卫生技术人员职务试行条例》《关于卫生事业单位岗位设置管理的指导意见》《中国护理事业发展规划纲要（2011~2015 年）》《关于实施医院护士岗位管理的指导意见》等规定，明确了护士的专业技术职称及职称评定制度，规定了护理专业技术岗位的等级设置，指出要实行按需设岗、岗职匹配，并提出在完善医院护理岗位设置的基础上，确定临床专科护理岗位，建立和完善专科护理岗位培训制度，为护士队伍的专业技术岗位设置及管理提供了指导依据。

设置　包括以下方面。

岗位等级设置　各医疗机构护理管理中的重要工作之一，可以明确各级岗位护士的职责，根据各级护士岗位分工的不同，科学、具体、有序地开展工作。2007 年人事部、卫生部《关于卫生事业单位岗位设置管理的指导意见》中规定专业技术岗位名称及岗位等级的设置。

专业技术岗位分为 13 个等级。高级岗位分为 7 个等级，即 1~7 级，其中，正高级岗位包括 1~4 级，副高级岗位包括 5~7 级；中级岗位分为 3 个等级，即 8~10 级；初级岗位分为 3 个等级，即 11~13 级，其中 13 级是士级岗位。

卫生事业单位中，护理的正高级专业技术岗位名称为特级主任护师岗位、一级主任护师岗位、二级主任护师岗位、三级主任护师岗位，分别对应 1~4 级专业技术岗位；副高级专业技术岗位名称为一级副主任护师岗位、二级

副主任护师岗位、三级副主任护师岗位，分别对应 5~7 级专业技术岗位；中级专业技术岗位名称为一级主管护师岗位、二级主管护师岗位、三级主管护师岗位，分别对应 8~10 级专业技术岗位；初级专业技术岗位名称为一级护师岗位、二级护师岗位和护士岗位，分别对应 11~13 级专业技术岗位。

专业技术高级、中级、初级岗位之间，以及高级、中级、初级岗位内部不同等级岗位之间的结构比例，应根据地区经济、卫生事业发展水平以及卫生事业单位的功能、规格、隶属关系和专业技术水平，实行不同的结构比例控制。由于种种原因，该设置方法尚未在全国各级医疗机构全面推广实施，仅设了主任护师、副主任护师、主管护师、护师、护士的专业技术岗位，没有分级。

专科护士　属于临床护理岗位，在护理专业化进程中形成和发展起来的高级临床护理工作者，在某一特殊或者专门的护理领域具有较高水平和专长的专家型临床护士，能向患者提供高质量的护理服务。国内已开展的主要有静脉输液、重症监护、手术室、伤口造口等专科领域。专科护士的岗位及角色职能内涵如下。①护理专家：能应用丰富、扎实的专科知识和娴熟的业务技能向患者和社会群体提供高水平的专门化和专业化护理。②临床护理顾问：组织护理查房，参与护理会诊，指导特殊仪器的使用和专科操作，为护士提供最完善、最有效的临床路径，解决临床疑难护理问题，为同专科的护士提供专科领域的信息和建议，指导和帮助其他护士提高对患者的护理质量。③临床护理

教育者：为患者、家属和其他护士提供相关的专业知识。④临床护理研究者：开展本专科领域的护理研究，并将研究的结果应用于本专业领域，改变理论和实践脱节的现象。

　　设置原则　包括以下 3 个基本原则：按照总额控制、结构调整的原则，专业技术岗位结构比例严格控制在上级部门核定的人员总编制范围内；以岗位设置管理的必要性、医院学科建设和人才队伍规划为依据，对重点学科、优势学科重点支持；坚持改革、发展、稳定相结合的原则，促进专业技术、管理等的协调发展。

（姜小鹰　刘　敦）

hùlǐ guīzhāng zhìdù

护理规章制度（nursing rules and regulations）　护理管理者制订的组织护理工作和进行护理管理的规程或行动准则。

　　分类　包括以下方面。

　　护理工作制度　①护理核心制度：含护理分级制度、护理交接班制度、护理查对制度，如医嘱查对、给药查对、输血查对、手术查对、消毒供应中心查对、产婴室查对等。②护理管理制度：护理工作会议制度、护理查房制度、护理新技术新业务准入制度、护理会诊制度、护理病例讨论制度、医嘱执行制度、危重患者查房制度、夜班及节假日护士长查房制度、护理服务告知制度、护理人员手卫生管理制度等。③护理人员管理制度：护理人员请假、休假管理制度，护理人力资源调配管理制度、护理人员调查制度、专科护士准入制度等。④病区护理管理制度：病房管理制度、探视制度、陪住制度、急救物品管理制度、科室物品器材药品管理制度等。

　　护理质量管理工作制度　包括急救管理质量评价制度、药品管理质量评价制度、消毒隔离管理评价制度、护理教学评价质量制度、护理服务质量评价制度、护理文件书写管理制度等。

　　护理风险管理制度　包括护理意外事件管理制度、患者身份识别管理制度、住院患者腕带使用制度、护理投诉管理制度等。

　　护理教学科研管理制度　包括护理人员继续教育管理制度、临床护理教学管理制度、临床护理实习生管理制度、进修护士管理制度以及临床护理科研管理制度等。

　　制订原则　①要与国家法律法规、社会道德规范相一致。反映国家与群众的利益，使医院的护理管理活动符合国家和社会利益。②从医院实际出发，明确目的和要求，保证制度具有可行性、实用性。③制订制度要全面、系统、配套。护理工作涉及面广、工作环节多，一个患者的诊疗需要多个科室、岗位、班次共同完成，因此制订制度要全面、系统，各项条例、规程形成一个内在统一、相互配套的体系，尽量避免疏漏和缺项。④注意规章制度的科学性和时效性。护理工作科技含量多，技术要求高，在制订工作程序、操作规范时要体现科学性、技术性、先进性的原则；同时，护理工作又具有连续性和日夜不间断，在患者治疗和抢救时有强烈的时效意识，因此在值班制度、抢救制度及岗位责任等诸如与患者诊疗密切相关的制度，要特别突出相互之间的联系和时间观念。

　　写作要求　①文字应力求简短，条理化。②内容应具体、明确，指导性要强。如制订管理制度时，要阐明该项制度的目的、地位、意义，做好该项工作的指导方针；明确该项管理工作的范围与内容、具体程序和方法、完成的时限与要达到的标准；明确该项管理工作的主管部门、承担者与相关部门，该项管理与其他专项管理之间的关系与联系方式等内容。③各项制度根据其应用范围的不同，内容各异。

　　执行措施　①加强教育，进行全院培训，让每个人都熟知内容要求，避免盲目执行。②明确责任，严格执行。特别是一些护理技术规范，必须严肃认真，不能任意改变，以免发生意外；对于不适应临床的常规、规范，应及时修改和充实。③加大考核与监督、惩罚力度。特别是涉及患者安全、医院生存发展等方面的制度要严格规范，要经常性地开展检查、监督活动，注意做到刚柔相济、宽严有度。

（刘华平）

hùlǐ huìyì zhìdù

护理会议制度（system of nursing meeting）　召开护理会议时须遵守的规程或行动准则。

　　院内护理会议制度　主要涉及院内各种例会制度、临时会议制度等。

　　院内例会制度　例行会议一般无需召集，参会人员需要事先准备相关材料。院内常见的例会如下。①护理部例会：由护理部主任主持，护理部全体人员参加。主要内容包括汇报及总结上周工作任务完成情况，布置本周工作任务；传达医院会议或工作的要求；护理部主任提出工作的重点和任务要求。②科护士长例会：由护理部主任主持，科护士长参加。主要内容包括研究讨论护理工作计划和有关护理工作的决策；

科护士长汇报护理工作开展情况、主要存在的问题以及解决问题的措施和建议；对存在较为严重的护理质量事件进行通报和讨论处理结果；护理部主任布置近期工作安排并提出具体要求。③护士长例会：全院护士长例会由护理部主任主持，各病区护士长参加。主要是传达上级指示，总结护理工作，布置工作计划；分析讲评护理质量，护理缺陷分析和疑难护理问题讨论，介绍护理管理经验，交流护理管理信息；分科护士长例会由科护士长主持，本科护士长参加，主科护士长总结和布置本科月工作；传达上级会议精神；分析本科的护理缺陷及急需解决的问题；汇报专科护理工作情况。④全院护士大会：由护理部主任主持，院领导和机关相关领导出席，全院护士参加。主要内容包括总结年度工作，明确明年工作计划及目标；表彰先进集体和个人等。⑤病区护理例会：由病区护士长主持，全体护士参加。主要内容包括传达护理部或大科的工作计划和要求；总结护理工作，分析讲评护理质量；开展护理安全教育，护理缺陷分析和疑难护理问题讨论等。

临时会议制度 临时会议必须提前 24 小时通知，事情一般比较紧急，需指明会议时间、地点和明确的议题，提供所需的会议资料或指定人员收集资料。参会人员应在会前阅读议题和会议资料，以避免准备不足、效率低下。

院外护理会议制度 院外常见的护理会议有各学会护理工作会议、各专业委员会工作会议、护理学术会议、培训性会议等。参加人员应在妥善安排好院内工作的前提下，按照一定的流程履

行请假手续，因故不能到会的应提前请假。会议期间，与会人员要集中精力开会，不得随意走动，交头接耳，不得办理与会议无关的事项；通讯工具须置于振动或关机状态，无特殊情况，尽量不要接听。会议内容涉及保密因素的，应做好保密工作。

(刘华平)

hùlǐ cháfáng zhìdù

护理查房制度（system of nursing ward round） 护理查房时须遵守的规程或行动准则。可提高护理质量、促进护理专业发展等。

护理行政查房 在护理行政管理人员之间开展。查房内容为护理管理工作质量，尤其是重危患者的护理质量，服务态度、规章制度的执行情况、岗位职责落实情况、病房管理、护理安全隐患等，旨在发现问题，提出解决问题的对策，提高护士长行政管理能力，改善护理工作管理质量。①护理部主任行政查房：由护理部主任主持，科护士长参加，有重点检查内容。②科护士长行政查房：由科护士长主持，各病区护士长参加，有重点地检查本科各护理单元的工作。③病区护士长查房：有计划地安排检查内容。

护理业务查房 上级护士对下级护士进行的护理查房。查房对象为重危患者、典型、疑难、死亡病例等；查房内容为分析讨论危重患者、典型、疑难、死亡病例的护理；查基础护理、专科护理的落实情况；结合病例学习国内外护理新动态、新业务、新技术，旨在解决临床护理工作中的问题，不断提升专科护理内涵和质量，提高护士的专业能力；通过护理查房建立临床护士教育训练的长效机制，让护士了解护

理专业新进展。

护理教学查房 由带教老师组织，低年资护士和护生参加，旨在提高教学管理水平，提高学生的综合实践能力。①临床护理技能查房：观摩有经验的护士技术操作示范、规范基础或专科的护理操作规程、临床应用操作技巧等，达到教学示范和传、帮、带的作用。②典型护理案例查房：由高年资责任护士或带教老师组织。选择典型病例，提出查房的目的和达到的教学目标，帮助护士运用护理程序，规范护理流程，了解新理论，掌握新进展。③临床护理教学查房：由带教老师负责组织，护士与实习护生参加。围绕实习护生在临床工作中的重点和难点确定查房的内容和形式，进行查房。

护士长夜查房 由全院护士长轮流参加夜间值班，负责督导夜间全院护理工作。查房护士长需掌握全院危重患者的病情护理，协助病房护士解决疑难复杂问题，组织并参加抢救；负责夜间护士的调配；检查护士在岗工作情况，包括仪容仪表、文明礼貌、劳动纪律等方面；负责了解夜班护士对危重患者的观察、病情变化的了解及护理情况等；查阅护理文件完成情况，重点查阅抢救患者的记录是否完整、准确。每日在夜班查房记录本上记录检查内容，次日护理单元晨会交班后，到护理部交班（周末、节假日除外）。查房护士长应坚守岗位，不能同时值科室的班，换班或替班需经护理部批准。

(刘华平)

hùlǐ zhíbān zhìdù

护理值班制度（system of nursing duty） 护理人员值班时须遵守的规程或行动准则。可

保证各项医疗护理工作连续、准确、及时地进行，保障医疗护理安全。包括护士值班制度、护理二线值班制度和护理总值班制度等。

护士值班制度 值班护士必须坚守护理岗位，履行岗位职责，遵守劳动纪律，接班人员未到时，不擅自脱岗、离岗，保证各项护理工作准确、及时、不间断地进行；应按照排班表安排进行值班，调班须经护士长同意，未经护士长同意不得擅自调换班次；值班护理人员应将本班内患者的重要情况记入护理记录，班班交接，遇有特殊情况应逐级上报；护士长在正常情况下不值夜班，以便于病房管理和业务领导。

护理二线值班制度 二线值班护士必须由具备丰富的业务知识和较强的工作责任心的护士担任。二线值班护士参与正常轮班，晚上轮流上二线班，保证接到呼叫后10分钟内到位。接班前应到科室巡视病室，了解危重患者情况，遇特殊情况或科室工作较忙时到病房指导或参与护理工作；组织或协助抢救；解决护理疑难问题；发现问题及时解决，并在护理二线值班登记本上做好记录；如解决不了，应及时向护士长或护理总值班汇报。

护理总值班制度 在特殊时间段内，护理总值班代表护理部行使质量检查、传达上级指示和紧急通知、第一时间紧急处理院内突发的各种护理相关的应急事件、安排院内护理急会诊以及解答与处理临床相关护理问题，由护士长及以上护理管理人员担任，不分节假日，由护理部统一安排。如遇特殊情况当日值班人员不能值班时，须向护理部汇报，由护理部酌情调整值班人员。护理总值班如遇到较重大事情不能处理时，应及时报告值班护理部主任，以便及时处理；如发现突发公共卫生事件及某些特殊情况应及时上报医院总值班，根据突发公共卫生事件应急预案进行相应组织、协调、处理，启动紧急状态下护理人力资源调配方案。

（刘华平）

hùlǐ jiāojiēbān zhìdù

护理交接班制度（system of nursing shift relief） 护理值班人员交接班时须遵守的规程或行动准则。

值班人员应按时交接班，在交班前应完成本班的各项工作。交班者必须交清患者总数，出入院、转院、转科、分娩、手术、死亡等流动情况以及新入院、危重、大手术前后或有特殊检查患者的病情。交班中如发现病情、治疗未交代清楚，应立即查问，接班后因交代不清，发生差错事故应由接班人员负责。对规定交接的毒、麻、限剧药品及医疗器械等用物应当面点清，交代不清，应立即查问，接班时发现问题，应由交班者负责，接班后再发现问题，则应由接班者负责。书写好交班报告及各项护理记录，交班报告要求用医学术语，字迹齐整、清晰，内容简明扼要、有连贯性，按要求书写。由进修护士或护生填写报告时，带教护士或护士长要负责修改并签字。处理好用过的物品，整理好卫生，给下一班做好准备工作，如急救药品、消毒敷料、标本瓶、常备器械等，以利各班工作。交接班者共同巡视检查病房，危重、一级护理和新入院患者，必须做好床头交接班。遇有特殊情况，必须详细交代。

（刘华平）

hùlǐ guǎnlǐ kòngzhì

护理管理控制（control in nursing management） 在护理管理过程中按照既定的目标和标准，对组织活动进行衡量、监督、检查和评价，发现偏差，采取纠正措施，使工作按原定计划进行，或适当地调整计划，使组织目标得以实现的过程。控制是管理的一个重要职能，组织的各项活动要按规定的轨道进行，确定的目标要按预定的要求实现，就必须进行控制。

形成过程 控制作为管理的5个职能之一，是随着管理的产生而产生的，其形成过程概括起来大致经历了3个阶段。①在早期管理以及科学管理阶段的前期，认为控制就是监督。这一时期的特点是把控制单纯作为指挥职能的继续，为保证计划完成，强调实行自上而下的、消极的、带有惩罚性的监督。②在20世纪30年代前后，管理学家注意到人的作用，开始从人际关系和劳动者的心理需求出发，研究社会、心理因素对劳动者的影响，产生了行为科学管理理论，控制职能产生了变化，从过去单纯的惩罚性监督变为对人的"关心"，促使人们自觉地按预定的计划和目标进行工作，变消极的监督为积极的监督。这一阶段主张上下多接触，沟通信息，上级要多了解下级工作，并给予指导。③20世纪40年代后期，由于系统论、控制论、信息论等基本原理运用于管理，控制的职能发生了显著的变化，从以经验为基础进行控制转到以科学理论依据为基础上来，并发展了许多科学的控制方法。护理管理中的控制职能是随着公共管理领域中控制职能的发展而逐渐形成的。

分类 按照不同的控制方法和内容，控制可以划分为不同的类型。根据控制的性质可以分为预防性控制、检查性控制及矫正性控制。根据控制在护理管理中发生作用的时间先后可分为预先控制、现场控制和反馈控制。根据实施控制者的来源可分为内部控制、外部控制。根据控制信息的性质可分为反馈控制和前馈控制。根据控制对象可分为成果控制和过程控制。按控制内容可分为工作进度控制、工作质量控制、经费预算控制等。根据控制采用的手段可以分为直接控制和间接控制等。上述分类并非绝对，有时一种控制可能同时属于几种类型。根据系统运行过程的输入-转换-输出的模式，下面以控制在护理管理中发生作用的时间顺序进行介绍。

前馈控制 也称预防控制或预备控制或面向未来的控制，指在系统运行的输入阶段进行的控制。如对于护理人员的聘用，事先设定一个录取标准，既可以保证招聘到符合医院工作需求的护理人员，同时也可以减少因人员能力、资质或专业稳定性等问题带来的人员流失及医院的经济损失。医院制订的各种突发事件的护理应急预案、各级护理人员岗位职责及晋升标准等都属于前馈控制。

过程控制 又称同步控制。是在计划执行的过程中进行的同步控制。这种控制在于持续监督护理人员的行为和活动，使其与绩效标准保持一致，当发现错误时，立即进行改正。在护理工作中开展的各种质量检查即属于过程控制，过程控制的实施对于护理质量的持续改进具有重要意义。

反馈控制 又称事后控制。是在计划完成后进行的评价性控制。通过对已经出现的错误的讨论与评价来指导未来工作的改进。在护理管理过程中，各项护理不良事件的分析与总结就是一种反馈控制。此种控制方法有滞后性的弱点，要求反馈的速度必须大于控制对象的变化速度，否则，控制难以发挥作用。

基本原则 ①目的性原则：控制工作应积极采取各种手段和措施，使实际工作按预定的计划进行并取得预期成果，同时，尽量使组织活动有所创新、有所前进，以达到一个新的高度，即持续改进、追求卓越。②客观性原则：需根据相应的定量或定性的标准实事求是地进行控制，避免受到各种主客观因素的影响。③重点性原则：为了避免面面俱到对控制资源的浪费，应当选择那些对全局影响大的重点因素、重点部分或关键环节进行控制，做到重点突出。④及时性原则：及时发现和纠正偏差，避免更大失误，保证控制的有效性，是管理控制的一项基本要求，护理管理人员只有及时了解和掌握实际工作情况的信息，对出现的问题敢于负责，通过适当的计划调整、组织安排、人员配备、现场指导等方法来纠正偏差，才能保证组织目标的实现。⑤参与性原则：控制活动应欢迎所有护理人员的参与，充分重视和尊重护理人员的意见和建议，并以此激发她们的上进心，提高她们的责任心和成就感。

控制对象 也称控制的内容，主要包括对人员、财务、作业、信息和组织的总体绩效等5个方面。①人员：常用方法是直接巡视，发现问题及时纠正。另一种方法是对员工进行系统化的评估，通过评估激励先进者，鞭策后进者。护理管理者的控制对象主要包括各级护理管理者、各级各类护理人员、护理专业的学生。②财务：这部分职能在各医疗机构主要由财务部门完成，对护理管理者来说，主要的工作是进行护理预算和护理成本控制。③作业：指从劳动力、原材料等物质资源到最终产品和服务的转换过程。对护理工作而言，作业是指护士为患者提供各项护理服务的过程。作业控制就是通过对护理服务过程的控制，来评价并提高护理服务的效率和效果，从而提高医院医疗服务的质量。护理工作中常用的作业控制有护理技术控制、护理质量控制、医疗护理所用材料及药品购买控制、库存控制等。④信息：现代组织对信息的控制显得尤为重要。对信息的控制就是建立一个管理信息系统，使它能及时地为管理者提供充分、可靠的信息。护理信息系统包括护理业务管理、行政管理、科研教学3个信息系统。护理业务管理系统又分为患者的信息系统、医嘱管理系统和护理病历管理系统等。⑤组织效率：是组织上层管理者控制的对象，决定了组织目标的达成与否。要有效实施对组织绩效的控制，关键在于科学地评价、衡量组织绩效。对于护理管理的绩效评价，不仅要看经济效益，还要看社会效益。

控制过程 包括以下步骤。

确立标准 标准是人们检查工作及其结果的规范。制订标准就是确立控制对象、选择控制关键点、分解计划目标的过程。制订标准是控制的基础。①确定控制对象：即确定控制什么。管理者通常选择那些对实现组织目标成果有重大影响的因素进行重点控制。影响组织成果实现的主要因素有环境特点及其发展趋势、资源投入和活动过程，视具体情况确定管理控制工作的重点。在工作成果较难衡量而工作过程也难以标准化、程序化的高层管理活动中，工作者的素质和技能为主要的控制对象。而在工作方法或程序与预期工作成果之间有较明确或固定关系的常规性活动中，工作过程本身就是控制的主要对象。②选择控制的关键点：良好的控制来源于关键控制点的正确选择。通常考虑 3 方面因素：影响整个工作运行过程的重要操作与事项；能在重大损失出现之前显示出差异的事项；选择若干能反映组织主要绩效水平在时间和空间分布上的均衡性的控制点。护理管理控制的关键点包括消毒隔离、查对、抢救、安全管理等制度；护理骨干、新上岗护士、进修护士、实习护士以及近期遭遇重大生活事件的护士等；疑难危重患者、新入院患者、手术后患者、接受特殊检查和治疗的患者、有自杀倾向的患者；特殊耗材、监护仪器设备、急救器材与药品等；急诊科、手术室、供应室、监护室、产婴室、血液透析室等；交接班时间、节假日、午间、夜间及工作繁忙时。③分解目标并确立控制标准：将某一计划中的目标分解为一系列具体可操作的控制标准。控制标准分为定量标准和定性标准两大类。

衡量工作绩效 目的是取得控制对象的有关信息。①确立适宜的衡量方式：对衡量什么、如何衡量、间隔时间和由谁来衡量等做出合理的安排。衡量什么是衡量工作最主要的方面，管理者应避免只衡量那些易于衡量的项目，而应对决定实际工作好坏的重要特征进行衡量。常用的衡量方法有观察法、报表和报告法、抽样调查、召开会议和通过现象推断等，每种衡量方法均有其优缺点，根据具体衡量工作选定。有效控制还要求确定适宜的衡量频度，不同的衡量项目衡量的频度也不一样，适宜的衡量频度取决于被控制活动的性质和要求。②建立有效的信息反馈系统：在实际操作过程中，衡量绩效、制订纠偏措施和执行纠偏措施由不同人员完成。因此，有必要建立有效的信息反馈系统，使反映实际工作情况的信息能迅速地收集上来，实时地传递给恰当的主管人员，并且能够将纠正措施的指令迅速地传达给有关操作人员，以便对问题做出及时的处理。③通过衡量成绩，检验标准的客观性和有效性：这个过程就是辨别并剔除那些不能为有效控制提供信息并易产生误导作用的不适宜的标准的过程。

评价并纠正偏差 ①评价偏差及其严重程度：偏差是指在控制系统中绩效标准与实际结果的差距。管理者需对绩效与标准进行比较并得到偏差及其相关信息，判断偏差的严重程度，确定是否足以构成对组织活动效率的威胁，确定是否立即采取纠正措施。②采取纠正行动：对偏差进行评价后，若发现有偏差，则要分析造成偏差的原因并采取纠正措施。若标准不够合理，则修订标准，若标准适宜，则要解决管理实际问题。

控制是管理的重要职能之一，贯穿于护理工作的整个过程，涉及各级护理人员。在护理管理中，对护理安全、护理成本、护理质量等全方位的控制尤为重要。

（刘华平）

hùlǐ zhìliàng guǎnlǐ

护理质量管理（nursing quality management）

按照护理质量形成的过程和规律，对构成护理质量的各要素进行计划、组织、协调、控制，以保证护理服务达到规定的标准，满足和超越服务对象需求的过程。护理必须首先建立独立的护理质量管理体系，制订实用的质量标准，然后按标准进行质量控制，以满足服务对象的要求，用最佳的技术、最短的时间、最低的成本为患者提供最优质的护理服务。

形成过程 护理质量管理伴随着质量观的形成而形成。19 世纪以前，质量管理尚处在萌芽状态，由生产者自行对产品质量进行检验和管理或由工头进行检验和管理，这一时期称为质量检测阶段。20 世纪初，美国管理学家弗雷德里克·温斯洛·泰勒（Frederick Winslow Taylor, 1881 - 1901）提出"科学管理"理论，把产品质量检查从生产过程中分离出来，强调终末产品质量把关。20 世纪 40 年代，质量管理由事后检验改为生产过程中的抽查检验，从而把质量管理引入统计质量管理阶段。20 世纪 50 年代末及 60 年代初，管理科学飞速发展，"全面质量管理"的思想 1951 年由美国现代质量管理学家约瑟夫·M·朱兰（Joseph M. Juran）、1920 年由美国全面质量控制之父阿曼德·瓦兰·费根堡姆（Armand Vallin Feigenbaum）、1958 年由美国企业管理学家坦南鲍姆（Robert Tannenbaum）等人提出，使质量管理从单一角度转变为多角度、全方位的管理。随着质量管理思想的进步和发展，护理质量管理也逐渐形成和发展起来。

基本原则 护理质量管理是医院质量管理的重要组成部分，是医院生存和发展的基础，更是衡量医院管理水平的关键指标，管理者要做好护理质量管理就必须理解并遵循其原则。

以患者为中心的原则 患者是医院提供医疗护理服务的对象，护理质量管理的目的是满足患者及其家属的期望。临床工作中护理人员要围绕患者的生理、心理、社会因素等方面，密切观察病情变化，正确实施各项治疗、护理措施，为患者提供康复和健康指导，以保证患者安全。坚持以患者为中心是护理质量管理的首要原则。

领导作用原则 领导作用一是确定组织宗旨和方向，二是善于协调。作为领导者，首先要让全体护理人员清楚地认识到为患者提供安全、优质、高效、经济的护理服务是根本目标。其次，通过领导作用及所采取的各项措施，创造一个能使全体护士充分参与的良好的内部环境，以确保护理质量管理体系有效运行。

全员参与原则 护理服务是护理人员劳动的结果，各级护理管理者和临床一线护理人员的态度和行为直接影响护理质量。因此护理管理者必须重视人的作用，调动每位护理人员的工作积极性、主观能动性和创造性，培养护理人员的质量意识，引导每一位护理人员自觉参与护理质量管理工作，不断提高护理质量。

过程方法原则 一个组织的质量管理体系是通过对各种过程进行管理来实现的。护理管理者既要对护理服务过程，又要对护理服务质量形成的全部因素进行管理和控制，既要重视终末质量管理，更要重视过程质量管理，

把服务的目标放在满足并超越患者需求和期望上。

系统方法原则 以系统地分析有关数据、资料或客观事实开始，确定要达到的优化目标；然后通过设计或策划为达到目标而采用的各项措施和步骤，以及应配置的资源，形成一个完整的方案；最后在实施中通过系统管理而取得高效率的管理。在护理质量管理中采用系统方法，就是要把护理质量管理体系作为一个大系统，对组成护理质量管理体系的各个过程加以识别、理解和管理，以达到实现质量方针和质量目标的要求。

基于事实的决策方法原则 基于事实的决策方法是指组织的各级领导在做出决策时要有事实依据。这是减少决策不当和避免决策失误的重要原则。有效的决策必须以充分的数据和真实的信息为基础，以客观事实为依据，应运用统计技术，分析各种数据和信息之间的逻辑关系，寻找内在规律，比较备选方案优劣，只有这样，才能做出正确抉择。

持续改进原则 持续改进是在现有水平上不断提高服务质量、过程及管理体系有效性和效率的循环活动。为有效开展持续改进，首先在出现护理问题时，不是仅仅处理这个问题，而应调查分析原因，采取纠正措施，并检验措施效果，总结经验并形成规范，杜绝类似问题再次出现，以实现持续质量改进。其次要强化各级各层护理人员追求卓越的质量意识，以追求更高过程效率和有效性为目的，主动寻求改进机会，确定改进项目，而不是等出现问题再考虑改进。

标准 护理质量标准是依据护理工作的内容、特点、流程、

管理要求、护理人员及服务对象特点、需求而制订的护理人员应遵守的准则、规定、流程和方法。根据管理过程结构分为要素质量标准、过程质量标准和终末质量标准（见护理质量管理标准）。常用的护理质量标准包括护理技术操作质量标准、临床护理质量标准、护理病历书写质量标准、护理管理质量标准等。

管理方法 见护理质量管理方法。

(孙 红)

hùlǐ zhìliàng tǐxì

护理质量体系（nursing quality system） 运用系统观点和方法，按照基础质量、环节质量、终末质量三级结构把各部门、各科室的质量管理工作组织起来，形成的一个有明确任务、职责和权限，相互制约、相互协调、相互促进的质量管理整体。护理质量管理体系是医院质量管理体系的一部分，应与医院质量管理体系同步建立。

形成过程 英国是世界上产品质量认证的发源地，也是质量体系认证的开拓者。1979年，英国标准协会（British Standards Institution，BSI）向国际标准化组织（International Organization for Standardization，ISO）建议，希望ISO制定有关质量保证技术和实施的国际标准，ISO采纳了BSI的建议，成立了质量管理和质量保证技术协会（ISO/TC176），并于1987年正式颁布了ISO9000质量管理质量保证国际标准。随着质量管理质量保证国际标准在各行各业的应用，20世纪70年代末至80年代初在欧洲开始建立护理质量管理体系，芬兰自1997年开始逐步完善护理质量管理准则并被其他国家所引用。而中国在20世

纪 80 年代末才形成初步的意识，到 90 年代开始进入学科自我发展完善的阶段，到 21 世纪达到高速发展时期。护理质量体系包括种类、特征以及建立过程。

种类 可分为以下两类。

护理质量管理体系 ①护理质量管理方法体系：包括护理质量管理的方法和为保证护理质量所需要的一切管理手段。②护理质量标准体系：不同的质量管理方式方法需要建立不同的质量标准体系，包括技术管理标准和为进行质量控制、质量评价而制订的专业质量标准。质量标准又可分为理想质量标准、优良质量标准和最低质量标准。③护理质量保证体系：包括基础质量的全面保证和保障条件以及质量管理机构通报的全面保证。④护理质量管理组织系统：质量管理必须从组织上落实，不论是按照原有组织系统进行质量管理，还是另外建立专门的组织机构，都需要有一定的组织系统进行有效的管理。

护理质量控制体系 医院的护理质量控制体系主要由护理部、科护士长、护士长三级质控组织来进行，也有部分医院在护理部下设质量控制组分区域或分项目对护理质量进行控制。①三级质控组织：形成护理部、科护士长和护士长三级护理质量监控网络。通常采用护士长自查，科护士长、护理部逐级或科室间、病室间进行同级交叉检查的方式，对照护士质量标准，定期或不定期进行质量评价。②质量控制小组：一般由科室护士长、护士长和具有高级职称的护理人员、大专以上学历的护理骨干组成，每组 3~5 人，按照一定的方式（按专科或操作项目）进行定期和不定期的质量评价。

特征 ①质量体系的客观存在性：一个组织只要能正常进行生产并提供产品，客观上就存在一个质量体系。这个质量体系覆盖该组织所有的质量体系、产品和过程，不管这个质量体系能否保持和有效运行。一个组织可能有不同的产品，这些产品可以有不同的要求，但是每个组织只应有一个质量管理体系。②质量体系是由过程构成的：质量管理体系是由若干个相互关联、相互作用的过程构成的"过程网络"，每个过程既相互独立，又和其他过程相联。"过程网络"不是各个过程简单的先后顺序的排列，过程之间存在着接口关系和职能的分配与衔接，过程既存在于职能之中，又可跨越职能。质量管理体系就是依据各过程的作用、职能和接口顺序的不同组合成有机的整体。③质量体系是以文件为基础的：将质量管理体系文件化，对内是为了让护理人员理解和执行，对外是为了交流与沟通。质量管理体系文件的编写可以依据国际标准化组织制订的标准、国家有关法律法规、行业要求等，以及组织的实际情况和组织现行规范、惯例、程序、技术文件、作业文件、规章、制度等。④质量体系要不断改进：根据组织发展需求，质量管理体系也可更改相应的体系、过程和产品，以适应变化的市场需求。质量管理体系需要良好的反馈系统和良好的反应机制。

建立过程 从以下 4 个方面进行阐述。

准备阶段 ①统一认识，建立领导和工作班子。②确立目标，宣传教育。③制订体系建立工作计划。

调查分析阶段 ①收集国际、政府发布的有关法律、法令、规则、规定和标准及国内外各机构和上级主管部门发布的本行业有关质量体系标准或指导性文件。②收集本组织现有的相关规章制度，调查其执行情况及适用性。③对组织质量管理现状进行调查，包括产品/服务的模式、组织结构、组织资源、体系环境、存在的问题、当前制约体系的有效性等。④调查分析产品实现过程，综合分析其科学性、合理性、可操作性、有效性和效率，努力发现具有改进机会的过程。⑤修订组织质量方针和质量目标。⑥分析和确定组织结构。⑦分配职能。确定组织机构之后，在最高管理者主持下，将各项质量活动逐一分配到各管理者和职能部门。⑧评估调查结果。文件编制之前对调查分析结果进行分析，内容包括评价体系的适合性（包括体系的整体性和可行性）、过程网络的完整性、过程结构的合理性和接口相容性，以及责任分配的正确性，必要时进行修改。

编制文件阶段 ①制订文件编制计划。列出质量管理体系文件目录，识别各文件内容所涉及体系标准的相关条款号，区别各文件编制方式，确定每个文件的起草人、审批者、完成期限等。②规定文件的体例和标识方法。质量管理体系文件在组织内应有统一的体例和格式，有系统的标识方法，确保文件易于整理、检索和识别。

建立质量管理体系阶段 从质量管理体系文件批准之后，到质量管理体系投入运行之前的阶段。主要工作包括完善必要的工作计划，配置必要的资源；完善工作指导书，配备记录表格和识别标签；发布质量管理体系文件。

护理质量管理体系是实施护理质量管理所需要的组织结构、程序、过程和资源，在护理质量管理中起指挥和控制作用，健全的护理质量体系是保证护理质量持续发展的关键。

（孙 红）

hùlǐ zhìliàng guǎnlǐ biāozhǔn

护理质量管理标准 (management standards of nursing quality)

由国家标准机构或国家有关行业行政主管部门依据护理工作的内容、特点、流程、管理要求、护理人员及服务对象特点、需求而制订的护理人员须共同遵守的准则和依据。是护理管理的重要依据。

制订原则 ①可衡量性原则：没有数据就没有质量的概念，因此在制订护理质量标准时，要尽量用数据来表达，对一些定性标准也尽量将其转化为可计量的指标。②科学性原则：制订护理质量标准不仅要符合法律法规和规章制度要求，而且要满足患者需要，有利于规范护理人员行为，提高护理质量，促进护理队伍的发展。③先进性原则：因为护理工作的服务对象是患者，任何疏忽、失误或处理不当，都会给患者造成不良影响或严重后果。因此，要总结国内外护理工作的经验和教训，在循证的基础上，按照质量标准形成的规律制订标准。④实用性原则：从实际出发，根据现有人员、技术、设备、物资、时间、任务等条件，制订出质量标准和具体指标。制订标准值时应基于实际，又略高于实际，即标准应是通过努力才能达到的。⑤严肃性和相对稳定性原则：在制订各种质量指标时要有科学的依据和群众基础，一经审定，必须严肃认真执行，凡强制性、指令性标准应真正成为质量管理法规，其他规范性标准也应发挥其规范指导性作用。因此，需要保持各项指标的相对稳定性，不可朝令夕改。

制订过程 ①调查研究，收集资料：调查内容包括国内外有关标准资料、标准化对象的历史和现状、相关方面的科研成果、实践经验和技术数据的统计资料和有关方面的意见和要求等。调查方法要实行收集资料与现场考察相结合、典型调查与普查相结合、本单位与外单位相结合。调查工作完成后，要进行认真的分析、归纳和总结。②拟定标准并进行验证：在调查研究的基础上，对各种资料、数据进行统计分析和全面综合研究，然后编写各种标准的初稿，初稿完成后要发给有关单位、人员征求意见，组织讨论，修改形成文件。需通过实践才能得出结论的内容，要通过实践验证，以保证标准的质量。③审定、公布、实行：对拟定的标准审批，需根据不同标准的类别经有关机构审查通过后公布，在一定范围内实行。

分类 目前尚无固定的分类方法。依据使用范围分为数种护理质量管理标准，根据管理过程结构分为要素质量标准、过程质量标准和终末质量标准，根据制订部门机构分为国家质量标准、地方质量标准等。

依据使用范围的护理质量管理标准 ①护理技术操作质量标准：包括基础护理技术操作和专科护理技术操作。总标准：严格三查七对；正确、及时、确保安全、省力、省物；严格执行无菌操作原则及操作程序，操作熟练。②临床护理质量标准：临床护理工作要体现以人为本的原则，严格落实患者知情同意权和隐私保护权；基础护理等级护理措施要到位；护理人员要提供规范服务；围手术期护理应有规范的术前访视和术后支持服务制度与程序；提供适宜的康复和健康指导；各种医技检查的护理措施到位；密切观察患者的病情变化，做好各种护理记录。③护理病历书写质量标准：护理病历包括体温单、医嘱单、入院评估单、一般患者护理记录、危重患者护理记录、手术护理记录单等。病历的书写记录要用符合规范的笔填写，内容及时、准确、客观、真实、完整、重点突出、简单扼要；记录使用中文，医学术语准确，记录时间具体到分钟，以24小时制表示；字迹工整、清晰，表述准确，语句通顺，标点正确；书写过程中出现错字时，应当用双横线划在错字上，不得采用刮、粘、涂等方法掩盖或去除原来的字迹。④护理管理质量标准：为了进行质量管理，需要对有关的计划、决策、控制、指挥等管理职能制订相应的标准。

依据管理过程的护理质量标准 ①要素质量标准：既指护理技术操作的要素质量标准，也指管理的要素质量标准，每一项要素质量标准都应有具体的要求。②过程质量标准：各种要素通过组织管理所形成的各项工作能力、服务项目及其工作程序或工序质量，它们是一环套一环的，故又称为环节质量，保证过程质量的标准也是连贯的一系列标准。③终末质量标准：护理工作的终末质量是指患者所得到的护理效果的综合质量。它是通过某种质量评价方法形成的质量指标体系。

护理质量管理首先必须确立护理质量标准，有了标准，管理才有依据，才能协调各项护理工作，用现代科学管理方法，以最佳的技术、最低的成本，提供最优的护理服务。护理质量是衡量医院服务质量的重要标志之一，它直接影响着医院的临床医疗质量、社会形象和经济效益等。在医疗市场竞争日益激烈及人们生活水平不断提高的今天，如何把握护理质量管理的重点，确保护理质量的稳步提升，提高患者的满意度，是护理管理者的中心任务，也是医院护理工作的主要目标。

（孙　红）

hùlǐ zhìliàng guǎnlǐ fāngfǎ

护理质量管理方法（management methods of nursing quality）

在护理实践过程中，按照科学程序和步骤进行护理质量管理活动，提高护理质量为目的所采用的手段和行为方式。

形成过程　早期的护理管理主要以经验管理为主，即"家长式"或"管家式"的管理方法，缺乏可靠性和科学性，使护理质量难以保证。20世纪80年代后，目标管理法应用于护理管理中，使质量管理从事后控制转为事前、事中控制和事后评价的系统管理过程。1989年卫生部颁发了《综合医院分级管理标准（试行草案）》，其中包括护理标准，是标准化管理法在护理工作中的最初应用。20世纪90年代，许多医院相继实行了全员性、全面性、全过程性的"全面质量管理"，取得了很好的效果。与此同时，越来越多的管理者在思考、在尝试运用新的护理质量管理方法来适应医学模式的转变。1992年解放军总医院在国内最先把PDCA（戴明环）循环管理方法应用于护理质量管理，后来，QUACERS模式

（the quality assurance, cost effectiveness, risk management and staff needs，即质量保证、成本效益、危机管理和员工需要模式）、D×T×A模式等以单位为基础的护理质量保证模式和质量管理圈活动相继应用于护理质量管理方法中，这标志着中国护理全面质量管理的发展与完善。

分类　主要包含以下方面。

标准及标准化管理　标准化起源于20世纪20年代美国外科协会发起的标准化运动，60年代在西方国家得以广泛应用，并不断完善和发展。从80年代起应用于中国的医院管理中，在吸收借鉴国外经验的基础上，形成了具有中国特色的医院标准化管理体系和管理模式，制订了全国统一的医院分级管理标准。

标准是衡量事物的准则，是共同遵守的原则或规范，也是衡量各项工作的标尺和依据。标准要运用科学的方法制订并组织实施。护理质量标准是护理质量管理的基础，是以护理科研成果、护理实践经验、护理技术操作常规为依据，对护理工作中比较稳定的重复性工作项目或护理技术所做出的统一规定，并经主管部门批准和发布，作为护理工作必须遵守的准则。

标准化是科学地制订标准和贯彻执行标准的全部活动过程。即以制订和贯彻标准为工作内容，进行计划、组织和控制的管理过程。包括制订标准、执行标准和修订标准3个程序。护理质量管理标准化就是制订、修订质量标准，实施质量标准，进行标准化建设的工作过程。

标准化管理是以标准化原理为指导，把标准化贯穿于管理过程，以增进系统整体效能为宗旨，

提高工作质量与工作效率为根本目的科学管理方法。在实施标准化管理过程中，应遵循一切活动依据标准、一切评价以事实为准绳的原则，做到工作有标准、标准有控制、控制有程序、程序有信息、信息有反馈、落实有成果，真正做到管理科学化、具体化，达到提高工作质量的目的。

PDCA循环　①计划：第一步分析质量现状，找出存在的质量问题；第二步分析产生质量问题的原因或影响因素；第三步找出影响质量的主要因素；第四步针对影响质量的主要因素，制订相应的管理或技术措施，提出改进计划，并预测实际效果。②实施：按照规定的质量计划、目标、措施及分工要求付诸实际行动。此为PDCA循环的第五步。③检查：根据计划要求，对实际执行情况进行检查，将实际效果与预计目标做对比分析，寻找和发现计划执行中的问题并进行改进。此为PDCA循环的第六步。④处理：对检查结果进行分析、评价和总结。具体分为两个步骤进行：第七步把成果和经验纳入有关标准和规范之中，巩固已取得的成绩，防止不良结果再次发生；第八步把没有解决的质量问题或新发现的质量问题转入下一个PDCA循环，为制订下一个循环计划提供资料。

QUACERS模式　即质量保证、成本效益、危机管理和员工需要模式。1981年美国护理管理学家阿妲儿（M. N. Adair）确认护理质量管理的4个方向，以确保质量管理的均衡发展：①保证患者护理质量的管理。②有效掌握医疗护理的成本效益。③做好患者及工作人员的安全措施，有效运用危机处理技巧。④满足工

作人员的需求，包括薪水、升迁机会、专业成长与成就感。

D×T×A 模式 简单而有效的质量管理架构，该模式将质量管理的成效视为资料（data）、工具（tool）和态度（attitude）三者交互作用的结果。"×"是乘号，意味着当其中一项为 0 的时候，则质量管理的成效也将等于 0。所以当质量管理失败时，应该考虑从这 3 个方面来寻找失败的原因。

10 步骤品质管理模式 美国医疗护理机构评鉴联合委员会建议医疗机构采用 10 个步骤实施质量管理计划，以确保质量管理效果。①审视机构的理念、目标、目的及管理模式，以界定质量管理的责任。②在患者护理、工作人员绩效、成本效益 3 个监测管理系统责任区内，明确主要功能及措施。③确定主要服务范围及相关活动：应从患者种类、检查治疗形态与基本临床护理活动三方面来考虑，并以该活动是否与高危险性、多量性、潜在性问题及高成本等相关，作为选择重要质量管理监测项目的依据。④建立标准及确定测量指标。⑤建立阈值。⑥收集及组织资料，需考虑资料数据的频次、样本数和方法。⑦分析、评价其变异因素并与常态做比较。⑧执行：优异表现应给予鼓励，存在问题应寻求解决、修正并追踪。⑨追踪评价，做好记录。⑩进行有效沟通与整合：内容需呈现正、负面结果，并提出总结与建议。

以单位为基础的护理质量保证模式 1984 年美国管理学家施罗德（Schroder）结合美国护理行政协会及梅尔的护理质量管理模式，形成了以单位为基础的护理质量管理模式，见图。

质量管理圈 在同一现场工作或者工作性质相近的同仁，应用简单有效的质量管理方法和理念，对自身的工作环境进行持续改进。实施过程体现自动、自发、互助的团队精神，按组圈、选定主题、现况分析、制订活动目标、检查对策、实施对策、确认成效和标准化 8 个步骤进行。

护理质量管理方法随着社会科学的发展而不断发展。科学的护理质量管理首先要从抓基础工作开始，加强护理人员的素质教育，同时运用现代管理理论和管理方法提高管理效率，建立完善的医院护理管理体系。护理质量管理方法应具有科学性和高效性，从而不断提高医疗护理服务质量。

（孙　红）

hùlǐ zhìliàng píngjià

护理质量评价（evaluation of nursing quality） 衡量所定护理质量标准或目标是否实现或实现的程度，即对一项护理工作成效大小、工作好坏、进展快慢、对策正确与否等方面做出判断、分析后的结论。护理质量评价是护理质量管理中的控制工作，是一项系统工程，贯穿于护理工作的全过程中，而不应仅在护理工作结束之后。

形成过程 美国管理学家阿维迪斯·多纳贝迪安（Avedis Donabedian）于 1968 年首次提出质量评价的 3 个层次，即卫生服务系统的基本框架是由结构质量、过程质量和结果质量动态构成。在中国按管理流程分为要素质量、环节质量和终末质量。

原则 进行护理质量评价时应遵循两项原则：①实事求是的原则：即评价应尊重客观事实，将实际执行情况与制订的标准进

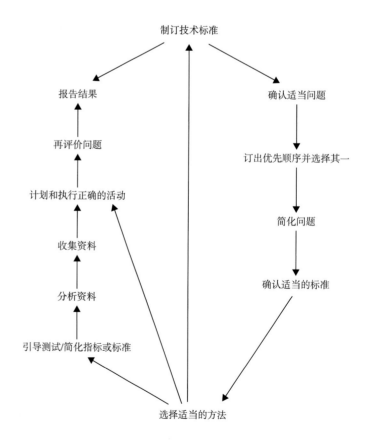

图　以单位为基础的护理质量保证模式示意

行比较，标准应是评价对象能够接受的，并在实际工作中能够用来衡量的。②评价标准适当的原则：即确定的标准应适当，不能过高或过低，并具有可比性。

内容 护理质量评价的内容复杂，范围广，分类方法不一，目前使用较多的是对临床护理活动的评价和对护士的评价。前者包含要素质量评价、过程质量评价和终末质量评价。后者又包含对护士素质的评价、行为过程评价、行为结果评价、综合评价等。

要素质量评价 要素质量是指构成护理工作的基本要素，主要着眼于评价执行护理工作的基本条件。①机构和人员：建立健全的与等级医院功能、任务和规模相适应的护理管理体系。可设置2~3级质控组织，即护理部专职质量监控组、总护士长级质量监控组、护士长级质量监控小组，定期进行质量控制与改进活动。护士编配合理，在数量和质量上符合卫计委规定标准。②环境、物资和设备：反映医院设施、医疗护理活动空间、环境卫生检查、护理装备水平及物资设备等的合格程度。③知识及技术：反映护理业务能力与水平、开展的技术项目及执行护理技术常规的合格程度。④管理制度：护理工作有计划并按计划落实，规章制度健全并严格贯彻执行，护理资料齐全并尽量达到计算机管理水平。

过程质量评价 环节质量管理注重在护理工作的过程中实施控制，将偏差控制在萌芽状态，属前馈控制，多作为质量监控的重点。

终末质量评价 终末质量是患者所得到的护理效果的综合反映，终末质量评价是对患者最终护理效果的评价，属于传统的事后评价或后馈控制，特点是从患者的角度对护士进行评价。①护士素质评价：从政治素质、职业素质、业务素质3个方面来综合评定基本素质，从医德表现及业务行为来评价其政治素质及职业素质，从技能表现、技术考核成绩、理论测试等项目来考核其业务素质。②行为过程评价：主要是对护理活动过程的质量进行评价，考核护士在护理全过程的各个环节是否体现以患者为中心的思想，是否贯彻患者至上的服务宗旨。③行为结果评价：结果质量是对护理服务结果的评价，对护理活动、服务效果、工作绩效的评定均属于此范围。④综合评价：用几方面的指标综合起来进行评价，凡与护理工作结果有关的活动都可以结合在内，如对期望达到的目标、行为举止、素质、所期望的工作结果和工作的具体指标等进行全面地考核和评价。

方法 护理质量评价是一项系统工程。评价的主体由患者、工作人员、科室、护理部、医院及院外评审机构构成；评价内容包括护理项目、护理病例，护士、科室和医院构成系统；评价过程按收集资料、资料与标准比较、做出判断等系统过程实施。以护理质量评价的对象进行分类，评价方法如下。

以护理项目为评价对象 护理项目是质量评价的基本单元，传统的护理质量评价主要将护理项目作为评价对象。

以患者为评价对象 根据病例分型识别和评价患者的护理需要程度。有以下6种分型：①病情分型：区分患者的危重程度。②自理能力分型：识别需要生活照顾的患者。③心理状态分型：识别有心理服务需要和有纠纷倾向的患者。④经济地位分型：将不同经济水平和处于不同社会层次的患者区分开来。⑤护理措施分型：把不同护理等级和使用高新技术与风险技术的患者区分开来。⑥满意度分型：把不满意的患者区分开来。

以病种为评价对象 病种评价是一种群体质量评价，主要病种的护理质量在一定程度上可反映专科和医院的护理质量水平。病种质量评价体现了宏观与微观的结合，且为随机抽样检查，有较好的可靠性和代表性，受到越来越多护理管理者的重视。

以患者满意度为评价对象 该评价方法是从患者的角度评价医疗护理质量。由患者做出满意度评价是一种市场行为，对患者评价的重视程度，是医院市场观念的标志。从患者的观点看，护理效果质量是评价质量的主要内容，建立在患者对服务过程的主观描述基础上的满意度测评，对于管理者评价护理质量非常重要，越来越受到重视。

形式 常用评价形式有定期与不定期评价、自我评价与他人评价、全过程评价与重点评价等。

定期与不定期评价 定期评价是指按规定的时间进行的评价，如每月、每季度、每半年、年度评价。不是按规定时间而是随机进行的抽查称为不定期评价，这种评价真实性强，能真实反映护理质量存在的问题。

自我评价与他人评价 由提供服务的主体评价自己服务质量的评价方式称自我评价。由患者、医疗费用支付单位及与医疗机构和患者均无关的第三方机构对医疗服务质量做出的评价称为他人评价，这种类型的评价具有中立性、学术性、公正性、透明性、公益性、普遍性等特征。采用自我评价和他人评价相结合，能全面、全方位、全角度地发现问题，一般来说，只要制订的标准合理，这种方法的可信度很高。

全过程评价与重点评价 全过程评价是指对护理活动的全过程进行分析评价，主要检查各个方面的整体情况，找出普遍存在的问题和个别需要改善的现象，为下一步制订护理质量计划提供依据。重点评价是指对某项技术操作考核、护理文件书写、消毒隔离等单项的质量评价。这种评价时间短，能及时发现问题，及时改进。

意义 护理质量评价是护理管理的核心和关键，评价的意义：说明护理工作的价值，证明和确认提供给患者的是有质量的护理；衡量工作计划完成情况，是否按预定的目标或方向进行，工作进展的程度或达到的水平；根据提供护理服务的数量、质量，评价护理工作满足患者需求的程度、未满足的原因及其影响因素，为管理者改进和提高护理质量提供参考；通过比较评价，选择最佳方案，达到肯定成绩、纠正偏差、持续改进提高的目的。

（孙　红）

hùlǐ zhìliàng chíxù gǎijìn

护理质量持续改进（continuous improvement of nursing quality）

护理质量水平在控制、维持的基础上不断加以突破，将质量提高到一个新水平的过程。狭义的质量持续改进是指1999年由美国医疗机构评审联合委员会定义的"实现一个新水准运作的程序，而且质量是超前水平的"；广义的质量持续改进是指为满足或超过消费者的期望值所提供的一个与高品质商品或服务相关的质量改进过程。

形成过程 2007年美国黑斯廷斯（Hastings）中心将护理质量改进定义为临床护理和护理管理者进行改革的机遇和责任，是护理专业职能的重要组成部分。随着学者们对护理质量改进研究的逐步深入，近年来护理学专家们更关注的是护理质量持续改进（continuous quality improvement, CQI）这一研究领域。CQI最初来源于20世纪50年代日本的工业质量改进，强调在提高产品质量的同时，也应重视过程的持续改进，是一种以追求更好的效果和更高的效率为目标的持续活动，以不断地寻求改进的机会。20世纪70年代，JCAHO提出了医疗的质量控制概念，到80年代有了新的飞跃，全面质量管理（total quality management，TQM）和CQI被广泛用于医疗质量管理中，该理论强调团队参与意识，通过收集和分析资料来阐明整个系统的功能，进而提供适当的、有效的、充足的照顾，以满足患者的需求，强调了监护照顾的全过程。

测评工具 运用1998年美国公共卫生学家肖特尔（Shortell）创立的4个维度，即策略、文化、技能和结构，对护理质量改进成效进行测评者比较多见。肖特尔的CQI理论框架不同于其他的品质管理方法，因为该框架融合了系统论的根本原因分析，是对工作中潜在的问题进行发现和更正，以提高工作成果的价值，而不过分关注个体的失误。该测评工具先后被美国、法国、丹麦及中国台湾等国家和地区的医院用以评价护理质量持续改进的成效。

常用方法 方法有很多，现将应用较多的PDCA循环模式、护理风险管理及ISO9000族质量标准简介如下。

PDCA循环模式 见护理质量管理方法。

护理风险管理 20世纪80年代末至90年代初，欧美的管理者把风险管理引入医院管理中，形成了医疗风险管理。其中，护理风险管理是指对患者、护理人员、医务工作者、探视人员可能产生伤害的潜在的风险进行识别、评估，并采取正确行动的过程，由风险识别、风险评估、风险应对与控制、风险控制效果评价4个阶段组成，这4个阶段周而复始，构成一个护理风险管理的周期循环过程。

ISO9000标准 是由国际标准化组织质量管理和质量保证技术委员会（ISO/TC176）于1987年3月颁布的关于质量管理和质量保证的系列标准。作为质量管理和质量保证的国际标准为医院的质量管理和优质服务提供了可以借鉴的宝贵经验和指导方法。ISO9000质量标准包括4个维度：质量方针、质量目标的实施，护理服务过程控制和质量检查的控制，持续护理质量改进的管理，护理质量改进过程的连续性。

对于护理专业来说，护理质量持续改进的目的是使护理人员通过专业行为最大限度地提高服务对象的满意度，改进护理质量，保证患者的安全。为达到这一目标，护理研究者对护理质量改进理论进行了更深层次的理解和应用，包括改进护理质量持续改进的模式、寻求科学有效且适合中国国情的护理质量改进测评工具等措施，以提升医院医疗护理质量，为患者提供优质的护理服务。

（孙　红）

wǔchángfǎ

五常法（5S management） 在生产现场对人员、机器、材料、方法等生产要素进行有效的管理，用来维持品质环境的技术。源自5个日本字：常整理（seiri）、常整顿（seiton）、常清洁（seiso）、常规范（seikeetsu）及常自律（shitsuke），由于全部是"S"开头，故称为"5S"。目的在于为员工创造一个干净、整洁、舒适、合理的工作场所和空间环境，提高其工作效率和工作质量，节约成本、空间和能源，确保安全，提升员工素质，提高管理水平。

形成过程 5S起源于日本，是日本企业独特的一种管理办法。1955年，日本5S的宣传口号为"安全始于整理，终于整理整顿"。当时只推行了前两个S，其目的仅为了确保作业空间的舒适和安全。后因生产和品质控制的需要而又逐步提出了3S，也就是清扫、清洁、修养，从而使应用空间及适用范围进一步拓展。到了1986年，日本关于5S的著作逐渐问世，对整个现场管理模式起到了冲击作用，并由此掀起了5S热潮。根据企业进一步发展的需要，在5S的基础上增加了安全（safety），形成了"6S"；再增加节约（save），形成了"7S"；加上习惯化（拉丁发音为shiukanka）、服务（service）和坚持（拉丁发音为shitukoku），形成了"10S"；有的企业甚至推行"12S"，但是万变不离其宗，它们都是从"5S"里衍生出来的。如在整理中要求清除无用的东西或物品，这涉及节约和安全的概念，如清除横在安全通道中无用的垃圾。

要素 包括以下5个要素。

常整理 将工作场所任何东西区分为有必要的与不必要的，把必要的东西与不必要的东西明确地、严格地区分开来。不必要的东西要尽快处理掉，目的在于腾出空间，空间活用；防止误用、误送；创造清爽的工作环境。如每次治疗结束后，应尽快将治疗车上不必要的东西，如生活垃圾、医疗垃圾、锐器等处理到污物间，将仍可以继续使用的物品，如治疗盘、消毒物品等整理好，使治疗车保持整洁。实施流程如图。

在对物品进行分层管理时，可参考以下方法：抢救物品放在明显易取的地方，每天每月都要使用的物品保存在工作现场附近，每小时都要使用的物品则随身携带。在过去1～6个月内用过的物品保存在工作区域的中间部分，在过去7～12个月内用过的物品保存在较远的地方，过去一年未使用的物品予以清除或回仓。

常整顿 将要用的物品定位、定量，做明确标识，摆放整齐。目的在于提供整整齐齐、一目了然的工作环境，节约找寻物品的时间，提高效率。①场所：物品的放置场所原则上要100%设定，根据物品的用途、使用频率给物品一个适合的固定位置，使所有物品都有一个"家"。②方法：原则上，常用的物品放在容易取到的地方；贵重的物品放在底层，这是最安全的储存方法；物品存放高度在膝关节到肩膀范围，这是最方便取用物品的高度。遵循先进先出原则。对有使用期限的物品，按照日期先后顺序排列存放，可有效杜绝物品过期，减少浪费。③要有标识：放置场所和物品原则上一对一表示。④原则："3定"原则。定点：尽量按照操作流程设定/物品设置位置。如在抢救室内设定抢救单元时，需要以抢救车或抢救床为中心，根据抢救流程，考虑输液架、心电监护、吸引吸氧装置及垃圾筒的摆放位置。定容：用什么容器、颜色。选用容器首先考虑取用方便、

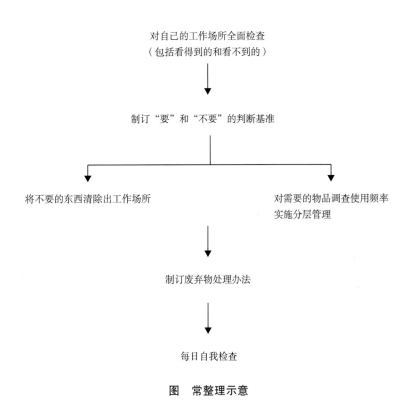

图 常整理示意

一目了然，再考虑不易积灰、易清洁。选用颜色需考虑医院感染控制要求、行业规范等，若没有规定的颜色，可以选用和实物一致的颜色，以保证快速准确取用。利器盒要选用硬质材料制成，封闭且防刺穿，以保证在正常情况下，利器盒内盛装物不撒漏，并且利器盒一旦被封口，在不破坏的情况下无法被再次打开，颜色为淡黄。定量：规定合适的数量，上限是不让容器成为仓库，下限是低值预警，及时补充。如病房基数药品的使用管理，既要保持一定的数量，又不能存储过多，以免浪费。

常清洁　目的在于消除脏污，保持工作场所干净、明亮，稳定品质，减少伤害。虽然已经整理、整顿过，要的东西马上就能取得，但取到的东西要达到能被正常使用的状态才行。而达到这种状态就是清扫的第一目的。尤其目前强调高品质、高附加价值产品的概念，更不容许有垃圾或灰尘的污染，造成品质不良。在实施时应注意责任到人，建立清扫标准行为规范。此外，应注意清洁工作是全体护理人员的工作，并不仅仅是保洁人员的工作。

常规范　将整理、整顿、清扫实施的做法制度化、规范化，维持其成果。目的在于认真维护并坚持整理、整顿、清扫的效果，使其保持最佳状态，从而消除发生安全事故的根源，创造一个良好的工作环境，使职工能愉快地工作。每一区域均根据五常法的要求，制订审核标准，对照标准，由病区护士长或质控护士分别对每个区域定期评估执行情况，护理部质控组每月按标准抽项检查，对不足之处及时改进。

常自律　教育培训每个护士养成良好的行为习惯，自觉遵守标准、规章、制度，是管理中的重点与难点。常自律要求人人依规行事，养成遵守规章制度的好习惯，树立积极的敬业精神。

作用　①提高形象：拥有一个清洁、整齐、安全、舒适的环境，一支良好素养护士队伍的病房，常常更能得到患者的信赖，提高患者的满意度。②节约：降低不必要的材料、工具的浪费；减少寻找工具、材料等的时间，提高工作效率。③保障安全：宽广明亮、视野开阔的环境，危险处一目了然；走道通畅，保障行者安全；④标准化："3定""5要素"原则规范了工作环境、工作程序，为提供稳定的质量打下基础。⑤提高员工满意度：明亮、清洁的工作场所使员工身心愉悦，乐于工作。

（刘华平）

hùlǐ fēngxiǎn guǎnlǐ
护理风险管理（nursing risk management）

对护理实践活动中的风险因素进行识别、评价和处理的过程。

形成过程　20世纪80年代末至90年代初欧美的管理者把风险管理引入医院管理中，提出了医疗风险管理的概念。1999年美国创建了全国性的患者安全中心，制订了患者安全标准，倡导患者安全文化，并把患者安全作为医院风险管理的核心内容。医疗护理风险管理在国外许多大医院应用研究较早，而且建立了一套较为完善的医院风险管理机制。20世纪以来临床风险管理一直是美国医院风险管理的主体部分。中国对于医疗风险管理研究起步较晚，传统意义上中国医疗安全管理的实践主要集中在医疗纠纷和医疗事故的处理上，医院管理多注重效益和效率，对如何防范风险缺乏深入、系统的探讨。对护理风险管理的研究仅处于探索阶段，缺乏危机意识、风险意识。

常见的护理风险因素　医院护理工作中存在的风险因素，可从主观和客观两方面来分析。主观原因：①护理技术不健全或不完善：医院各项护理技术操作常规用来规范管理护理人员的护理行为，它可以保证护理操作的质量，同时能够规避护理风险。若缺乏规范合理的护理技术操作常规，护理人员的护理行为会比较盲目和随意，护理风险出现的机会增加。②医疗管理制度不健全或有缺陷：医疗管理制度是保证护理服务正常运作、规避护理风险的基础，制度不健全或有缺陷会带来护理风险。③医疗器械和设备出现故障：如呼吸机、麻醉机、吸氧设施、除颤仪等出现故障，可能错过最佳抢救时机，造成患者死亡。④护理人员的个人过失：由于护理人员注意力不集中、疏忽大意或过于自信等而违背了医疗卫生法律法规、护理规范等医院的规章制度，从而导致护理服务工作出现失误，增加护理风险的机会，造成不应该出现的护理差错、纠纷和事故。⑤护理信息的失效：医院为每位患者建立了信息，但在实际执行过程中，会碰到医护信息的失效性，即医护记录与实际不符。客观原因：①患者个体差异与病情的复杂性：这从根本上决定了护理质量的不确定性和相应的风险。如高度过敏体质的患者，在应用药物时发生变态反应的可能性高。②护理人员经验和技术水平的局限：随着医学科学和技术的飞速发展，学科专业不断细化，护理人员虽然掌握了护理专业的基本理论与基本技能，但是其专科的临床经验和技术水平难免存在着一定的局限性。③护理人员与患者之间缺乏沟通：如护理人员对患者病情解释不到位，加之患者及其家属缺乏专业知识，使得他们误认为医疗结果属于非正常结果，会增加医疗纠纷发生的危险。

主要内容 护理行业由于其职业的特殊性、疾病的复杂性和不可预见性以及医学技术的局限性，使得风险无处不在、无时不有，但不同情况，其护理风险管理的重点也不同。

护理环境风险管理 应加强医院环境设施的安全管理，提供为患者治疗及护理时的安全管理，以及加强医疗废弃物及化学、放射性环境管理等。

护理制度风险管理 护理风险管理中，制度的建立和完善至关重要，如制订分级别的专业技术责任制度，制订规范的护理操作程序，统一护理记录表格和管理标准；制订药物使用安全手册，提高护士对给药事故的警觉性；护理人力配备合理，减轻一线护士的工作量；加强质量及感染控制管理，加强护理质量和感染监测的呈报管理。

护理组织风险管理 加强对护士的风险管理教育，在制度和法律责任方面提出医疗风险管理重要性和措施；建立信息数据保护和信息安全管理培训；制订医疗资料保密手册，以及护士违纪处理管理办法等提高组织风险管理能力。

程序 包括以下 4 个阶段：风险识别、风险衡量与评价、风险处理及风险管理效果评价。这 4 个阶段周而复始，构成一个风险管理的周期循环过程（见风险管理理论）。

"医疗护理风险无处不在"已成为医疗界的共识。医疗护理工作面向的对象是患者，风险最大，有效的风险管理可以最大限度地防止风险的发生，维护患者的安全。护理风险是与护理安全相并存的概念，两者是因果关系，在护理风险系数较低的情况下护理安全系数就较高，反之护理安全系数就降低。护理研究者应通过探索护理风险的发生规律、特点与高危因素，找出风险隐患存在的深层次原因，建立起与之相匹配的护理风险评价体系及科学的管理机制，完善管理体系和手段，有效规避和转嫁护理风险，以最低成本实现最大安全保障，提高社会效益和经济效益。

（孙　红）

hùlǐ chéngběn kòngzhì

护理成本控制（nursing cost control）　按照既定的成本目标，对构成护理成本的一切耗费进行严格的计算、考核和监督，及时揭示偏差，并采取有效措施，纠正不利差异，发展有利差异，保证成本被限制在预定的目标范围之内的管理行为。成本控制是现代成本管理工作的重要环节，是落实成本目标、实现成本计划的有力保证。

形成过程 20 世纪 50 年代护理管理者开始对护理成本进行研究，最初研究的是护理成本概念及护理成本的构成。70 年代开始进行护理成本核算的方法研究，以不同的患者分类系统进行护理工作量的测量和护理成本的核算。80 年代，探讨出一套护理成本核算模式，护理管理者研究了护理成本分类、行为类型及分配方法，护理服务的成本价格和价值，以及护理成本与收益、财务计划的关系等。90 年代，随着高级护理实践的快速发展，护理管理面临的挑战是在提供高质量护理的基础上，对护理成本进行测算和管理。医院信息系统的开发使管理者能够确认为单个患者提供护理照顾的实际成本。护理经济学研究的范围也更为全面，内容更为深入，手段更为多样，一是注重成本效益研究和不同工作量测算系统下成本的比较研究；二是用于医院发展的经济学评价，指导决策；三是在不同护理方式下比较各类患者康复的成本比较。进入 21 世纪，护理成本研究与临床护理进展结合更为紧密，用于评价新的护理管理模式。

护理成本分类 包括以下几种分类。

按成本与服务量关系分类 ①固定成本：有些成本总额在一定时期内和一定服务范围内，不受服务量增减变化的影响而保持不变关系。②变动成本：有些成本总额与业务量增加呈正比例变动关系。③总成本：在特定技术水平和要素价格条件下，生产某一特定产量所需要的成本总额，是固定成本与变动成本之和。④混合成本：有些成本总额随医疗服务量变动而变动，但不保持正比例变动关系，兼有固定成本和变动成本特性的成本。⑤阶梯固定成本：阶梯式成本与固定和变动成本相关，在一定范围内变动，但在较小的范围内保持不变。

按成本计入方法分类 ①直接成本：指护理服务过程中，耗费的可依据凭证直接计入护理服务成本的费用，如工资、卫生材料及低值易耗品。②间接成本：指在护理服务过程中无法直接计入某服务项目，而需经过合理分摊进行分配的成本，如行政管理、后勤辅助部门的费用等。

按成本可控性分类 ①可控成本：指某一时期内，在某个部门或某个人职责范围内能够直接确定和控制的成本。②不可控成本：指在一定时期内，某个特定部门无法直接掌控，或不受某个特定部门服务量直接影响的成本。

按成本在经营决策中的属性分类 ①机会成本：指某项资源未能得到充分利用而放弃掉的机会所带来的成本。在卫生决策中，选择了一种方案，必然放弃其他方案，在被放弃的方案中最佳方案的效益，就是所选择方案的机会成本。②边际成本：指增加一单位产量所要增放的成本量，即总成本对应于总产量的变化率。③沉没成本：指过去规划已支付的成本，与目前要进行的决策无关。

成本控制原则 ①全面介入：指对全部成本的控制、全员的控制。全部控制是全部费用要加以控制，包括变动费用和固定费用，全员控制要求所有员工都要建立成本控制意识，参与成本控制。②例外管理：若实际发生的费用与预算不相上下，就没有必要一一查明原因，而应把注意力集中在非正常的例外事项上，并及时进行信息反馈。③经济效益：提高经济效益不只是依靠降低成本的绝对数，更重要的是实现相对的节约，以较少的消耗，取得最佳的经济效益。④因地制宜：指医院成本控制系统必须根据医院、科室和成本项目的实际情况来实行成本控制，不可完全照搬别人的做法。

成本测算方法 ①项目法：以护理项目为对象，归集费用与分配费用来核算成本的方法。核算护理项目成本可以为指定和调整护理收费标准提供可靠的依据，也可以为国家调整对医院的补贴提供依据。但项目法不能反映每一种疾病的护理成本，也不能反映不同严重程度疾病的护理成本。②床日成本核算：护理费用的核算包含在平均的床日成本中，护理成本与住院时间直接相关。③相对严重度测算法：将患者病情的严重程度与利用护理资源的情况相联系。④患者分类法：以患者分类系统为基础，测算护理需求或工作量的成本核算方法，根据患者的病情程度判定护理需要计算护理点数及护理时数，确定护理成本和收费标准。⑤病种分类法：以病种为成本计算对象，归集预分配费用，计算出每一病种所需护理成本的方法。⑥综合法：即计算机辅助法，结合患者分类系统及疾病诊断相关分类法分类，应用计算机技术建立相应护理需求的标准实施护理。

成本控制程序 主要包含制订成本标准、执行标准、确定差异和消除差异等方面。①根据定额制订成本标准：成本标准是对各项费用开支和资源消耗规定的数量界限，是成本控制和成本考核的依据，没有这个标准，就无法进行成本控制。成本标准也是制订各项降低成本的技术措施。②执行标准：对成本的形成过程进行计算和监督。根据成本的指标，审核各项费用开支和各种资源的消耗，实施降低成本的技术措施，保证成本计划的实现。③确定差异：核算实际消耗脱离成本指标的差异，分析成本发生差异的程度和性质，确定造成差异的原因和责任归属。④消除差异：组织护理人员挖掘增产节约的潜力，提出降低成本的新措施或修订成本标准的建议。

成本控制途径 主要包括人力成本管理、物力成本管理及实行零缺陷管理等。①人力成本管理：合理调配人力，科学弹性排班，提高工作效率，从而降低护理成本。②物力成本管理：建立完善的物品请领、定期清点、使用登记、交接制度；降低库存；杜绝物品丢失、过期、损坏等浪费现象。③实行零缺陷管理：提倡一次性把事情做对、做好，减少护理缺陷、差错、事故的发生，防范护患纠纷，这是控制成本最为经济的途径。

护理人员在当今的医疗环境下，必须具有成本管理的理念。要实现有效的成本控制，需要由高层护理管理者的严格督导、中层管理者的协助、基层管理者切实有效的执行以及全体员工的大力支持，再配合适当的奖励制度。同时，开发运用科学的护理管理信息系统，进行实时动态的成本监测与控制，亦可提高护理管理的绩效，促进护理业务的改进，利用有限的资源提高护理服务质量。

(孙 红)

huànzhě ānquán guǎnlǐ

患者安全管理（patient safety management） 为保证患者身心健康，对可能伤害患者的各种不安全因素进行识别、评估并采取有效控制措施的过程。患者安全即指在医疗护理过程中，采取必要的措施来避免或预防对患者产生的不良结果或伤害，包括预防错误偏差与意外。患者安全是医疗护理质量的重要组成部分。

形成过程 1999 年美国医学研究所发表了名为"错误凡人皆有：构建一个更加安全的医疗卫生系统"的报告，报告指出，美国每年预计约有 98000 人死于医疗差错，远远超过了因交通事故、获得性免疫缺陷综合征和乳腺癌而死亡的人数之和，患者安全问题开始得到全世界的关注。2004年10月世界卫生组织宣布成立"患者安全世界联盟"，每两年制定一次全球患者安全挑战规划，并指出"安全"是患者接受医疗服务的基本原则，是体现卫生保健质量管理的基本要素，患者安全开始成为全球性的议题。在中国，患者安全也得到了极大的重视，2005年至今中国国家卫生行政主管部门每年都把患者安全作为全国医院管理年的主题之一，并于2008、2009年先后开展了"医疗安全百日专项检查""医疗质量万里行"活动，制订了明确的患者安全目标。2007年开始中国医院协会每年发布《患者安全目标》，为本年度患者安全管理工作指引方向。

患者安全问题 ①用药（血）安全问题：给药（输血）错误，发生药物（输血）不良反应，药液外渗（包括化疗药），局部皮肤坏死等。②意外伤害事件：跌倒、坠床、管路滑脱、烫伤、冻伤、误伤等。③发生各种并发症：院内感染、深静脉血栓、误吸、压疮等。④手术安全问题：手术患者、手术部位及术式错误。⑤患者行为事件：走失、自杀等。

患者安全影响因素 ①制度方面：安全管理不严，质量管理体系不健全。②硬件设施方面：医院卫生设施及布局不合理，还有环境、设备等因素。③护士人力资源因素：人力资源缺乏，学历层次低。④护士情感因素：护理工作环境差，护理工作满意度低，情感衰竭与职业倦怠感高，离职意向强。⑤护士技术因素：护理人员及管理者低龄化、经验

不足，安全预防意识不强。⑥沟通因素：护患沟通不良。

《患者十大安全目标》 2013年国家卫生与计划生育委员会发布的《患者十大安全目标》具体内容如下：

目标一 严格执行查对制度，提高医务人员对患者身份识别的准确性。①进一步落实各项诊疗活动的查对制度，在抽血、给药或输血时，至少同时使用两种患者识别方法，不得仅以床号作为识别依据。使用请患者说出自己名字，后再次核对的确认患者的方法。②在实施任何介入或有创高危诊疗活动前，责任者都要主动与患者或家属沟通，作为最后确认的手段，以保证对正确的患者实施正确的操作。③完善关键流程识别措施：即在关键的流程中，均有准确识别患者的具体措施、交接程序与记录文件。建立使用"腕带"作为识别标识制度，在诊疗活动中使用"腕带"作为各项诊疗操作前辨识患者的一种手段。

目标二 严格执行在特殊情况下医务人员之间有效沟通的程序，做到正确执行医嘱。①正确执行医嘱，不使用口头或电话下达的医嘱。②在对危重症患者紧急抢救的特殊情况下，医师可下达口头临时医嘱，护士应向医生重述，在执行时实施双重检查。③接获口头或电话通知的患者"危急值"或其他重要的检验结果时，接获者必须规范、完整地记录检验结果和报告者的姓名与电话，进行复述确认无误后方可提供医师使用。

目标三 严格执行手术安全核查制度和流程，防止手术患者、手术部位及术式错误。①建立与实施手术前确认制度与程序，有

交接核查表，以确认手术必需的文件资料与物品（如病历、影像资料、术中特殊用药等）均已备妥。②建立术前由手术医师在手术部位做标识的制度与规范，并主动邀请患者参与认定，避免在错误的部位、对错误的患者实施错误的手术。

目标四 严格执行手卫生规范，落实医院感染控制的基本要求。①制订并落实医护人员手部卫生管理制度和手部卫生实施规范，提供有效、便捷的手卫生设备和设施，为执行手部卫生提供必要的保障。②制订并落实医护人员手术操作过程中使用无菌医疗器械规范，手术后的废弃物应当遵循医院感染控制的基本要求。

目标五 主要提高用药安全。①建立病房药柜内的药品存放、使用、限额、定期检查的规范制度；存放毒、剧、麻醉药有管理和登记制度，符合法规要求。②病房存放高危药品有规范，不得与其他药物混合存放，高浓度电解质制剂（包括10%氯化钾、10%氯化钠）、肌肉松弛剂与细胞化学药物等高危药品必须单独存放，有醒目标志。③病区药柜的注射药、内服药与外用药严格分开放置，有菌无菌物品严格分类存放，输液处置用品、皮肤消毒剂与空气消毒剂、物品消毒剂严格分类分室存放管理。④所有处方或用药医嘱在转抄和执行时，严格遵循双人核对、签名程序，认真遵循。⑤在下达与执行注射医嘱（或处方）时要注意药物配伍禁忌。⑥病房建立重点药物用药后的观察制度与程序，医师、护师须知晓这些观察制度和程序，并能执行。对于新药特殊药品要建立用药前的学习制度。⑦药师应为门诊患者提供合理用药的方

法及用药不良反应的服务指导。⑧进一步完善输液安全管理制度，严格遵守药物配伍禁忌，控制静脉输液速度，执行对输液患者最高滴数限定告知程序，预防输液反应。

目标六　建立临床实验室"危急值"报告制度。①"危急值"项目至少应包括血钙、血钾、血糖、血气、血小板计数、白细胞计数、凝血酶原时间、活化部分凝血活酶时间等。②"危急值"报告重点对象是急诊科、手术室、各类重症监护病房等部门的急、危重症患者。③对属"危急值"报告的项目实行严格的质量控制，尤其是分析前质量控制措施，如应有标本采集、储存、运送、交接、处理的规定。

目标七　防范与减少患者跌倒事件发生。①对体检、手术和接受各种检查与治疗的患者，特别是儿童、老年、孕妇、行动不便和残疾患者，用语言提醒、搀扶、请人帮助或警示标识等办法防止患者跌倒事件的发生。②认真实施跌倒防范制度并建立跌倒报告与伤情认定制度。③做好基础护理，要配好用好护理人力资源，开放床位与病房，上岗护士配比为1∶0.4。如果人力配备不足，管理者应及时执行人力危机值报告制度。

目标八　防范与减少患者压疮发生。①认真实施有效的压疮防范制度与措施。②落实压疮诊疗与护理规范实施措施。

目标九　主动报告医疗安全（不良）事件。医疗不良事件报告对于发现不良因素、防范医疗事故、保证医疗安全，促进医学发展和保护患者利益是有益的，可有效地避免医疗缺陷，可增加医疗水平和服务的透明度。①医院要倡导主动报告不良事件，建立鼓励医务人员主动报告的制度。②积极加入中国医院协会自愿、非处罚性的不良事件报告系统，为行业安全提供信息。③形成良好的医疗安全文化氛围，提倡非处罚性、不针对个人的环境，有鼓励员工积极报告威胁患者安全的不良事件的措施。④医院能够将安全信息与医院实际情况相结合，从医院管理体系上、从运行机制上、从规章制度上进行有针对性的持续改进，医院每年至少有两项系统改进方案。

目标十　鼓励患者参与医疗安全。①主动邀请患者参与医疗安全管理，尤其是患者在接受手术、介入或有创操作前告知其目的和风险，并请患者参与手术部位的确认。②药物治疗时，告知患者用药目的与可能的不良反应，邀请患者参与用药时的查对。③告知患者提供真实病情和真实信息的重要性。④护士在进行护理时，应告知该如何配合及配合治疗的重要性。

管理措施　①建立和完善各项规章制度，包括用药安全制度、输血（输液）安全制度、仪器设备管理制度、患者身份识别制度、医嘱执行查对制度、各项护理操作前告知制度、病房安全制度、无菌物品及一次性使用医疗用品安全管理制度、患者保护性约束制度、手术患者交接制度等，使患者安全管理制度化、规范化。②适时护理质量监控，建立良好的安全监督机制，通过定期的评审检查等方式监督临床工作中各项患者安全保障措施的落实情况。③加强护理人力资源的配置，合理配置现有护理人员，通过弹性排班、分层管理等措施减轻护士的工作负荷。④通过探索岗位管理，实施护士绩效考核，增加岗位培训，拓展职业发展等方式提高护士的工作满意度，减轻情感倦怠与职业倦怠感，降低离职率。⑤加强护理管理者及护士的继续教育，定期开展护理安全教育和相关法律知识培训，提高护士的法律意识和自我保护意识，强化护理风险管理意识；提高护士职业素质、服务技能和沟通能力，减少护理纠纷的发生；加强护士职业素养、专业技术方面的培训，对新护士须严格进行上岗前培训，考核合格并具有护士执业证书后方能单独值班，对实习学生及进修人员要严格带教。⑥护理人员权责分明，认真履行各级护理人员的岗位职责，工作分工明确，团结协作，结合各机构自身情况，制订切实可行的各项患者安全保障措施。护理人员严格执行交接班、差错事故登记报告及分级护理等各项制度，按时巡视病房，认真观察病情变化，发现情况及时报告医生进行抢救处理。严格执行查对制度和无菌技术操作规程，做好消毒隔离工作，预防院内感染。按照《护理文书书写要求》，客观、真实、准确、及时、完整地书写各项护理文件。严格执行医院药品管理制度，确保用药安全等。⑦依据护理质量评价标准，定期进行自我检查及分析，不断找出患者安全隐患，及时对已发生的安全事件进行分析总结，提出并执行针对性的改进措施，避免患者安全事件的发生。⑧构建安全文化氛围，鼓励患者参与医疗安全，创造良好的医护、医患和护患关系。⑨改进护理工作流程，改善硬件设施及布局等因素，加强设备安全管理，进一步保障患者安全。

（孙　红）

患者安全文化（patient safety culture）

huànzhě ānquán wénhuà

将对患者可能引起的伤害降至最低的个人或机构的共同态度、信仰和价值取向。患者安全文化对于护士来说即护士对患者安全共同的信念、价值观、态度和行为准则。

形成过程 患者安全文化的概念是在 20 世纪 90 年代由国外引进的。医疗不良事件的频繁报道引起了人们对患者安全的重视，安全文化被认为是安全管理的灵魂和核心，没有安全文化的建立，其他安全管理措施的作用都是非常有限的。于是，患者安全文化作为一种新的安全管理理念受到各医疗机构的重视。

有效安全文化要素 ①管理者重视患者的安全，鼓励医务人员主动上报和公开交流安全相关问题，对差错进行组织系统的改善而非对个体的惩罚。②整个医疗机构团结协作，共同重视患者的安全，建立组织承诺，共同努力提升能力。同时，在进行护理过程中每个人都认真履行保障患者安全的各项行为规范。③医护人员之间对患者的病情及安全问题保持有效地沟通和交流，具备良好的团队合作精神。④医护人员主动与患者沟通，开展对患者安全的指导。医护人员尊重患者的知情权，鼓励患者及家属积极参与自身的治疗过程。⑤整个机构是一个崇尚学习的组织，所有医务人员都重视教育和培训。

安全文化不利因素 ①医院安全管理不严，质量管理体制及规章制度不健全，对现有的规章制度执行力度不够。②医院对患者安全缺乏有效的监督及逐级的管理、检查与指导，对护理工作的环节质量过程缺乏定期的分析

总结与改进。③医护人员职业道德教育缺乏、工作责任心不强。④护患之间缺乏有效沟通。⑤医护协调不够，缺乏对患者病情的共同讨论，造成医护工作脱节。

患者安全教育 ①评估患者的安全危险因素，针对患者特点进行个性化的安全教育，教育对象包括患者、家属、陪伴人员。②存在坠床危险的患者，如年幼、年老、意识障碍和需要卧床休息的患者，应悬挂防坠床提示牌，并向患者做好解释，教会他们加床档、护栏等，落实床边安全护理措施。③教会患者使用呼叫器，保持呼叫器的完好，护士保证随叫随到。④落实患者请假外出制度，并在患者第一次入院时即做好解释工作。⑤告知患者不要自行使用热水袋，如确定需要使用，必须告知护士，并严格执行操作规程，熟悉使用时的注意事项。护士对使用热水袋的患者要经常观察、加强巡视，防止烫伤，做好书面记录及床边交班。⑥告知患者贵重物品不要放在病房，提高警惕，防止失窃。⑦告知患者不得在病房吸烟、使用电器设备，告知消防安全通道的准确位置。

意义 患者安全文化是引导卫生保健专业人员的行为朝着"以患者安全为最优先考虑"这一宗旨努力的一个重要因素。越来越多的卫生保健机构认识到，支持和促进患者安全的文化是改善患者安全的关键因素。良好的患者安全文化体现了护士对患者安全的积极的观念、态度和行为方式，决定了整个医疗机构对于向患者提供健康服务和安全管理的承诺和能力。患者安全文化的构建对于保障患者安全有着积极的意义。

（孙 红）

病室基本安全措施（basic safety measures in ward）

bìngshìjīběn ānquán cuòshī

为保证患者的就医安全，针对病房所制订的一系列管理办法。包括配备质量有保证的安全设施和制订病室安全制度等。病房基本安全措施的制订为医院实现降低、控制危害和风险的发生，防止事故和伤害，保障安全就医环境的目标提供基本保证（见病室安全制度、病室规范管理制度、病室内医疗仪器设备安全管理、无菌物品安全管理和一次性使用医疗用品安全管理）。

（孙 红）

病室安全制度（safety rules in ward）

bìngshì ānquán zhìdù

为保证病房保持有利于医疗、科研、教学工作的正常秩序和良好环境而制订的工作规程。

环境安全制度 ①保证病房门禁系统正常使用，发现问题及时修理。②保证病房的通道通畅、整洁，地面保持清洁、干燥，禁止堆放各种物品、仪器设备等，保证患者通行安全。③拖地时要放防滑标志，防止患者滑倒、跌伤。④病区物品固定放置，不影响患者行走，保证患者的行动安全；患者使用的物品合理放置，便于患者拿取。⑤提供足够的照明措施。⑥洗手间、浴室有防烫防滑标志，热水器要有操作指南。

仪器设备安全制度 ①对各种仪器设备定期进行维修，使其始终处于备用状态，有专门人员定期对各种仪器设备进行检查。②各种物品、仪器设备的放置位置要固定，便于查找、清点及检查。③保证转运仪器设备安全检查，检查电量是否充足，氧气是否充足、是否有漏气，物品准备是否充足，呼吸机工作是否正常、

管道连接是否有漏气，监护仪和输液泵等功能是否完好，储备电是否充足，所有设备都应做好妥善固定。④抢救器材做到"五定（定数量品种、定放置地点、定人员管理、定期消毒灭菌、定期检查维护）""三及时（及时检查、及时维修、及时补充）"，抢救器械及用物保持性能良好，按时清点交接，做好应急准备，一般不准外借。

防火安全制度 ①病房内禁止吸烟，禁止使用电器，禁止明火。②若医疗需要使用酒精灯时人员不能离开，以防失火。③无人值守的办公室、夜班室每班下班前将门窗关好，切断电源，关闭电脑设备、空调等，防止物品被盗，防止火灾。④保持会议室整洁、安全，使用后及时关闭电视以及其他设备的电源。⑤病房应按要求配备必要的消防设施，设立安全责任人，保证消防设施完好、齐全、标志醒目，消防设施上无杂物。消防应急通道应畅通、无障碍物。专人管理消防预警系统，有火灾事故的应急预案，并定时演练，有紧急状态时的应急处理程序与措施，有安全畅通的疏散路线。

用电安全制度 ①有停电的应急措施。②科室备有应急照明灯，以防突然停电、断电。③保证插座的完好，防止引起漏电，病房内电线不外露，一旦出现外露应立即联系后勤部门维修。

防止失窃安全制度 ①值班护士必须定时巡查病房，夜班更应加强巡视，严禁闲杂人员进入，发现可疑情况及时通知保卫部门。②制订相关的病房探视管理制度，规定探视时间，限制探视人员数量，加强对陪护和探视人员的安全教育和管理。③会议室、办公室无人时及时锁好，以免有陌生人逗留、增加安全隐患，防止失窃事件发生。

（孙 红）

bìngshì guīfàn guǎnlǐ zhìdù

病室规范管理制度（specifications in ward）

对病室进行统一管理，为保证医疗工作正常进行，而对病室的环境、设备、物品放置所制订的规程。

内容 ①保持空气新鲜，安静整洁。②病室床单位无多余物品，输液架上不能悬挂毛巾、衣物等；桌面、窗帘、隔离帘保持清洁、无破损、无污迹；病室房间号、门号和床号，按统一位置粘贴。③病室走廊通畅，禁止随便粘贴宣传画、广告画、告示、通知及便条等，走廊中不要放置多余物品，紧急通道及公共阳台不要堆放杂物。④各室内家具摆放整齐、固定、整洁无灰尘；各抽屉、柜内物品按要求放置，干净、整齐。⑤护士站台面、水池及周围环境干净、整齐，无食物及私人用品。⑥办公室干净、整齐，台布、窗帘无破损、无污迹。⑦治疗室、换药室、处置室及杂用室等物品按要求放置，做到干净、整齐。⑧配膳室水池中不能堆放饭盒、碗筷，工作人员的水杯及饭盒应放在碗柜中。⑨护士休息室和值班室床褥叠放整齐，个人用品放在柜内；要保持整洁，物品规范放置，垃圾筐要及时清理，避免垃圾外溢。⑩病室护理级别护理标识明确；各项医疗设备上标明科室名称、设备编号、设备状态、使用说明、维护事项及维检日期等；不同给药途径的药品张贴不同标识；无菌物品、非无菌物品分开放置，标识明确、清晰。患者药敏实验呈阳性时，在患者相应的设备与文件中张贴醒目标识。

（孙 红）

bìngshìnèi yīliáo yíqì shèbèi ānquán guǎnlǐ

病室内医疗仪器设备安全管理（safety management of medical equipment in ward）

为减少仪器设备的故障率，发挥医疗仪器设备的最佳效能而采取一系列措施的过程。医疗仪器在疾病的预防、检测及治疗过程中不可缺少，在各科室的应用也日益增多，而操作中医疗仪器发生误差甚至罢工的情况频频出现，大多数是由于操作不当和仪器设备损坏造成。一旦仪器设备发生故障，不仅影响医疗行为，而且会给患者和医院形象造成损失，甚至造成延误救治或误诊而引发纠纷。所以在医院的日常工作中应做好各种医疗仪器设备的日常维护和检修，并建立健全医疗仪器设备管理制度，尽量避免医疗仪器设备的故障发生，使其正常运转，提供有力的医疗保障。要求操作人员规范操作要领，维护人员掌握各种仪器设备的原理，保证医院日常工作的正常运转，减少损失，降低医疗纠纷的发生率。包括工作人员的培训、仪器设备的定期清洁、仪器设备故障的定期排查、建立医疗仪器设备维护管理制度。

监护仪 可能出现的问题：漏电，警报、机械故障。预防措施：①专人负责，每周进行检查及试机并清洁机身，每位患者使用后都要使用75%酒精擦拭清洁。②应用时严格按规程操作。③使用中确保报警系统处于启动状态。④确保各导线连接正确妥当。⑤注意袖带、血氧饱和度监测仪的使用，避免导线扭曲及损坏。⑥使用后要将连线放置妥当，禁扭曲打折。⑦出现问题及时与维修人员联系。

心电图机 可能出现的问题：漏电、损坏、出现误差影响诊断。预防措施：①专人负责，每周进行检查及试机并清洁机身。②使用前测试各功能键。③确保各导线连接正确。④心电图导联位置准确。⑤心电图纸安置正确，出纸正常。⑥使用后要将连线放置妥当，禁扭曲打折。⑦使用后要及时充电。⑧出现问题及时与维修人员联系。⑨备一份心电图纸作为紧急情况下使用。

除颤器 可能出现的问题：漏电、灼伤。预防措施：①专人负责，定期检查与清洁，确保操作正常。②严格按规程进行操作。③每天由固定人员检测，确保处于完好状态。④除颤前调好参数，正确使用导电糊，避免灼伤。⑤除颤时确保所有人员远离病床。⑥除颤放电时避免放空，防止损坏机器。⑦使用完毕做好清洁消毒，及时充电，随时保持除颤器处于备用状态。⑧出现问题及时与维修人员联系。

输液泵 可能出现的问题：故障、损坏。预防措施：①专人负责，用后及时清洁。②定期检查配件是否齐全，仪器是否完好。③出现问题及时与维修人员联系。

洗胃机 可能出现的问题：漏电、损坏。预防措施：①定期检查电线和插头的性能。②检查配件是否齐全。③使用前测试各项功能键。④检查机身有无漏水。⑤检查管路接头是否牢固。⑥出现问题及时与维修人员联系。

降温毯 可能出现的问题：漏电、冻伤或烫伤。预防措施：①专人保管，定期清洁并检查是否完好，备用。②使用前设置好温度报警。③使用时密切观察患者的体温及皮肤情况。④使用中发现故障立即停止使用，并及时维修。

雾化器 可能出现的问题：漏电、流速过快或阻滞引起患者不适。预防措施：①保持机身干净、干燥，经常进行清洁擦拭。②红灯亮时要检查原因：水杯内的水不足，药杯穿破；安装水杯位置不准确；浮漂粘连。③蒸馏水位应在合适的水位线之间。④每周检查配件是否齐全，线路是否完好。⑤使用中出现故障立即停止并及时维修。

电插销板 可能出现的问题：漏电。预防措施：①放置的位置安全妥当，不能放在地面上，避免电源线扭曲、打折或牵拉。②严禁与水、液体接触。③根据用途，选择带独立开关的插销板。④定期检查维修。

氧气系统 可能出现的问题：泄漏、助燃。预防措施：①泄漏：经常检查氧气阀门有无漏气，发现漏气及时通知维修人员进行维修。②助燃：禁止任何人在病区内吸烟及使用打火机，需要用明火时应关闭氧气。③氧气筒使用后要及时更换，保证随时可以应急和使用。

体温计 可能出现的问题：折断、玻璃刺伤、汞中毒。预防措施：①使用前检查有无裂痕，摆放要轻，向患者讲清注意事项。②避免玻璃刺伤：婴幼儿、年老体弱、躁动、昏迷、精神异常的患者不宜测量口温，测腋温时护士应守在床旁，及时收回。③预防汞中毒：如患者需测口温，应向患者讲明注意事项。如不慎咬碎体温计，应立即吐出汞，清除玻璃碎屑，再口服蛋清或牛奶以延缓汞的吸收。病情允许者可食用膳食纤维丰富的食物促进汞的排泄。④每周对体温计进行全部消毒和检测，并有检测记录。

血压计 可能出现的问题：汞中毒。预防措施：①使用血压计时放置稳妥处，禁止碰撞造成汞槽受损、汞泄漏。②测血压前打开汞槽开关，用后将血压计盒盖右倾45°，关闭汞槽开关。③使用时避免汞柱打得过高。④如有汞泄漏，要及时回收或请专业人员处理。⑤每半年由专业人员对血压计进行检测。

呼叫器 可能出现的问题：失灵。预防措施：①指导患者正确使用。②定期检查插口是否松动或脱出。③妥善固定和安置，呼叫器连线不能绕在床栏上。④定期检查，发现失灵及时维修。

轮椅、平车 可能出现的问题：撞伤、滑倒、坠车。预防措施：①患者上下轮椅时护士要将刹车固定，防止滑动。②推轮椅下坡时，工作人员在下方，患者在上方，并嘱患者抓紧扶手，保证患者安全。③避免轮椅前倾，必要时用躯体固定带固定患者，防止患者跌倒。④患者上下平车或在平车上翻身时，护士要将平车固定稳妥，防止滑动。⑤使用平车时应拉上两侧护栏，避免坠车摔伤。⑥推平车上下坡时，患者头部位于高处，减轻患者不适。⑦推动轮椅和平车时注意避开障碍物，注意安全。⑧告知患者或家属使用轮椅或平车的注意事项。⑨轮椅和平车应存放在指定的储藏区域。⑩轮椅和平车要定期维检，出现故障要及时送修。

病房电脑及打印机 可能出现的问题：丢失、损坏。预防措施：①临床用于医嘱系统的所有硬件设备只能在病房内使用，安排专人管理。②所有设备应按医院要求连接、摆放，不要随意拆卸或搬动，以免影响使用。③未经许可，不得修改、删除医嘱系统计算机中的预装软件，不能自行安装其他软件。④所有的主机外接设备如显示器、键盘、鼠标、打印机等在开机状态下严禁插拔。⑤打印机应使用医嘱专用打印纸或 A4 复印纸，以免卡纸。⑥使用人员要爱护设备，勿野蛮操作。非本病房工作人员，未经许可不能擅自使用。⑦遇设备故障及时与维修人员联系。

（孙　红）

wújūn wùpǐn ānquán guǎnlǐ

无菌物品安全管理（safety management of sterile supplies）

根据国家相关法律法规制订一系列规范无菌物品的存放、使用、处理的过程。无菌物品在临床使用非常广泛，做好无菌物品安全管理对于患者安全的保障具有重要意义。卫生部《医疗机构消毒技术规范》（2002 版）对无菌物品的管理提出相关规定，各医疗机构在实际工作中应实施无菌物品安全管理措施。

管理措施　主要包括存放管理、使用管理及无菌物品有效期管理。

　存放管理　①有专门的无菌物品存放架或存放柜，一般由医疗机构统一配置，保证便于清洁，不易生锈。②保存环境保持清洁、明亮、通风或有空气净化装置，照明光线充足；保存的温度应低于 25℃，湿度低于 70%。③灭菌物品分类存放，有明显标识，存放位置相对固定，便于快速拿取，一次性无菌物品应去掉外层大包装存放，物品存放的最低要求应符合国家有关规定（距地面 20~25cm，距墙壁 5~10cm，距天花板 50cm）。④无菌物品存放区应有专人管理，负责每日清点，

并检查无菌物品是否处于有效期内，是否有湿包、散包和标识不清者，如有上述情况，应禁止使用，并重新封口消毒。⑤清点物品时以目测为主，减少触摸，若必须手触清点时，应轻拿轻放，重点查看物品保存环境是否清洁、物品有效期、灭菌过程指示标识变色、灭菌包的外观质量等。⑥无菌物品的摆放应按照有效期限依次摆放，并做到有效期标识醒目，近效期的物品放在方便取用位置；一次性无菌用品应一个批次使用完再使用另一批次，或将剩余少量未用完批次物品放在上层。⑦已打开但未使用及当日到期未用的无菌包，切忌放回原处，应作为已使用无菌包处理，重新灭菌。⑧建立有关无菌物品清点检查的相关工作记录。

　使用管理　①拿取无菌物品时需洗手、戴帽、戴口罩、穿工作服，并且按照无菌物品失效顺序拿取。②使用无菌物品前应认真查看包装质量，是否有潮湿、破损，是否在有效期内，灭菌是否有效。③无菌包打开过程中严格遵照无菌原则，依照顺序依次打开。④无菌包禁止使用的情况：无菌包超过规定的有效期限；无菌包包装松散或包布有破洞；包布潮湿，有污渍、水印或水渍；灭菌指示胶带没变色或变色不均匀；灭菌包内化学指示卡不变色或变色不均匀；灭菌器械有污渍、锈渍；对灭菌过程及质量表示怀疑时。⑤无菌物品使用后应及时清理，器械及包装分类放置在指定位置。⑥传递或清理物品时，小心利器刺伤自己或周围人员，将使用后的利器及时放入利器盒。

　无菌物品有效期管理　无菌物品保存有效期无季节限制，依据包装材质不同，保存有效期限

不同，使用时应仔细查看有效期标识。①使用棉布材质包装的无菌物品：保存环境能达到要求的有效期可延长到 14 天；保存环境不能达到要求的，无菌物品存放有效期为 7 天。遇持续梅雨天气或沙尘天气保存期应缩减。②使用一次性包装材质包装灭菌的无菌物品，保存环境清洁，温度湿度相对稳定的条件下，医用一次性纸袋包装的有效期为 1 个月；一次性医用皱纹纸、一次性纸塑包装袋、医用无纺布包装的有效期为 6 个月；硬质密封容器包装的有效期为 6 个月。③无菌物品保存环境怀疑有污染、受潮或对灭菌包的包装质量产生怀疑时，应停止使用并对包内物品进行重新清洗、包装和灭菌。④开放性储槽、器械盒等不能用于灭菌物品的包装。⑤灭菌器厂家指导意见与国家规范不一致时，遵循从严原则。

（孙　红）

yícìxìng shǐyòng yīliáo yòngpǐn ānquán guǎnlǐ

一次性使用医疗用品安全管理（safety management of disposable medical supplies）

根据国家相关法律法规制订规范一次性使用医疗用品的存放、使用、处理的过程。医疗用品是指医疗保健、卫生防疫机构治疗用的需要销毁的医疗用品，包括一次性注射器、输液（血）器、手术巾、手术衣、帽子、口罩、一次性口镜、一次性手套及其他需要消毒的医疗用品等。一次性使用医疗用品在临床使用非常广泛，做好一次性使用医疗用品的安全管理，对保证患者医疗安全和生命安全具有非常重要的意义。管理包括一次性使用医疗用品的准入、存放、使用及使用后处理。

准入管理　多数医疗机构规定，一次性医疗用品的采购由医院相关部门统一负责，不允许各科室自行购置或试用。医疗机构在购买和接收一次性使用医疗用品时须严格执行各种检查：①检查企业法人营业执照、企业生产许可证，分批次检查产品质量合格证，并随机抽查每批产品外包装是否严密、清洁，有无破损、污渍、霉变、潮湿，检查每箱产品的检验合格证、灭菌标识和失效期，检查后建账登记。②必须验证是否具备省级以上药品监督管理部门颁发的《医疗器械生产企业许可证》《工业产品生产许可证》《医疗器械产品注册证》《医疗器械经营企业许可证》等，进口产品还要有国务院药品监督管理部门颁发的《医疗器械产品注册证》。包装标识应该符合国家标准包括《GB15979－1995》《GB15980－1995》《GB8939－1999》《YY/T0313－1998》，检查进口产品是否有灭菌日期与失效期等中文标识。还应由专门部门履行对一次性使用无菌医疗用品的监督检查职责。③建立采购登记制度，记录产品名称、型号、规格、数量、单价、产品批号、消毒灭菌日期、失效期、出厂日期、卫生许可证号、每次订货与到货的时间、供需双方经办人签名，发到科室与领物人双方签字，使用后按规定处理并做备查记录。

存放管理　其存放环境见无菌物品安全管理。①一次性使用医疗用品的申购要求有计划，以免造成用品积压。将其储存于专用库房内，建立相关库房管理制度和出入库登记制度。库房储存符合环境要求。②专人负责建立一次性使用医疗用品的登记账册，记录每批次到货的时间、生产厂家、供货单位、产品名称、数量、规格、单价、生产批号、消毒或灭菌日期、失效期、出厂日期、卫生许可证、供需双方经办人签名等。③一次性产品要去除外包装方可放进专门的橱柜中，无菌物品应分类储存在密闭橱柜并有清洁与消毒措施，专室专用，专人负责，限制无关人员出入。

使用管理　①一次性使用医疗用品只能一人一次性使用，不得重复使用。②临床使用前，应认真检查包装标识是否符合标准，产品有效期、小包装密封性和产品质量是否有问题，如穿刺针有无锈斑、污渍，输液（血）器、注射器内有无杂质和污渍，衔接部位有无漏气等，凡有质量问题的产品应停止使用。③当一次性使用无菌物品掉落在地，或误放不洁之处时均应视为受到污染，不可作为无菌物品使用。④科室发现产品存在质量和安全性方面的问题时，应及时向医院相关部门报告。⑤科室应建立质量登记本，在使用一次性使用医疗用品过程中发生热原反应、感染或其他异常情况时，必须停止使用，并按规定详细记录时间、种类、事件经过、结果、涉及的单位、批号等信息，汇报护士长和相关部门，并及时封存取样送检，不得擅自处理。⑥医院发现不合格产品或质量可疑产品时，应立即停止使用，并及时报告当地主管部门，不得自行做退换货处理。

使用后处理管理　①使用后的一次性医疗用品需进行无害化处理，单独存放，按国家主管部门的规定暂存、转运和处理，并做好登记，禁止与生活垃圾混放，不得随意丢弃或卖给无回收证件的单位或个人。②使用后的一次性物品用黄色垃圾袋封装，定点、定桶并加盖，标签鲜明，密闭运送。针头、刀片等锐器使用后必须稳妥、安全地置入锐器盒中，不得与其他废物混放。③用于回收一次性医疗用品废物的垃圾袋不得重复使用，垃圾桶定期清洁，发生严重污染时应及时消毒清洗。④凡规定使用后立即就地毁形的用物，必须严格做好毁形工作。

（孙　红）

bìngshì yàopǐn ānquán guǎnlǐ
病室药品安全管理（safety management of ward drugs）根据国家相关法律法规制订一系列规范病室药品保存、使用等的过程。可加强病室药品的管理，保证药品质量，确保患者及时得到抢救和治疗用药，能有效维护患者健康和用药的合法权益。主要内容包括基数药品、特殊药品、贵重药品、毒麻药品的管理。

基数药品　①根据专科疾病特点和需要，确定基数药品种类，包括口服药、注射药、外用药、抢救药和毒麻药等，并在医院药剂部门备案。②病室内基数药品应指定专人管理，负责领药、退药和保管工作。③设有专用清点本，每日清点记录并有签名，检查药品数量和质量，防止积压、变质，如发现有沉淀、变色、过期、标签模糊时，立即停止使用并重新请领补齐基数。④病室内所有基数药品，只能供住院患者按医嘱要求使用，其他人员不得私自取用。⑤基数药使用后要及时补充，保证使用。⑥无外包装的口服药，从领取时日起在病室口服药瓶中保存最长 1 年时间，确保药品在效期之内，并在药瓶的固定位置遵循一定的规定标明有效期。⑦定期与药房核对药品基数，并根据临床需要增减基数药品的种类和数量。⑧药剂部门对病室内存放的药品要定期检查，并核对药品种类、数量是否相符，有无过期、变质现象。⑨基数药品分类存放在药柜中保存，药柜保持清洁、整齐、干燥。药品按有效期时限的先后放置、使用，定期检查，防止过期。药品标签上注明药名、浓度、剂量和数量，要求字迹清晰、标识明显。凡药品名称不清、过期、破损、变色、浑浊等均不能使用，须及时更换。⑩内用药与外用药分开放置，静脉与胃肠药品分开放置。不同给药途径的药品采用不同颜色的标识，以便给药途径错误。⑪外观相似、药名相近的药品分开放置，同种药品但不同规格的分开放置。按要求粘贴"易混淆药品标识"。⑫属于多种类别的药物，按照"毒、麻、精、放、危"顺序，粘贴靠前的一个标识。⑬高浓度电解质制剂（包括 10% 氯化钾、10% 氯化钠）、肌肉松弛剂与细胞毒化学药物要有固定的醒目标识，并粘贴"高危药品标识"。⑭为患者领取的当日药品专药专用，停药后及时退药。⑮抢救药放在抢救车内，每日清点记录并有签名，用后补齐，便于紧急时使用。封闭管理的抢救车按照《抢救车封闭管理规定》进行清点签字。

特殊药品 ①易氧化和需避光的药物应放在阴凉处避光保存。如维生素 C、氨茶碱、硝普钠、肾上腺素等。②易燃、易爆的药品或制剂放置在阴凉处，远离明火，加锁保存，如过氧乙酸、乙醇、甲醛等。③需要冷藏的药品（如胰岛素、疫苗、皮试液、肝素等）要放在冰箱冷藏室内，以保证药效。

胰岛素保存及使用：①未开启的胰岛素放冰箱冷藏室保存。②胰岛素第一次开瓶使用时要注

明开启日期及时间，在未被污染的情况下有效期为 4 周。③胰岛素开启后可在室温下（不超过 25℃）存放。若存放于冰箱冷藏室，需在室温环境中放置 30 ~ 60 分钟后再使用。④使用时查看有效期和开启日期，有一项过期均不得使用。⑤不同厂商不同规格的胰岛素按照厂商说明书储存及使用。

贵重药品 ①贵重药应单独存放并加锁保存。②每班清点交接。③患者停药后要及时退药。

毒麻药 ①病室毒麻药只能供住院患者按医嘱使用，其他人员不得私自取用、借用。②根据 2005 年国务院发布的《麻醉药品和精神药品管理条例》规定，麻醉药品和第一类精神药品的使用单位应当设立专库或者专柜储存麻醉药品和第一类精神药品。专库应当设有防盗设施并安装报警装置；专柜应当使用保险柜。专库和专柜应当实行双人双锁管理，并在保险柜外左上角粘贴"高危药品"标识。③毒麻药按需保持一定基数。④毒麻药应使用原包装盒或在现用的硬盒盖正面中央位置按照规定粘贴标签，注明药品名称、剂量、数量，标签印有"麻"标识。⑤设有专用毒麻药登记本，交接班时必须双方当面清点并签全名，每次交接时间要连续，交接班后出现问题由接班者负责。⑥医生开具医嘱和毒麻药专用处方，护士遵医嘱给患者使用，使用后保留空安瓿。⑦毒麻药使用后在处方上登记毒麻药批号，在毒麻药登记本上记录患者姓名、床号、药名、剂量、日期、时间，使用护士签字。若整支剂量未全部使用，应清晰记录余量数值和余药处理方式，使用者和核对者双人签字。⑧需要医生处

方及毒麻药空安瓿与药房更换新药，基数补充后主管护士确认并在毒麻药登记本上签字。

（孙 红）

护理操作安全管理制度

（safety management system of nursing procedures） 基于质量和安全管理要求、规范护理操作而制定的规程。临床操作种类繁多，每项操作均与患者生命安全息息相关，所以，护士在执行每一项操作时都必须履行相应的安全管理制度。

穿刺操作安全制度 ①双人核对医嘱，保证患者识别准确，药物准备正确。②进行操作前需评估患者，向患者做好详细的解释，取得其配合。③严格遵循无菌原则，所有涉及穿刺操作的无菌物品、一次性使用医疗用品均应进行有效期和密封完整性的检查，液体药品等还要检查有无变质、浑浊、沉淀及絮状物等质量问题。④严格执行"三查八对"，准备药液前后应双人核对，确保药品的名称、剂量、浓度、用药途径、有效期等要素的准确。⑤在患者床旁进行穿刺操作前须采取两种以上方式核对患者身份，尽量让患者自述姓名，操作中、操作后再次进行核对。⑥穿刺操作中和操作后观察各种不良反应。⑦给予患者健康指导，告知其注意事项。⑧加强巡视与病情观察，如对输液操作后输液反应及药液外渗等的观察，做好操作后的各项评估工作。

输血查对制度 主要包括《临床输血技术规范》及医疗机构输血相关查对制度。见输血查对制度。

留置导管护理操作安全制度 临床工作中的各种管路，归纳

起来可以分为3大类：①高危导管：（口/鼻）气管插管、气管切开套管、T管、脑室外引流管、胸腔引流管、动脉留置针、中心静脉置管、PICC置管、吻合口以下的胃管（食管、胃、胰十二指肠切除术后）、鼻胆管、胰管、腰大池引流管、透析管、漂浮导管、心包引流管、鼻肠管、前列腺及尿道术后的导尿管。②中危导管：三腔二囊管、各类造瘘管、腹腔引流管。③低危导管：导尿管、普通氧气管、普通胃管。在患者留置各种导管过程中为保障患者安全，均需做好以下各项工作：①导管评估与观察：评估内容包括留置时间、部位、深度是否合适，固定是否牢固，管路是否通畅，局部皮肤是否完好、有无红肿等情况。不同导管依照相关规定间隔一定时间进行评估，有情况随时评估。②妥善固定各类管道，引流袋（瓶）连接管应有足够的长度，保证有一定的缓冲余地，避免翻身时牵拉拔出导管。③认真评估患者是否存在管路滑脱危险因素。如存在危险因素，要及时制订防范计划与措施，并进行床头交接班。④加强巡视和观察，观察管道是否通畅，固定是否稳妥，引流液的色泽、性质和量等是否有异常，并做好护理记录。⑤做好患者及家属管道护理相关的健康教育工作，护士须详细告知管道的固定、引流、翻身、卧位及离床活动时引流管护理的注意事项，还应使其充分了解预防管路滑脱的重要意义。⑥护士应熟练掌握各种管路的日常护理知识，掌握导管脱落时的应急措施。在引流液倾倒等操作过程中严格执行无菌原则。三腔二囊导管及气管插管需标明刻度，班班交接，间歇放气时须床旁守

护，床旁常规备急救物品。⑦导管发生意外滑脱的高、中危患者，按各自医疗机构相关规定进行上报及处理。

化疗药输注安全制度 接触化疗药物时的个人防护原则：①工作人员：接触化疗药物时应戴双层手套；必要时穿防护衣，戴口罩、帽子、护目镜等防护物品；配好的化疗药液转送过程中须按照相关规定采用指定的容器盛装；化疗药物必须由经过培训的专业人员配置操作；接触化疗药物后去除手套并常规洗手；配置化疗药物所产生的医疗废物及所有被化疗药物污染过的物品，包括接触过化疗药物的纱布、输液管、瓶，污染的衣服、手套、抹布等应置入化疗污物筒内。②患者：使用时须向患者做好宣教；静脉注射化疗药时须在注射器下垫纸巾，使用化疗药时患者衣裤或被服被污染时应及时更换；化疗药不慎溅到患者皮肤上时应用肥皂及清水冲净；输注化疗药时准确选择血管，加强巡视与观察，减少化疗药液外渗；加强患者不良反应的观察；孕妇应避免直接接触化疗药物。③化疗药物外渗处理原则：药液滴注出现外渗及外漏时应立即停止输注，吸出针头内残留液体，拔出针头，重新穿刺；局部可用冷湿敷，之后可用硫酸镁湿敷或用土豆片、芦荟外敷局部，或用氢化可的松软膏外涂；抬高患肢24小时；记录化疗药物外渗的部位、范围、药物名称和浓度、患者症状；按相关规定上报。

口服药物发放安全制度 ①由一名护士摆好的药品，须经另一名护士再次核对后方可执行。②根据药物的性质，指导患者服药时间（如饭前、饭后），并向患

者讲明使用量及方法。③内服药、外用药不得混发、混放、混用，不得放在同一包装内；不允许擅自向患者发放未经配制的消毒防腐类外用药。④发口服药时携带医嘱单或PDA在患者病床旁认真核对患者身份或扫描腕带，让患者自述姓名确认正确后方可发药，见患者服药后再离开。因故未服的药物应收回，不得留在床旁，并认真交接班，以便补发。对于镇静安眠类药需等患者咽下后再离开，严防患者积藏药物。⑤发药时遇到患者或家属有疑问时，须返回护士站核对医嘱系统中的信息，确定无误后方可发药，以免发生用药错误。⑥护士应全面了解患者的各项治疗情况，如患者有特殊检查、治疗或手术禁食要求时不应向患者发药。⑦护士应熟练掌握本科常用药物的药物性质、主要作用、常用剂量、不良反应、中毒症状及中毒解救方法。

患者转运安全制度 ①转运患者前需严格评估患者病情，以明确患者是否可以转运。②转运方在转运患者前，应通知接收科室，并告知患者目前的主要治疗及主要的护理问题，以确保接收科室获知病情，做好准备工作。③负责转运危重患者的护士，必须持有护士执业资格证书。如患者有人工气道且使用呼吸机，应与医生一起转运。④危重患者转运过程中应携带便携式氧气筒或氧气枕，留置静脉通路，进行生命体征的监护。使用血管活性药物的患者，还应携带具备储电功能的注射泵，以保证连续给药，准备合适的简易呼吸器。人工气道患者应携带便携式吸引器。⑤转运过程及患者做检查时，医护人员应倾听患者主诉，始终陪

伴在患者身边，根据需要观察和记录生命体征及病情变化。⑥进电梯时，工作人员先行，若使用轮椅转运，则以后退方式将轮椅拉入电梯，在使用平车转运患者时，必须有床档保护，两人合作，头部先行。

用氧安全制度 ①病区做到安全用氧，切实做好"四防"工作：防震、防火、防热、防油。②使用氧气筒时，当氧气压力降至 0.5MPa 时应及时更换，不可再用。③严格遵守用氧操作规程，使用氧气时应先调节流量而后应用，停用时先拔出吸氧导管，再关闭氧气开关。如吸氧过程中需改变流量时，也应先将氧气和鼻导管分离，调节好流量后再连接。④观察用氧效果：观察患者缺氧症状有无改善，如发绀是否减轻，心率是否变慢，呼吸困难是否缓解，精神状态是否好转，血气分析各项指标是否趋向正常等。⑤定时更换鼻导管和湿化液，鼻导管做到一人一管，禁止重复使用，防止交叉感染。⑥保证应急使用：对未用或已用空的氧气筒应分别悬挂"满"或"空"的标志，氧气筒使用后需及时更换，保证其随时处于备用状态。

热疗安全制度 为预防热疗引起的烫伤，在使用热疗法时应注意：①昏迷、截瘫、麻醉后 24 小时内有感觉功能障碍的患者，一般情况下不使用热水袋。新生儿禁用热水袋保暖。②老年患者、小儿、重危、昏迷患者应慎用热水袋。③使用热水袋必须做到：装入套（袋）内使用；用水温计测温；危重、小儿、老年患者水温不超过 50℃，一般患者不超过 70℃；使用前应仔细检查有无漏水现象；使用热水袋后，每半小时巡视一次，并严格交接班。

④婴儿洗澡时水温应保持在 39～42℃，洗澡盆（池）应垫海绵垫。⑤连续输注胃肠营养液的患者，在使用加热棒时，避免加热棒接触患者皮肤，特别是对于存在感觉功能障碍的患者。

（孙 红）

shūxuè cháduì zhìdù

输血查对制度（blood transfusion check-up system）

为保证患者的输血安全和生命安全而制订的一系列与输血相关的检查、配型、保存、核对等规程。主要包括《临床输血技术规范》及医疗机构输血前后医护人员需履行的相关查对制度。

临床输血技术规范 卫生部于 2000 年 6 月 1 日根据《医疗机构临床用血管理办法（试行）》组织专家制定了《临床输血技术规范》，并自 2000 年 10 月 1 日起实施。该规范为保证用血安全，在各个环节中都对输血的查对做出了规范。

血样采集 确定输血后，医护人员持输血申请单和贴好标签的试管，当面核对患者姓名、性别、年龄、病案号、门急诊/病室号、床号、血型和诊断，采集血样。由医护人员或专门人员将受血者血样与输血申请单送交输血科（血库），双方进行逐项核对。

发血 配血合格后，由医护人员到输血科（血库）取血。取血与发血的双方必须共同查对患者姓名、性别、病案号、门急诊/病室号、床号、血型、血液有效期及配血试验结果，以及保存血的外观等，准确无误时，双方共同签字后方可发出。凡血袋有下列情形之一的，一律不得发出：标签破损、字迹不清；血袋有破损、漏血；血液中有明显凝块；血浆呈乳糜状或暗灰色；血浆中

有明显气泡、絮状物或粗大颗粒；未摇动时血浆层与红细胞的界面不清或交界面上出现溶血；红细胞层呈紫红色；过期或其他须查证的情况。血液发出后，受血者和供血者的血样保存于 2～6℃ 冰箱，至少 7 天，以便为输血反应追查原因。

输血 输血前由两名医护人员核对交叉配血报告单及血袋标签各项内容，检查血袋有无破损渗漏，血液颜色是否正常。准确无误方可输血。输血时，由两名医护人员带病历共同到患者床旁核对患者姓名、性别、年龄、病案号、门急诊/病室号、床号、血型等，确认与配血报告相符，再次核对血液后，用符合标准的输血器进行输血。取回的血应尽快输用，不得自行贮血。输用前将血袋内的成分轻轻混匀，避免剧烈震荡。血液内不得加入其他药物，如需稀释只能用静脉注射生理盐水。输血前后用静脉注射生理盐水冲洗输血管道。连续输用不同供血者的血液时，前一袋血输尽后，用静脉注射生理盐水冲洗输血器，再接下一袋血继续输注。输血过程中应先慢后快，还应根据病情和年龄调整输注速度，并严密观察受血者有无输血不良反应，如出现异常情况应及时处理。疑为溶血性或细菌污染性输血反应，应立即停止输血，用静脉注射生理盐水维护静脉通路，及时报告上级医师，在积极治疗抢救的同时，做以下核对检查：①核对用血申请单、血袋标签、交叉配血试验记录。②核对受血者及供血者 ABO 血型、Rh（D）血型。用保存于冰箱中的受血者与供血者血样、新采集的受血者血样、血袋中血样，重测 ABO 血型、RH（D）血型、不规则抗体

筛选及交叉配血试验（包括盐水相和非盐水相试验）。③立即抽取受血者血液加肝素抗凝剂，分离血浆，观察血浆颜色，测定血浆游离血红蛋白含量。④立即抽取受血者血液，检测血清胆红素含量、血浆游离血红蛋白含量、血浆结合珠蛋白测定、直接抗人球蛋白试验并检测相关抗体效价，如发现特殊抗体，应做进一步鉴定。⑤如怀疑细菌污染性输血反应，抽取血袋中血液做细菌学检验。⑥尽早检测血常规、尿常规及尿血红蛋白。⑦必要时，溶血反应发生后5~7小时测血清胆红素含量。

医疗机构输血查对制度 在符合《临床输血技术规范》基础上，为减少差错，增加输血的安全性，各医疗机构在实际操作中对输血查对还做出了更多的补充。

护士与送血人员核对 ①持输血记录单与病历或诊断牌核对患者姓名、病案号，确认输血患者。②输血记录单与血袋标签逐项核对，包括科室、患者姓名、病案号、血型（包括 Rh 因子）、血液成分、有无凝集反应；献血者编码、血型（包括 Rh 因子）、储血号及血液有效期，确认输血记录单和血袋标签上的血型（包括 Rh 因子）、储血号一致。③检查血袋有无破损及渗漏、血袋内血液有无溶血及凝块。④检查、核对无误后，双方在"输血记录单"上签字。

输血前核对 必须由操作护士和核对者双人持患者病历、输血记录单、血袋共同核对患者姓名、病案号、血型（包括 Rh 因子）、献血者血型、储血号、血液成分、产品编码、血量、有无凝集反应及血液有效期。让患者自述姓名及血型（包括 Rh 因子），

核对无误后操作护士和核对者同时在"输血记录单"上签字。

（孙　红）

hùlǐ cāozuòqián gàozhī zhìdù

护理操作前告知制度 （ system of informing consent prior to nursing care procedures） 为保证护理操作前使患者及家属了解其目的、意义及注意事项等而制订的规程。患者对治疗的知情同意权是法律所赋予的，因此要制订护理操作前的告知制度，明确告知的意义。《医疗事故处理条例》明确规定：在医疗活动中，医疗机构及医务人员应当将患者的病情、医疗措施、医疗风险等如实告知患者，及时解答其咨询。因此，操作前被告知是患者最基本的权益。护士在工作中是否履行好告知义务，将直接影响到护理质量、护患关系，患者对治疗护理的依从性、对疾病康复信心及进程等。

护理操作前告知的内容、形式等目前尚无统一规定，各医疗机构根据实际情况制订了一系列规范，主要包括告知方式、告知程序、注意事项等。

告知方式 可通过口头解释、图片和发放文字资料等形式执行告知制度。

告知程序 ①遵医嘱落实各项护理操作前向患者讲解该项操作的目的及必要性，该项护理操作的流程、注意事项以及可能带来的不适感，取得患者的配合。②严格遵照各项操作规程，操作中注意语言、行为文明规范。③护士应熟练掌握各项操作技能，尽可能减轻由操作带给患者的不适及痛苦。

注意事项 ①护理人员在执行每项操作前均应执行告知制度，充分尊重患者的知情权。②根据

患者的意识状况、文化程度及沟通交流能力，选择个性化的适宜患者接受的方式和通俗的语言。③操作中应耐心、细心、诚心地对待患者，使用文明用语，避免训斥或命令患者，动作轻柔，尽可能减轻操作带来的不适及痛苦。④无论何种原因导致操作失败时应及时道歉，争取患者的理解和原谅。

护理人员通过操作前告知，鼓励患者及家属参与自身治疗，可增加患者的依从性，使其积极主动地配合操作，同时可对各项治疗护理措施起到良好的监督作用，有效促进患者的安全。及时获得相应的护理告知，能够使患者正确对待自己的病情，产生切合实际的期盼，对各种操作可能出现的并发症有充分的心理准备，从而积极接受护理操作，帮助患者康复。

（孙　红）

bǎohùxìng yuēshù zhìdù

保护性约束制度 （protective restraint system） 针对在患者病情特殊情况时须紧急实施强制性的限制其行为活动而制定的规程。保护性约束是对有精神症状的特殊患者实施治疗护理的方法之一。在急性精神科病房中患者的不合作行为，如冲动暴力、逃跑、自伤、破坏规则及拒绝服药等会造成工作人员和病员的应激和伤害，而保护性约束作为急性医学干预手段，可减少患者不合作事件的发生，加强其自身行为控制。分析表明，保护性约束不仅可提高患者的治疗依从性，还可避免患者伤害他人、损毁物品或自伤、自杀等，最大限度地减少意外因素对患者的伤害。为避免医患纠纷，保护患者和护理人员双方的合法权益，医院应建立相关制度，

规范保护性约束行为。

关于患者的保护性约束制度医疗行政部门尚无统一规定，各医疗机构根据实际情况对患者的保护性约束进行了一系列规范。

约束指征 ①昏迷、谵妄、过度兴奋、躁动等意识不清或有意识障碍的危重症患者。②特殊治疗期间需要给予临时限制的患者。③拒绝服药、拒绝输液等不能配合治疗的患者。④具有精神障碍的患者。⑤病情危重，使用有创通气，并有各类插管、引流管，存在管路滑脱、坠床、抓伤、撞伤风险的患者。⑥具有严重自伤、伤人、毁物和外逃表现的患者。⑦强迫住院的患者。

约束方法 ①约束带：是一种保护患者安全的装置，用于躁动患者有自伤或坠床危险、治疗需要固定身体某一部位时，限制其身体及肢体的活动。肩部约束带：可用于固定肩部，限制患者坐起；将肩部约束带袖筒套在患者两肩上，在腋下垫棉垫，然后将两细带在胸前打结，最后两头带系于床头，必要时枕头横立于床上。膝部约束带：可用于固定膝部，限制患者下肢活动；将患者两膝上衬棉垫，膝部约束带横放于两膝上，宽带两头各固定一侧膝关节，最后将宽带两端系于床沿上。必要时套结处可用患者衣袖或棉垫包裹，将套结在约束部位拉紧，松紧制度，以能放入1~2指为宜，以免影响血液循环，再打一个结使手脚不易脱出，将约束带固定于床上。②宽绷带：可用于约束手腕及踝部，限制患者手、上肢和脚的活动；用棉垫包裹手腕和踝部，宽绷带打成双套结，再将双套结套于手腕和踝部棉垫外，稍微拉紧，以不脱出、不影响血液循环为宜，最后将带子系于床沿上。

约束程序 ①认真评估患者风险，识别是否具备使用保护性约束的指征。②向患者及家属充分做好解释工作，尽量获得患者及家属的支持与理解。③医护人员按照相关规定与患者或家属签署使用保护性约束知情同意书。④在约束患者过程中，医护人员要持续与患者谈话，告知执行约束的目的、时间，使其消除恐惧。同时，根据约束部位选择恰当的约束工具。⑤向家属或陪护人员说明约束带的使用及相关注意事项。⑥做好相关的护理记录。⑦做好患者的病情观察和护理，护士应加强巡视，观察约束带的约束情况、患者皮肤和肢体血液循环情况。对于中、重度躁动患者，可以遵医嘱适量应用镇静药物或抗精神病药物，如地西泮、氯丙嗪、奋乃静等，用药期间应注意观察患者呼吸情况及使用效果。⑧严格床头交接班，交代患者的主要病情、意识情况、躁动改善情况、皮肤摩擦情况、保护性约束具使用效果等。⑨约束指征消失后及时为患者解除约束。

注意事项 ①约束患者要非常谨慎，符合约束患者的适应证，并得到主管医生、护士长或主班护士的同意方可执行；使用约束前、后均应认真对患者进行评估，并做好护理记录。②为患者实施约束前要向家属做好解释工作，减少医疗纠纷的发生。③为患者实施约束后，无论患者是否神志清楚，是否接受约束，均应尊重患者，采取相应的措施保护患者隐私。④重视患者主诉，按时为约束患者翻身、进食水，注意大小便护理、保暖等，及时了解并满足患者需求，减少患者的敌意及其他意外伤害。⑤应使被约束

肢体始终处于功能位，以免造成肢体损伤，保证患者舒适安全。⑥加强巡视，密切观察患者受约束部位的皮肤和血液循环情况并做好记录，防止不必要的损伤。⑦即使患者实施约束，也要继续执行管道固定、加床档等减少患者意外事件发生的各项措施；同时，采取各项措施，保证约束的有效性，避免实施无效约束，如对于极度躁动者要将约束带系于床沿，打结系于床旁；对于可能自行解开约束带的患者，应将约束带打结系于床下等患者触摸不到的地方。⑧对昏迷或精神障碍患者，若家属不同意保护性约束则需要签字注明。⑨为患者翻身时，严禁同时松开全部约束带，应先松一侧由护士用手固定，避免患者的手触及导管，确保翻身时安全，翻身结束应重新固定约束带。⑩重复使用的约束带，使用后需清洗，必要时消毒浸泡，特殊患者（传染者）按传染病消毒方法处理。

（孙 红）

huànzhě yìngjí hùlǐ cuòshī

患者应急护理措施（emergency measures for patient） 当患者病情出现紧急情况时，护理人员应采取的及时有效的程序。护理人员要努力提高应急和应变能力，对各种有可能发生的事件要做到尽早预防和有效防护。

基本原则 ①保证患者安全第一原则，在日常工作中做到预防为主。②一旦患者发生影响生命进程的特殊情况时，护士应争分夺秒，迅速反应。③第一时间通知医生，遵医嘱实施各项处理措施，严格查对，避免忙中出错。④先抢救治疗，后补充文字记录及其他程序。⑤护理人员保持沉着冷静，忙而不乱，给予患者希

望与信心。⑥做好患者及家属的心理安慰及解释工作。⑦全员具备实施患者应急护理措施的能力。⑧医护人员密切配合，发扬团队精神。

分类 包括患者发生猝死、误吸、消化道大出血、病情突变，自杀、出现自杀倾向、走失，或患者发生跌倒、坠床、管路滑脱、药物不良反应、输液（血）反应等不良事件，以及出现化疗药物外渗、躁动、精神症状时应当采取的护理措施，还包括病房疑似或确诊传染病患者时的应急护理措施。

护理人员要求 ①经过专业培训，具有丰富的抢救技能和抢救经验。②熟练掌握各种应急护理措施，且考核合格。③恪尽职守，接受统一领导，履行自身岗位职责。④保证通讯联络畅通，可快速反应，第一时间到达指定地点。⑤定期进行实战演练，做到有备无患，常备不懈。⑥熟悉抢救物品、药品及防护用品放置位置，定期检查清点，用后及时补充，保证各种物品齐全，仪器设备处于完好状态。⑦具备自我学习及不断接受继续教育的能力。⑧重视自身防护。⑨具备一定的沟通交流能力。

（孙 红）

diēdǎo
跌倒（falling） 患者突发的、不自主的、非故意的体位改变，身体的任何部位因失去平衡而意外触及地面或更低平面上的过程。

预防措施 ①本着预防为主的原则，准确、及时、动态地对患者跌倒的危险因素进行评估，并填写"防范患者跌倒评估记录表"，并对新出现的危险因素进行交接班，当患者转科时，"防范患者跌倒评估记录表"须交接到新

科室继续记录，以保证护理工作的连续性。②要及时为存在跌倒危险，如年龄大于70岁的老年人，身体虚弱者，视力障碍者，肢体活动障碍者，出现直立性低血压、低血糖，或感到恶心、头晕等的患者制订防范计划与措施，根据情况安排家属陪伴，并悬挂警示牌，严格交接班。③加强与患者及家属的沟通，并重视沟通的全程化和有效性，从患者入院即开始对患者及陪护人员开展防跌倒的宣教，告知其可能导致患者跌倒的安全隐患，使其重视预防跌倒的重要性；对于高风险患者，一定要反复向患者强调，在其想要活动时要主动寻求护士的帮助，在起床、站立、如厕、行走时需有人在旁陪护，教会使用病房设施，如病房走廊扶手、座便器等，床头呼叫器及便器放置患者伸手可及处。④加强科室环境设施的安全管理：保持地面干燥，在卫生间及病房公共区域配置辅助设施，患者衣服过大要及时更换，避免穿不合脚的拖鞋在病房内走动，规范使用病区安全标识，如拖地后放置"小心地滑""小心跌倒"的标识等及时向患者传递警示信号，以防跌倒事件发生。⑤护理人员应加强巡视，特别是夜间护理人员较少的时候，更应对高危患者加强巡视。对于巡视中发现的问题应及时采取措施。⑥护士为患者输注扩血管药时应注意输液速度，观察患者血压的变化，防止直立性低血压导致患者跌倒。⑦对于已发生的跌倒事件，护理部及护士长要组织科室人员认真讨论，制订改进措施，并落实整改，不断改进护理工作。

应急程序 ①若患者不慎发生跌倒，护士应立即赶到现场，

本着"患者安全第一"的原则，迅速通知医生，及时采取救助措施，避免或减轻对患者身体健康的损害或将损害降至最低。②初步评估患者的意识、受伤情况，为患者测量生命体征，必要时实施紧急抢救措施。③协助医生检查患者，为医生提供患者病情的相关信息，遵医嘱进行正确的处理。④如病情允许，将患者移至床上进行救治。⑤遵医嘱进行必要的检查和治疗。⑥若情况严重，则协助医生通知患者家属；若情况轻微，则由主管医生选取适当时机向患者家属做好解释工作，以免引起纠纷。⑦给予患者心理安慰，给予同室患者保护与安慰。⑧密切观察患者病情变化，做好护理记录。⑨值班护士要立即向护士长汇报，并按照相关制度上报护理部。

（孙 红）

zhuìchuáng
坠床（falling out of bed） 卧床的患者因各种原因从床上坠落床下的过程。

预防措施 ①加强科室环境设施的安全管理：床不要太高，病床床轮锁好，固定病床，患者衣服过大要及时更换，呼叫器置于易于触摸处，卧床患者无论神志是否清楚一定要加床档，并检查床栏是否固定。②告知患者下床时应先移开床档，避免翻越坠床。③对于意识不清、烦躁的患者要采取保护性约束措施，以防坠床事件发生。

应急程序 见跌倒应急程序。

（孙 红）

bìngqíng tūbiàn
病情突变（sudden change in disease） 由于病情的复杂性和严重性，患者突然发生无前期征兆的、严重影响生命体征的变化。

预防措施 ①护士应丰富专业知识，掌握各专科疾病特点，针对疾病当前的关键症状和潜在的不安全因素进行观察和预防，从而提高观察能力；勤巡视，重点加强患者病情观察，通过对生命体征、神志、瞳孔、尿量及皮肤黏膜的观察，快速识别急危重症。②严格床头交接班，全面了解患者病情，观察治疗效果，并能及时发现问题，及时解除隐患。③对具有急诊入院，高龄，患有严重的慢性疾病，处于严重的生理异常，需要或近期经历较大的外科手术，尤其是急诊手术，严重的出血或需要大量输血，病情恶化或没有改善，免疫功能不全等患者要重点加强病情观察。④保证充足的人员配置，重视患者病情和主诉，严禁麻痹大意、熟视无睹。⑤向患者家属讲解有关疾病的知识，使患者家属对疾病的预防、治疗和护理措施有全面的了解，能够识别病情突变的先兆表现，以便迅速通知医务人员。

应急程序 ①第一时间通知值班医生。②立即准备好抢救物品及药品。③护士应沉着、冷静、有条不紊，争分夺秒地配合医生进行抢救及护理。④迅速通知家属，如抢救工作紧张，可通过院总值班或住院处通知家属。⑤对某些重大抢救或重要人物抢救，应按规定及时通知护理部或院总值班。⑥密切观察患者病情变化，及时书写护理记录。⑦抢救工作完成后安抚患者及家属，给予其心理安慰。⑧保护同室其他患者的安全。

(孙 红)

走失（be lost） 患者离开所在病房、所在医院后迷了路，回不到原地或下落不明的状况。

预防措施 ①医院制订相应规定和管理制度，禁止患者住院期间外出，并对患者确有要事需外出时所需履行的各项程序做出统一规定。②护士要了解患者病情，加强巡视，随时掌握患者的动向。每班交接后，当班人员对外出不在的患者需问清患者去向。③护士巡视中要时刻提醒患者尽量不要离开病房，对于有离开意向的患者，或者记忆力下降、存在走失危险的患者要详细交接班，重点关注该类患者行踪。④对于发生过走失的患者，医护人员应当与家属合作，对患者及家属进行安全教育，得到患者及家属的理解，必要时需家属陪伴。

应急程序 ①发现患者有外出未归应立即通知主管医生及护士长。②查找患者及家属联系电话，及时电话联系，确认患者去向。③尽可能找到患者，若无法找到患者，应通知医务处和护理部或院总值班，必要时通知保卫处协助寻找患者去向。④若能够找回患者，则在患者返院后立即通知医务处和护理部，并按医院有关规定进行处理。⑤患者走失未归期间，须由主管医生或护士长、保卫处等相关人员共同清点患者用物，对贵重物品、钱款等做登记并上交医院妥善保存。⑥按照不良事件上报制度和流程上报相关部门。⑦做好护理记录，认真记录患者走失过程。⑧认真分析总结患者走失原因，查找管理问题，提出改进措施，防止类似事情发生。

(孙 红)

cùsǐ

猝死（sudden death） 平时身体健康或貌似健康的人，因潜在的自然疾病突然发作或恶化，发生的急骤死亡。对于猝死的概念，医学界的解释略有不同。①1976年世界卫生组织定义：发病后6小时内死亡者为猝死。②1979年国际心脏病学会、美国心脏病学会定义：急性症状发生后即刻或者24小时内发生的意外死亡。

先兆表现 多数人猝死前无明显预兆，或在正常活动中，或在安静睡眠中。有些患者以前有过心绞痛发作史，心绞痛又突然加剧，表现为面色灰白、大汗淋漓、血压下降、特别出现频繁的室性期前收缩，常为猝死先兆。有的患者出现原来没有的症状，如显著疲乏感、心悸、呼吸困难、精神状态变化等。随后，由于心搏骤停，表现出神志不清、高度发绀、痉挛、瞳孔固定而扩大，或出现几次喘息样呼吸而进入临床死亡。如果不及时发现、及时进行心肺复苏抢救，或抢救无效，患者可很快（4~6分钟）进入不可逆的生物学死亡。

应急程序 ①履行岗位职责，及时巡视患者，密切关注患者的病情变化。②发现患者猝死后，第一时间携带抢救物品和药品赶到患者床旁，同时通知值班医生。③在医生指导下开展抢救工作。④协助医生及时通知患者家属，如医护抢救工作紧张可通知住院处，由住院处帮助通知患者家属。⑤必要时报告医务处、护理部或院总值班。⑥医护人员在抢救猝死患者时应该沉着冷静，争分夺秒地进行标准心肺复苏，争取复苏成功；在特殊情况时，即使复苏成功可能性不大，也应适当延长抢救时间，边抢救边向家属交代病情，做好解释工作，尽可能让家属理解并同意放弃抢救时才结束抢救工作。⑦如患者经抢救无效死亡，应等家属到院后，再通知相关部门将尸体接走。⑧做好病情记录和抢救记录。⑨在抢救过程中，要注意对同室患者进行保护，减少不必要的纠纷。

（孙　红）

zìshā
自杀（suicide）

个体蓄意或自愿采取各种手段结束自己生命的行为。自杀不仅存在于医院外的普通人群，医院内住院病人自杀或有自杀企图的现象也时有发生。它是一种因人类生理、心理、家庭、社会关系及精神等各种因素而产生的偏差社会行为。

分类　自杀分为情绪性自杀和理智性自杀两类。情绪性自杀常常由于爆发性的情绪所引起，如因委屈、悔恨、内疚、羞惭、激愤、烦躁或赌气等情绪状态所引起的自杀。此类自杀进程比较迅速，发展期短，呈现即时的冲动性或突发性。理智性自杀不是由于偶然的外界刺激唤起的激情状态导致的，而是由于自身经过长期的评价和体验，进行了充分的判断和推理以后，逐渐地萌发自杀的意向，并且有目的、有计划地选择自杀措施。因此，其自杀的进程比较缓慢，发展期较长。

应急程序　包括以下两方面。

患者有自杀倾向时的应急程序　①在发现患者有自杀倾向时，应在第一时间通知患者主管医生和护士长，必要时向上级领导汇报。②采取如没收锐利的物品、锁好门窗、安排患者家属24小时陪伴等各项必要的防范措施，防止患者发生意外。③与家属解释和沟通，如家属需要离开患者时应通知值班护士，派人密切关注患者动向。④加强巡视，多关心患者，准确掌握患者的心理和情绪状态。⑤做好交接班工作，查找患者自杀原因，有针对性做好

心理护理。

患者发生自杀后的应急程序　①发现患者自杀，应在第一时间通知值班医生，同时携带抢救物品及药品赶赴现场。②首先判断患者是否有抢救的可能，如有可能应立即实施抢救工作。如无抢救的可能，则做好患者临终前护理，同时保护病房内及病房外现场。③做好家属的安抚工作。④通知医务处、护理部或院总值班，并配合相关部门的调查工作。⑤做好护理记录。⑥保证病室常规工作的进行及其他患者的治疗工作。⑦按照"患者意外伤害预防及报告制度"上报护理部。

（孙　红）

tūfā shìjiàn yìngjí cuòshī
突发事件应急措施（urgent measures for emergency）

在意外事件突然发生时，当事人第一时间采取的基本应急行动。目的是保护人员安全和公共财产，最大限度减少伤亡和损失。突发事件，指突然发生的具有一定社会危害性的事件。现仅涉及医院内突发事件，包括突发性停水、突发性停电、火灾、泛水、化学药剂泄漏、毒气泄漏和地震等。

突发性停水　突发性停水事件发生时，本着"快速反应，做出判断，自主救治，同时上报，听从指挥"的原则，医护人员应采取有效的抢险抢修措施，尽快恢复正常供水状态。应急措施：①立即与医院主管部门以及用水管理处联系，汇报情况、查询原因。夜间通知总值班。②报告科室相关负责人，根据指示采取相应措施。③向患者做好解释工作，尽量协助患者解决因停水带来的不便。④重点关注病情危重的患者，解决关键环节的供水问题。⑤维修人员到科室后，积极协助

查找原因、解决问题。

突发性停电　突发性停电事故发生时，遵循"统一领导，加强合作，快速反应，重点抢救"的原则，保证抢救工作的正常进行及患者的安全。应急措施：①备有应急电源的科室，立即开启电源，并保证其能正常工作。②检查并保证正在抢救患者的机器正常运转，维持抢救工作。③上报总务处，及时与用电管理处联系，查询停电原因。④巡视病房、安抚患者，同时注意防火、防盗。⑤关闭未处于使用状态的仪器，以免突然来电时损坏仪器。⑥工作人员到科室后，积极协助维修人员查找原因、解决问题。

火灾　严密监测火灾隐患，一旦察觉火情，以"遇火不乱，立即告知，坚守岗位，患者至上，减少损失，避免伤亡"为原则，立即采取相应措施。

局部轻微起火，可马上扑灭时　①立即通知在场人员，报告保卫处及上级领导或电话通知总值班。②找到火源，查看周围情况，移开易燃物品。③立即采取相应措施进行扑救。

局部起火，可能蔓延扩大时　①立即通知在场人员，报告保卫处及上级领导或总值班；同时拨打消防报警电话119。②及时开启各安全通道。③在场人员自动分组，在不危及人员安全的情况下，采取相应灭火措施，如切断电力系统，迅速组织人员紧急疏散患者，清点疏散人数，并报告现场应急管理者；移除易燃易爆物品，减少国家财产损失。④妥善安置受伤人员及危重患者并进行现场救护。⑤设置安全防护警戒区，禁止无关人员进入。⑥向消防人员提供楼层安全通道平面示意图及人员撤离情况。⑦若火

势较快得到控制，在应急管理者的指挥下停止人员疏散工作，进行合理安置。

火情难以控制时 ①立即通知在场人员，报告保卫处及上级领导或总值班；同时拨打消防报警电话119。②全力组织人员疏散患者从安全通道撤离。疏散时遵循先近后远、先高后低原则：同一平面上，先疏散火灾部位近处人群，再疏散远处人群；楼层先高后低，先通知起火层及相邻层。③妥善安置受伤人员及危重患者并进行现场救护。④设置安全防护警戒区，禁止无关人员进入。⑤向消防人员提供楼层安全通道平面示意图及人员撤离情况。

泛水 科室突发漏水，产生泛水时，应该遵循"患者安全第一、寻找控制漏水"的原则，积极采取相应措施。①保证关键环节用水的前提下关闭总水阀，电话通知医院用水管理部门。②通知其他在班人员，立即查找泛水原因，采取措施控制泛水。③泛水严重、不能自行解决时，通知总务处或总值班。④告知并妥善安置患者，泛水处放置醒目标识，防止跌倒。⑤查看泛水处是否有贵重或遇水易损毁的仪器及物品，及时转移。⑥协助医院相关工作人员查找原因，及时修复。

化学药剂泄漏 化学药剂因其性质特殊，泄漏之后如果处理不当，可造成较大危害。因此，当化学药剂泄漏时，应本着"保证安全、听从指挥、分别处理"的原则，尽量减少损失，保证病房安全。①查看化学药剂泄漏的位置、量及周边情况，并立即告知其他工作人员。②泄漏区域设置警戒标志，尽可能切断泄漏源。③如果泄漏量较大，通知科室相关负责人，并报告总值班。④确

保患者及工作人员安全。若不明化学药剂喷溅到衣物时，应马上将衣物脱下；如喷溅到皮肤，应立即用流水冲洗皮肤。⑤若为易燃、易爆性质的化学药剂泄漏，须迅速移开周围仪器及易燃物品。⑥明确化学药剂名称，协助工作人员根据化学药剂性质、量处理。若硝酸、硫酸、双氧水等泄漏时，可用小苏打粉进行中和；若为少量泄漏，可用干砂土、水泥粉等吸附，收集后再做技术处理。

毒气泄漏 毒气易扩散，危害性较大。因此，一旦毒气泄漏，应以"及时反应、控制扩散、保证安全、救人第一"为原则，立即采取相应措施。①告知其他工作人员及科室负责人，报告总值班。②工作人员立即戴口罩、帽子。③确定污染范围，设置警戒。告知工作人员及周围患者尽快用口罩、帽子、衣服等保护自己。④在条件允许的情况下，关闭阀门控制污染源。⑤积极抢救已中毒的患者，疏散受毒气威胁的患者，最大程度保障患者的安全。⑥若为易燃、易爆气体泄漏，迅速移开周围仪器及易燃物品，同时告知患者。⑦与其他工作人员协作，减少污染的扩散，并进行污染洗消。

地震 地震具有极大的破坏性，一旦发生地震，反应应迅速，本着"立即告知，患者自救为主"的原则，立即指导患者采取自救措施。①关闭电源、大声呼叫，通知所有人员（包括患者）。②指导患者采取措施保护头颅、眼睛、捂住口鼻等自救措施并听从指挥。③如果条件允许，在统一指挥下组织患者尽快疏散到广场、空地；不能撤离时，嘱患者和在场人员寻找有支撑的地方蹲下或坐下。④对于病情较重者，工作人员协

助患者疏散或采取其他保护生命的措施。

（张洪君）

hùshi zhíyè ānquán guǎnlǐ

护士职业安全管理（management of nursing occupational safety） 为保障护理人员在工作中的安全与健康所进行的计划、组织、协调、指挥和控制的过程。其目标是将护理人员安排在适合的生活、工作的环境里，促进并维持其生活、心理及社交达到最佳状态。

形成过程 20世纪80年代以来，国际职业安全管理得以深化，其作用和效果不断加强。护士作为一门特殊的职业，其职业安全管理已经受到广泛关注。美国、新加坡、澳大利亚及中国香港等发达国家和地区，一直非常重视医院工作人员的职业安全防护，并成立了相应的职业安全管理机构进行管理。医护人员的职业安全管理在中国也受到越来越多的关注和重视，特别是中国加入世界卫生组织之后，职业安全管理内容在相关职业卫生工作会议及高层会议中得到了深入研究和讨论。护士职业安全管理已经成为医疗护理风险管理的重要部分，其目的是保证护理人员工作安全，避免意外伤害事件的发生。

基本原则 从管理过程看，职业安全管理已经由早期的事故后管理进展到强化超前和预防型管理。因此，护士职业安全管理的立足点应该是防患于未然。

预防为主，安全第一 是护士职业安全管理工作必须遵循的原则。护理管理者注意做好护理职业安全隐患的评估工作，把安全放在第一位，将事故消灭在萌芽状态，逐步做到无隐患管理。

加强培训，建立机制 从安

全系统论原理的角度分析，事故由人的不安全行为、物的不安全状态、环境不良和管理不善等因素或因素间的相互作用所致，其中人的不安全行为是事故的主要因素。因此，需要加强职业安全宣教，提高护士的职业安全意识；切实建立职业安全管理的自我约束和有效的监督机制，把护士职业安全意识变成自身的内在需要和自觉行为。

以人为本，及时应对 当事故发生时，管理者能够按照管理流程立即对护士的职业安全问题进行应对，以护理人员的生命安全为最高准则，坚持杜绝以人的生命危险去换取物的安全和经济效益的管理行为。

（张洪君）

hùshi zhíyèxìng sǔnshāng

护士职业性损伤（occupational injuries for nurse）

护理人员因职业行为导致的伤害及与工作有关的疾病。护理工作独特的工作环境及服务对象使得护士在日常工作中经常暴露于各种危险中。护理人员职业性损伤除了具有一般职业性损伤的特点外，还具有一些特殊性。如护理人员被病原体感染后，不仅危害护理人员及其家人的身体健康，还有可能传播给其他人，成为医院感染的传染源。

危险因素 因职业特殊性，护理人员每天暴露于各种危险因素中，如各类传染病、各种消毒剂、抗肿瘤药物、放射线等；同时一次性医疗设备、新的化学药物、高新技术医疗设备的应用，也增加了护士职业损伤的可能。护士职业损伤的危险因素包括以下类型。

物理性因素 最常见的物理性职业损伤是刺伤、负重伤和电离辐射伤。刺伤是指由于针、刀、剪、玻璃等锐器所导致的刺伤、割伤，是护理人员最常见的职业损伤。刺伤发生的高危科室有肿瘤科、外科、手术室、妇产科、口腔科，其次是供应室、急诊科、内科、儿科、传染科等。负重伤指搬运重物或患者，为患者翻身，长期站立或行走等因素对护士造成的损伤。因此，护士较普通人群更易发生脊柱损伤、腰骶痛、下背部痛、下肢静脉曲张等负重伤。在监护室、导管室工作，或执行临时起搏器植入及核素检查等工作人员常暴露于小剂量放射环境中，放射会损害护理人员的健康，如致癌、致白细胞减少等。

化学性因素 护理人员在日常工作中接触的各种化学消毒剂和药物能引起化学性损伤，常见的有化学消毒剂、细胞毒性药物、麻醉剂。常用的化学消毒剂有甲醛、环氧乙烷、戊二醛、过氧乙酸及含氯制剂等，大多具有挥发性。护理人员长期接触有害气体，其皮肤、黏膜、神经系统会受到刺激，造成胸闷、气喘，严重时可引起皮肤或眼部灼伤。细胞毒性药物常用的是抗肿瘤药，对人体的肿瘤组织及正常组织均有抑制作用，护理人员频繁接触这些药物，长期积蓄可致癌、致畸、致突变及造成白细胞减少等。另外，麻醉剂也可对人体产生损伤，长期暴露于微量的麻醉废气中，可引起自发性流产、胎儿畸形和生育能力降低，影响护理人员的听力、记忆力和理解力等。来自于破碎的体温计、血压计、荧光灯管、电池等医疗用品的水银也具有一定神经毒性和肾毒性。

生物性因素 病原体感染是最常见的生物性因素。护理人员经常接触患者血液等体液、分泌物和排泄物，若个人防护不到位，不仅造成自身感染，还会成为传播媒介。最具威胁的感染性疾病是乙肝、丙肝和获得性免疫缺陷综合征，其他的还有甲肝、结核、腮腺炎、流感等。

社会心理因素 护理人员劳动负荷重、工作紧张程度高、需要轮值夜班以及来自家庭的压力等，因而引发睡眠型态紊乱、焦虑、高血压、甲状腺疾病、消化性溃疡、腰椎间盘突出等的发生。

发生原因 包括管理、护士自身以及患者3个层面原因。对管理和护士自身层面原因的深层分析更加重要，有助于防止护士职业损伤的发生。

管理层面 包括人员配置、管理制度以及人员培训等方面。首先，医院存在护理人员配置不足的状况，不仅影响正常的护理工作质量，且对患者及护士自身的安全也存在隐患。工作量超负荷，易导致护理人员疲劳，增加工作中职业损伤的概率。其次，医院护士职业防护管理制度不完善，缺乏职业防护措施和监督检查机制。另外，医院缺乏对护士的职业防护培训，护士缺乏自我防护知识和防护意识，医院护士培训系统不完善，很多医院将培训重点放在护士的工作内容上，而忽视了护士的职业安全防护。

护士自身层面 护士是职业损伤的主体，从其自身做起，提高自我保护意识和操作技术是最主要的防护策略。护理人员自身的主要原因：①护士的自我保护意识差。②护士操作技术不熟练。③护患缺乏良好沟通。医院对入院患者来说是相对陌生的环境，护士如果缺乏沟通技巧，不能与患者建立信任关系，很可能导致医疗纠纷的发生。④护理人员缺乏法律意识。护理专业学生在学校学习和医院培训中接受的课程缺少法律相关内容，导致护士法律意识缺乏，在临床中产生纠纷时无法进行取证。⑤缺少以人为本的服务理念。由于护理工作繁琐，护士工作压力大，在工作中不免出现态度生硬、情绪化、注意力不集中、责任心不强等，患者感受不到护士的关怀，易出现纠纷。

患者层面 患者在治疗过程中会出现情绪低落、易于被激怒等各种不良心理表现。患者由于缺乏医学知识，对医护人员期望过高，所以当疾病不能朝着良好的方向发展时，便会出现烦躁、焦虑等。

（张洪君）

hùshi zhíyè fánghù

护士职业防护（occupational protection of nurse）

护理人员在护理实践活动中，根据不同的护理操作及接触的患者，为防止有害因素的侵袭及损伤、达到自我保护的目的而采取的措施。

形成过程 1981 年首例医护人员感染人类免疫缺陷病毒的病例被报道后，医护人员的职业暴露与防护开始受到关注。20 世纪 80 年代中期，国际上制定了医务人员血源性职业暴露的标准预防策略。90 年代初期，美国、日本、加拿大等国家相继采用通报网络系统进行职业损伤防护。2000 年美国国会通过了针刺安全及防护法案，把医护人员的职业防护问题提升到法律的高度。新中国成立后，中国逐步建立了覆盖全国的职业病防治网络。中国部分大型医院已逐步将 ISO1400 环境管理体系系列标准与 ISO/OSH2001 职业安全健康管理体系及职业安全健康管理体系审核规范引入到医院的护理管理中。

防护措施 从医院管理层面和个人层面加强防护。

医院管理层面 主要包括以下方面。

建立健全相关制度 完善的规章制度是护士进行自我保护和接触污染物品后及时进行处理的良好保障。①加强医院感染预防与控制，制定系列管理制度，如《消毒隔离制度》《医院感染监测制度》《医院感染培训教育制度》《职业暴露防护制度》等，为日常具体工作提供操作依据，使护理管理者在管理过程中有章可循、有法可依，医院感染管理办公室也要监督科室各项措施的落实情况，以确保护理工作安全。②医院合理的区域划分制度、病房布局制度、不同种类传染病的防护制度、一线工作人员的隔离管理制度等能够在很大程度上帮助医院将传染病源控制在一定范围内，减少其传播。

提高护士防护意识 职业损伤重在预防，而预防的关键在于安全意识的培养。护士由于工作环境和接触人群的特殊性，很难完全避免接触化学性、物理性及生物性的有害物质。所以，应加强护理人员的防护意识，使其辨别有害物质，采取正确的方法进行自我防护。美国疾病预防控制中心已将职业防护教育作为强制执行的项目推荐给美国所有医院。职业防护教育的内容包括医院感染控制、接触危险物品的防护措施、发生职业暴露后的应急防护措施、职业暴露后心理健康保健及相关法律知识等。

增加安全防护设施 卫生部《医院感染管理规范办法（2006卫生部令第 48 号）》指出，充分利用各种屏蔽防护设备，减少职业暴露危害性，最大限度保护医护人员和患者的安全。医院应尽量做到生产设备的密闭化、管道化，操作过程的自动化、机械化，以减少护士在操作过程中接触化学物质的机会；无条件者可安装通风、排尘、防辐射热设备以降低有害物质的浓度；加强设备的清洁、维修及管理，防止污染环境；条件许可时，应用无刺激性或刺激性较小的物质代替刺激性较大的物质。随着对职业安全的重视，具有防护作用的医疗器材已被开发并逐渐应用于临床。主要包括以下几类：①个人防护品：包括防渗水、渗血、渗毒性的手术衣、手术巾、隔离衣等。②安全注射装置：如自动毁形注射器、回缩或自钝注射器、自钝静脉切开装置、安全型静脉导管等。③废物安全处理系统：如锐器收集容器、感染性废物压缩机、感染性废物安全焚烧场等。安全护理用具的使用可以明显降低护士血源性疾病暴露事故的发生率，如提供便于丢弃污染针头等锐利废物的容器，采用安全针头注射器、负压标本试管采血。

加强医疗消毒 医院消毒包括消毒、灭菌等工作，是医院感染和传染病控制工作的重要支柱，能够消灭传染源、切断传播途径、保护易感人群。医院应设立污水处理系统，适当加大污水处理站的投氯量，患者的分泌物经消毒后可直接入污水池。无污水处理设施的医院和无卫生间的消化道隔离病房应设置加盖容器，内装有足够的消毒液以随时消毒患者的分泌物、呕吐物。

做好分级防护 根据传染病流行情况和致病性决定采取的防护等级和措施。美国一般划分为一般防护、加强防护和严密防护。

建立损伤后处理机制 发生职业暴露后，及时采取补救措施是降低医护人员职业危害的有效方法。建立职业损伤后的应急处理机制与流程，指导护士发生职业暴露后及时向相关部门汇报，以得到及时正确的处理。同时，加强护士暴露后的心理咨询，有效降低护士因职业暴露引起的心理伤害。

个人层面 护理人员在日常工作中要有慎独精神，加强自我环节监控，执行医院感染管理和消毒隔离的各项规章制度，遵守本岗位的操作规范。

正确洗手 手的清洁消毒是护士执行各项操作前后的常规步骤。接触患者前后（包括脱手套后）；进行无菌技术操作前后；戴口罩和穿脱隔离衣前后；接触血液、体液和被污染的物品后应洗手。采用非接触式的装置洗手，应用皂液，选用纸巾、风干机等干燥双手；不便洗手时，可使用快速手消毒剂洗手，但消毒后仍需尽快进行手的清洗。洗手方法：①六步洗手法：采用六步洗手法认真揉搓掌心、指缝、手背、手指关节、指腹、指尖、拇指、腕部，时间不少于 $10\sim15$ 秒。②卫生手消毒：即使用消毒剂清除或杀灭手上暂住菌群。一般在洗手基础上再用 $3\sim5ml$ 消毒液涂擦双手及手腕至少 15 秒，待双手自然干燥。这一方法解决了护士在连续护理操作以及紧急状态下的手消毒问题。③外科手消毒：即用机械刷洗及消毒液清除或杀灭手上暂住菌并减少手上常驻菌群，以减少手术过程中的感染。洗手注意事项：洗手前修剪指甲；洗手时，双手沾满洗手液，且要彻底冲净；洗手后，使用即弃擦手纸将手抹干。

正确使用个人防护用品 护理人员在工作中会接触如细菌、病毒、化学药物、消毒剂、射线等有害因素，提高个人防护意识，采取有效防护措施具有重要的意义。常用的个人防护用品有医用防护口罩、工作帽、工作服、工作裤、工作鞋、隔离衣、医用乳胶手套以及防护服、鞋套、防护眼罩和全面型防护屏。防护衣物要经常洗涤，保持清洁。①接触患者时应穿隔离衣，必要时戴口罩、手套，护理不同病种的患者应更换隔离衣并消毒手。②护士在进行护理操作前应评估被血液等体液污染的危险程度，根据情况合理选择防护用品。③在进行有可能接触患者血液、体液、破溃的皮肤的操作或进行静脉穿刺时必须戴双层手套；当可能遇到血液、体液飞溅到面部时，应戴具有防渗性能的口罩、防护眼镜；当脸上或嘴里意外溅上以上污物时必须用清水进行清洗及漱口，以减少经黏膜感染的危险；在每项操作后，需用消毒剂消毒眼罩和面罩；如果有大量的血、体液流出时，需穿隔离衣、围裙和靴子。④正确使用皮肤防护剂，皮肤防护剂分为防水溶性刺激物、防脂溶性刺激物、防水溶性和脂溶性刺激物以及防光感作用的防护剂等类型。如常用防水溶性刺激物的防护剂为二甲硅油乳剂，具有较好效果；由白明胶、淀粉、甘油、碱性醋酸铝液配置而成的乳膏可防脂溶性刺激物；由无水羊脂毛、蓖麻油配制而成的乳膏可防水溶性及脂溶性刺激物。

正确处理污染物品 ①按规定浓度正确配置消毒剂。②物体表面和地面被患者的体液、分泌物、排泄物等污染时，应先消毒再清洁。清洁区、半污染区、污染区的清洁及消毒用品要分区专用，标记鲜明，用后及时清洁消毒。将需要消毒的物品放置在规定区域，根据物品特点采取不同消毒方法。按照污染程度的不同，分别对患者活动区、医护人员办公室、缓冲间进行消毒，不留死角。③加强器械消毒，凡是接触皮肤、黏膜的医疗器械，应先消毒、再清洗、干燥后进行消毒或灭菌，直接或间接接触患者健康无损皮肤的医疗器械，可清洗后再进行消毒。使用消毒柜熏蒸处理患者的病历资料，使用紫外线灯管消毒每天进行房间消毒。接触烈性呼吸道疾病的患者注意穿防护装，接触后进行手的消毒。非一次性物品可用 500mg/L 的含氯消毒剂擦拭后擦干，污染的工作服可用 500mg/L 的含氯消毒剂浸泡 30 分钟后清洗。④患者采用的一次性物品如氧气湿化瓶和鼻导管、鼻塞，应 24 小时更换一次，用后放入黄色垃圾袋中。

预防接种 预防接种可以使人体产生抵抗力，从而避免感染。

（张洪君）

xuèyuánxìng jíbìng bàolù fánghù

血源性疾病暴露防护（protection against exposure to blood-borne pathogens diseases） 用人单位或个人为避免医务人员因接触含有传染性病原体的血液或其他体液而发生感染所采取的措施。血源性疾病暴露指劳动者在从事职业活动中，通过眼、口、鼻及其他处黏膜、破损皮肤或非胃肠道途径接触到含有传染性病原体的血液或其他体液。发生在医疗卫生机构内的血源性疾病暴露，主要是指医务人员在工作中被含有病原体的血液等体液污染，或被含有病原体的血液等体液污染了的针头及其他锐器刺破皮肤而发生的感染。

护理人员是血源性疾病暴露的直接受害者，因此，护理人员在从事护理工作中应严格遵循标准预防原则（即与患者的血液、体液、分泌物、排泄物接触时，均采取隔离及防护措施）。其防护应该从医院管理及个人两层面进行（见护士职业防护）。

正确处理锐器。见医疗废弃物品管理的废弃物特殊处理。

暴露后的应对。①伤口处理：首先从近心端向远心端挤压伤口，尽可能挤出损伤处的血液，禁止按压伤口，用肥皂液和流动的清水冲洗创面皮肤，用生理盐水反复冲洗黏膜。然后使用75%酒精或0.5%聚维酮碘进行局部消毒。伤口较深者需要进行包扎，必要时请外科医生处理。②按照流程向科室或相关部门汇报。

（张洪君）

hūxīdào jíbìng bàolù fánghù

呼吸道疾病暴露防护 (protection against exposure to respiratory tract diseases)

用人单位或个人为了避免医务人员因病原体从人体的鼻腔、咽喉、气管和支气管等部位侵入后引起具有传染性的疾病而采取的措施。

呼吸道传染病可通过呼吸道、接触、血液、虫媒、动物抓咬等多种途径传播。呼吸道传染病具有病种多，病情复杂，传播途径多、传播速度快、传染性强、人群普遍易感的特点，极易造成暴发流行且很难控制，是危害最大的传染病之一。切断传播途径是防护重点，主要采用隔离、消毒、灭菌及无菌操作等手段切断传染链，包括消灭传染源、切断传播途径、保护易感人群。因此，除了严格遵守标准预防原则之外，还需要根据传染病的流行情况和

致病性采取不同等级的防护措施。其防护应该从医院管理及个人两层面进行（见护士职业防护）。

做好分级防护。中国将烈性呼吸道传染病的防护分为一、二、三级。一级防护又称基本预防，指在医疗机构中从事诊疗工作的所有医护、技术人员穿着工作服、工作帽、医用口罩、工作鞋；凡接触传染病患者时要加穿隔离衣，适用于呼吸道传染病高发季节的普通门诊和发热门诊的医务人员。二级防护又称加强防护，指进入疑似和确诊患者留观室、隔离区，接触患者血液、体液、分泌物以及患者本身的工作人员，应着隔离服、医用防护口罩、帽子、手套，必要时使用防护镜或面罩、鞋套。三级防护又称严密防护，为确诊患者实施吸痰、气管插管和气管切开等操作的医护人员，在二级防护的基础上加戴防护面罩或全面型呼吸防护器。

设置发热门诊或隔离病区。呼吸道疾病极易造成大规模流行，医院应该做好规划，设置专门的发热门诊，有独立的挂号收费室、诊疗室、抢救室、放射检查室、检验室、药房。有条件者设置烈性传染病的隔离病区和专用ICU病房。出入口有明显标志，防止人员误入。呼吸道传染病流行期和高发期间，根据各地区传染病预警要求在普通门（急）诊入口处安排专人进行体温筛查，发热患者首先安排到发热门诊就诊。

（张洪君）

xiāohuàdào jíbìng bàolù fánghù

消化道疾病暴露防护 (protection against exposure to digestive tract diseases)

用人单位或个人为了避免医务人员接触感染经消化道传播的含有传染性病原体的排泄物、血液或其他体

液而感染采取的措施。

常见消化道传染病疾病有霍乱、伤寒、副伤寒、病毒性甲型肝炎、细菌性痢疾、细菌性食物中毒以及其他感染性腹泻等。消化系统疾病多有传染性，病情复杂迁延不愈。护理人员的职业暴露风险较大。消化道疾病患者因门静脉压力大，出血常呈喷射状，在抢救过程中血液、痰液经常飞溅到护士脸上、身上，其职业暴露的发生率较高。其防护应该从医院管理及个人两层面进行（见护士职业防护）。

（张洪君）

pífū jiēchùxìng jíbìng bàolù fánghù

皮肤接触性疾病暴露防护 (protection against exposure to infectious diseases spread through skin-to-skin contact)

用人单位或个人为了避免医务人员皮肤或黏膜接触化学、物理或生物等有害因素而引起的皮肤及附属器官疾病所采取的措施。

由于工作环境的特殊性，护士身体常暴露于各种危险因素中，引发各种急慢性皮肤疾病，主要表现为皮炎，还可伴有其他急慢性躯体症状。护理人员应遵循保持环境清洁、减少皮肤接触、加强个人防护的原则，从医院管理及个人两层面进行（见护士职业防护）。

（张洪君）

yàowù bàolù fánghù

药物暴露防护 (protection against drug exposure)

用人单位或个人为了避免在医务人员直接或间接暴露于危险药物而产生进一步伤害所采取的措施。危险药物是指对人或动物具有致癌性、致畸性或发育毒性、生殖毒性、低剂量应用时的器官毒性、遗传毒性的药物，以及与现有危险药

物在结构和毒性上相仿的新药。危险药物可以经过多种途径进入人体内，造成对人体的急性或潜在损伤。其进入人体的多途径性和危害的潜在性，加大了医务人员的防护难度。

基本原则 防护应遵循建立标准、统一管理、规范操作、减少接触的原则。

防护措施 从医院管理及个人两个层面进行。

医院管理层面 由于药物暴露存在进入人体的多途径性和危害的潜在性等特点，对接触危险药物的护理人员的科学规范化管理显得尤为重要。具体防护措施如下：①建立危险药品的贮存、转移和使用制度及流程：建立危险药物专用贮存及配制场所和规范的贮存、转移、使用制度及流程，减少护理人员与危险药物不必要的接触和危险药物对环境的污染。如采用集中式管理，药物配置和供应由经过培训的专业人员在防护设备齐全的情况下进行等。②建立安全操作制度及暴露后的积极处理流程：制订医务人员接触危险药物操作规程和安全防护措施是减少药物暴露危害的有力保证。建立危险药物暴露后的积极处理流程以及职业接触危险药物医务人员的定期检查制度，可避免或减少危险药品暴露的进一步损伤。③完善化疗防护设备：从护士职业危害及净化环境角度出发，有条件的医院可实施危险药物集中配置，无条件者可应用简易层流柜进行配置，若两者均无配备的医院，配药室和走廊应安装排风扇设备，保证空气流通，以减少化疗药物配置过程中对护士的损伤和对环境的污染。同时应备齐必需的防护用品，如乳胶手套、防护眼镜、围裙、长袖防护衣等。④加强职业安全教育：经常接触危险药物的护理人员必须经过专业知识培训，掌握相应危险药物的基础知识、副作用和预防处理及潜在的职业危害。医院应加强自我防护知识教育，如危险药物的危害、贮存管理制度与流程、药物配制过程中的注意事项、暴露后的紧急处理流程与措施等。对于经常接触危险药品的护士要给予重点培训并进行相应考核，考核合格方可进行相应岗位工作。

个人层面 护士应该规范操作，尽量减少直接接触危险药品，以做好自身防护。

药物配制防护 ①配药前洗手，穿隔离衣、裤，戴一次性口罩、帽子，戴聚乙烯手套后再戴一副乳胶手套。②配药时，工作台面铺可吸收性塑料垫，应注意尽量不使药液溅出，气雾逸出；打开安瓿时应垫以纱布，以防划破手套；打开粉剂安瓿时，应用无菌纱布包裹；溶解药物时，溶媒应沿安瓿壁缓慢注入瓶底，以防粉末溢出；抽取药液选用一次性注射器，以不超过容器的3/4容积为宜，排气时应排到密闭容器中。③备药后一切污染物用专用袋集中放置，封闭处理；用含氯消毒液擦拭加药平台、地面。④操作完毕，用肥皂水及流动水彻底洗手，有条件者可行淋浴，减轻其毒性作用。

静脉输液防护 ①采用密闭式输液法，注射溶液以塑料袋包装为宜，以方便处理输完液体的输液袋。②静脉给药时，若需从莫菲滴管加入药物，必须先用无菌棉球围在滴管开口处再行加药。③输液速度不宜过快，以防药液从管口溢出。④用过的注射器及针头应完整放入专用袋中，以免拔下针头时药液撒漏造成污染。

危险药物污染物处理 ①废弃物的处理：危险药物的废弃物必须与其他垃圾分开管理。用过的废安瓿、小瓶、一次性注射器、输液器要放置在有特殊标志的厚塑料袋或防漏容器中，有明确标识，及时送焚炉焚烧。②污染呕吐物的处理：化疗药物易引起胃肠道反应，为防止呕吐物污染病室，化疗患者应该有专用容器与塑料袋；护士给患者做口腔护理时应戴手套、口罩，必要时用一次性围裙。③污染小便的处理：部分危险药物如化疗药物可以经肾排出。应特别注意保持卧床患者床单位的清洁、干燥，及时更换被尿污染的床单和被服。医护人员在接触患者时应戴口罩、手套、帽子，化验尿时应在瓶上做标记，以便处理。④污染大便的处理：危险药品中的少量化疗药物（如司莫司汀、柔红霉素、多柔比星、环磷酰胺等）的代谢产物随粪便排出体外（大约在化疗的7天后排出），因此，处理患者的粪便时应戴手套，必要时用一次性围裙。化疗患者的便盆、便壶应专用，用后洗净，用84消毒液（1∶500）浸泡5分钟；工作人员卫生间与开水房应与患者的分开。

急性危险药物暴露后的紧急处理 ①如不慎将药液溅到皮肤上或眼睛内，可用大量清水或0.9%氯化钠注射液反复冲洗接触部位的皮肤、黏膜，记录接触情况，必要时参照化学药剂泄漏的应急措施处理。②如药液溢到桌面或地上，应用纱布吸附药液，再用肥皂水擦洗；若为药粉，则用湿纱布轻轻抹擦，以防药物粉末飞扬污染空气。当药物被安全除去后，被污染区域先用清水冲洗，再用消毒剂反复清洗，最后再用清水冲洗干净，清洗范围应由污染小到污染大的区域进行。

（张洪君）

fàngshè bàolù fánghù

放射暴露防护 （protection against exposure to radiation）

用人单位或个人为了避免医务人员因电离辐射作用于机体而引起人体病理性反应所采取的措施。长期暴露于放射源可对人体造成较严重的危害。放射对人体造成危害的程度可受放射种类、放射剂量、剂量率、分次照射以及照射面积、照射部位、照射方法的影响。

基本原则 放射暴露防护应综合考虑时间、距离、屏障三要素，遵循合理化、最优化和剂量限值的原则，尽量减少受照射的剂量，最终达到减少或避免对人体损伤的目的。合理化指人体每次暴露后应有相应的保健措施抵消放射带来的危害；最优化指在不影响诊疗护理效果的前提下，人体接受的放射量尽可能保持较低量；剂量限值指被照射人员必须进行剂量监测。

防护措施 从医院管理及个人两方面进行。

医院管理层面 医疗机构中各种医疗放射设备越来越多，护理人员不可避免地接触到这些放射源。因此，应从医院角度做好放射源的暴露防护。①建立防护管理组织，明确安全管理责任：应用放射设备较多的大型医院应成立"放射安全和防护领导小组"，建立由院领导、机关领导、业务科室领导和业务科室安全监督员组成的4级防护管理体系，将安全管理责任落实到从事放射工作的每一个人，加强护理人员"安全管理、人人有责"的意识。完善各部门、科室职责，明确放射工作的申请、审批、使用、监督、健康管理和应急救治的流程。②强化依法管理意识，建立健全医院相应的工作制度：近年来，国家逐渐完善了辐射安全法规体系，为医院的辐射防护管理提供了依据，如《职业病防治法》《放射性污染防治法》《放射性核素与射线装置安全和防护条例》《放射性物品库风险等级和安全防范要求》等。建议医院结合实际工作制订相应的规章制度，使医院放射诊疗与防护工作正规化和法制化。③注重防护实施环节，加强全程控制管理：医院可从以下5个环节进行全程的控制管理。首先，注重放射性核素从"来"到"去"的全程审批管理。放射性核素的引进与废物退役处理，需严格按照环保等相关部门的审批管理规定，进行申请、备案以及运输等，确保放射源的"来""去"过程均受到有效监管，杜绝私自引进、私自运输和私自使用的"三私"现象。其次，注重放射工作场所从"建"到"拆"的全程环评管理。医院各类放射工作场所在新建、扩建、改建及拆除退役前均需要请环保部门相关资质单位进行环境影响评价与审批。同时，还需要请卫计委相关资质单位进行辐射诊疗工作职业危害因素评价。放射性核素使用场所还需安装摄录监控和防盗门窗系统，实行双人双锁管理，经公安部门审查验收合格后方可投入使用。第三，注重放射诊疗设备从"用"到"停"的全程质控管理。医院须每年定期组织相关资质单位对使用的放射诊疗设备进行质量监测，合格后方可继续使用，否则进行维修调试，经复检合格后方可投入使用。第四，注重放射工作人员从"工"到"休"的全程健康管理。医院对放射工作人员从接触放射工作开始至脱离放射工作岗位期间均需要定期进行个人健康体检和个人放射剂量监测，保存好健康体检档案和剂量监测档案。最后，注重放射受照者从"入"到"出"的全程防护管理。在受检者进入放射工作场所接受放射诊疗活动期间，医务人员应当遵守照射正当化和放射防护最优化的原则，确保受检者减少不必要的照射。④加强医务人员的放射知识培训：工作人员的防护知识教育和培训是做好放射暴露防护的重要环节。培训内容包括放射源的种类，放射对人体造成的危害，放射防护法、标准和基本原则，减少人体受照射剂量的原理和方法，防护设施与防护用品的正确使用方法，可能的异常照射及应急措施。

个人层面 ①佩戴剂量监测器，每月报告一次个人接触的辐射剂量。②严格执行防护规章制度，穿铅衣、戴铅围领和防护眼镜。随时调整遮铅器，尽量缩小照射野，严禁工作人员身体任何部位进入照射野。③定期进行防护检查，尽量每月检查血常规1次，每年系统体检1次。④适当增加营养，增加室外活动，避免过于劳累。⑤护士个人应该从规范操作、减少直接接触危险药品角度做好自身防护。具有放射性危害的药物配置、输注过程中的防护，污染物处理及暴露后的紧急处理见药物暴露防护。

（张洪君）

hùlǐ gōngzuòchǎngsuǒ bàolì fánghù

护理工作场所暴力防护 （protection against workplace violence）

用人单位或个人为避免护理人员在护理活动中受到身体或心理暴力产生伤害所采取的措

施。护理工作场所暴力是指护理人员在工作场受到的辱骂、威胁或袭击，从而对其安全和健康造成直接或间接的挑战。包括身体暴力和心理暴力，可分为4种类型：与工作场所无任何关系的犯罪分子，欲抢劫或者为达到其他犯罪目的而在工作场所实施的暴力行为，即犯罪；消费者、客户、患者、学生、同病房者或其他为医疗机构提供服务的人对员工实行的直接暴力行为；与现任员工有关系的人在其工作场所实施的暴力行为；工作者之间、前任和（或）现任员工针对上级领导发生的暴力行为，即平行暴力。

基本内涵 暴力事件不仅严重损害护理人员的身心健康、降低护理质量，还会增加医疗成本，影响医疗机构的正常运作。无论是政府、医疗机构还是护士自身都应高度重视工作场所暴力的防护，以保护被施暴者及保证正常医疗工作流程为原则，预防与控制暴力事件的发生，建立规范的管理制度和处理流程，从而将危害降到最低。

防护措施 主要从医院管理和个人两个层面展开。

医院管理层面 ①配备安全设备：在病房和护士站设置监控和报警系统，并加强走廊照明；设置供医护人员通行的专门通道或紧急出口；设置患者休息室以缓解患者等候的压力；设置卡控通道以限制公众在医院的活动范围。②营造良好的护理环境：按照护理审美环境建设的要求，创造良好的物理和社会环境，重点建设语言环境和社会心理环境；不断改善诊疗条件，改造医院的诊室、病房、急诊室等区域，给患者提供安全舒适、无噪声的医疗环境，从源头上预防因环境问题引发的暴力。③合理配置各岗工作人员：增加中午和夜间岗位护理人员的数量，避免其单独值班；增加门、急诊等科室护士的数量，减少患者等候时间；增加保安人员，及其在护士站和医生办公室巡视和监控的次数。④加强护理人员防护知识的培训和管理：为护理人员制订护理操作的语言行为规范，以指导其护理工作；开展工作场所暴力相关知识的培训，使护理人员了解工作场所暴力发生的原因和前兆，熟悉预防措施和应对方法；使护理人员真正树立起保护患者就是保护自己的职业意识，有效杜绝工作中的漏洞和安全隐患；帮助护理人员认识到其从事临床护理工作的重要性及价值，以积极的态度去面对压力，学会自我调节负性情绪、正确释放压力的方法。⑤建立规范的制度和暴力事件应对流程：医院应设有安全防范小组，负责评估暴力事件、人员培训及制订防暴教育计划，制定预防、处理和报告暴力的工作流程，确立完善规范的规章制度。

个人层面 ①评估暴力发生的危险因素：工作场所暴力发生过程分为有3个阶段：平静期、暴力前期、实施暴力期。护理人员应该能够准确评估施暴者的暴力前期特征，如快速的、大声的、亵渎性的语言，变得失去理智和方向、双拳紧握等；评估施暴者的行为、施暴史等。②提高业务水平及自身素质：一个技术娴熟、临床护理知识和经验丰富的护士能赢得患者的信任和好感，过硬的专业技能、良好的职业道德和高度的工作责任心是临床护理工作的保证。③良好的护患沟通技巧：临床护理人员应树立"以人为本"的服务理念，掌握良好的沟通技巧，及时察觉和正确应对暴力先兆现象，控制局面，采取有效的预警机制，避免暴力事件的发生。进行各项操作治疗前，护理人员给患者以解释，同时将操作风险告知患者及其家属。护理人员以通俗易懂的语言将患者病情及疾病的护理知识介绍给患者或家属，方便患者及其家属对病情和治疗效果进行客观评价，取得理解，避免因其对治疗结果期望过高而产生矛盾。④增强法制观念：护理人员应主动学习《医疗事故处理条例》《中华人民共和国护士管理办法》《护士条例》等法律法规，尊重患者的知情同意权、隐私权、医疗监督权等合法权益，保障患者的正当权利不受侵犯；请教医院法律顾问，在发生纠纷时使用合法途径来解决问题；通过会议、查房、培训班、质量分析会等进行相关案例的学习，加强自我保护意识，并贯穿于整个护理程序中。⑤建立良好的社会支持网络：与工作伙伴形成密切的关系，确保受到工作场所发生暴力时有应对资源。

（张洪君）

hùshi yālì guǎnlǐ

护士压力管理（stress management in nursing work） 对压力源进行分析研究，对护理工作中所发生的压力事件做出反应，在压力产生前或产生后主动采用合理的应对方式，实施有效缓解压力的措施，以维护组织成员身心健康的过程。

压力诊断 包括以下4个方面的评估。

压力源评估 压力的起因或来源大体包括工作压力、家庭压力、社会压力3方面。工作压力是指在工作中产生的压力，它的起源可能是工作环境（包括工作场所物理环境和组织环境等）恶劣，工作任务繁重，完成任务时限短，人际关系影响、工作岗位的变更等，这些应成为管理者关注的重点。家庭压力可能来自父母、配偶、子女及亲属等。社会压力包括经济环境、行业情况等社会宏观环境以及员工身边微观环境如家庭环境等的影响。

压力管理主体评估　护士压力管理包括 3 个层次的主体：①护士个体层次：即通过自我管理，从个体的角度或层次进行压力管理，是压力管理中最基本和最可行的层次。②组织层次：压力管理涉及组织的不同方面，因此需要组织整体的努力，如工作任务再设计、岗位轮换等。③社会层次：主要从社会政策和公共卫生措施方面对压力进行管理，包括政策中的心理保护制度、心理服务制度等，目的是制订各种具有心理保护功能的福利制度或劳动保障制度，缓解人的压力。社会层次是压力管理涉及面最大的层次，也是中国目前亟待拓展的领域。压力诊断时要明确压力管理主体目前面临的压力是什么、对压力管理主体影响最大的压力是什么、压力的强度有多大。

压力反应评估　包括生理反应和心理反应两个方面。生理反应是指当压力出现时身体可能出现的身体反应，如心跳与呼吸加快、血压升高、括约肌失去控制、机体免疫力降低等；心理反应主要有焦虑、抑郁、注意力集中困难、判断力下降等。

应对方法评估　评估自身惯用的压力应对方式，保持积极的压力应对态度，改正不良的应对压力习惯。

管理策略　实施压力管理策略时应对员工的个性和压力来源做具体而全面的分析。主要压力管理策略可分为两大类。

个体压力管理策略　①个体心理调节：首先要能正确对待压力，放松心情；其次要保持乐观的心态，要认识到危机即是转机，事情到了最坏的程度后就可能向好的方向发展。通过理性的思考与分析，认清压力的来源，树立克服压力的信心，并尽自己最大的努力去积极寻求解决问题的方法，去除压力源。②适度运动：是缓解压力最可行和最简便的方式，休闲运动能舒解人体的肌肉紧张，也可使个人的精神得以舒畅。③充分放松：主动积极地进行一些舒缓和放松情绪的活动来舒解压力。放松有多种形式，定期休假就是其中一种。有研究发现，休假之后人们对各种工作场所的态度有显著的改善。其他放松的形式还包括呼吸放松、音乐放松、静坐等，这些放松活动都在一定程度上可使个人平静下来。④时间管理：时间管理有助于完成重要的事情，鼓励授权，将不重要的活动委托他人，从而可以减轻或消除压力。⑤角色管理：个体应努力避免角色过载、角色模糊和角色冲突等现象，主动认清组织对自己的定位，对自己本职工作之外的工作勇于说"不"。⑥支持群体：支持群体可以是家庭成员或闲暇时在一起的朋友，个体可以通过交谈或宣泄的方式来缓解压力。

组织压力管理策略　①制度性方案：在现有组织机制范围内实行的方案，如改变工作条件或优化人员安排，增加安全性和舒适性，根据护士不同的特点和偏好进行排班等。②组织文化：某些医院或科室的行为规范可能特别鼓励超时工作和不休假，这样的行为规范可给员工带来严重的压力。因此，组织应倡导一种有益于健康的工作方式，并结合本单位的特点，积极组织员工开展丰富多彩的文体活动，帮助员工释放精神压力，获得身心健康。③适应性培训：护理工作是一种需要体力及脑力相结合的劳动，其工作性质决定了护理是卫生保健行业中压力大的职业之一，因此护士上岗之前除了应接受技能性岗位培训外，还应进行压力管理的培训，以有效克服压力。④目标管理：帮助护士了解自己的工作目标以及组织对她们的期望和评价，帮助其设定既具有挑战性又具体的工作目标，减轻其角色模糊感。⑤员工帮助计划：是一种综合性的压力管理方法，是组织为帮助员工及其家属解决职业心理健康问题，由组织为员工设置的一套系统的服务项目。通过专业人员对组织的评估、建议和对员工及其家庭成员提供专业指导、培训和咨询，帮助解决各种心理和行为问题，以提高员工在组织中的工作绩效，改善组织管理。一般包括提供压力管理方面的培训，对其提供个人的咨询和指导，在组织内部建立和发展一些能使员工保持轻松和新鲜感的服务项目，开展各种健身项目、营养项目、家庭援助项目等。

管理原则　①适度原则：压力管理的目的并不是彻底消除压力，而是使压力限制在一定水平，避免压力负荷过重而产生不良压力反应。②具体原则：压力是一种主观感觉，因此在进行压力管理时要做到具体问题具体分析，根据不同对象的特点采取不同的策略。③岗位原则：一般而言，不同部门、不同岗位的员工面临的工作压力不同，岗位级别越高，独立性越高的岗位承受的压力也往往越大。④引导原则：由于有些压力的产生不可避免，压力源也无法全部去除，因此应引导压力向积极的一面转变，通过提高员工自身的工作能力和心理承受能力来变压力为动力，激发更多的工作热情。

（马伟光）

hùshi yālìyuán

护士压力源（stress source in nurse）

引起护士压力反应的各种内外环境刺激。

来源 护理的工作性质及特点决定了护士工作的压力源多种多样。①医院是一个充满焦虑、变化和沟通障碍的复杂体系，其内充满着各种不良刺激，如细菌、病毒、辐射、拥挤的工作空间以及令人不愉快的气味等，这些不良刺激都是护士不得不面对的环境因素。②临床上患者病情变化快，不确定因素多，护士必须及时观察患者的病情，并迅速做出反应，特别是遇到重大抢救工作时更要求分秒必争，这些都会使护士产生工作压力。③护士的工作负荷很大，尤其是频繁倒班搅乱了人的正常生理节律，对护士生理及心理、家庭生活和社交活动有不良影响。④护士由于职业的需要必须应对复杂的人际关系，面对心理状态不同、层次不同的各种患者及其家属，无疑会增加护士的工作压力。⑤护士的职责和任务是使患者舒适，帮助患者恢复健康。如果护士在工作中出现差错事故，会威胁到患者的身心健康，护士必须为此承担相应的责任，这种风险性给护士带来很大的心理压力。⑥随着医疗护理技术的不断发展，新技术和新设备不断应用于临床，新的诊疗和护理方法对护士的知识更新提出了更高的要求，护士在紧张的工作之余还要不断学习新理论、新知识、新技能，这些也给护士带来了新的压力。⑦除了工作角色之外，护士还要承担家庭角色，履行家庭义务，因此要肩负工作与家庭的双重压力。如果不能很好地处理工作与生活之间的关系，就会由此产生矛盾，成为护士的压力来源。⑧社会上存在的一些不公平的社会评价会使护士对自身的价值和能力产生怀疑，产生焦虑、自卑、失望等情绪，从而产生心理压力。

影响因素 护理压力源本身的特点以及护士个体的因素都会对压力源所产生的压力结果产生影响。

压力源特点 ①压力源强度：随着压力源强度的逐渐增加，多系统反应也随之增加，压力也越大。②压力源持续时间：同一压力源偶尔出现或持续存在对个体的影响可能完全不同，后者引起的压力远远大于前者。③压力源涉及范围：压力源涉及的范围越大产生的压力越大，如人际关系紧张仅涉及周围一人与涉及周围所有人相比，后者对个体的影响程度更大。④压力源数量：多种压力源同时存在时，个体所承受的压力及引起的压力反应远大于其中任何一种压力源单独存在时的压力。

护士个体因素 压力源对护士个体的影响主要取决于以下因素：①认知差异：个人认知是潜在压力源与压力反应之间的一个中介变量，在一定程度上能够影响个体对压力的评价和应对方式。②经验：有过类似经验可能会使个体冷静地面对压力源紧张性刺激，而缺乏经验者面对压力源时则会胆怯。③社会支持：朋友、家人或组织若能够为个体提供支持，个体对压力源更耐受。④个性特点：稳定和自信的人更可能很好地处理各种压力源，而紧张和自我怀疑的人在处理相同的压力源时往往困难更大。

（马伟光）

hùshi zhíyè juàndài

护士职业倦怠（nurse job burnout）

由工作压力引发护士在生理、心理等多方面对其职业产生疲倦的现象。是护理人员在工作压力下体验到的身心俱疲、能量被耗尽的感觉。

分期 人们发生倦怠的过程分为以下4期。①热忱期：怀着理想进入工作岗位，充满希望，有强烈的工作热情。②停滞期：此期出现了理想与现实的冲突，工作热情开始下降。③挫折期：开始感受到角色与自我期望的冲突，出现身体、情绪及行为方面的问题。④倦怠期：失去工作热情，视工作为一种谋生的手段，对患者漠不关心，没有同情心及工作责任感，严重者会辞职或调换工作岗位。

基本表现 身体、情绪、态度及行为的异常征象，称为职业倦怠综合征。①身体症状：职业倦怠的临床维度，主要表现为疲倦、周身酸痛、食欲缺乏、头晕、头痛，睡眠型态紊乱，更严重者可导致偏头痛、失眠、胃肠道不适及性功能失调等。②情绪及态度的改变：职业倦怠的压力维度，主要表现为无聊、生气、易怒、对患者不感兴趣，甚至不喜欢接触患者，对工作没兴趣，甚至抑郁、消极、冷漠等；最后感到无能力完成护理工作，出现病假次数增多、护理质量降低而完全倦怠。③行为的改变：职业倦怠的行为维度，主要表现为吸烟、喝酒或出现攻击性行为。倦怠者最常出现的反应就是离职或者调换工作单位，甚至离开自己的专业领域。

影响 ①对护士个人的影响：破坏护士个人的内稳态而产生生理、心理反应，导致身心疾病和生活质量下降。②对护理质量的影响：护士工作压力过大，会造成护理质量下降，导致患者满意度下降。③对医疗团体的影响：倦怠可引起大量的护士流失，影响所在病区甚至影响整个医院医疗系统的运作。

应对策略 ①组织途径：护理管理者应有发生职业倦怠的防范意识，对护士进行定期的健康教育与健康监控，建立关怀性的组织文化；避免护士过度的生理消耗，科学排班；以科学的方法让护士意识到自身的重要性；提供在职训练，并为护士提供表达情绪的渠道，让护士宣泄情绪，并处理护士因情绪困扰而引发的行为。②个体途径：护士应通过主动的学习和有意识的练习，来提升自己的自我管理能力，适应护理工作环境；学会从工作中寻找乐趣；处理好家庭关系和社会关系，并从中获得工作支持、心灵支持，以预防和减缓职业倦怠。

(马伟光)

hùlǐ bùliángshìjiàn guǎnlǐ

护理不良事件管理（management of nursing adverse events）

对患者的各类导管脱落、跌倒、压疮等非正常护理事件所采取的一系列控制过程。是护理管理重要组成部分。护理不良事件指患者在住院期间发生各类导管脱落、走失、误吸或窒息等与患者安全相关的、非正常护理事件。它严重危害了患者的健康与安全，为国家和社会带来了严重的经济损失和社会危害，也给护理工作者带来严重的危害。

在中国，护理不良事件尚未有明确的界定，在各种护理管理学书籍中更多地还是使用了护理差错、护理事故或是护理缺陷等概念。加拿大早在几年前就已改变了对护理差错或事故的称谓，称为护理不良事件，旨在减少差错或事故这种命名给护理人员造成的心理负担与压力。此称谓在中国最近几年才被频繁地使用，并越来越多地受到医疗机构和护理研究者的关注。2008年卫生部医政司委托中国医院协会成立了医疗安全（不良）事件报告系统，但尚未给出不良事件的标准定义。考虑到临床用语习惯，报告系统在报表中将报告的事件统称为不良事件。中国护理研究者也开始开展了大量关于护理不良事件上报、护理不良事件预防等方面的研究。

形成过程 国内外各医疗机构对于不良事件的管理是随着护理服务的诞生而出现的，但最初只是经验性管理，也未形成系统的管理策略与规范。1985年纽约州建立了第一个强制性的不良事件的报告系统，开始致力于加强不良事件上报。增进患者安全，关键是有能力捕获发生不良事件、护理差错的信息，通过分析，使经验教训共享，预防类似事件再次发生。为此许多国家逐步建立并完善了医疗护理不良事件报告系统。中国在《综合医院分级护理指导原则》《2008-2009年"以患者为中心"医疗安全百日专项检查活动方案》《2010年"医疗质量万里行"活动方案》等文件中开始体现了对于护理不良事件管理的重视，文件中多次提到应当重视护理不良事件的管理。中国医疗机构对待护理不良事件的管理已经开始从惩罚个人转变到关注整个系统或护理管理过程的原因分析与改进。

不良事件发生原因 ①不认真执行各种查对制度。②执行医嘱不严格。③药品管理混乱：表现在几种药品混放，毒麻药与一般药品混放，注射药与口服药混放，内用药与外用药混放，易混淆药品未分开放置，药品瓶签与内装药品不符，药品过期，需冷藏药品未放冰箱保存等。④不严格执行护理规章制度和护理技术操作规程。⑤不严格执行护理分级制度。⑥护士不严于职守，责任心不强。⑦年轻护士缺乏护理经验：表现在对某些药物不同途径给药的治疗目的和效果不了解，对发生的病情变化不能及时判断和反应等方面。⑧患者评估不足和沟通不良：表现在护士对患者评估不全面，遗漏有价值的护理资料，护士缺乏沟通意识，缺乏足够的时间对患者进行细致的沟通。⑨护士长期工作紧张，思想压力大，容易导致其产生消极、倦怠心理：表现在思想不集中，工作缺乏热情，对待患者冷漠，与医生和患者缺乏交流而造成不良事件发生等方面。

不良事件报告 是与医院常规运作或患者照护标准不一致事件的处理程序，是三级综合医院评审的重要指标之一。其目的在于增强护士的风险管理意识，使护理管理者及时了解并掌握护理不良事件，以及时采取干预措施，减少护理不良事件的发生，保障医疗护理安全。

报告范围 护理过程中发生的、不在计划中的、未预计到的或通常不希望发生的事件，包括患者在医院期间发生的跌倒、用药错误、管路滑脱、压疮、识别错误、坠床、护理用品/仪器/输液/输血相关事件、烫伤及其他与患者安全相关的、非正常的护理意外行为，均属于上报范围。

报告内容 患者一般资料、不良事件发生的时间、地点、项目、主要原因、采取的措施、对患者的损害程度及后果、改进措施等。

报告方式 可通过计算机网络、电话、手机短信、传真、电子邮件、文字表格等各种形式以实名或匿名的方式上报。报告者可以报告自己发生的问题，也可以报告他人发生的问题。

报告频率 报告不同类型护理不良事件的频率，在很大程度上取决于不良事件的类型。一般情况下，对于护理过失导致的不良事件的报告频率较高，如跌倒、需要处置的药物错误、医疗器械差错等，对于预防不当造成的压疮或术后深静脉血栓，或者未造成患者伤害的隐患事件的报告频率较低。

报告流程 不良事件报告多采用逐级上报的报告流程，临床医护人员在发现或发生不良事件之后口头上报上级主管或填写不良事件报表，上级主管逐级上报至医务科或护理部或质控办并进行处理、反馈。部分医疗机构尝试建立计算机网络报告系统，如北京市质控中心建立的护理不良事件网络报告系统。网络报告系统的优势在于发生或发现护理不良事件的临床护士可以直接上报至最高不良事件管理机构，简化了报告流程（图）。

报告原则 ①非惩罚原则：鼓励主动报告，坚持非惩罚原则，报告人不用担心因报告而受到责备和处罚，但因草率、专业行为疏忽者除外。②保密原则：对报告人、患者相关资料进行保密，不得随意公开。③分类分级报告原则：根据护理不良事件不同类别和级别分别在相应的时限内报告本科室、职能科室、护理部等相关负责人。

报告系统 根据报告系统主体和适用范围可将护理不良事件报告系统分为外部报告系统和内部报告系统两类。内部报告系统是主要以个人为报告单位，由医院护理主管部门自行管理的报告系统。外部报告系统是主要以医院护理主管部门为报告单位，由卫生行政部门或行业组织管理的报告系统。根据所报告事件种类又可将其分为自愿报告系统和强制报告系统两类。强制报告系统主要报告内容为严重的、可以预防的护理差错和可以确定的不良事件。自愿报告系统是强制报告系统的补充，要求和鼓励护理主管部门或个人自愿上报不良事件，更有助于发现组织系统的安全隐患，加强护理安全管理，一般采取匿名的形式对报告人严格保密，报告人不用担心因报告而受到责备和处罚，同时所报告的资料不作为法律依据。

在美国、英国、澳大利亚等国家已建立了不同类型的护理不良事件报告制度，几乎所有医院都具有护理差错和不良事件的内部报告系统，也有许多医院的护理主管部门加入了外部报告系统，并发展了自愿报告机制，鼓励上报缺陷。2008 年，中国建立了首个全国范围的匿名的自愿报告系统，即不良事件报告系统。2010 年，北京市护理质控中心建立了北京市范围内的护理不良事件网络报告系统，该报告系统遵循自愿、匿名的原则，接收医疗机构或护士个人对护理不良事件的报告。

报告意义 最终意义在于预

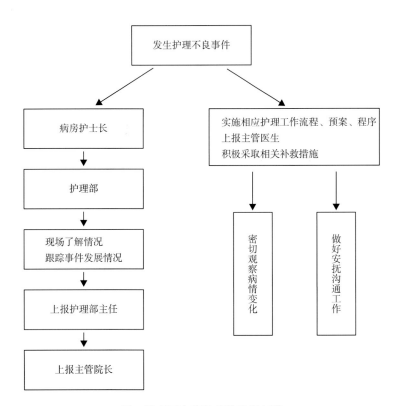

图 护理不良事件报告流程示意

防不良事件再发生，强调不良事件报告人人有责，会对改善不良事件报告现状有所补益。但是，目前大部分医护人员认为差错不可避免、不可控，因此认为报告没有意义，是阻碍医护人员报告不良事件的重要因素。

护理不良事件是医院识别并弥补工作系统漏洞的重要学习资源。只有转变观念，主动报告护理不良事件，做到经验分享与交流，才能更好地促进医院安全文化建设、改进护理质量、保障患者安全。

不良事件预防措施 ①护理人员自身能力与素质的提高：护理人员应不断更新专业知识、努力提高专业技术水平，强化责任意识，树立以患者为中心的服务理念，尊重患者的合法权益，做到恪尽职守，加强自身的道德修养。②护理人员执行各项护理操作时要严格执行各项规章制度，真正做到"三查七对"。③护理人员为患者进行各项护理操作前均须履行告知制度，对新技术、新业务、自费项目、创伤性操作等须履行签字手续。④按规定认真交接班，危重患者、新患者、年老体弱、手术、行特殊检查及突然发生病情变化等患者要进行床头交接班。⑤病房各类药品放置有序，对于有潜在危险、易混淆药品需制作醒目标识，加强安全管理，确保患者用药安全。⑥病房护士长根据病房护士的工作情况，安排工作细心、有能力的高年资护士或护师、主管护师固定承担病房主管工作，以保证医嘱处理的连续性，可减少和避免差错的发生。对于夜间或特殊时间用药和治疗，主管护士处理医嘱时可用红笔标记，小组护士核对并按医嘱规定时间正确执行医嘱。⑦病房对一次性物品应定期检查，防止过期、包装破裂、潮湿、污染等。护理用具、抢救仪器要定期检查，保证处于备用状态，并保证病房内所有护理人员均熟悉其放置位置，可以熟练掌握各种抢救仪器的使用方法。⑧护理部应建立健全护理管理制度，设立奖罚机制。对护理人员的专业技术定期进行考核。⑨护理部对专科开展的新项目及新技术应及时制订护理常规，以便使护理人员能够遵照执行。⑩医院应开展相关法律知识的培训，让护理人员懂得学法、守法的重要性，增强其法律意识，使其懂得如何运用法律武器保护自己。广大护理人员应树立纠纷意识，更新观念，认识到自己的一言一行、一举一动稍有不慎就可能侵害到患者的利益，就有可能引发医疗纠纷，所以要谨言慎行。

不良事件病历管理 病历资料可为不良事件的鉴定提供依据，所以对于病历的书写与保管，卫生部均做出了相应规定。《医疗事故处理条例（2002）》第八条规定：医疗机构应当按照国务院卫生行政部门规定的要求，书写并妥善保管病历资料。因抢救急危患者，未能及时书写病历的，有关医务人员应当在抢救结束后6小时内据实补记，并加以注明。第九条规定：严禁涂改、伪造、隐匿、销毁或者抢夺病历资料。第十条规定：患者有权复印或者复制其门诊病历、住院病历、体温单、医嘱单、化验单（检验报告）、医学影像检查资料、特殊检查同意书、手术同意书、手术及麻醉记录单、病理资料、护理记录以及国务院卫生行政部门规定的其他病历资料。患者依照前款规定要求复印或者复制病历资料的，医疗机构应当提供复印或者复制服务并在复印或者复制的病历资料上加盖证明印章。复印或者复制病历资料时，应当有患者在场。各医疗机构根据卫生部的要求对病历的书写与保管做出规范：①病历应妥善保管，不得丢失。②病历记录要全面，防止漏记。③病历记录要及时，因抢救急危患者，未能及时书写病历的，有关医务人员应当在抢救结束后6小时内据实补记，并加以注明。④病历一旦形成，禁止更改。⑤病历记录内容应一致，避免前后矛盾，护理记录要完整、准确、及时；护理记录内容全面与医疗记录一致，如患者死亡时间、病情变化时间、疾病诊断等。⑥该由患者签字的地方绝不能省略。⑦具备自我保护意识。防止病历落到患者手中被涂改、毁弃或被偷梁换柱。防止患者利用假名从医院骗开证明。对于不良事件发生后病历的紧急封存程序：①患者家属提出申请后，护理人员应及时向科主任、护士长汇报，同时向医务处汇报。若发生在节假日或夜间，直接通知医院总值班。②在各种证件齐全的情况下，由医院专职管理人员（病案室人员）、患者家属双方在场的情况下封存病历（可封存复印件）。③特殊情况时需要由医务人员将原始病历送至病案室。护理人员不可直接将病历交与患者或家属。④病历封存后，由医务处指定专职人员保管。

（刘华平）

yīliáo shìgù

医疗事故（medical accident）
医疗机构及其医务人员在医疗活动中，违反医疗卫生管理法律、行政法规、部门规章和诊疗护理规范、常规，过失造成患者人身损害的事故。《护士条例》规定，护士在执业过程中造成医疗事故的，依照医疗事故处理的有关规定承担法律责任。

分级 《医疗事故处理条例》规定，根据对患者人身造成的损害程度，医疗事故分为4级。①一级医疗事故：造成患者死亡、重度残疾的。②二级医疗事故：造成患者中度残疾、器官组织损伤导致严重功能障碍的。③三级医疗事故：造成患者轻度残疾、器官组织损伤导致一般功能障碍的。④四级医疗事故：造成患者明显人身损害的其他后果的。具体分级标准由国务院卫生行政部门制定。

评定标准 《医疗事故处理条例》规定，以下6种情况不属于医疗事故：①在紧急情况下为抢救垂危患者生命而采取紧急医学措施造成不良后果的。②在医疗活动中由于患者病情异常或者患者体质特殊而发生医疗意外的。医疗意外是指在医疗活动中，患者由于病情异常或者患者体质特殊而发生难以预料和防范的不良后果。这些不良后果的发生尽管与医疗行为有关或无关，但医疗机构及其医务人员采取的医疗行为不存在主观过失。③在现有医学科学技术条件下，发生无法预料或者不能防范的不良后果的。④无过错输血感染造成不良后果的。⑤因患方原因延误诊疗导致不良后果的。⑥因不可抗力造成不良后果的。

预防与处理 《医疗事故处理条例》明确指出了医疗事故的预防措施，其第七条规定：医疗机构应当设置医疗服务质量监控部门或者配备专（兼）职人员，具体负责监督本医疗机构的医务人员的医疗服务工作，检查医务人员执业情况，接受患者对医疗服务的投诉，向其提供咨询服务。第十二条规定：医疗机构应当制订防范、处理医疗事故的预案，预防医疗事故的发生，减轻医疗事故的损害。第十四条规定：发生医疗事故后，医疗机构应当按照规定向所在地卫生行政部门报告。发生重大医疗过失行为的，医疗机构应当在12小时内向所在地卫生行政部门报告。关于医疗事故上报的程序，第十三条明确规定：医务人员在医疗活动中发生或者发现医疗事故、可能引起医疗事故的医疗过失行为或者发生医疗事故争议的，应当立即向所在科室负责人报告，科室负责人应当及时向本医疗机构负责医疗服务质量监控的部门或者专（兼）职人员报告；负责医疗服务质量监控的部门或者专（兼）职人员接到报告后，应当立即进行调查、核实，将有关情况如实向本医疗机构的负责人报告，并向患者通报、解释。对发生事故的责任人及责任单位，应根据《医疗事故处理办法》的有关规定进行处理。

（刘华平）

hùlǐ chācuò

护理差错（nursing errors） 护理人员在医疗活动中由于责任或者技术原因，意外造成患者精神及肉体的痛苦，或影响了医疗护理工作的正常进行，但未造成严重后果的情况。

分类 分为严重护理差错及一般护理差错。严重护理差错虽给患者造成了身心痛苦或影响了治疗工作，但后果不严重，不构成事故。一般护理差错则无明显不良后果。其判定标准如下。

严重护理差错 ①用药与治疗相关：错用、漏用毒、麻、限、剧毒药及特殊治疗用药，未造成严重后果者；易过敏药物，错注入或未按规定做过敏试验即使用，未产生严重后果者；静脉输液或注射刺激性及浓度较大的药品，漏于皮下、引起局部坏死占体表面积的0.25%以下者；输液输错患者、药物、剂量或输入发霉、变质、过期液体，未发生严重后果者；各种注射，由于消毒不严或部位选择不当，引起局部感染或因误伤神经引起神经短期麻痹，经采取措施未产生不良后果者；延误或漏用抢救药品或治疗药品，如抗生素、脱水剂、强心剂、利尿剂、镇静剂、呼吸兴奋剂、各种血管活性药物、胆碱酯酶复活剂等，临时用药超过30分钟，长期用药超过24小时者；各种血管活性药剂量超过一倍剂量者；对有心功能不全、严重脱水、各型休克、肺炎等患者，未能按医嘱要求进行静脉注射药物和补充液体影响疗效或引起明显副作用者；发错重症患者的治疗饮食或禁食患者误给饮食造成不良后果者。②输血相关：输错血未造成不良后果者；输血前将血液污染或因加入药物发生溶血、凝血或输血瓶内掉入异物影响治疗抢救，造成浪费者。③压疮与其他皮肤损伤：因责任心不强或护理不周，造成Ⅱ度压疮、Ⅱ度烫（烧）伤占患者体表面积0.25%以下者；外用药物使用不当或配错浓度，引起Ⅱ度以下灼伤，占患者体表面积0.25%以下者。④跌倒、坠床：昏迷、重危患者、兴奋躁动者，小儿因护理不当、管理不严者或不符合正常约束要求等原因发生坠床、跌倒（或有陪伴、未向陪伴交代注意事项），造成软组织挫伤，经治疗而无功能障碍者。⑤管路滑脱：搬运患者时致引流

管脱离，经紧急采取措施未发生不良后果者。⑥标本采集与送检：错送、漏送、损坏、遗失、未及时送检重要标本（脑脊液、胸腔积液、腹腔积液、尿液、活检组织），影响检查结果者。⑦术前准备与术中配合相关：误用未灭菌器械物品给患者检查或治疗，无不良后果者；术前准备不充分，致使手术停顿时间达 30 分钟以上者；为寻找敷料、器械，致延误关腹、关胸、关颅时间达 20 分钟以上者（体外找到的为护士差错，体内找到的为医师差错）；手术时体位不当，造成轻度压伤或功能障碍，短期内能恢复者；接错手术患者或摆错手术体位、在消毒皮肤时发现者。⑧危重患者病情观察及抢救配合：对休克、昏迷、器官衰竭等患者未做床旁交班，发生异常未及时发现，延误抢救时机者；对感染性和出血性等疾病患者，不按时监测生命体征，出现休克发现不及时者；对危重患者观察不仔细，发现问题不及时通知医师，贻误治疗者；不遵守值班、交接班制度或擅离职守，患者病情发生重要变化没有及时发现和处理者。⑨产妇分娩相关：出院时抱错婴儿，经发现及时换回者；产后阴道破裂未及时发现处理，或会阴破裂、缝合不彻底引起出血，超过 100ml 者；产后纱布或异物遗留阴道内，发生感染者。⑩其他：因责任心不强，造成器材损坏锈蚀，药品过期、失效变质、霉烂，价值在 100 元以下者；供应室误将未灭菌处理或灭菌处理不合格的器材发出，发错器材包或包内少放、错放主要用物影响抢救者。

一般护理差错 ①用药与治疗相关：错漏重要治疗 1 次或一般性治疗超过 3 天而无严重后果者；凡规定做皮试，未做皮试用药后无不良反应者（青霉素例外）或做过了皮试未及时观察又不重做者；将激素、抗生素、特效药等给药时间提前或推后 2 小时者；抄错、抄漏医嘱（含整理医嘱）已执行，造成治疗错误，但未引起不良后果者；错（漏）发治疗饮食或禁食患者误给饮食致使患者检查、诊断、治疗延误 3 天以上者；静脉输入一般性液体渗出血管外，造成较大范围肿胀，但未造成感染者；静脉注射刺激性液体渗出血管外，但未造成坏死者。②术前准备与术中配合相关：术前备皮刮破皮肤或误给饮食，影响手术按时进行者；手术室、换药室等使用消毒过期手术包施行手术，未发生不良后果者，或遗漏主要的器械、物品，虽未用于患者，但可能会造成严重后果者；因工作责任心不强接错患者至手术室或记错手术时间，但未造成不良后果者。③皮肤损伤：因护理不当，发生占体表面积＜0.25% 的灼伤或护理不周发生婴儿臀部轻度糜烂者。④抢救配合：因管理不善，致使在急诊抢救工作中，发生抢救器材失灵，未发生不良后果者。⑤产妇分娩相关：不消毒分娩，未发生不良后果者；产妇产后会阴撕裂、缝合不细致致伤口出血者；喂奶时抱错婴儿者。⑥标本采集与送检：各种标本错留、贴错标签、丢失、错加抗凝剂或采集量不够而重新采集者；抽错血或急诊患者重要标本未及时送检，未造成不良后果者。⑦其他：不真实的护理文书未造成严重后果者；注射器或输液包内配件不全，清洗不净或莫菲管倒置，消毒器械过期发给使用单位者；已灭菌器械使用时发现有污物或血渍者；未构成严重差错

的其他护理方面的错误；其他相当于上列情形者。

处理 同护理不良事件管理的报告与处理。

护理差错率计算 护理差错率是分析评价护理工作质量的一项重要指标。

严重差错标准 年严重差错每百张床≤0.5 次。计算方法：

$$严重差错发生次数/100床 = 严重差错发生总数/床位总数 × 100\%$$

一般差错标准 一般差错发生率≤0.4%。计算方法：

$$一般差错发生率 = 发生差错总数/收治患者总数 × 100\%$$

（刘华平）

yīliáo fèiqìwùpǐn guǎnlǐ

医疗废弃物品管理 （management of medical waste） 对含有大量病原微生物、化学污染物及放射性有害物质的医疗废物的管理。如果处理不当会成为医院感染和社会环境的公害源。加强医疗废弃物的规范化管理，是体现医院整体管理水平的重要标志，是预防医院内交叉感染、提高医疗护理质量的重要保障。

医疗废弃物分类 分为以下五类。

感染性废物 含有大量的细菌、病毒、寄生虫、真菌等导致易感人群致病的病原体。主要包括：被患者体液、排泄物污染的物品；医疗机构收治的隔离传染病患者或者疑似传染病患者产生的生活垃圾；病原体的培养基、标本和菌种、毒种保存液；各种废弃的医学标本、废弃的血液、血清；使用后的一次性医疗用品及器械。感染性废物能够污染环境，传播疾病，对人体健康的危

害很大。

病理性废弃物 主要包括手术及其他诊疗过程中产生的废弃的人体组织、器官等，医学实验动物的组织、尸体，病理切片、病理蜡块、人体体液等。医疗机构产生的病理性医疗废水与病理性废物一样具有严重危害性，包括感染性病理医疗废水、毒理性医疗废水两类。

医用锐器 主要包括医用针头、缝合针、各类医用锐器（解剖刀、手术刀、备皮刀、手术锯等）、载玻片、玻璃试管、玻璃安瓿等。损伤性废物极易损伤人体组织，发生血源性病原微生物感染，危害很大，因此处理时必须格外注意。

药物性废物 主要包括：①废弃的一般性药品，如抗生素、非处方类药品等。②废弃的细胞毒性药物和遗传毒性药物，包括致癌性药物，如硫唑嘌呤、苯丁酸氮芥、萘氮芥、环孢霉素、环磷酰胺等；可疑致癌性药物，如顺铂、丝裂霉素、多柔比星、苯巴比妥等。③废弃的疫苗、血液制品等（注：少量药物性废物可按照感染性废物收集，如病房中含少量药物或残留疫苗的输液器、注射器）。

医疗化学性废弃物 主要指来自诊断、试验、清洁、室内消毒、工程维护方面所废弃的固态、液态及气态化学品，如过氧乙酸、戊二醛、甲醛、二甲苯等。化学性废弃物往往具有毒性、腐蚀性、易燃易爆性，并且来源广泛、种类繁多。若得不到有效处理，化学性废弃物易发生流失、泄漏、扩散并导致意外事故的发生；易造成医务人员职业损害；进入人类生存环境引起环境恶化，影响人类的身体健康。

处理措施 包括以下措施。

建立和执行规章制度 ①医疗机构和集中处置医疗废物的单位，应当建立、健全医疗废物管理责任制，切实履行职责，防止传染病传播和环境污染事故。②制定与医疗废物安全处置有关的规章制度和意外事故的应急方案，设置监控部门或者专兼职人员来检查和督促。③医疗机构应及时收集本单位的医疗废物，按照类别分置于防渗漏、防锐器穿透的专用装置或密闭容器内。④按照《中华人民共和国固体废物污染环境防治法》的规定，严格执行危险废物转移联单管理制度。⑤医疗卫生机构根据就近集中处置的原则，及时将医疗废物交由相应单位来处置，医疗废物中病原体的培养基、标本和菌种、毒种保存液等高危险废物，在交由相关单位处置前先进行消毒。⑥对医疗废物进行登记，登记内容包括医疗废物的来源、种类、重量或者数量、交接时间、处置方法、最终去向以及经办人签名等项目，登记资料至少保存 3 年；防止医疗废物流失、泄漏、扩散。

加强相关人员保护 ①对本单位从事医疗废物收集、运送、贮存、处置等工作的人员和管理人员进行相关法律、专业技术、安全防护以及紧急处理等知识的培训。②为从事医疗废物收集、运送、贮存、处置等工作的人员和管理人员采取有效的职业卫生防护措施，配备必要的防护用品，定期进行健康检查。废弃物处置人员在收集医疗废弃物时要穿工作服和胶鞋，戴工作帽、口罩、护目镜、防水围裙、橡胶手套等，避免操作环节中受到损害；配备卫生防护用品，必要时进行免疫接种，防止健康受损。

完善暂时贮存设施设备 ①各医疗机构不得露天存放医疗废物（医疗废物暂时贮存的时间不得超过 2 天）。②医疗废物的暂时贮存设施、设备应当远离医疗区、食品加工区和人员活动区以及生活垃圾存放场所，是具有防鼠、防蚊功能的独立房间，门外有医疗废物警示标识及"禁止吸烟、饮食"的标识，暂存处每日上锁并实施专人管理。③医疗废物专用容器应当有明显的警示标识说明。④医疗废物的暂时贮存设施、设备应当定期进行消毒和清洁。

收集、运送及储存办法 ①医疗废物的收集由专职人员负责，每天按规定的时间路线，用密闭的容器和车辆到科室收取并转运至医疗废物暂存点。同时，填写内部交接转移联单，内容包括送交日期、科室、种类、数量、包装情况等，交接双方签字，一式二份，一份留科室，一份留医疗废物办公室备查。隔日与医疗废物集中处置单位进行移交、登记，填写《危险废物转移联单》并签名确认。②运送医疗废物前，运送人员必须检查包装袋或容器的标识、袋口的封扎是否符合要求，不得将不符合要求的医疗废物运送至暂时贮存点。③专人负责医疗废物暂存地管理，每天统计并记录各科室产生的医疗废物。④在指定的地点及时清洁、消毒运送工具。⑤登记资料保存 3 年，以备当地环保部门和卫生部门检查。

应急处理措施 医疗废物流失、泄漏、扩散等发生时，医疗卫生机构和医疗废物集中处置单位应采取减少危害的紧急处理措施，提供医疗救护和现场救援（同时向所在地的县级人民政府卫生行政主管部门、环境保护行政主管部门报告，并向可能受到危害的单位和居民通报）。

医疗废物焚烧 医疗废物焚烧系统主要用于处理医疗系统的危险废物。高温热解焚烧处理技术具有减量化、无害化、资源化的优势，医疗废弃物适应范围广、消毒杀菌彻底、减容减量显著、技术成熟等多方面优点，焚烧产生的烟气和残渣经尾气净化系统处置，可以控制在国家标准范围内，是首推的可供选择的处置方法。近年来，国际社会普遍认可医疗废弃物处置"梯次优先管理原则"，即第一位是尽量减少废弃物产生，第二位是尽量重复使用，第三位是推行回收利用，第四位是带热回收的焚烧。

废弃物特殊处理 包括以下方面。

感染性废物处理 ①病原体的培养基、标本和菌种、毒种保存液等高危险的感染废物，在交医疗废物集中处置单位处置前要就地消毒。②传染病患者或者疑似传染病患者的排泄物、废弃的血清应当按照国家规定严格消毒，达到国家规定的排放标准后方可排入污水处理系统。③隔离的传染病患者或疑似传染病患者产生的废物使用双层包装物，并及时封闭送出。④与其他废弃物必须分开。⑤医疗卫生机构应当及时收集本单位产生的感染性废物，放置黄色塑料包装袋内，袋上注明"感染性废物"字样，并分类放置在防渗漏、防锐器穿透的专用密闭容器内。⑥医疗机构应当建立感染性废物的暂时贮存设施、设备，不得露天存放。尽量缩短感染性废弃物的保管时间，无关人员不准随便进入有标志的保管仓库。

医用锐器处理 ①废弃的损伤性废物，在使用后应放入贴有清晰标签、不会被刺破的锐器盒内，并贴上标签，由医疗卫生机构统一回收。②禁止用手处理破碎的玻璃器具，不双手扣针帽，不直接从注射器上取下、弯折、破坏针头。③一次性注射器、针头、刀片和其他锐利物品应置于防水耐刺的容器内，容器就近放置在便于操作的地方。废弃物达到锐器盒的四分之三（75%）时候，即马上封口（紧实、严密）并贴上中文标签，科室对其登记后，统一回收；放入容器内的废弃物不得取出；容器的外表面被污染时，应增加一层黄色/黑色胶袋包装。④需重复使用的尖锐器械也应置于防水耐刺的容器内以便于运输。

药物性废物处理 ①细胞毒性废物及放射性废物放入专门的容器中。废弃的麻醉、精神、放射性、毒性等药品应统一交到药品管理科，由其依照有关法律、行政法规和国家有关规定、标准进行处理。②少量的药物性垃圾，可混入到感染性垃圾中，但在标签上须特别注明；多量的药物性垃圾，如药房报废的药品等，请示药品监督部门指导处理。③盛装药物性废物的容器和包装袋上必须有警示标识，包装袋为具有防渗透性能的黄色塑料袋，当废物收集达到包装袋的3/4时，封扎袋口以防止泄漏和遗撒。每个包装袋外，均应有中文标签，标签上标注内容有医疗废物产生科室、产生日期、类别及特别说明。

（张洪君）

hùlǐ xìnxī guǎnlǐ

护理信息管理 （management of nursing information） 在护理管理过程中，护理人员收集、整理、加工处理有关护理数据、消息、情报的过程。它是一项为了有效地开发和利用信息资源，以现代信息技术为手段，对护理信息资源进行计划、组织、领导和控制的实践活动。它既包括微观上对信息内容的管理——信息的组织、检索、加工、服务等，又包括宏观上对信息机构和信息系统的管理。

护理信息泛指与护理有关的情报、消息、指令、数据、信号等知识，通常用声音、图像、文字、数据等方式传递。护理信息包括护理科技信息、护理业务信息、护理对象信息、护理教育信息、护理管理信息。护理信息的特点：①护理信息来源广泛，且这些信息往往互相交错影响。②来自护理系统外部和内部的信息各不相同，内容繁多。③日常护理工作中常有突发事件，需要护理人员具备敏锐的观察、判断和分析能力。④许多护理信息直接关系到患者的健康和生命，对及时性、准确性、完整性、可靠性、科学性要求都很高。

形成过程 根据信息管理活动所采用的手段与方法，人类社会信息管理活动的发展分为3个历史时期：古代信息管理活动时期、近代信息管理活动时期、现代信息管理活动时期。护理信息管理的发展，与人类信息管理的发展同行。①古代信息管理活动时期：与护理相关的信息资源数量非常有限，交流活动是自发的、无组织的；信息的载体是纸制手抄本及印刷本等；信息管理活动主要集中在个体层次，信息管理是封闭和私有的。②近代信息管理活动时期：信息资源的数量迅速增加，信息的主要载体除图书外，还出现了报纸、杂志等；有了专门的信息管理机构——图书馆，信息管理活动以图书馆为象征，着眼于文献信息的收藏管理；信息管理手段以人力和手工为主，辅以部分机械化作业；信息交流活动初具社会规模，信息交流是开放的。这一时期的护理已成为一个专门职业，护理信息资源数量迅速增加，信息类型以文献信息为主，信息载体以印刷品为主，护理信息管理手段以手工方式为主。③现代信息管理活动时期：信息数量呈指数增长，其类型也出现多样化，信息载体既有纸制的印刷品，也出现了大量的电子版，信息的存储更为开放；信息的传播交流发生了质的变化，广播、电视、网络成为新的大众传播媒介，计算机、通信和网络技术被广泛应用于信息管理活动中；信息管理活动的主体是专门的信息管理人员或部门；信息管理以计算机为工具，以自动化信息处理和信息系统建造为主要内容，着眼于信息流的控制。这一时期的护理管理已逐渐发展为一门专业，护理管理信息的方法与手段不再以手工为主，而更多的是采用网络、数据库等计算机技术，实现护理信息管理的自动化和现代化；对护理信息的管理不再仅仅是记录、分类、存储，而是对护理信息的内在规律逻辑关系进行研究、分析，并形成对使用者有用的信息。

主要任务 ①健全护理信息管理体系，实行护士-护士长-科护士长-护理部主任负责制，安排专人或设立专门的机构从事护理信息的收集工作，准确及时地收集与护理组织活动有关的信息，各级护理管理者应及时传递、反馈信息，经常检查和督促信息管理工作。②护理资料管理，对在护理工作和活动中形成的，具有参考、利用、保存价值的文字材料进行记录收集、归类整理、入档保管、有效利用，从而科学地指导护理实践的行为过程。③制定护理信息管理的总体发展规划和阶段工作计划，研究护理信息管理活动的基本规律和方法。④建立畅通的信息传输渠道。要明确规定上下级之间纵向的信息通道和同级之间横向的信息通道，明确各单位在提供信息方面的职责和义务，在护理组织内部进行合理分工，避免重复采集和收集信息。⑤探索和更新护理信息处理方式，研究开发适合中国的护理信息系统，全面支持临床护理业务和护理实践，使护理工作更加科学、合理和便捷。⑥健全护理信息工作制度，包括原始护理信息收集制度、护理信息报送制度、信息审核制度、信息采用通报制度、信息培训制度、信息工作奖惩制度等。⑦研究护理系统日常运转和发展所需的信息内容，适应和了解上级管理部门、信息和业务部门的信息需要。⑧培养护理信息人才，组织护士学习护理信息管理的有关知识和制度，提高护士的信息素质和对护理信息管理重要性的认识，自觉地参与护理信息管理，提高护士对信息的收集、分析、判断和紧急处理的能力，培养一批既懂护理、又懂信息管理的复合人才。

基本过程 包括以下方面。

信息收集 即对原始信息的获取，是信息管理的基础。护理信息收集的方法：可以使用观察法、调查法、实验法。观察法即护理信息收集人员亲自到活动现场或借助一定的仪器对信息收集对象的状况进行观察和如实记录的收集方法。调查法即通过与信息收集对象进行直接交流来获取信息，可用访谈调查和问卷调查。实验法是医学研究中常用的方法，能对信息结果进行检验，有助于提高信息的准确性和稳定性，减少片面性。在移动计算技术高速发展的大背景下，移动护理信息系统已被越来越多的医院引进并研发，护士可运用掌上电脑为平台进行护理信息采集，如用 PDA 采集生命体征等。

信息传输 是护理信息在时间和空间上的转移。信息只有及时准确地送到需要者的手中才能发挥作用。现在，护士可通过专用数据终端+无线网络与医院信息系统实时相连，及时准确地把患者的病情、用药记录、治疗方案、护理措施等重要信息传输至信息中心，反馈给相关人员。

信息加工 包括信息形式的变换和信息内容的处理。在收集护理信息的基础上，通过对原始信息进行加工、整理、分析等，做到去粗取精、去伪存真，从而有利于信息的传递、储存和利用。信息的形式变换是指在信息传输过程中，通过变换载体，使信息准确地传输给接收者。

信息储存 将获得的或加工后的护理信息保存起来，以备将来应用。通过信息的储存可以从中揭示出规律性的东西，也可以重复使用。护理信息容量大，其储存、加工、分析过程应使用计算机处理，建立以计算机为主体的信息系统。

信息利用 健全护理信息管理体系，提高护理信息工作人员的业务水平，通过专门的训练，使信息工作人员具有识别信息的能力。建立快速、灵敏的护理信息反馈系统，通过多种渠道，定期对各种护理信息、数据做深入分析。用科学的定量分析方法，从大量数据中找出规律，提高科学管理水平，使护理信息充分发挥作用，提高护理信息的利用率。

随着信息工程、计算机技术等高科技技术的飞速发展和普及，医院逐渐建立了信息化患者标识，通过条码打印机为住院患者制作带有条码的腕带、病床标签和病历标签。不同颜色的标签代表不同类别的患者，使护理信息的采集、传输和管理更加快速，更加准确。护士通过扫描患者腕带上的条码，可以快速识别患者类型，方便地调出患者的电子病历，快速掌握患者全部信息，利于护士处理各种情况，提高工作效率。

（史瑞芬）

hùlǐ xìnxī xìtǒng
护理信息系统（nursing information system）

由护理人员和计算机组成的，能对护理管理和业务技术信息进行收集、存贮和处理的集合。是医院信息管理系统的子系统。

形成过程 1857 年英国弗洛伦丝·南丁格尔（Florence Nightingale）建议在军队医院内设立统计部门，她亲自编制和处理信息来完成有关报告。在此后几十年间，护理信息资源的数量和功能都相当有限，资源分散、不全面、不系统，难以共享；信息载体较为单一，加工手段也比较落后，多数使用手工操作。

最早的医院信息系统之一于 1965 年出现在美国加利福尼亚州的一家医院，主要用于急救时传递信息以及从辅助科室传回结果。到 1971 年用于病区时，已具备了一系列复杂功能，它能支持医生、护士和辅助科室人员处理的所有信息，包括饮食、医疗记录、用药、实验室检查记录、放射记录、

呼吸仪的治疗记录及办公室信息。70 年代后期，医院信息系统开始注重临床应用，各个信息系统都加入了健康保健计划、护理文书及其他对护士有用的功能，护理信息系统开始形成。

计算机最早进入国内临床护理是在 20 世纪 80 年代，由护士利用计算机处理医嘱开始。随后，"微型计算机辅助实施责任制护理软件"在国内问世，它采用汉字菜单、人机对话的形式，录入患者资料后 3～5 分钟，即可打印出全部护理计划和护理病历。自此，计算机在护理工作中的运用经历了从单机上开发单任务的护理系统，到单机上开发多任务的护理信息系统，再到在医院局域网环境下开发护理信息系统的发展阶段。随着医院局域网与广域网的连接，更加速了护理信息的资源共享，通过医院内部的信息网络实现与医院内部各职能部门之间的交流与协作，形成信息的横向交流与传递，为护理信息在护理管理中的应用提供了广阔的空间。

在计算机移动技术高速发展的大背景下，护理从"电子护理"逐渐转向"移动式护理"，部分医院开始采用基于移动网络、移动设备和分布式软件开发的护理信息系统，即移动护理信息系统。移动护理信息系统使用小巧、便于携带、易于操作的手持设备，如掌上电脑、智能手机、平板电脑等终端，执行护理工作中的床边采集、医嘱提醒、医嘱核对与执行、智能检测和工作量考核工作，提高了工作效率和质量。

基本内容 包括以下方面。

护理质量管理信息系统 运用计算机进行护理质量管理，将质控指标体系和原始数据标准化，赋予一定权值，建立数据库，并

将护理质量监控小组定期、不定期的检查结果准确及时地录入计算机，由计算机完成对这些信息的存储、分析和评价。由于信息反馈快，管理者可及时得知各护理单元的护理质量状况，从而很快发现和纠正问题，变终末质量管理为环节质量控制，减少了护理差错事故的发生率，提高了患者满意率。

护理人力资源管理信息系统 护理信息系统主要应用于护理人力资源管理的人员配置、培训、技术档案管理等方面。①护理人力资源配置信息系统：通过显示每日临床各班实际人员与应配人员数据，护理部可根据病房实际需求灵活安排机动人员进出不同科室，有效地解决了由传统护理人员编配方法导致的护理人力资源分配失衡。②护理人员培训与继续教育学分信息系统：规范了护理人员培训与继续教育管理，为医院人事部门提供了护理人员晋职管理的客观依据，有效地促进了护理人员培训-考核-管理-使用一体化的良性循环。③临床护士计算机辅助训练系统：由自学练习、模拟考试、试卷生成、知识竞赛等部分组成，可用于自学训练及考试、考级管理及分析，也可通过该系统综合了解临床护理人员的业务能力。④护理人员业务技术档案信息系统：护理人员的综合信息（包括个人简历、科研论文、考试考核成绩、技术职称和护士注册等）一次输入，永久保存，有效解决了以往资料保存不全、查询难的问题，而且减少了手工操作产生的误差。系统强大的查询检索功能更有助于管理者全面掌握每个护理人员的信息，从而了解全院护理队伍的层次结构，为人才管理监控、计

划、指导提供了可靠的依据。

临床护理信息系统　搜集和加工大量临床数据，包括患者基本信息、诊疗信息及出入院管理以及重症监测等方面的信息系统。它把全院各科室及机关职能部门的工作站连接入网，以患者的信息为基本单位，以患者的原始资料为基础资料，从患者挂号开始到出院全过程，通过所在科室的工作站直接录入诊疗第一手资料，再由微机进行汇集、处理，生成各部门、各单位所需的信息资料，从而实现了从门诊挂号、办理住院出院手续、处理医嘱、病历归档等一系列工作的全程自动化。这一系统可以有效地对患者的医疗护理进行追踪，数据的重复性得以减少，并因此减少了信息存储空间、护士消耗时间，获得更快的信息反馈，从而使医疗费用得以节省。在患者床边的移动护士工作站，以医院信息系统为支撑，以掌上电脑为平台，以无线局域网为传输交换信息平台，充分利用 HIS 的数据资源，实现了 HIS 向病房的扩展和数据的及时交换，同时也实现了无纸化、无线网络化办公。移动护理信息系统使用手持设备，如掌上电脑、智能手机、平板电脑等终端机，具有小巧、便于护士携带、操作性和实用性强等特点。终端机+掌上电脑和（或）无线移动推车是采用最多的移动护理信息系统的组合。

护理教学信息系统　多媒体计算机辅助教学已广泛应用于护理教育的各个领域。教学资源信息系统为师生提供了最大限度的资源共享，方便了教与学；题库建设运用多媒体技术，根据教学内容与目标设计练习题，将它们保存在专用数据库中，应用时随

机抽取；学籍管理系统具有方便查看、动态管理的功能。

护理科研信息系统　包括护理文献数据库及检索系统、护理论文评阅信息系统等。护理文献数据库及其检索系统，给护理研究学习提供了很好的途径，护士可以随时从系统中获取所需的资源；护理论文评审微机管理系统使护理论文评审更科学、合理，增加了评审的透明度和可信度，提高了工作效率。

护理成本核算信息系统　利用计算机技术建立护理成本核算基本模型，不但可以保存数据的完整性，提高护理成本核算的自动化程度，而且有效地控制了护理成本，为建立相对独立、完整的护理成本核算体系奠定了基础。

远程护理信息系统　利用远程通信技术、计算机多媒体技术以及信息技术来传输医学护理信息，以进行诊断和治疗、护理和教学。护士将通过电子邮件与患者交流，并能和患者实现在计算机上可视的有声交流，为患者提供远程会诊和远程护理服务；还可通过安装跟踪感应装置对患者进行病情监控。它的开展有利于缩小由于地区差异造成的护理人员发展机遇和水平的不平衡，实现护理资源的合理化配置。远程护理教育的蓬勃发展，降低了教育成本，优化了教育资源。

（史瑞芬）

géshìhuà hùlǐ jìlù
格式化护理记录（formatted nursing record）

按一定的规格、样式所做的与护理有关的记录。既记载患者的情况，又反映医疗护理全过程。

形成过程　长期以来，护理记录多数采用陈述性方式进行（除医嘱单和体温单使用表格式记

录之外），记录形式主要为"交班报告"，对记录内容、格式、频率均无统一具体要求。

20 世纪 80 年代，在责任制护理开展的过程中，护理程序被移植入护理交班报告记录，以 PES 公式形式记录，即 problem（健康问题）、etiology（原因或有关因素）、signs and symptoms（症状和体征），引导护士用新的护理思维方式进行工作。在整体护理模式病房，探讨性试用专科住院评估单和 PIO 记录单，即 problem（健康问题）、intervention（措施）、outcome（结果），记录各班需交班患者存在和潜在的护理诊断/问题、护理过程和效果等，也有借鉴国外较为成熟的护理记录书写模式，如焦点记录法（以焦点问题、资料、护理行为、患者接受护理后的反应和结果、健康教育摘要几个项目书写护理记录）等。这些记录方法在应用时存在护理诊断与临床症状、体征相混淆，护士水平参差不齐，对患者情况分析困难、记录耗时较多等问题，以至于护理记录书写不规范现象普遍存在，主要表现为缺乏准确性、一致性、动态连续性、客观性等问题，尤其是体现护理价值内涵的记录缺失（如病情观察、护理措施及转归等方面），对于护理记录书写内容及格式的标准化缺乏深入研究。

基于护理记录存在的问题，多年来护理界不断进行改革护理记录模式的研究，出现了各自开发、多样式并存、无权威标准可循的局面，如按照专科疾病特点设计表单化或表格式护理记录；或者以护理程序为框架，设计整体护理记录书写模板，合并或删减项目以简化护理文书，以表格的形式按照护理程序记录护理工

作。随着信息技术和医院信息系统的发展，依据卫生机构文件规定如《病历书写规范》，通过预先构建护理信息资源库，格式化护理记录电子模板（或护理病历信息系统）开始应用于临床。2010年，卫生部下发了《关于在医疗机构推行表格式护理文书的通知》，决定在医疗机构推行表格式护理文书，并组织设计了表格式护理文书参考样式，自此，格式化护理文书的实施在全国稳步推进。

基本类别 根据卫生部《通知》要求，护士需要填写的格式化护理文书的类别如下。

体温单 主要用于记录患者的生命体征及有关情况，内容包括患者姓名、年龄、性别、科别、床号、入院日期、住院病历号（或病案号）、日期、住院天数、手术后天数、脉搏、体温、呼吸、血压、出入量、大便次数、体重、身高、页码等。

长期医嘱单 内容包括患者姓名、科别、床号、住院病历号（或病案号）、开始日期和时间、长期医嘱内容、停止日期和时间、医师签名、护士签名、页码。其中，由医师填写开始日期和时间、长期医嘱内容、停止日期和时间。护士每天执行长期医嘱的给药单、输液单、治疗单等，由执行护士签名，不归入病历。

临时医嘱单 内容包括患者姓名、科别、床号、住院病历号（或病案号）、日期和时间、临时医嘱内容、医师签名、执行护士签名、执行时间、页码。由医师填写医嘱时间、临时医嘱内容；由执行临时医嘱的护士填写执行时间并签名。

手术清点记录 内容包括患者科别、姓名、性别、年龄、住院病历号（或病案号）、手术日期、手术名称、输血情况、术中所用各种器械和辅料数量的清点核对、手术器械护士和巡回护士签名等。手术清点记录应当在手术结束后即时完成，由手术器械护士和巡回护士签名。

病重（病危）患者护理记录 适用于所有病重、病危患者，以及病情发生变化、需要监护的患者。护理记录以护理记录单的形式记录，内容包括患者科别、姓名、年龄、性别、床号、住院病历号（或病案号）、入院日期、诊断、记录日期和时间，根据专科特点需要观察、监测的项目以及采取的治疗和护理措施、护士签名、页码等。护理记录应当根据相应专科的护理特点设计并书写，以简化、实用为原则。

其他记录模板 ①将临床多种护理记录单合并形成的表格式护理记录，内容包括生命体征、饮食、睡眠、排泄、伤口、管道、基础护理、健康教育、病情观察等，采用打勾或特殊符号等记录方式，用不同符号表示患者状态、意识、皮肤伤口情况、穿刺点情况，用不同的数字表示腹部情况、基础护理和健康教育的内容。②单病种护理记录模板：各专科根据本专科疾病特点和护理要点进行设计，将不同种疾病的观察重点、护理措施及健康教育条目都直观地体现。入院时记录患者的现病史、既往病史、辅助检查结果、阳性体征、进行健康教育及心理护理等内容；入院后记录患者病情变化、护理情况；术后则重点记录患者的生命体征、切口敷料、术后疼痛、引流管、体位、饮食药物宣教、下床活动时间、睡眠及大小便的情况，并发症的观察及护理；出院前记录患者健康教育及出院指导等内容。

③各种特殊护理记录单：如 PICC 护理记录单，规范 PICC 管置入和维护的记录内容，为护士提供统一、规范的 PICC 全程记录；手术护理记录单，集患者查对和术中用品清点为一体，有利于术前查对、术中清点。④填写内容格式化：将可能在护理记录中出现的问题归纳分类，逐一进行格式化规定，包括操作类格式（如鼻饲、导尿、腰椎穿刺等）及问题类格式（如发热、头痛、眼睑不能闭合等），填写内容包括问题出现或操作开始的时间、伴随症状、采取的护理措施、汇报医生及医嘱内容、处理结果、健康教育。

优点 ①简化书写，缩短记录时间，减轻护士工作量。②综合多种记录单的内容，减少记录单种类及内容繁多造成的纸张凌乱。③图表化记录，内容醒目直观，便于护士记录、阅读、交接班。④便于随时、动态、连续记录，避免"回忆录"式书写。⑤体现专科护理特点，减少了重要护理信息的遗漏，降低了护理病历书写的不完整性。⑥便于管理者质量评估，有利于临床护理资料的信息共享，在一定程度上有利于护理工作的标准化与规范化。

(史瑞芬)

hùlǐ zīliào guǎnlǐ

护理资料管理（management of nursing data） 对在护理活动中形成的，具有参考、利用、保存价值的文字材料进行记录、收集、归类整理、入档保管、有效利用，从而科学地指导护理实践的过程。护理资料是在护理活动中形成的，具有参考、利用、保存价值的文字材料，包括护理行政工作资料、护理临床工作资料、护理教学工作资料、护理科研工作资料等。

收集护理资料 护理资料的完整来源于护理人员全面、准确地记录和收集。收集范围：①护理行政工作资料：包括护理管理规章制度、各级护理人员职责；护理人员资料，如人员基本情况、学历、职称、进修、继续教育学分、出勤、外语程度、奖惩、考核成绩，护士调动记录等；各类文件，如上级文件、护理学会的文件及护理部的有关文件；各种会议记录及查房记录，如护理部会议及护士长例会记录、护理行政查房记录、夜查房记录、院办公会议记录、院周会记录；向上级的请示、报告的存根、上级的批复等；护理部工作规划、年度计划、总结，季工作安排、月工作重点、小结、评价等。②护理临床工作资料：包括护理工作量统计资料；护理质量控制资料，如护理质量控制委员会会议记录、护理业务查房、随机检查资料及汇总统计表和每月检查记录等；护理活动记录：包括技术竞赛、知识竞赛、护理人员考试情况；护士长月报表，包括每月工作量、科室查房、讲座等；护理缺陷、差错、事故报告及鉴定处理资料等。③护理教学工作资料：包括在职教育规划、各级护理人员培养计划、教学计划、教学会议记录等；各级护理人员培训资料，如护士外出学习、进修时间、内容、收获、评语等；业务学习情况，包括教学的主讲人、时间、地点、内容、参加人数、效果评价。④护理科研工作资料：包括护理论文的题目、发表时间、刊物名称、奖励情况；护理科研课题立项、科研成果奖励等。

整理护理资料 ①对护理资料进行分类整理，按序存放，要

保持护理资料之间的逻辑联系。②对护理资料的质量问题及时纠正，如记录不够详细、字迹潦草、没有签名盖章等，对检查出来的问题立即解决，以保证护理资料的质量和真实性，使护理资料能够正确反映护理活动的基本面貌，便于管理和利用。③合理确定护理资料的保管期限：凡是反映护理主要职能活动和基本历史面貌，具有长远利用价值的，列为永久保管；凡是反映护理一般工作活动，在较长时间内对本单位工作有查考利用价值的，列为长期保管（10~30 年）；凡是较短时间内对本科室工作有参考利用价值的文件材料列为短期（＜10 年）保管。④加强横向联合：护理管理人员应与有关职能部门互通情报，全面掌握情况，才能保证护理资料的全面性和可靠性。

保管护理资料 各部门护理资料负责人对自己所负责保存的资料要有详细的目录，文件柜中的护理资料应保持干净、整洁、清晰。因护理资料随时会被翻阅、抽取、调用，易出现遗失、混乱，因此应定时检查存档的护理资料，借出的资料要在指定期限内归还，保持资料的完整性、有序性、清晰性。若文档负责人离职时，须按文档目录清单做好护理资料交接工作。

利用护理资料 通过对资料的认真统计、编研和剖析，对护理资料加以利用。如对重点护理质量指标进行统计、对比、汇总，找出其中的规律和存在的问题，有助于针对性地解决护理问题；对护理质量统计资料进行小结、汇总、反馈，有助于各护理单元掌握本单元工作的优劣；建立护士档案库和开展业务考核，有利于管理者培养人才梯队，护士考

核方面的资料，可作为评优晋级、护理人力资源管理的依据；通过对每月、每年的数据统计，可分析本单位护理工作的动态和发展趋向；护理质量分析、教学工作等护理记录资料，可丰富护理经验，对护理管理回顾性地进行总结，有助于不断纠正管理中的偏差，促进护理质量的提高。

护理管理者的工作要有计划性，把各项记录与质量检查紧密结合在一起，使护理资料服务于护理质量，护理工作规范化、制度化、科学化。在护理资料管理中引入计算机管理，建立护理资料信息计算机网络系统，使护理资料在检索、提供和利用等方面逐步实现计算机管理，使各类护理资料之间的联系更加清晰明朗，使护理资料的调用更快捷。可利用局域网共享护理资料，如利用局域网将电子文件上传，将各种国内外及院内的护理信息及时准确地传递给每个护士，既快捷方便，又节约护理管理成本。

（史瑞芬）

hùlǐ wénshū guǎnlǐ

护理文书管理（management of nursing document） 对护理人员在护理活动过程中所形成的文字、符号、图表等资料的进行记录和报告的过程。

记录是将护理过程中的资料及某一阶段所发生的事情的重要部分，用特殊设计的表格或特定的格式真实地记录下来，如体温单、医嘱单。报告是从各种有关记录中归纳、摘录要点或护士亲自观察后，用文字书写的一种交流形式，如护理记录。报告除了描述事实外，还包括护士的分析判断和建议。

管理原则 ①符合《医疗事故处理条例》及其配套文件的要

求。②符合临床基本的诊疗护理常规和规范。③有利于保护护患双方合法权益，减少医疗纠纷。④做到客观、真实、准确、及时、完整地记录患者病情的动态变化，有利于促进护理质量提高，为教学、科研提供可靠的客观资料。⑤融科学性、规范性、创新性、实用性和可操作性为一体，体现护理的专业特点和学术水平。⑥规范护理管理，明确职责，谁执行，谁签字，谁负责，预防护理差错事故及纠纷的发生。

书写要求 ①护理文书是用于记录各项护理活动及护理人员对患者病情观察情况的客观记录，具有客观性、真实性，不能凭推测进行记录，各项记录均应正确、及时。②护理文书书写应当文字工整，字迹清晰，容易辨认，表述准确，语句通顺，标点正确，不得滥用简化字。③书写过程中出现错字时，应当在错字上划双线，在划线的错字上方签全名，应保持原记录清晰可辨，不得采用刮、粘、涂等方法掩盖或去除原来的字迹。④护理文书应当使用中文医学术语。通用的外文缩写和无正式译名的症状、体征、疾病名称等可以使用外文。⑤护理文书一律使用墨水笔书写，不得使用圆珠笔、铅笔。⑥护理文书应当按照规定的内容书写，避免重复，并由相应的护士签名。实习护士、试用期护士书写的病历，应当经本科室执业护士审阅、修改、注明日期并签名。⑦日期用公历年，时间用北京时间记录，计量单位一律采用中华人民共和国法定的计量单位及通用外文缩写，表格内已注明计量单位的，记时只填数，不必重复写单位名称。⑧因抢救危重患者，未能及时书写记录时，当班护士应在

抢救后6小时内据实补记，并加以注明。

管理要求 ①护理部根据《医疗机构病历管理规范》的要求严格检查护理文书，修改和完善本医院的护理文书质量评价标准；各护理单元可根据专科特点，提出修改护理文书书写格式的要求，整理出的格式经过医院护理部同意后，方可在临床使用。②护理文书质量管理实施分级管理制度。护士长是护理文书管理的第一责任人，在护理文书管理中具有培训、指导、检查、纠正、审核、保管责任，应指定专人负责护理文书的质量控制，随时抽查运行中的病历，每份病历应有终末质控。要重视护士的书写和表达能力的培养，重视护理文书书写过程质量控制。上级护理人员有审查、修改下级护理人员书写的护理文书的责任。修改和补充时须用红色水笔，修改人员须签名并注明修改日期。修改须保持原记录清晰、可辨。随时检查危重患者护理记录，保证记录的真实性。③护士应熟悉各类护理文书的使用范围、使用权限、书写内容和方法。④具有执业资格并经注册的进修护士书写护理文书，要先经接收进修的医疗机构根据其胜任本专业工作的实际情况经认定后方能单独签名。实习期或试用期护理人员书写的护理文书，必须经过本科室具有执业资格并经注册的护理人员审阅，双签名。⑤护理文书是解决医疗事故争议的重要证据，严禁任何人涂改、伪造、隐匿、销毁抢夺、窃取病历。保持其准确性、完整性、真实性，纳入病案资料一并保存。⑥健全护理文书保管制度，护理文书纳入病案资料一并保存。住院病历：由医院管理，病历车加

锁，注意防止病历资料被偷窃、抢夺，发生争议时，共同封存；患者出院或死亡后，护理文书按出院病历排列顺序整理，由病案室统一保管。门诊病历：在医疗机构建成有病历档案的门诊患者，由医疗机构保管，未建有病历档案的，由患者自己保管。⑦归档护理文书包括体温单、医嘱单（含长期医嘱单与临时医嘱单）、手术清点记录、护理记录。各医疗机构可根据医院相关专科实际需要，设定单项监测记录单，用于对血糖、血压、出入量、血运情况等医嘱要求的观察记录。单项监测记录属于护理记录，应纳入归档护理文书管理。⑧非归档护理文书包括护士每次执行长期医嘱的给药单、输液卡、治疗单等，经执行护士签名后，由医疗机构保存管理。各医疗机构可根据医院相关专科实际，设置少量确属需要的非归档护理文书。所有非归档护理文书的保存期限及保存形式由各医疗机构在充分考虑《侵权责任法》《医疗事故处理条例》等法律法规的基础上，结合本单位实际决定，按照时间顺序放置，以利于查询。⑨根据《医疗事故处理条例》规定，体温单、医嘱单、护理记录单属于患者可复印或复制资料范围，需复印或复制上述护理文书时，按医院规定的程序执行。不可复印首次护理记录单、专科护理单、交班本等。⑩印有医疗机构标志的护理文书表格，只限于本医疗机构使用，不得转卖、转让和出售，其他医疗机构不得冒用。

（史瑞芬）

hùlǐ jìshù guǎnlǐ

护理技术管理（management of nursing technique） 依据护理技术的特点，对其进行计划、组

织、协调和控制，使技术能合理、准确、及时、安全、有效地用于临床，以达到高质量、高效率目标的过程。护理技术是根据护理实践经验和医学科学原理形成发展起来的各种护理操作方法与技能。按使用范围分为基本护理技术和专科护理技术，按技术的成熟度分为成熟技术和新技术。

目的 护理技术管理目的是依照科学技术的规律，建立科学的技术流程，有计划地、合理地利用护理技术力量和资源，为服务对象提供优质的护理技术服务。

要求 护理工作所实施的技术手段要安全、可靠、及时、先进，医护间要协调，要充分发挥护理技术力量和仪器设备的效能，更好地为患者服务。

策略 ①根据护理技术活动特点和规律，建立和健全护理技术管理组织体制，护理部设专人负责全院护士护理技术培训管理工作，明确职权，实行分级管理，分级负责，落实技术管理的责任。②各级护理管理组织制订护理技术培训计划及实施方案，培训方式应灵活多样，切实可行。要经常组织岗位练兵，对培训计划的落实情况，应做到有执行情况记录、考核记录、评价及效果，并记录于护士个人技术档案中。对护理技术的培训，要逐步实现由上岗向胜任转化，由胜任向骨干转化，由骨干向临床护理专家转化的目标。③要组织护士学习《医疗护理技术操作常规》，了解对各项护理技术操作的规范要求，切实按常规办事，做到技术操作正规，工作程序规范。④熟悉各种技术操作的原理、方法及原则，了解其目的、意义，避免盲目行事。掌握各种常见病、多发病的护理常规，了解疾病发生、发展

及预后的一般规律，做到对患者心理、行为适应性护理及时得当，防止因护理不周而造成失误。⑤建立健全质量监控制度，并认真组织落实，发现问题及时采取纠正措施，提高护理技术操作质量。⑥在护理技术工作中既要运用常规指导操作技术，又要鼓励护士积极开展护理技术革新，善于观察，敢于用创新思维提出见解，发现护理技术领域的新问题、新规律；要重视护理技术实践资料的积累，以便总结护理经验，进行研究和创新。⑦重视护理器材设备的保障，如生命体征监测设备、移动护理信息系统、掌上电脑、监视通信系统、电子计算机等。⑧对在本院尚未开展过的项目和尚未使用的护理新技术，在开展前，应从新技术的来源、国内外开展本技术的现状、开展的目的、内容、方法、质量指标、保障条件及经费、预期结果与效益等方面进行论证。新技术经审批后必须按计划实施，在实施过程中密切观察并规范记录各种原始资料，注意积累该项护理技术的适应范围、应用效果、质量、安全、并发症、不良反应等方面经验和教训，并不断进行总结和改进；对存在的缺陷采取有力措施及时改进。

（史瑞芬）

jīchǔ hùlǐ jìshù guǎnlǐ

基础护理技术管理（management of basic nursing technique）

根据基础护理的特点，对基础护理技术进行管理的过程。基础护理技术是用以满足护理对象的生理、心理和治疗需求的一般护理技术，是护士在实施护理服务过程中为患者护理、治疗最常用的基本知识和基本技术。

范围 包括以下方面。

基础护理操作管理 ①包括患者的生活照料方面的基础护理工作（如各种床单位的准备、患者的清洁与卫生护理、床上浴、口腔护理、晨晚间护理、压疮防治技术等），以及饮食治疗和营养等。在管理中首先要注意加强责任心，提高对基础护理的认识，使生活照料性护理工作能切实落实；各级护理管理人员要经常检查、督促，对薄弱环节和普遍存在的问题要加强指导，并对基础护理完成的质量进行控制。②如生命体征测量、病情观察、标本采集、导尿、灌肠、各种皮试、注射、给药法、冷热疗法、输液、各种护理文件的书写、各种医用剂量统计的基本换算方法等。对这些操作技术的管理，重点为抓好基本功训练，制订各种技术操作规程，严格检查、监督执行情况。

消毒隔离管理 各种消毒和隔离的管理是防止医院内感染的基本措施，管理要严格，制度要健全，执行制度要认真彻底、一丝不苟，在管理中要注意提高护士对执行各项制度的依从性。

常用抢救护理操作管理 如吸氧、吸痰、洗胃、止血、包扎、心肺复苏等。对这类抢救技术的管理，除了常规和标准化管理及技术训练外，要经常组织技术演练和实践考核，抓应急能力的培养，抓医护之间和各科室之间的协调配合。

危重监护护理操作管理 先进复杂仪器设备的使用，除了要求护士具有良好的素质、扎实的基本功外，还要有较系统的专科知识和技术水平、敏捷的分析判断能力。监护病房应建立一套完整的规章制度，并认真实施。

新技术引进与开发 各级护理管理人员应把新技术的引进开

发作为管理重点，组织理论水平较高的护理人员，进行研究、开发，了解介绍国内外护理技术的进展情况，开展护理技术革新等。

措施 包括以下方面。

提高护士认识 应加强对护理人员职业道德的教育引导，造就德才兼备的护理队伍。提高护士对基础护理技术重要性的认识，培养护士积极自觉参加基础护理的意识，摒弃重治疗轻护理的思想，主动关心患者，加强责任心，使基础护理工作能切实落实。具体管理方法：①做好护士入职教育，使每一位护士上岗前均树立基础护理与专科治疗同等重要的意识。②通过高年资护士的现身说法，列举基础护理促进患者康复的典型案例，激发护士从事基础护理工作的动力和成就感。③护理管理者言传身教，用良好的形象感染护士。④定期举办基础护理经验交流会，使护士认识到基础护理具有丰富的科学的内涵，激发护士积极参与基础护理探索创新的热情。

制订操作规程 规范基础护理技术管理是基础护理技术管理的基本任务，目的是使技术操作规范化，便于学习、考核、检查、评价。制订时应遵循以下原则：①根据每项技术操作的目的、要求、性质来制订。②技术操作必须符合人体生理心理特点，避免增加患者痛苦。③严格遵守无菌原则。④必须有利于保证患者的安全。⑤必须有利于节省人力、物力、时间，使患者舒适，符合科学性原则。⑥文字简单明了、有条理，便于护士掌握并在临床上推广。可用"操作细则"或"操作流程图"的形式制订。操作细则是将每项操作的用物准备及每一步操作方法按照程序详尽地写明，使操作者能够参照细则自行进行练习，掌握技术规范；操作流程图是用逻辑思维的方式，总结护理操作的合理流程，使护理操作步骤清晰，方法明确，便于护士在建立良好思维的基础上，有条不紊地操作。

制订考核标准 依据各项操作的内容，制订每项操作的评价指标体系；根据各项指标的重要程度，赋予不同的权重；每一项基础护理操作都有自己独立的评分标准，并同步建立扣分细则。可在考核指标体系中纳入操作器具使用复杂程度、操作者知识要素、操作者决策能力、操作者体力消耗等指标，较为全面地评估护理操作技术的难度，并在一定程度上体现护理技术的体力劳动、脑力劳动消耗水平，既为护理操作技术的考核提供客观依据，又为制订护理操作技术的收费标准提供参考。另外，根据护士在整体操作中表现的素质和综合能力，给予一定的整体印象分，使考核评价具有客观、公正、科学性。

加强培训、考核 加强护理队伍的技术素质建设，如岗位练兵与技术培训，通过训练和考核，使护士熟悉各种技术操作的原理、方法及原则，了解其目的、意义，避免盲目行事；熟练掌握各项基础护理技术的操作规程和要求，做到技术操作正规，工作程序规范，提高效率和质量。有条件的医院可设立护理技术示教室，由技术精湛、规范的护士进行现场示教和技术指导；也可将操作规程制作成视频资料，真实形象地说明操作规程，便于护士掌握与执行。

加强质量检查监督 建立健全基础护理质量监控制度，并认真组织落实，严格检查、监督基础护理技术的执行情况。对基础护理技术质量的控制采用三级质量控制体系（护士长、护理组长、护士），监控的方法有抽查、随机检查、定期检查、考核评价、跟班检查、征求患者和医生意见等，对薄弱环节和普遍存在的问题要加强指导，使基础护理质量始终处于监控状态，发现问题及时采取纠正措施，提高基础护理质量。

(史瑞芬)

zhuānkē hùlǐ jìshù guǎnlǐ

专科护理技术管理 （management of special nursing technique） 根据临床各专科特有的护理技术的特点和规律，对疾病护理技术和专科诊疗护理技术进行管理的过程。专科护理技术包括各种专科疾病护理（如心肌梗死、脑血管疾病、糖尿病，及各种手术患者的护理技术），专科诊疗护理技术（如中心静脉压测定、直接动脉压监测、膀胱穿刺，以及外科的换药技术，内科各种内镜检查的准备与配合，眼科的球结膜注射技术等），特殊护理技术（如血液净化、透析疗法护理技术、高压氧治疗等）。

原则 专科疾病护理技术常规是实施专科疾病护理的依据，也是专科疾病护理技术管理的基础工作。制订时应遵循以下原则：①科学性和先进性：制订的疾病护理常规要以医学知识和临床护理实践经验为基础，参阅国内外的有关文献和最新进展，使制订的常规既具有科学性，又能反映当代临床护理的先进技术。②适应性和可行性：制订疾病护理常规既要考虑医疗机构现有的条件，同时也要考虑护理现代化的需要和今后可能的进展，使专科护理技术操作既切合实际，实用可行，又能满足技术发展的要求，具有一定的适应性。③以患者为中心：疾病护理常规的制订应以患者为中心，既要有利于疾病的治疗康复及防止并发症及残疾的发生，还要有心理护理、健康教育等方面的要求，有利于以患者为中心的整体护理的落实。

措施　专科护理技术是结合专科疾病的特点而形成的。高水平的护理人员应在掌握常见专科技术（内外妇儿等）基础上，再重点掌握本专科的疾病护理技术。①专科护理技术的专业性强，应根据专科疾病的特点，制订不同的专科疾病护理技术常规，这是实施专科疾病护理的依据，也是专科疾病护理技术管理的基础。②护理管理者应结合医院专科建设实际，制订专科护理技术培训计划，建立相应的管理制度，保证培训计划的落实，经常举行专科新技术内容的专题讲座，提高专科护理技术水平，使专科护士熟知本专科疾病的护理常规，了解疾病发生、发展及预后的一般规律，做到对患者疾病、心理、行为适应性护理及时得当，防止因护理不周而造成失误。为提高护士专科护理技术水平，各科室还应根据本专科的特点，做如下内容的培训：监护仪、抢救设备、抢救仪器的使用及一般故障的排除知识及技能，本专科常用抢救药物的用量、用法、作用、副作用、注意事项配伍禁忌等知识，本专科急危重症患者的抢救程序，各种突发事件的应急处理能力。③制订专科技术检查考核制度、操作规程及评分标准，新护士经考核合格后方能进入临床担任专科护理工作。各科室按照各专科培训的要求，做好相关内容的考核、记录；各级护理管理人员做好对下级的监督、检查、记录。

④既要运用常规指导专科护理实践，又要注意发现问题，抓好专科护理技术方面的学术研究。⑤随着医学科学的发展，新材料设备的应用，专科护理技术方法手段也发生了较大的变革，技术难度增加，技术含量高，许多技术往往是护士在校期间不能学习或掌握的，如 PICC 置管技术、中心静脉导管置管配合技术及并发症处理技术等。因此，对高难度专科护理技术的操作，实行分类、分层培训和资质准入管理，是降低专科护理技术临床应用的风险、保障患者安全的一项重要举措。⑥建立信息档案。包括各种疾病护理常规与各项技术操作规程、科研技术档案、护理人员业务技术档案、专科技术教学情况、护理技术情报资料。⑦加强专科护理新业务、新技术的管理。对拟引进和开展的新业务、新技术，开展前应进行查新和系统的论证，详细了解其原理、使用范围、效果等，以保证其先进性。护理新业务、新技术的开展必须建立一整套严格的审批制度，以利于培训学习和推广应用。选择应用的对象应具备开展新业务、新技术的基本条件。开展新业务、新技术的资料应及时进行整理并分类存档，建立完整的资料档案。在开展新业务、新技术的过程中，要不断总结经验，进行护理学术研究，反复实践，在实践中创新。

（史瑞芬）

hùlǐ biāozhǔn

护理标准（nursing standard）

衡量护理工作的准则与规范。是诊断和治疗人类现存的和潜在健康问题时应遵循的规范与准则，是由有关卫生单位合作起草并一致或基本上同意，以科学、技术和经验的综合成果为基础的技术规范或其他文件，通常由国家、区域或国际公认的机构批准通过，其最终目的在于提高护理质量，满足护理对象需求。

基本特征　国际标准化组织对标准的定义为"适用于公众的，由有关各方面合作起草并一致或基本上同意，以科学、技术和经验的综合成果为基础的技术规范或其他文件"，其目的在于促进取得最佳利益，它由国家、区域或国际公认的机构批准通过。护理标准可以认为是标准概念的狭义范畴，应至少具备以下几个特征：首先，护理标准是一种衡量事物的规范和准则，必须具备标准的特征，且是限定在护理专业方面的标准；其次，应具备护理专业的特色，是针对涉及与护理相关的管理、人员、服务和质量等各方面的标准；最后，因护理服务的对象为人，而每个人除具有一定的共性外更多地表现为其内在的独特性和复杂性，因而决定了护理标准的特殊性，应在护理标准的范围内灵活运用，而不是照搬。

制订程序　作为实现医院组织目标的一种有效手段，护理标准的制订应按照确立目标、制订标准、实施标准、检查评价、反馈的程序进行。①确定和制订标准项目与计划：在护理标准制订前，首先要识别和确定哪些护理工作应制订成标准，哪个标准应当首先制订。所以，制订标准需要有计划、有步骤地进行。②成立标准制订工作小组：为利于工作的顺利开展，应根据标准制订的工作量和标准所涉及的领域成立工作小组。小组成员应当是熟悉护理工作及护理质量的要求，熟练掌握本领域及标准制订技术的资深人员。③开展实地调查研究：为保证标准的科学性、适用性等，在制订标准前必须到标准的执行和管理部门开展调查研究。同时，还要收集国内外现有的相关标准，使护理标准更加合理与全面。④编写标准的征求意见稿：标准的初稿制订后，需广泛征求与此标准密切相关的行政管理部门、不同层面的护理人员的意见和建议。⑤标准送审：在反复征求意见后，采纳合理意见形成标准送审稿，上报相关部门审批。⑥标准的批准与实施：根据标准的级别，报送相应的部门批准、编号与发布，并确定实施日期。⑦标准修订、补充：标准制订后，可能会有对不足之处的跟踪补充，补充与修改必须由标准审批机关批准发布。

制订原则 坚持标准的科学性、先进性、合理性、实用性，标准在制订过程中要重点做到以下几点：①所属人员参与制定，并共同确定质量要素和标准，体现专业的民主化管理，并有利于标准化的实施。②预防为主，重视基础质量标准以防患于未然。③用数据说话，理想的标准应是详细说明要求的行为或结果，将其存在的状况、程度尽量用数据来表达。④建立标准时，应明确标准的类型、标准的水平，是否具备实行标准的条件，是否有明确的评价方法，是否反映服务对象的需求和实践需要等。

护理标准是护理管理的基础，是保证护理工作正常进行的重要手段，并为组织目标的实现提供了评价依据，为护理人员实现护理目标提供了标准。护理质量标准是护理服务质量的保证和促进因素，是保证护理工作惯性运行的行为规范，是质量管理的依据，可有效提高护理业务水平，有助于护理教学和科研工作的开展。

（张洪君）

hùlǐ biāozhǔnhuà

护理标准化 （ nursing standardization） 以医院工作条例、规章制度为依据，以责任制为核心，以系统论、信息论和控制论等现代化管理科学的基础理论为指导，以标准化原理为基础，以提高个人素质和效能，提高工作质量和效率为目的，将落实标准贯穿于护理工作的过程。

护理工作的标准化是医疗护理领域综合性的基础工作，它有利于加强护理工作，保障医疗安全，防止差错事故的发生。应根据信息反馈原理的标准化进行具体要求，定期分析各项指标的落实执行情况，对各项标准实施量化的统计核算和比较，从而参与标准化全过程的运作和保障。

形成过程 美国的护理标准化工作开展较早，1973 年美国护理学会就发布了第一版护理实践标准。在过去的几十年中，许多专业组织都加入到制订护理标准的工作中来，这些护理标准的建立与实施已经渗透到了护理实践的各个方面。就目前状况来看，中国的护理标准化工作与发达国家相比仍存在一定差距，代表护理专业的标准如护理伦理道德准则、护理程序标准、专业表现标准以及对各专业的规范等未在中国建立，未形成一个完整的体系。

基本内容 护理标准化的主要内容包括护理组织管理标准化、护理质量管理标准化、护理技术标准化、护理信息标准化、护理服务模式标准化、护理管理核心制度标准化、病房布局标准化及病区物品标准化 8 项内容。以下对部分标准化的内容进行举例。

护理组织管理标准化 ①护理管理体系健全，职能明确。实行护理部主任、副主任、科护士长、护士长逐级聘任制。②有健全的系统的护理管理制度及全院统一的护理规章制度，如病房管理制度、分级护理制度、探视陪伴制度、卫生宣教制度、护理人员业务培训制度、护士交接班制度、护理文书管理制度、查对制度，物品、药品、器材管理制度，安全管理制度、护理教学制度等。③各级护理人员岗位职责健全。护理人员按职称定职责，按护理班次定岗位职责。④每年一月份召开护理工作会议，制订本年度的护理工作计划，做到目标明确、有达标措施，落实责任者每季有安排、每月有重点、年终有总结、有远期（5 年）发展规划。

护理质量管理标准化 ①建立护理质量管理组织，建立质量监控制度。②制订质量标准及质控措施。③严格执行消毒隔离及消毒灭菌效果监测制度，每个病房都设有兼职监测员。④制订护理部主任及护士长工作质量标准，并逐级签订任期目标责任书。

护理技术管理标准化 ①严格执行医院护理技术操作规程，统一标准。②1982 年以后毕业的中专及以上学历的护理人员，其外语、计算机要及格（60 分以上）。③护理人员三基水平考核≥80 分。④熟知本专业护理新业务、新技术。⑤熟练掌握护理急救技术、抢救程序、抢救药品和抢救仪器的使用。

护理管理核心制度标准化完善护理管理核心制度，以此规范护理人员行为。

护理服务模式标准化 护理服务标准是规定护理人员提供的服务应符合什么要求的标准。执行"入院有人接、手续有人办、检查有人陪、出院有人送"的全程优质服务模式。

病房布局设施标准化 病房布局和设施标准统一，处处体现以患者为中心的护理原则。

病房物品放置标准化 全院的护理用品，有菌和无菌物品分开放置，药品及一切物品均实行定点、定位、定量放置，专人管理，认真交接班。

护理质量考核标准化 全院统一实施护理质量检查考核标准，成立护理质控组织。

基本程序 护理标准化包括标准制订、标准执行和标准修订3个程序。活动过程是螺旋式循环运行的。每完成一个循环运动就使标准得到进一步完善和提高。

标准是衡量事物的准则。实行标准化管理是实施科学管理的基础，是医院现代化管理的重要标志。

（张洪君）

hùlǐ biāozhǔn tǐxì

护理标准体系 （nursing standard system）

由一系列护理标准按其内在联系组成的系统。根据不同项目、不同种类护理工作的内容、特点、流程、管理要求、护理人员、服务对象特点、患者需求及一系列具体标准制订。其构成应科学合理，既要有系统的观点，全面涵盖质量管理的对象，又要选择对完成护理目标有重要意义的关键点。下面以护理质量标准体系为例进行简单描述。

形成过程 护理质量标准体系建立的主要标志是 ISO9000 质量管理和质量保证系列标准的发布和推广。ISO 即国际标准化组织，在总结各国质量管理经验的基础上，经过多年工作，于1987年3月发布了 ISO 9000 标准，1994年进行了第一次修改，2000年底进行了第二次大修改。

1989年卫生部颁发的《综合医院分级管理标准（试行草案）》中的护理标准是当时中国唯一一套护理质量标准。20 世纪 90 年代初北京地区建立了各级医院的质量标准体系。1990年解放军总后勤部卫生部下发的《军队医院护理质量评价指标（试行）》，为国内应用较为成熟的地区部门护理质量标准。20 世纪 90 年代初期，林菊英先生建议医院护理质量标准可包括护理技术操作质量标准、护理管理质量标准、护理文件书写质量标准以及临床护理质量标准。以此为指导和依据，1997年后，中国各地区、各级医院相继建立和完善了自己的护理质量标准体系。

中国以"结构-过程-结果"模式作为理论基础，建立了护理质量评价标准，包括结构标准人员、环境结构、过程标准。以此模式为支撑，以系统理论、护理程序和马斯洛需要层次论为依据，将护理质量标准分为组织管理质量标准、护理过程质量标准、护理病历质量标准等。该标准使护理工作实现了组织管理科学化、工作标准化、病历书写规范化。

体系结构 护理质量管理标准体系分为以下 4 部分。①管理职责：管理者要了解和分析顾客的要求，确定护理服务系统的质量方针和质量目标，要策划实现质量目标的方法和途径，明确内部的职责和权限。策划的结果要形成文件并得以实施，对实施的效果能否实现质量目标进行检查。②资源管理：护理服务资源的管理，一是为了实施和改进护理服务管理体系的各个环节，二是为了满足患者的要求，使患者满意。其资源包括人力资源、设备设施、

工作环境。③护理服务过程管理：服务标准系统既要考虑患者的需要，又要考虑法律法规和卫生部的相关规定，还要考虑本医院的条件，以确保能够顺利实施。④护理效果评价：通过检查服务过程是否按照规定的程序和方法操作，服务的效果是否达到质量目标的要求，能否满足患者的要求等，找出差距和问题并分析原因，制订改进措施和方法并加以实施，以求不断完善和提高服务质量。

建立统一的护理质量标准和评价体系是保证全面质量控制的有效方法。统一的质量标准和评价体系源于国家方针政策、卫生宏观目标，应用于等级医院审核。管理评审有助于规范护理管理者的管理行为，促进质量管理体系的持续改进。统一的质量标准和评价体系，能够提供一个科学合理的质量管理框架，有助于组织业绩的改进，适应于医院医疗护理工作特点。它涵盖护理工作全过程，有利于各部门、各班次之间的良好协调和有序运作，从而使医院医疗和护理服务过程处于有效的受控状态。通过贯彻统一的质量标准和评价体系，便于制订统一的评审考核制度以及相应的认证制度。统一的护理质量标准和评价体系便于医院间的交流与合作，特别是有助于进行相关的科学研究，易形成较强的可比性，利于确保评审的客观性和公正性。同时，也有助于国际交流，便于在统一的基础上整体规划和调整。

（张洪君）

línchuáng hùlǐ jiàoyù guǎnlǐ

临床护理教育管理 （management of clinical nursing education）

运用一定的理论和方法，对临床护理教育系统进行计划、

组织、领导和控制等一系列的过程。临床护理教育是护理教育管理的重要组成部分，也是护理人力资源管理的一个重要分支。作为护士队伍建设和人才培养的重要途径，临床护理教育是一个长期的系统工程，涵盖内容广，任务重。因此，加强临床护理教育管理，对确保临床护理教育质量，促进临床护理水平不断向更高层次发展具有重要意义。

形成过程 早在 17 世纪，护理教育与宗教活动、医学教育混为一体，主要是教徒学习完护理知识后直接到医院和母婴室服务。之后护士的培养又经历了短期培训班的形式。直到 19 世纪 50 年代，带徒培训方式的产生成为临床护理教育管理的萌芽。19 世纪下半叶，在南丁格尔教育思想的影响下，以医院为基础的护校一直是培训护士的标准模式。20 世纪 50 年代起，随着护理院系的普遍建立和终生教育思想的影响，临床护理教育管理的主体由单一的医院变为学校和医院共同配合，管理内容进一步丰富，管理模式逐渐成熟。1972 年，美国医学会就提出医学教育连续统一体这一概念，将医学教育分为医学院校教育、毕业后医学教育和继续医学教育三个相互联结又相对独立的系统，这也是医学教育的管理形式。同样人们意识到，临床护理教育的管理不是随机行为或短期行为，必须成为一种体系，遵循"医学教育连续统一体"的管理模式，进行有目的的教育和培训。20 世纪末 21 世纪初，中国相继出台了《中华人民共和国护士管理办法》《继续护理教育暂行规定》《临床护士规范化培训试行办法》《护士条例》《医学教育临床实践管理暂行规定》等规定，使

中国的临床护理教育管理逐步走上规范化、制度化的轨道。

管理体系 包括不同层次学历教育的临床实习护生管理、护士岗前培训、护士规范化培训、继续护理学教育、进修护士管理等。因此，应确定各层次各类临床护理教育的目标和任务，多形式、多渠道地实施教育，并针对其特点加强管理，将医院临床护理教育有序地整合于日常护理工作之中，确保临床护理教育的质量。

管理内容 包括以下方面。

教学计划管理 教学计划是实施临床护理教育工作的指导性文件，决定着对教育对象教育的方向和内容。为适应社会与护理学发展的需要，管理者应根据各级各类受教育者的不同层次、不同需求、不同培养目标，制订针对性、切实可行的教学计划，并将教学计划管理贯穿于教育全过程，使教学计划的制订、执行、修订、验证更具可行性、科学性、前瞻性。

教学运行管理 按照临床护理教学计划组织落实各教学环节，开展各项教学活动，包括建立临床护理教育领导小组或临床护理学术组，健全临床护理教育组织管理机构，组织遴选、考核带教老师的工作，合理规划、配置和建设教学资源，建立规范的临床护理教学档案管理制度。

教学基本建设管理 积极创建临床护理教育的软硬件条件，如临床护理培训中心的建设；健全各层次临床护理教育管理规章制度，如实习生管理制度、规范化培训制度；加强临床护理教育师资队伍建设与人才培养，如带教老师的遴选、培训和考核制度；加强职业道德、学习态度、学习纪律等医德、学风建设，如开展

专题讲座、制订执业规范制度等。

教学质量管理 包括对教学过程、教学结果的管理，是保证教学目标实现和教学任务完成的重要手段。临床护理教学质量管理实行全员管理、全程管理和全面管理，采用主观与客观相结合、自评与他评相结合、理论与技能考核相结合等多种方式。常见的方法有自我检查、出科考试、中期考核、教学座谈会、工作总结、综合鉴定等。

特点 ①目的性：应立足于提高护士队伍整体素质和业务水平，达到为服务对象提供安全、优质的护理服务的最终目的。②综合性：在内容上，应涵盖所有与临床护理相关的教育管理要素；在管理范围上，包括各类与临床护理教育相关的活动，涵盖了临床护理教育的所有领域和过程，不仅涉及人员管理，也包括了技术、设备、信息、质量管理等。③系统性：临床护理教育管理为了完成教育任务，实现教育目标而展开计划、组织、领导和控制等一系列管理活动，因此具有系统性。④科学性：临床护理教育管理在教育理论和管理理论的科学指导下，重视护士潜能的开发和利用，坚持管理思想科学化、管理方法科学化、管理手段科学化。⑤效用性：临床护理教育管理充分发挥管理的各项职能，合理配置和优化资源，力求用最少的人力、物力、财力和时间，充分发挥作用，使人尽其才、物尽其用、财尽其力，事事讲效率，取得最佳的效果。

(姜小鹰 刘 敦)

hùshì gǎngqián péixùn

护士岗前培训（pre-post training for new graduated nurses）

对不同层次的护理专业毕业生进

行上岗前的培养和训练。使护理专业毕业生完善知识结构、促进其态度与信念的转变，提高其临床操作能力、科研能力、管理能力和综合能力。通过岗前培训能够实现新护士从护生向护士的角色转变，使其尽快熟悉医院的环境和规章制度，以达到护理工作标准化、管理制度化、技术操作规范化、确保患者安全、促进疾病康复、提高患者满意度，从而能够胜任临床护理工作，达到优质护理服务的目的。

形成过程 岗前培训作为医院在职员工教育的重要手段之一，伴随着护理教育逐渐成熟起来。19世纪中叶以前，护理操作和知识还没有形成正式的理论，岗前培训作为护理教育的一部分还没有独立出来，对护理人员的培训只是单纯地进行经验传授。19世纪下半叶，在南丁格尔教育思想的影响下，护理教育基本形成了由医学院校教育、毕业后医学教育和继续医学教育构成的完整体系，人们逐渐重视护理人员上岗前培训。20世纪世界卫生组织提出"2000年人人享有卫生保健"的全球性战略目标，医学模式逐渐由生物医学模式转为生物-心理-社会医学模式，岗前培训不再局限于纯粹的护理理论与操作技能培训，其与心理学、法学、管理学等其他自然和社会学科相结合，能不断提高护士的人文方面素养和整体素质，培训方法也随着护理教育的发展呈现多样化和现代化。20世纪以来，岗前培训逐渐成为医院团队建设的一部分。

培训内容 新护士的岗前培训内容包括公共部分与专科部分。公共部分是新护士共同学习、培训的内容，在护理部进行，帮助其熟悉医院环境，了解医院历史和现状以及相关的规则制度、护士行为规范要求、基本护理技能操作等。而专科部分是护士到所在的专科后需要培训的内容，在所轮转的科室内进行，主要为专科知识培训。

公共部分 ①医院文化：了解医院的发展史、业务特色、经营理念与价值观、医院远景规划等。②医院环境及职能部门介绍：介绍医院的整体组织结构，各职能部门的规模、目标、主要职责以及各部门所处的位置。③道德规范：学习《医务人员道德规范》《护士职责》，让护士充分理解护理是一项以人为本的工作，发扬其慎独精神。④法律法规及消防安全常识教育：学习《医疗事故处理条例》《护士管理办法》《护士条例》等相关法律知识，增强护士的法律意识，从而使其善于运用法律知识指导护理行为和自我保护，学会正确使用。⑤医院的薪酬福利：包括工资组成、支薪方式、发薪日期、养老医疗等保险金以及医院为员工提供的其他福利等。⑥护士行为礼仪教育：主要学习《医院护士仪容、仪表规范要求》《护理岗位文明用语及忌语》，不仅有利于护士的形象美，而且有利于沟通。⑦医院制度介绍：主要为人事制度（包括作息时间、休假请假制度、晋升制度、培训制度等）、护理管理制度（主要为护理制度、消毒隔离制度、护理安全管理制度、查对制度等）以及医院财物管理制度等其他制度。⑧护理书写规范：熟悉体温单、日夜交班本、护理记录单等护理文书书写规范。⑨基础护理操作技术：铺床、无菌操作、静脉输液、导尿、给氧等。⑩职业防范教育：普及医院感染及传染病防治知识，了解护理操作相关的危险因素，有效进行职业自我防护。

专科部分 ①全面熟悉科室的工作环境：科室的布局、配置和区域划分以及了解各区域的物品放置要求及清洁原则，如治疗室、换药室、开水房、库房等。②科室的工作性质、工作流程、工作班次及各班工作职责。③科室各项规章制度，尤其是护理核心制度，如查对制度、分级护理制度、交接班制度、消毒隔离制度、无菌操作等。④科室各种抢救药品的作用和放置位置，各种仪器（如电动吸引器、吸痰器、心电监护仪、除颤仪等）的使用方法和维护，科室固定器械备用包的名称、数量、保养法和各类物品的查对、登记。⑤专科主要常见病和急症的临床表现、治疗原则以及各专科一般护理常规、手术前后护理常规、各种疾病护理常规。⑥专科基本操作技能：如各种导管的应用及护理、呼吸机及气管插管的临床应用、心肺复苏的抢救配合、心电图操作等。⑦其他：病情观察、健康宣教、电脑操作、各种沟通技巧、护理记录书写规范等。

培训方式 主要包括集中式、分散式、集中与分散相结合3种。其中集中式由护理部统一安排；分散式则由各临床科室长组织相应的临床师资，对进入本科室的新护士进行针对性的专科培训。

培训方法 ①讲授。②视听：通过运用光盘、录像带、幻灯片等教具进行介绍与教育。③练习：如护理文书的书写、急救技术等。④实地参观。⑤临床带教。

考核方式 岗前培训考核采用护理部考核与科室考核相结合、笔试与实际操作考核相结合的考核方法。按考核方式分为笔试、操作考试、口试；按考试实施的阶段分为过程性考核和总结性考核；按考核内容分为公共部分考核和专科考核。考核合格者方可正式上岗工作。其考核成绩将进入个人技术档案并可作为新护士规范化培训学分管理的一部分。

(姜小鹰 刘敦)

hùshi guīfànhuà péixùn

护士规范化培训 (standardized training for nurses)

在完成护理专业院校基础教育后，护理人员在认定的培训基地医院接受系统化、规范化、专业化的护理专业培养与教育。是毕业后教育的重要组成部分。其目的是使其基础理论、基本知识、基本技能、外语水平和医德医风等得到全面发展和提高，达到国家卫生部《卫生技术人员职务试行条例》规定的护师基本条件。护士规范化培训有利于护理队伍整体素质的提高，促进护理人才队伍的建设和护理专业的健康发展。它是临床护理教育不可或缺的重要组成部分，是基础护理教育和继续护理教育的重要桥梁。

形成过程 中国最早的规范化培训始于1921年，即由北京协和医学院实行的"24小时住院医师负责制度和总住院医师负责制度"。由于历史的原因，规范化培训没有形成规模，只是陆续在部分省市医疗机构进行试点培训。1993年国家卫生部颁发了《住院医师规范化培训试行办法》，之后相继出台了《住院医师规范化培训大纲》和《住院医师规范化培训合格证书颁发管理办法》，逐步完善了规范化培训制度，对培训工作实施规范化管理，也为发展较为缓慢的护士规范化培训提供了经验和参考依据。直到2000年，卫生部颁发了《临床护士规范化培训试行办法》，对护士规范化培训的对象、内容、时间、方法、考核等方面做出了具体规定，护士规范化培训工作才逐步走上正轨。但是，护士规范化培训在各地各级医院的开展仍参差不齐，表现在培训的对象和时间不统一、培训内容不一致、培训缺乏统一的评价方法和标准等方面。为提高护士队伍专业化水平，适应岗位需求，卫生部大力开展专科护士规范化培训。2011年12月卫生部颁发的《中国护理事业发展规划纲要（2011-2015年)》对专科护理岗位规范化培训工作做出了相应的规划与部署，包括培训大纲和培训标准的制订、培训制度的建立和完善、培训基地的建设等。但中国护士规范化培训在系统化、制度化、标准化、科学化和可持续性等方面还存在一定局限，需要进一步探索与完善。

培训对象 包括各层次护理专业毕业后从事临床护理工作的护士。

培训目标 要求护士在经过规范化培训后达到以下要求：①政治思想方面：热爱祖国，遵纪守法，贯彻执行党的卫生工作方针，具有良好的职业素质和医德医风，全心全意为人民服务。②熟悉本学科的基础理论，具有较系统的专业知识，并能用以指导实践工作。③熟练掌握本专业的临床护理（包括基础护理和专科护理）的操作技能，能独立处理本专业常见病或常用专业技术问题。④了解临床护理科研的基本方法，掌握论文（包括个案护理分析、临床经验总结）撰写的基本方法。⑤初步掌握一门外语，借助工具书，能阅读一种外文的专业书刊。

培训内容 包括政治思想、职业素质、医德医风、临床操作技能、专业理论、外语。

培训时间 依据不同学历层次，培训时间一般为大学本科毕业生为1年、专科毕业生为3年、中专毕业生为5年。

培训方法 通过多渠道、多形式的方式结合进行，包括临床实践、专题讲座、个案讨论、教学查房、技能示教及训练、自学等方法。其中业务培训以临床实践为主，理论知识和外语以讲座和自学为主。为保证培训效果，应针对不同学历层次、不同学习需求的护士，实施分层分阶段培训。每阶段培训结束都需经过培训基地的考核，考核合格后方可进入下一阶段的培训。卫生部《临床护士规范化培训试行办法》对此做出了具体的要求。

本科毕业生 培训时间为1年。主要是通过轮转的方式参加本学科各主要科室的临床护理工作，进行严格的临床护理基本操作技能训练，同时学习有关专业理论知识，逐步进行专业培训。深入学习和掌握本专业的临床操作技能和理论知识，具备独立运用护理程序对患者实施整体护理的能力。

专科毕业生 培训时间为3年，分两阶段进行。①第一阶段为1年，主要是通过轮转的方式参加本学科主要科室的临床护理工作，进行严格的临床护理基本操作技能训练，同时学习有关专业理论知识。②第二阶段为后2年，通过逐步进行专业培训，深入学习和掌握本专业的各项临床操作技能和理论知识，具备独立的运用护理程序为患者实施整体护理的能力。

中专毕业生 培训时间为5年，分3个阶段进行。①第一阶段为 1 年，通过轮转的方式参加本学科各科室的临床护理工作，严格进行各项基础护理技术操作的训练，复习和巩固在校期间学习的本专业基础理论知识，达到卫生部国家考试中心对执业护士的考试标准。②第二阶段为 2 年，主要是严格进行各项基础护理技术操作训练，学习有关专业的理论知识及部分临床护理技能操作。③第三阶段为 2 年，通过逐步进行专业培训，深入学习和掌握专业的临床操作技能和理论知识，具备独立运用护理程序为患者实施整体护理的能力。

在实际操作中，各级医院可结合实际情况，在坚持卫生部《临床护士规范化培训试行办法》的总体要求下，在培训时间、阶段、内容等做相应调整。

考核评价 建立培训考核制度，对规范化培训工作进行及时的考核、评价与反馈至关重要，是把好培训质量关的关键环节。《临床护士规范化培训试行办法》规定考核的项目包括政治思想、医德医风、理论知识、操作技能及专业。鉴于国家尚未出台统一的护士规范化培训考核标准，各级医院通常根据《临床护士规范化培训试行办法》结合医院实际情况，自行制订切实可行的考核指标体系。考核工作由培训基地负责，由护理部主任、科室护士长和带教老师组成的规范化培训考核小组定期对培训护士进行"德、勤、绩、能"的全面考核。考核形式多元化，常用的形式：①轮转考核、阶段考核和年度考核相结合。②定性考核与定量考核相结合。③卷面考核与计算机辅助考试相结合。④理论考核与实践技能考核相结合。⑤基地考核与科室考核相结合。⑥主观考核与客观考核相结合。规范化培训也可实行学分制，获得规定学分是护士申请再次注册的基本条件。护士完成规范化培训并全面考核合格后，由培训基地发给相应的《规范化培训合格证书》，并作为晋升护师专业技术职称的依据之一。

组织管理 建立健全的护士规范化培训组织管理体系，认真、全面落实培训工作，是实现护士规范化培训系统化、规范化、制度化的组织保障。①卫生部科教司、成教处组织有关部门成立"临床护士培训委员会"，负责指导全国护士培训工作。②各省、自治区、直辖市成立相应机构，制订培训考核的实施方案，并对培训工作进行指导、检查、评估。③各级医院成立临床护士规范化培训管理机构，建立由护理副院长、护理部主任、相关部门负责人组成的领导小组，对全院护士规范化培训工作进行领导、管理和质量监控。④护理部制订护士规范化培训大纲及培训计划，并组织检查、监督、考核；护士长和带教老师负责培训计划的具体实施，做到层层负责，上下协调，统一管理。

（姜小鹰 刘 敏）

jìxù hùlǐxué jiàoyù

继续护理学教育（further education for nurses）

护士继毕业后规范化专业培训之后，以学习护理学新理论、新知识、新技术、新方法为主的终生性教育。继续教育是对专业技术人员进行知识更新、补充、拓展和能力提高的一种高层次的追加教育。

形成过程 最早始于美国。1896 年，美国护理学会的成立，使得护士的继续教育广受重视，基础后教育项目作为护士继续教育的最早形式，成为当时继续教育的唯一途径，绝大多数的继续教育课程由医院提供，直至 1955 年大学护理学院才开始提供护理继续教育课程。1965 年，终生教育的思想第一次成为国际会议的议题，至此，继续护理教育逐渐在各国开展起来，继续护理学教育的地位和作用在世界上已经得到普遍的重视。中国继续护理学教育是自 20 世纪 80 年代初引进继续医学教育概念后，伴随着继续医学教育的开展而发展的。1994 年颁布的《中华人民共和国护士管理办法》明确规定了护士需提供继续护理学教育合格证明才能连续注册。1997 年卫生部颁发了《继续护理教育暂行规定》和《继续护理学教育学分授予试行办法》，比较详尽地阐述了继续护理学教育的对象、时间、内容和形式。而卫生部成立的继续医学教育委员会则是对全国继续护理学教育进行领导、管理和质量监控的权威性组织，同时卫生部继续医学教育委员会成立了护理学学科组。受卫生部继续医学教育委员会委托，护理学学科组承担国家级继续护理学教育项目的制订及其主办单位的确定和学分的审定等工作，负责推荐优秀的国家级继续护理学教育资料、音像教材和电视节目，用于发展多媒体教学及远程教育，还要研究并提出全国继续护理学教育发展计划、指导意见与建议。各省、自治区、直辖市继续医学教育委员会也相应成立护理学学科组，开展继续护理学教育工作。2002 年中华护理学会在京成立继续护理学教育部，该部门负责每年有计划地组织开展国家级继续护理学教育工作。而各省市医疗卫生单位、高等医学院校和护理学术团体负责具体开展省级继续护理学教育以及部分国家级继续护理学教育项目。中国护理继续教育工作已基本规范化、标准化、制度化。

培训对象 毕业后通过规范的专业培训，具有护师以上专业技术职务的、正在从事护理专业技术的护理技术人员。大学本（专）科毕业未转正之前及中专未晋升护师职称之前的护士则不属于继续护理学教育对象。

培训目的 继续护理学教育作为护理学终生教育的关键形式，一方面能使护士掌握基本工作方法，学习新知识、新理论、新技术、新方法，了解所在医疗机构和护理工作的宗旨、价值观和发展目标，从而结合个人特点制订职业生涯发展规划，在完成工作的同时，不断提高个人素质，最大限度挖掘自身潜能；另一方面能使医疗机构提高工作效率，满足人民群众对护理保健工作日益增长的需求，同时增进护士对组织的认同感及归属感。参加继续护理学教育，既是广大护士享有的权利，又是应尽的义务。

培训内容 以现代护理学科学技术发展中的新理论、新知识、新技术和新方法为主旨，具有针对性、实用性、科学性和先进性的特点，强调知识与情趣相结合、基础与临床相结合、灌输与互动相结合，以适应各层次各专科护士的实际需要。①医风医德教育：包含道德和行为规范、社会责任、医学伦理等护士应该遵守的基本职业道德教育。②护理学基础理论、基本知识和基本技能教育：为护士的基本训练内容，是专科护理的基础和评价护理质量的重要标准之一。③护理学专科理论与技能操作教育：具体包括 ICU 护理、急救护理、瘘口护理、糖尿病护理、临终护理、癌症护理等项目。④护理新技术、新进展教育：护士接受新理论、新进展教育，以开阔视野、拓宽知识领域，促进科研、教学等工作，推动护理事业的不断发展。⑤护理管理、教学及科研能力的培养：管理、教育及科研是组成现代护理学必不可少的重要内容，应根据需要为护理管理者、护理学教师和临床护师以上人员进行上述项目的培训。⑥护理相关知识教育：以人为中心的护理模式要求护士知识结构多元化。因此仅有专业知识还不够，护士还必须具备相关知识，如护理伦理学、护理心理学、护理社会学、人际关系学等。⑦法制教育：在国家日益法治化的今天，护士需树立法制观念，用自己掌握的法律知识为患者服务，并维护自身职业尊严。⑧计算机和外语能力培训：中国大多数医院已经基本实现网络化管理，没有计算机知识将无法很好地从事护理工作。而外语不仅是与来自不同国家和地区患者沟通的工具，又是和国外同行进行学术交流的必备桥梁。

培训方法 分为院内培训和院外培训。

院内培训 ①自学：护士根据自身水平和工作的实际需要，按照主管部门规定的培训目标，在一定范围内制订自学计划（包括培训内容、途径和形式），如阅读国内外护理期刊及文献等。②高年资护士指导：由高年资护士以一对一方式对新入科护士进行传、帮、带。③科室专科教育：每个科室都有各自完整的疾病治疗护理体系，而护士不一定全部都了解。应对护士进行科室专科教育，使其对本科室各种常见病、多发病的病因、病理、病程及治疗护理等有全面了解。④短期培训班：由医院或者护理部负责组织培训班的开展，如带教教师培训班、急救护理培训班、护士长管理学习班等。⑤科室轮转：通过轮转，护士能在工作经历方面积累更多的临床护理经验，拓宽专业知识及技能，提高解决临床护理问题的能力。这不仅利于个人发展，而且能在医院内形成合理的护理人才流动，提高护理人力资源管理的有效性。⑥定期查房：结合典型病例，组织全院或者相关科室护士讨论该病例的护理诊断、治疗原则、目标和护理计划等。⑦护理技术操作培训：采取示范、练习的方式集中培训护士的基本技能，并定期考核其掌握程度，提高护士实际操作能力。⑧读书报告会：由护士个人汇报学习心得，相互交流。⑨院内讲座：通过开展院内学术讲座，了解护理学术领域的发展动态以及新技术发展的成果及推广应用前景。

院外培训 ①全脱产学习：医院根据护理工作的实际需要选派不同层次有培养前途的骨干，集中时间离开护理岗位，到专门的院校、研究机构或者其他培训机构学习。②业余大学培训：采用半脱产或者不脱产学习方式，达到一定的教育学分或获得相应的学历证书。③进修、参观及各种形式的学术交流：通过聆听讲座，到上级医院参观、学习，护士不仅可以把自己的经验及创新之处展示给他人，而且能从他人的经验与创新中学到知识，这对提高个人素质、改进护理工作大有裨益。④网络教育：网络教育集便利、快捷、共享、创新于一体，能克服时间及地域的阻碍，能广泛适应学习者多元化、个性化学习的需求，对上班时间不固定的护士十分合适。

管理制度 继续护理学教育实行学分累积制，根据继续护理教育学分管理制度，对参加单位、省市级或国家级的继续护理教育项目的护士，通过考核按照规定可获得相应的 I 类或 II 类学分，护理技术人员每年参加经认可的继续护理学教育活动的最低学分为 25 学分。学分登记作为继续教育实施的凭证，是护士年度考核及晋升的依据，各科室应积极配合，在规定的时间内，将填写妥当的学分登记本上交给护理部，由护理部建立继续护理学教育的档案，将护士参加继续教育活动的情况纳入本人考核的项目。

（姜小鹰 刘 敢）

jìxù hùlǐxué jiàoyù xuéfēnzhì guǎnlǐ

继续护理学教育学分制管理

（credit system management of further education for nursing）
在继续护理学教育中，以学分计量学生学习量的教学管理。继续护理学教育的一种量化管理手段，既能使护理专业训练考核规范化，又能使护士业务素质评价科学化的过程。继续护理学教育学分登记制度的建立和管理，能有效地督促护士参加继续教育学习，营造良好的学习氛围，同时保证继续护理学教育的质量和水平。

形成过程 继续护理学教育作为继续医学教育的一个重要分支，随着继续教育的开展而日趋蓬勃发展。20 世纪 80 年代，护理学继续教育的概念开始引入中国，国家卫生部、人事部即开始比较系统地研究中国继续教育问题，着手建立适合中国国情、具有中国特色的继续护理学教育理论和模式。90 年代后，继续护理学教育逐渐在各级医院试行。为了推动继续教育事业发展，提高专业技术人员素质，以适应科技、经济、社会协调发展的需要，1995 年人事部下发了《全国专业技术人员继续教育暂行规定》，规定了专业技术人员继续教育的内容、时间、方式以及组织管理、实施方法等。1997 年卫生部先后颁发了《继续护理学教育暂行规定》和《继续护理学教育试行办法》等文件，对护理学继续教育的对象、时间、内容和形式都做了更为详尽的阐述。但由于当时护士学历普遍偏低，且受到外界诸多因素的影响，继续护理学教育缺乏有效的管理和监督。因此，参照卫生部颁布的《继续医学教育学分授予与管理办法》制定了继续护理学教育学分管理规定，继续护理学教育开始实行学分制管理，对教育内容进行学分量化，为教育对象积累学分，将学分作为护士晋升、续聘和执业的重要依据。随着继续教育学分登记制度的不断完善，继续护理学教育工作也得到了持续健康的发展。

学分授予目的 护理教育学分反映了护士参加继续教育活动的情况，是一个直观的、可量化的指标。通过继续教育的实施和学分制管理有机结合，用学分量化手段促进继续教育的实施，将其与护士的切身利益密切相关，不仅能激发广大护士参加继续护理学教育的积极性和主动性，从而提高护士专业技术水平、创新意识和科研意识，培养其评判性思维能力、不断创新能力，以解决临床护理、护理管理、护理教育领域中存在的问题，同时也能使管理者及时了解每个护士继续教育的学习成果，使管理者对护理队伍整体素质的评估有据可循，从而实现继续护理学教育的目标。

学分授予要求 学分授予应严格执行《继续医学教育学分授予与管理办法》中关于继续护理学教育学分管理制度。护士可参加单位、区级、省市级或国家级的继续护理学教育项目，通过考核按照规定可获得相应的学分。国家级和省级继续医学教育项目学分证书分别由国家或省级继续医学教育委员会统一印制，全国性社团组织举办的省级 I 类学分项目应按全国继续医学教育委员会统一规定的样式印刷学分证书。

学分授予标准 按照继续医学规定，学分分为 I 类学分和 II 类学分。I 类学分：①国家、省级继续医学教育委员会审批认可的继续教育项目。②国家、省级继续教育委员会专项备案的继续教育项目。③省级以上刊物发表论文或市级以上科研项目立项、奖励。II 类学分：①市继续医学教育委员会审批认可的市级教育项目。②自学项目。③市级以下刊物发表论文等。④其他形式的继续教育项目。

护理技术人员每年参加经认可的继续护理学教育活动的最低学分为 25 学分，其中 I 类学分必须达到 3 ~ 10 学分，II 类学分达到 15 ~ 22 学分，国家对不同医疗卫生机构的教育对象在任职期内平均每年应获得的 I 类学分做了如下规定：三级医院、一等防保机构、省级机构教育对象不得低于 10 学分，市级医疗机构教育对象不得低于 7 学分，县级医疗机构教育对象不得低于 5 学分，对乡镇级医疗机构教育对象未做相关规定。省、自治区、直辖市级医院的主管及以上人员，5 年内必须获得国家级项目 5 ~ 10 学分，护理技术人员须按规定取得每年继续护理学教育的最低学分数，才能再次注册、聘任及晋升高一级专业技术职务。

学分计算方法 Ⅰ类学分：①国家级继续教育项目活动的主讲人每学时授予2学分。②省级继续医学教育项目活动的主讲人每小时授予1学分，参与人员经考核合格后按6小时授予1学分，每次最多不超过12学分。③中华护理学会等一级学会及其省级学会举办的学术活动，每次活动最多不超过3学分。④发表在国际刊物的论文按第一、二、三、四、五作者分别授予10、9、8、7、6学分。发表在国家级刊物的论文按第一、二、三作者分别授予6、4、2学分。⑤国家级科研立项课题按第一、二、三、四、五作者分别授予7、6、5、4、3学分。省（政府）部级立项课题按第一、二、三、四、五作者分别授予5、4、3、2、1学分。⑥获得国家科技部的科技进步奖按第一、二、三、四、五作者分别授予10、9、8、7、6学分。获得省政府科技进步奖按第一、二、三、四、五作者分别授予8、7、6、5、4学分。Ⅱ类学分：①单位组织的学术报告、专题讲座主讲人1学分/次，参加者0.5学分/次，全年所获该类学分不超过10学分。②出国考察报告、国内专题调研报告每篇（不少于2000字）授予1学分。③参加省继续医学教育委员会组织的通讯继续教育活动每年最多不超过18学分。④自学国家级医学杂志等指定材料所写的综述每2000字授予1学分，但每年不超过5学分。

学分管理 包括以下方面。

制订计划 参加继续护理学教育既是广大护理技术人员应享有的权利，又是应尽的义务。各医院护理部是继续护理学教育的主管部门，为了保证继续护理学教育的有序性、全面性和有效性，护理部与各科室应共同制订护士的学习、培训、进修计划。护理部应建立继续护理学教育登记制度，登记的内容应包括项目名称、编号、日期、内容、形式、认可部门、学分数、考核结果、签章等，登记证由省、自治区、直辖市继续医学教育委员会印制和发放，由本人保存，在参加继续护理学教育项目后，由主办单位签章认可，作为参加继续教育的凭证。同时护士应根据自己的情况制订学习计划，并做好笔记以备检查，使广大护士牢固树立"只有终生学习，才能终生就业"的观念。

管理过程 为使继续护理学教育持续开展，保证其实际效果，应根据护士的职称结构、学历层次等方面进行管理。可以首先选择接受知识快、表达能力强的护理骨干参与Ⅰ类学分和Ⅱ类学分的学习，然后再以院内培训方式（如讲座、查房等）给全院护士讲课，使Ⅰ类学分转为Ⅱ类学分。为了防止继续护理学教育流于形式，应同时规范考核方法，根据项目内容，可采取定性与定量、集中与分散、年终与阶段交叉考核和医院与科室二级考核的方法，确保学分公开、准确和权威。将继续护理学教育的激励性与强制性有机结合在一起，要求每人每年学分不低于25学分。突出学分在护理技术人员晋职晋级、评奖和护士注册中的重要作用，使继续护理学教育可持续发展。

建立档案 医院护理部应为每位护士建立个人继续护理学教育档案和《继续教育学分登记卡》。凡外出进修学习、短期培训、论文发表等获学分证书者，须持学分证书原件经审核后填写《继续教育学分登记卡》备案。各级医院护理技术人员参加继续护理学教育的完整档案记载，不仅为临床护理教育管理提供依据，也为护理技术人员的业务考核提供了参考。

（姜小鹰 刘敏）

línchuáng shíxí hùshēng guǎnlǐ

临床实习护生管理 （management of nurse student during clinical practice）

以培养临床实习护生的专业技能、态度和行为为目标，涉及学校、护理部、科室、实习护生4个管理主体的管理。它是临床护理教育管理的重要组成部分，是充分发挥管理的计划、组织、指挥、协调、控制功能，着重培养实习护生的临床思维能力和工作能力，确保临床实习任务和培养目标圆满完成的过程，是护理临床实习质量的重要保证。临床实习护生指完成全部理论课学习，由学校分派至医院进行毕业实习的护理专业学生。

形成过程 临床实习护生管理伴随着护理教育和医院管理的发展而逐渐成熟与完善。早在17世纪，护理教育与宗教活动、医学教育混为一体，主要是教徒学习完护理知识后直接到医院和母婴室服务。之后陆续出现一些护理组织，对护士进行简单的短期培训，尚未建立实习管理方式。随着临床护理技术成为必需，从19世纪50年代开始，护生的实习采用带徒培训的方式，成为实习管理的萌芽。护生在医生指导下从事6个月护理工作后即取得护士资格。自1860年南丁格尔创办了第一所护士学校后，各个国家也纷纷建立了这种以医院为基础的护士学校，护生除较短时间的理论教学外，其余都是安排临床实习。医院全权负责实习护生的管理，带教人员逐渐转变为以护士为主体，管理内容也得到了一定的丰富。直到20世纪50年代，护理院系普遍建立，并独立于医院，医院成为护生培养的终点站。护生经过1~4年不等的理论学习后，由护理院系安排到医院进行为期数月至1年的临床实习，由护理院系和医院共同配合进行临床实习护生的管理，管理模式逐渐趋于成熟。中国于2008年5月颁布实施的《护士条例》，规定了护生在临床实习的时间。同年，卫生部、教育部印发了《医学教育临床实践管理暂行规定》，旨在规范医学教育临床实践活动的管理，保护临床实践过程中患者、教师和学生的合法权益，保证医学教育的教学质量。

管理措施　包括以下方面。

组织管理　临床教学基地应建立健全临床护理教学组织机构，明确教学组织的任务，落实组织管理工作，确保临床护理教学工作有条不紊地进行和教学任务圆满完成。

健全教学组织　①成立由分管教学的副院长、护理部及护理院系分管临床实习的领导组成的临床护理教学领导小组。②成立由护理部教学督导，以及管理能力强、教学经验丰富的护士长和资深主管护师组成的临床护理教学督导小组。③成立由科室护士长、护理业务骨干、带教老师组成的科室临床护理带教小组。

明确教学任务　①临床护理教学领导小组负责临床护理教学工作的宏观管理，履行领导、指挥、协调、控制职能。包括建立教学联系制度、制订临床实习总

带教计划、制订实习护生及带教老师的奖惩制度、维护临床实习教学过程中相关参与者的合法权益等。②临床护理教学督导小组负责临床实习任务的组织实施，包括指导和规范临床教学活动、检查和监督临床教学落实情况、评价和总结临床教学效果，以保证高质量地完成临床实习计划。③科室临床护理带教小组负责本科室实习护生实习计划和教学任务的具体实施，包括入科教育、临床带教、护理查房、小讲课、出科考试等，并保证护理临床实践过程中患者的医疗安全及护理质量。

教学管理　包括以下方面。

护理部教学管理制度　①护理部设专人负责教学，按总体教学计划和实习大纲要求，具体落实临床实习有关事宜。②建立教学联系制度，经常与护理院系、带教老师互通信息，实行全程全面管理。③建立教学检查制度，定期下科室检查教学情况，及时解决实习过程中存在的问题。④制订带教老师的严格遴选制度，定期组织培训，以提高带教能力。⑤督促各科室带教老师牢固确立教学意识，增强医患沟通观念，积极说服相关患者配合护生临床实践活动；负责实施具体实习带教计划，对护生的考勤、考核、小讲课、护理查房、差错分析等详细登记，及时检查实习及计划落实的情况。⑥定期召开带教老师及实习组长座谈会，主动了解护生的思想动态和实习表现，及时反馈护生实习中的优缺点，并征求实习护生的意见和建议，不断改进教学工作。⑦做好物资及技术准备，使物品规范、齐全，并统一技术操作规程。⑧实习结束后，做好评估总结工作，评选

优秀带教教师和优秀实习护生，并给予表彰；对考核不合格或评价差的带教教师予以批评或取消带教资格。

实习护生管理制度　①护生应遵守医院各项规章制度。严格履行请假手续，做到按时上下班、不脱岗等。②上班应衣帽整洁，规范着装，佩戴工作牌；言语文明礼貌，以规范的职业行为上岗。③遵守医德医风，对患者服务热情，严禁接受患者财物。④在实习过程，应当尊重患者的知情同意权和隐私权。在临床实践活动之前，应尽到告知义务并得到相关患者的同意，不得损害患者的合法权益。⑤所有临床护理活动必须在临床带教教师监督、指导下进行，不得独自为患者提供临床护理服务。临床实践过程中产生的有关诊疗文字材料，必须经临床带教教师审核签名后才能作为正式医疗文件。⑥严格遵守操作规程和查对制度，如发生差错事故，应及时汇报处理。⑦按规定完成各科实习任务、鉴定和出科考试，积极参加护理部、科室组织的各类教学活动。⑧爱护医疗设施和仪器，如有损坏应该及时汇报并按有关规定处理。⑨对违反以上规定的，医院可视情节严重程度，给予相应处理并通知校方。

实习护生岗前培训制度①护生正式进入医院前应由护理部组织岗前培训。②岗前培训应有专人负责，制订详细的培训计划安排表，包括培训的目的、内容、时间、地点、人员、考核等。③培训时间可视情况而定。④培训内容主要包括医院概况、规章制度、医德规范及法律法规、职业素质教育、护理安全教育、实习管理规定、护理操作技术、护

理文书记录等。⑤各科室负责护生的入科教育，包括介绍本科室基本情况、专业特点、规章制度、工作制度、人员结构、物品放置及维护、实习计划要求等，使护生尽快熟悉和适应环境。

实习出科考试制度 ①由护士长、带教老师制订详细的出科考试计划并负责实施。②实习护生必须参加出科考试，不得无故缺考或旷考。如有特殊情况需经护理部批准，并参加补考。③出科考试内容必须涵盖本科室的专科理论知识和技能，包括理论和技能考核。④带教老师结合护生的平时表现和出科考试成绩，做好登记，认真评价护生在认知、技能和态度三方面的综合情况，并将出科考试成绩填入《毕业实习手册》，由科室护士长审核、签字。实习全部结束后，上交护理部审核。⑤出科考试不及格者必须安排补考。缺考、旷考、舞弊的护生按有关规定处理。

毕业实习鉴定制度 ①护生在科室实习结束后要进行自我鉴定，及时写好实习小结，并交予带教老师。②护士长召集带教老师，根据护生的实习态度、工作表现及出科成绩综合评议，填写科室鉴定并加盖科室公章。③实习结束时，护理部汇总各科室实习鉴定表，根据实习大纲和教学计划的执行情况、护生的实习表现，实事求是地做出总鉴定，加盖公章后交给护理院系。④实习成绩及鉴定杜绝弄虚作假，否则一律按不合格处理。⑤毕业实习鉴定不合格者，按学籍的有关规定处理。⑥实习鉴定表须用蓝黑色水笔填写，要求字迹工整，保持清洁，不得撕毁、涂改或丢失。

（姜小鹰 刘 敦）

jìnxiū hùshi guǎnlǐ

进修护士管理（management of nurse in advanced study） 以确保进修护士的培训能够有计划、有针对性地开展，切实提高其临床技能及综合素质为目标的管理。是临床护理教育管理的重要组成部分，是培养合格护理人才的重要保障。进修护士一般指为提高自己的业务水平而暂时离开工作岗位进一步学习的护士。进修护士应具备如下条件：①国家教育和卫生行政部门认可的正规院校毕业，执有护士执业证书，中专毕业的护士需具有 3 年以上的临床实践工作经验，大专或以上的护士需具有 1 年以上的临床实践工作经验。②具有系统的护理基础理论知识及一定的专科护理知识，能熟练掌握基础操作技能。

形成过程 进修护士管理伴随着护理管理、继续教育的形成和发展而逐渐成熟。19 世纪中下叶，基础后教育项目作为护士继续教育的唯一来源，主要是为护士在特定的临床领域提供培训，但对护士的教育背景不做任何要求，此阶段尚未建立进修护士的管理方式。20 世纪 30 年代初期，美国开始有了在职教育和在职进修的课程，明确规定其进修教育目标为培养护理管理人员、专科护士，并获得政府的支持和资助，当时虽未形成理论和管理体系，但体现了进修护士管理的萌芽。20 世纪 50 年代，越来越多的国家和医院开展了进修课程，规定进修护士由所在单位和进修医院的护理部及科室共同进行管理，至此，进修护士的管理模式开始逐渐趋于完善。1997 年，卫生部继续教育委员会颁布了《继续护理学教育试行办法》，明确规定了继续护理教育的对象、内容等，使

得各医院采取多种方式满足护士继续教育的需求。由于中国地域辽阔，各地区医疗护理水平和继续教育发展不平衡，护士进修成为继续护理学教育中的一种重要方式，也为边远地区和技术相对落后的医疗卫生机构中的护士提供一种学习、提高的途径，并纳入了临床护理教育管理的范围。2005 年卫生部颁布实施的《中国护理事业发展规划纲要（2005－2010 年）》中，提出了专科护士培养的方向和目标，使护士到设备先进、技术条件好、医院管理水平高的医院进修学习成为必然趋势，各级医院为进一步完善进修护士管理，规定了进修护士管理规章制度，旨在加强临床护理教育管理，确保培训效果和护理服务质量。

带教老师条件 ①具有主管护师或以上的职称。②有丰富的临床实践经验，广泛的护理专业知识，较强的护理操作能力和科研能力，良好的人际沟通技巧，并熟悉国内外专科护理的新技术、新进展。③掌握临床教育理论，熟悉常见的教学方法和技巧，根据进修护士的学历层次、专科背景选择不同的带教方法。④具有良好的职业道德和护士素质，热爱护理事业，能够以身作则，全心全意地为人民服务。

接纳进修护士的医院条件
①在国内进修的医院须为国（省）内的三级医院或专科医院，或拟进修的专业处于国（省）内领先地位。②申请出国培训的护士，应选择卫计委认可的国外知名医学院校、医院或相关科研机构。

管理措施 为加强进修护士管理，确保医疗护理服务质量，可从组织、思想、教学、学籍等方面进行管理。

组织管理 进修护士一般由医院教学办公室、护理部及科室共同管理。护理部作为进修护士的主要管理部门，具体负责进修护士的资质审核、专业素质考核、进修科室和时间安排及进修教学质量控制等。进修护士报到时需经护理部教研组进行考核，合格后方可办理进修手续。未经护理部审核，任何科室不得擅自接受进修护士。

思想管理 ①进修护士在进修期间必须认真遵守医院的各项规章制度。进修正式开始前，护理部应帮助其熟悉医院环境和学习相关的规章制度、护士行为规范，遵守医院着装要求，仪表规范，整洁大方，佩戴医院统一制作的胸卡。进修期间，进修护士须做到服务热情、态度和蔼、语言文明、举止规范，因服务态度差而造成医疗纠纷或不良影响的给予警告或要求做书面检讨；同时要严格执行护理工作的各项制度，严防差错、事故的发生，因个人原因发生护理差错、事故等情况后应及时向科室护士长汇报，视情节轻重予以批评教育或取消在本院的进修资格、退回原单位等处理。②进修护士应爱护医院公共设施，由于个人不负责任、不按规程操作，损坏的医疗器械由个人按有关规定进行赔偿，不得随意取出或复印进修医院的资料，同时离院前须办理离院手续，所借公物、书籍必须全部归还。

教学管理 ①接收进修任务的科室，根据进修护士的具体学习内容及专业，由科室护士长指定主管护师以上职称的人员带教，带教老师必须根据进修的时间、内容制订详细的带教计划，根据计划实施，保证带教质量。带教计划应一式两份，本科室和护理部各一份。带教计划中要确定2~3项专科护理操作技术为培训考核重点，要定期以授课、专题讲座、科室业务学习等方式组织进修护士学习专科知识，同时进修护士要积极参加科室及护理部组织的护理查房。②进修护士可参与所在科室值班，一般在进修并试用1个月后进行。在独立值班前，科室须对其进行岗前考核，考核内容包括医德医风、工作质量、业务水平、组织纪律性等，考核结果上报护理部，经护理部审核同意后方可独立值班。未能通过岗前考核的人员应相当于实习生参与护理工作，不得单独值班。若进修期间不遵守相关规定要求，科室提出意见经护理部批准后可终止其进修并将其退回原单位。凡进修护士书写后需存入病历中的文件，均应由带教老师或护士长修改并签字。③进修护士应严格按照计划在相关的科室进修，未经护理部同意不得自行调整进修科目，任何擅自跨科、跨专业进修者将给以终止进修并进行相应处理；在进修期间，原工作单位不得以任何理由更换进修人员，因各种原因而要求终止进修的护士，将不予以鉴定，且不退还进修费用。

学籍管理 ①为了确保进修护士掌握必要的知识和技能，每个科室进修时间一般不少于3个月，护士长管理进修不少于1个月。对于重要科室如手术室、急诊科、ICU、CCU、产房等科室进修时间为6个月，进修护士应按期完成进修学习任务，不得随意请假、外出、提前结束进修等。如遇特殊情况需请假，应由原单位向护理部提出申请，批准后准予休假离院，假期满后应按时返院并到护理部销假，进修时间顺延。病假须有医院诊断证明，经科室护士长签名后上报护理部备案。凡未经批准而擅自离开岗位或无故超假者按进修医院有关规定处理，情节严重者取消其进修资格。对进修期限不同的进修护士其病、事假期范围规定如下：进修期限为1年的护士不得超过1个月，超过1个月者不发结业证书；超过2个月者，取消进修资格。进修不足1年者，按比例计算。②进修考核应贯穿于整个进修学习过程的始终，考核的形式多种多样，应将护理部考核与科室考核、笔试与实际操作、过程性考核与总结性考核相结合。进修期间，护理部对其业务水平进行定期检查，进修期满应写小结，且要求进修护士认真做好自我鉴定，交给护士长，由护士长书写科室意见后交护理部签字盖章。各科护士长和病区护士长共同对进修护士的职业道德、纪律制度遵守情况和护理理论、操作技能进行考核和鉴定，考核合格者经护理部审核后，由护理部填写进修反馈表，颁发结业证书或进修证明。凡进修考核不合格或违纪者，一律不发结业证。

（姜小鹰 刘敦）

hùshi wàichū péixùn guǎnlǐ

护士外出培训管理（management of nurses sent away for training） 对护士通过院外短期强化训练方式，有针对性地提高专科理论与技能，接受新理论、新知识、新技术的培训过程的管理。它是培养合格专科护理人才的有效途径，也是医院护理教育的重要组成部分，最终目的是提高护士业务素质和护理服务水平，完善护理人才梯队建设。

形成过程 护士外出培训的发展与医学科学的飞速发展、教育理论的更新是分不开的。20 世纪以来，医学科学迅猛发展，通过多渠道进行观念的转变、知识的更新已是大势所趋。20 世纪后期，中国护理教育事业加快了发展的步伐，知识和人才的交流日趋频繁，护理学术团体成长壮大，使教育培训项目、学术交流、培训班在质和量两方面都得到很大的发展，为护士提供了更加广阔的学习和发展平台。1997 年，国家卫生部颁发了《继续护理学教育试行办法》和《继续护理学教育学分授予办法》，对继续护理学教育进行规范化管理，包括院外护理教育，各级医院也相继制订了《护士外出培训管理制度》。进入 21 世纪，专科护士的培养不断得到重视，更加丰富了护士外出培训的内容。

培训目的　通过到条件较好的预防、护理、科研、教学单位或学术组织进行有目的、有计划的学习，更新新理论、新知识、新技术和新方法，促进护士个人成长和业务能力的提高。

培训形式　常见的方式有短期培训班、外院专科进修、学术讲座和会议交流等。

护士资格审查　①遵纪守法，热爱护理事业，具备良好的医德医风，事业心强，熟练掌握本专业本学科的理论和技能，工作能力和业务水平好，身体素质好，具有良好的培养潜质。②具有护士执业资格证书。③具有中级及以上的专业技术职称。原则上不安排初级或规范化培训阶段的护士外出培训。④在上年度临床工作中，无投诉，无护理差错者。⑤出国培训者，须具备良好的外语沟通能力。⑥培训内容须与专业对口，原则上不允许跨专业、跨学科培训。⑦医院重点专业、

特色科室、急需人才的科室、拟开展新项目的科室优先考虑安排护士外出培训。护理业务骨干、有突出贡献的护士优先安排外出培训。⑧若因医院或科室业务发展需要，经院长办公会同意，培训人员可不受以上条件限制。

培训办理程序　①根据下发的本年度护士外出培训计划等相关文件精神，经确认符合外出培训条件的，并有培训需求的护士填写《护士外出培训申请书》，内容包括一般情况、教育背景、工作经历、拟培训类别、培训目标等。②护士将填写的《护士外出培训申请书》提交科室，征得科室主任或护士长同意，并签字。③将《护士外出培训申请书》提交护理部，征得护理部负责人的同意，并签字。④将签好字的《护士外出培训申请书》逐级提交给科教科、主管副院长、院长审核通过。⑤《护士外出培训申请书》一式三份，分别交由科教科、护理部、科室存档。

培训管理制度　①培训单位由医院联系，并进行资格评定。个人联系者，须事先取得医院同意，否则不予承认。原则上，选择国内知名度高的三级医院或专科医院，或拟培训学科处于国内领先水平者；出国培训的，选择国家卫生部认可的国外知名医学院校、医院或相关科研机构。参加的学术活动原则上应为中华医学会、中华护理学会、医院管理学会等国家级学会及其分会组织。②自觉遵守培训单位的各项规章制度，遵纪守法，恪守医德医风。若在外出培训期间违反规章制度或发生过失，后果自负；若因个人因素被培训单位退回的，应承担培训费用。③严格履行请假制度。若有特殊情况确需请假时，

需提交相关证明，办理请假手续。请假时间超过规定天数时，需经原单位的批准同意。未办理请假手续者，一律按旷工处理。④外出培训时间一般不超过 6 个月。培训期间应严格执行培训计划，确保培训任务的完成。若有特殊情况，需更改培训专业、提前或延期结束培训者，须向原单位提出书面申请，经科室、护理部、科教科、院领导逐级批准同意。⑤外出培训期间，工资照常发放。培训结束时，凭《结业证书》报销培训费等相关费用，具体按各医院财务相关规定执行。擅自更改培训专业、时间者，未完成培训计划者，未通过培训单位的考核者，未获得《结业证书》者，按医院有关规定处理。⑥护士培训结束时，须在规定时间内回单位报到，并将《结业证书》《学分证明》的复印件及个人鉴定、学习汇报等相关材料上交医院科教科。⑦护士返院后须组织学习心得交流会，汇报学习收获，讲授新理论、新技术、新知识、新方法，开展新技术、新项目等，做到一人学习，众人分享。表现突出者，按有关规定给予奖励。

（姜小鹰　刘　敦）

hùlǐ kēyán guǎnlǐ

护理科研管理（management of nursing research）　应用管理学的方法与理论，依据护理学的专业特点，对护理科研活动进行计划、组织、实施、控制等，以高效地实现预定目标，促进护理专业的发展与护理质量提高的过程。护理学研究的发展水平在很大程度上取决于护理科研管理的水平。护理科研人才的培养，护理科研的进步与发展，均与护理科研管理工作密切相关。

护理科研计划与实施管理

主要是指制订护理系统的全面科研规划、在科研选题与设计、科研申请以及具体实施过程中实施整体的监督与控制。具体的程序：①捕捉本专业的科研信息，定位于护理学中需要解决的理论和技术问题，制订长远科研规划和年度实施计划，做到因地制宜、切实可行并结合本系统的任务、条件、专科特点，制订切实可行的总体科研规划。②组织本系统内科研课题的申报与评审，可通过召开开题报告会的形式，邀请本领域内的专家、教授和科学管理人员共同评议。对所申报的课题的创新性、必要性、迫切性、可行性及可产生的社会效益等进行评价，同时对课题设计提出建设性意见。③定期召开会议，对课题的实施情况进行反馈与考核，深入了解研究方案的执行情况，发现问题及时提出改进意见，并组织阶段小结，从而对科研计划进行督促检查，确保各科研课题按计划完成。

护理科研成果管理　科研成果是指通过科学研究活动得到的富有创新内容的精神和物质生产产品。科研成果的管理包括科研成果的评议、鉴定、申报、登记、审查、应用、推广、考核、评价、奖励等，护理管理人员要具备成果管理的意识，鼓励广大护理人员做好成果申报与推广等各项工作。见护理科研成果管理。

护理科研档案管理　科研档案是整个科研活动的真实记录。科研档案的保存与科学管理也是科研管理工作的重要部分。护理管理人员应当指导护理科研人员做好科研资料的积累、整理和存档等工作。见护理科研档案管理。

护理科研经费管理　科研经费是指用于发展科学技术事业而支出的费用。科研经费的有效合理使用是保证科研活动完成的关键环节。见护理科研经费管理。

护理科研管理机构设立
①护理科研学术委员会：应由学术造诣较高、道德高尚的专家组成，且应兼有医学专家和护理专家，以 8～10 人最佳。主要负责本单位护理课题的预测、评估、论证、监督及指导工作。本单位内分管科研工作的助理员应是科研委员会的成员之一，负责处理医院护理科研管理中的事务性工作，并进行课题追踪管理。②伦理委员会：由 5～7 名医学专业人员、行政人员和至少 1 名非医学专业技术人员组成。主要任务是确保护理科研中有关涉及人体的伦理学问题，严格按国际上共同遵守的"人体试验准则"及其他有关规定进行论证，并且获得受试者的知情同意。③课题组：可实行组长负责制，根据课题任务专项分工，明确各成员责任，共同承担科研课题的研究工作，做好经费预算和分配以及资料的整理归档、科研成果的总结上报等工作。

护理科研人才培养与使用
护理科研人才必须经过培养，才能具备和不断提高科研能力，才能不断出成绩、出成果。可通过举办护理科研学习班、组织学习、编写或翻译科研相关书籍、进行专科学习、参加学术交流会等方式，鼓励护理科研人员了解学术动态，加强科研能力培养，从而造就一支护理科研的后备队伍。要搞好科研管理，科研管理者还必须对已有的科研人才实施动态管理，有效识别，合理使用，在年龄结构、专业结构、智能结构、职能结构等方面进行认真研究，建立一支老中青三代相结合的护理科研团队，从而促进各自最佳效能的发挥。具有高级技术职务的高年资护理人员（包括身体健康的离退休人员）具有丰富的临床经验，在科研中可起带头作用。中年科研人才对科研动态的把握更成熟，对科研方法与技术的掌握更深入，可以成为中坚力量。临床中的部分护士虽然科研基础较差，但科研意识强、主动要求上进，可创造更多的机会让其参与科研，使其成为后备力量。

护理科研制度制订　①科研计划与设计管理制度：护理科研工作必须要有所计划，科研计划制订后须上报上级单位经批准后才能实施。同时，上级单位还应对科研项目设计的先进性和实用性进行审查。一旦批准后，科研计划与设计必须严格执行，无特殊情况不可更改。②科研成果鉴定与推广制度：科研成果的鉴定是以科研项目的实践性、创新性及可推广性等水平而定。鉴定级别一般分国家级、部级、省级和基层级 4 级。由科研管理机构依据科学的标准对科研成果做出评价，并确定是否推广使用。③科研成果奖励制度：奖励分精神、物质奖励等形式。科研成果奖励，可记入科研人员的技术档案中。④科研材料管理制度：原始的科研资料是本科研项目经过科研设计、数据整理与分析、结论推理和做出结论的重要科学依据，是宝贵的科学财富，科研实施者在科研实施的全过程中应严格按要求书写、分类装订、整理和登记科研材料并存档。科研管理者应安排专人负责资料的妥善保管，所有材料的借阅都要有合理的手续，资料不可丢失或损坏。⑤科研仪器的使用保管制度：所有的科研仪器都应由专人负责保管，仪器的使用、维修和保养都应有明确的规章制度要求，制订损坏与丢失后的惩罚与赔偿规定。⑥科研工作总结报告制度：科研计划开始实施之后，应对科研题目和完成时间做出具体的考察规定，以便及时发现和解决科研过程中所出现的问题，以确保科研计划按时高效地完成。科研任务完成后，科研人员须写出科研成果总结报告，并申请鉴定、申报成果、推广应用成果或撰写论文。⑦学术交流制度：科研人员在科研任务完成后须在规定时间内积极参加各种学术交流活动，促进成果的推广和使用。

（刘华平）

hùlǐ kēyán xiàngmù guǎnlǐ

护理科研项目管理 （management of nursing research projects）

对以项目形式进行的科学研究活动进行立题申报、研究实施、总结评审的过程。依据科研经费来源，通常可分为国家课题、部级课题、省市级课题、单位课题和自选课题。课题管理是科研计划管理的中心环节，而项目管理是在课题管理基础上高一层次的管理。

研究项目的管理应遵循科学研究的基本过程来进行。护理科研项目的管理程序由立题申报、研究实施、总结评审3部分组成。

项目立题申报管理 即研究者通过预试验、文献检索、调查研究等方式确立研究题目，起草研究计划，通过本单位的初审，进行开题报告，通过专家论证；整理论证材料、组织申报、确定课题，鉴定研究合同等。

确定项目题目 题目可以分为两类，即主题与分题。研究工作既要有远景规划，又要有阶段目标。主题范围较大，需要长时间才能完成；分题是主题的一部分，一般在数月至1~2年内可以完成。阶段分题不要太多，以免分散力量。在确定好题目之前研究者必须了解本专业的科研信息，探索护理学新理论、新知识、新技术、新方法在临床护理工作中的应用及应用过程中所引发的问题，结合临床护理需要、解决临床问题，做好初步的调研，获得粗略的预测和估计。研究者也可以根据国家、省、地区的科研管理部门下发的规划或研究项目目标指南确立科研项目，同时还要考虑所选课题在理论上或实践中有无意义，以及本单位是否具备研究条件，即此研究是否必要、可行。题目一旦确定不可轻易更改。确定题目后由课题负责人设计具体的实施方案，方案中要说明本课题国内外现状与发展趋势、研究的具体实施步骤、研究中的各变量设计、各阶段的具体实施内容与目标、科研实施的物质基础（仪器、设备、场所、实验手段及经费支配），以及各步骤可能遇到的困难及具体解决方法等，并对可能产生的研究成果进行估计，将研究设计方案提交研究组讨论修订。经本单位学术委员会、伦理委员会审查后，再交研究人员复议，然后由学术委员会正式通过，并呈报上级领导部门备案。

开题报告与同行评议 为使科研项目更加完善，需邀请专家、教授和科研管理人员对科研项目展开同行评议，依照科学方法和程序进行评议与审定。报告会前向评审专家递交项目开题材料，做好评议前的准备工作。由研究项目的负责人做开题报告，详细介绍课题名称、课题负责人、负责人单位，研究目的和意义，国内外同类研究的现状和本课题的创新之处，文献检索情况，主要研究内容、拟解决的关键问题和预期目标，计划采用的实验方法、步骤、技术路线，总体进度和年度计划指标，现有基础（含仪器、试剂和技术）条件及经费的预算与分配情况，还要介绍项目组研究人员的学科、专业、学历、经历、擅长等情况。评议时，主要通过对课题的创新性和先进性、开发性和实用性、预见性以及社会效益进行评定，同时还要对项目设计中的研究方法、步骤是否得当，研究方案是否周密可行，经费和物资预算是否合理，研究的条件是否具备，预期结果能否实现等进行评价。

项目立项 项目经评议审定后批准立项，为保证科研项目的实施，还要与项目组签订合同，并纳入本单位的科研计划管理。在项目立项过程中可以引入竞争机制，实施科研课题公开招标制与合同承包制，有利于科研管理的宏观控制。

项目实施管理 研究项目批准立项后，科研管理门应积极督促项目负责人根据前期计划迅速组织科研项目的开展和实施。在计划实施过程中，也要及时对项目开展情况进行检查与督促，发现问题及时解决。管理措施：①明确分工，严格科研责任制：项目负责人对科研项目的开展、实施及完成负有全部责任，必须亲自参与全部或部分的具体研究工作，特别是关键的环节，要认真做好项目组科研工作的组织、指挥、协调工作，并对项目组所有成员进行考核。②实行经济核算，合理分配经费：项目确立后各项目组应做好本项目的科研经费预算，该工作由项目负责人主持，包括整个项目所需的总预算和年度预算，各主题和分题科研经费的分配。经费分配应做到专款专用，计划开支，注意节约，避免浪费。③定期检查，组织协作：除了项目组自查外，学术委员会应定期、不定期地了解研究项目的最新进展，定期在审阅项目执行情况报告表的基础上，深入到项目组进行实地监督检查：检查各指标完成的进度；已取得了哪些重要的阶段性成果，有哪些重要进展，发现了什么问题，是如何解决的；经费开支情况是否符合计划等。检查中要帮助项目组及时解决发现的问题，必要时对各参与研究单位予以指挥和协调。若发现有重大进展，应采取措施加以支持，必要时争取增加经费指标。如发现原来的开题论证有较大漏洞，研究工作停滞不前，则应暂时终止原计划，重新审查开题论证报告，以确定是否调整和撤销。对完成计划进展好的应给予表扬鼓励，对无故不完成计划与合同的，要取消条件支持或撤销计划与合同，必要时追查工作责任、经济责任，甚至法律责任。特殊情况处理：欲撤销或调整科研项目时，需要提请学术委员会及有关上级业务领导部门批准，以体现实施计划的严肃性。在此阶段还应注意督促项目组完成科研资料的备份、整理与归档工作。

总结评审管理 总结评审阶段的管理工作主要包括完成项目的总结，撰写研究报告、论文，组织成果鉴定，以及申报研究成果，申报奖励等。科研管理部门在项目成果申报与鉴定过程中必须严格把好审查关，专家组把好学术水平质量关，院学术委员会或同行专家负责对申报项目进行

全面审核和评议。

（刘华平）

hùlǐ kēyán jīngfèi guǎnlǐ

护理科研经费管理（management of nursing research funds）

对用于发展护理科学技术事业所支出的费用进行计划、分配、使用、监督等的过程。科研经费管理是护理科研管理的关键环节，是科学研究工作的重要组成部分之一。护理科研工作能否顺利高质量地完成一定程度上取决于科研经费的合理、有效地使用。

科研经费来源 包括上级拨款、拨款外经费来源，主要有国家科学技术委员会基金、国家经济贸易委员会基金、国家教育委员会基金、国家自然科学基金、国家青年自然科学基金、国家开放实验室基金、国家卫生计生委等部门基金、省市自然科学基金等专项基金、国际基金部门的有关基金等、承担外单位委托研究的科研基金、科技成果转让费、银行贷款、资助的科研经费等。

科研经费使用范围与原则 科研经费的使用范围主要包括专业设备、仪器、试剂、药品、实验动物、原材料、科研协助费和业务费用等。在科研经费的使用中应遵循如下原则：①政策性原则：这是首要原则。从项目开始时的经费预算到项目结束时的经费结算，都必须符合国家和地方的财政法律的规定，坚决制止任何不符合财政法律规定的行为，保证科研活动中财务活动的正常实施。②计划性原则：科研工作中的任何资金活动，都必须有具体详实的预算，必须做到先计划后开支，以保证经费的合理使用，避免造成经济损失，保证科研工作顺利进行。③节约性原则：在科研活动中，要最大限度地节省

人力、物力和财力。对仪器设备购置及其他消耗性开支，要严格审核；对设备经常检修保养，严格遵守操作规程；定期清点库存物资，充分利用，减少自然损耗，防止损坏丢失。④监督性原则：科研经费应列专项财务管理，专款专用。财务部门和科技管理部门应制订必要的检查、监督制度，定期检查课题的进展和经费使用情况。

科研经费核算 课题经费预算主要包括整个课题所需投资的总预算和分年度预算、各种仪器设备费、实验材料费、临床观察费、随访费等。编制科研课题预算，是在上报科研课题时，课题负责人根据科研课题需要具备的条件，提出申请解决的经费总数及详细的开支预算。对所需仪器设备，应注明名称、规格、型号、产地、数量、价格、主要用途及解决途径。科研经费的决算主要检查在执行科研计划过程中，科研经费的使用是否遵循批准的预算开支，项目组应根据项目收支账逐项计算，然后填写经费决算报表。从事科研管理工作的人员，应把决算过程视为财经纪律的检查过程。要注意总结经费管理工作经验，以便提高科研经费的使用效率。要建立项目收支本，实行专款专用：经过批准的项目核算经费，是控制课题经费开支的基本款项，为了发挥项目组的积极作用，按主题和各分题项目分别建立账目，以便精打细算，节约开支。在科研项目研究活动中，财务部门分管科研课题经费的会计，要按时在课题经费收支栏内登记项目研究活动中所支付的各项数量金额，项目组对支出与预算数额应经常对照，发现问题及时纠正，以保证科研活动按计划

进行。

注意事项 ①要做好监督：对科研经费的监督主要是在科研经费使用的各项活动中进行。其次，对科研工作的投入、产出要适时地进行核算，以便考察科研成果的消费与收益。另外，要及时、准确地做好经费使用报表，为相关管理部门把关提供详细的数据。②要正确对待科研项目的经济效益：应正确对待基础研究、应用研究和发展研究三种不同特点科研项目的经济效益。科学发展的历史表明，基础学科的发展，为应用科学不断开辟发展途径。因此，对基础研究进行经费核算时不能片面追求经济效益而控制经费。对应用研究以及发展研究的经济核算，也不能千篇一律。③要正确处理科研管理职能部门和财务部门的关系：在进行经费管理时，科研职能部门与财务部门要通力合作，按照科研规律和经济规律办事。特别要注意发挥财务管理部门人员的积极性，让他们参与对科研经费使用的重大决策，搞好课题经济核算，把经济核算和经济责任制结合起来。

(刘华平)

hùlǐ kēyán chéngguǒ guǎnlǐ

护理科研成果管理（management of nursing research achievements）

对护理科技工作者劳动的结晶进行总结、鉴定、奖励申报、推广应用等的过程。科研成果的管理，对指导临床实践，提高护理质量、促进护理学的现代化具有十分重要的意义。

科研成果总结 在研究工作结束或告一段落时，由项目组负责人组织相应的科研人员，对研究过程中所获得的资料进行科学地整理与加工，使数据更加系统化、条理化，为进一步的统计分析提供条件。统计分析就是运用统计学的方法对数据加以对比，排除事件的偶然性，捕捉事件的规律性，从而得出一定的结论，验证某一项假说，阐明这项研究的意义和价值。每个项目无论是否得到阳性的预期结果，都必须撰写学术性总结报告或学术论文。

科研成果鉴定 科研成果经过至少1~2年的实践考核和检验后，若可以证明其结论或结果是可以重复的，就可以申请成果鉴定。由学术委员会负责组织科研成果的鉴定。成果鉴定根据层级与规模可分为基层、省级、跨省的组织鉴定；根据鉴定形式可以分为函审鉴定、检测鉴定、会议鉴定等多种形式。成果鉴定涉及的学科数量也各不相同，因而参与鉴定的人员及采取的形式和方法也不尽相同。一般鉴定方法：①邀请5位以上的同行专家或与本专业联系紧密的专家教授组成鉴定小组，并推选出一个为主持人。②由项目组负责人介绍成果内容，以口头报告、幻灯、投影、电影、录像、实物展示等多种形式逐项报告设计思路、所采用的科研方法、使用的材料与工具、研究进行过程中遇到的问题，以及当前国内外这方面的研究动态，并提出申请评定的理由。然后专家组用背靠背的方法进行讨论、评论，提出鉴定意见，并写出小组评语。无论采取何种鉴定形式均应对科技成果的成熟性，科技成果的水平（包括成果中发明创造的难易度和形式），科技成果的应用范围，推广应用的可行性及其经济效益和社会效益，科技成果的技术保密要点、范围及密级，存在的缺点和建议等进行分析评估。科研成果的鉴定须在论文或专著发表一年后，并得到同行专家公认或经他人实验验证后进行。应用技术成果的鉴定在结束实验研究后，经一定范围试用或验证，确能证明其可行性和效果时进行。软科学成果的鉴定一般在经有关部门采纳应用，并经实践验证后进行。拟申请专利的科技成果，不应先组织鉴定，应先申请专利。

研究成果奖励申报 根据《国家科学技术奖励条例》和《科学技术奖励制度改革方案》的精神，1999年国家科技部颁布了《国家科学技术奖励条例实施细则》《省、部级科学技术奖励管理办法》《社会力量设立科学技术奖管理办法》，对中国的科学技术奖励制度做出了重要的改革和调整。①研究成果奖励类别：国务院设立国家最高科学技术奖、国家自然科学技术奖、国家技术发明奖、国家科学技术进步奖、中华人民共和国国际科学技术合作奖。国家最高科学技术奖奖励在当代技术前沿取得重大突破或者在科学技术发展中有卓越建树，在科学技术创新、科学技术成果转化和高技术产业化中创造巨大经济效益或者社会效益的科学技术工作者。国家最高科学技术奖、中华人民共和国国际科学技术合作奖不分等级。国家自然科学奖、国家技术发明奖、国家技术进步奖分为一等奖、二等奖2个等级，对做出特别重大科学发现或者技术发明的公民，对完成具有特别重大意义的科学技术工程、计划、项目等做出突出贡献的公民、组织，可以授予特等奖。②申报程序：由完成单位按隶属关系逐级向上级主管部门申报。中央、国务院部委所属科研院所、大专院校、企业等完成的科技成果及其完成人，可以在成果实施应用地或者本机构所在地参加省级科学技术奖的评审。国家及省受理部门对基层申报的科技成果进行审查、登记、组织评审，对符合奖励的项目给予奖励。③申报要求：按照《关于科学技术研究成果管理规定》的要求，申报的每项成果均应附送以下材料：科学技术研究成果报告表、技术鉴定证书、研究试验报告或调查考察报告、学术论文（科学论著）相关的技术资料、成果推广应用方案。

科研成果应用与推广 医学科研成果只有被广泛应用，才能实现科研的最终目的。科研的最终目的是通过成果的应用与推广，取得社会效益和经济效益，提高护理质量及学术水平。所以，科研成果的推广与应用是检验科研成果的科学性、成熟性、可靠性及适用性的重要方法。科研成果的推广与应用，一是指努力将本单位的成果推向护理、医疗等一线，二是指引进、消化、吸收国内外已有的新成果，特别要引进高新技术成果。科研成果主要通过学术报告、刊物发表、出版专著、举办学习班、现场示教，或者采用有偿转让、产品展销、试生产、扩大试用等方法推广应用。但并非所有的科研成果都适合推广与应用，必须具备如下条件：技术上必须是成熟的、安全的；经过技术鉴定，有的经过定型，必须适应医药卫生工作的客观需要，在应用中能收到实际效果；要具备一定的推广应用的物质条件。在成果的推广与应用过程中研究单位和科研管理部门应确保成果成熟、安全、可靠、适用，并向使用单位推荐和介绍研究成果、传授技术、提供图纸和技术资料、培训技术人员，并给予现场技术指导等。使用单位和使用主管部门应负责制订科技成果的

推广应用计划，努力掌握研究单位传授的技术，使计划付诸实施，并将推广应用中对成果的改进意见向研究单位反映。根据科学研究成果的不同类型须采取不同的方法和途径进行推广应用：①科学理论成果：主要采用学术报告、刊物发表、出版学术专著等方法进行交流推广。②新技术、新工艺、新方法类成果：研究单位可以有针对性地举办技术讲习班、培训班，促进其推广应用。③实物性成果：如有特殊用途的试剂、材料、文件、仪器、设备等，以及生产单位还不能大批生产的某些精度要求高、技术先进的大型仪器设备等研究成果，可以通过具有一定的研制能力的科研单位，将其进行小批量试制、生产，使研究成果尽快得到推广应用。

（刘华平）

hùlǐ kēyán dàng'àn guǎnlǐ

护理科研档案管理（management of nursing research records） 对护理科研档案进行完整保存、整理分类、鉴定、借阅、统计、保密、销毁等的过程。科研档案是指在自然科学研究生产技术、基本建设等活动中形成的应归档保存的图纸、图表或文字资料、计算材料、照片、影像、录音带等科研文件材料。护理科研档案具有以下学科特点：①成套性强且专题突出。②周期长且连续性强。③专业性强且学科突出、系统性强。④数量庞大，载体形式多样。⑤重大课题涉及学科综合性强且项目协作多。科研档案是科研活动的真实历史记录，是科研工作的一个组成部分，有条件的单位应设专职人员负责。

档案范围 ①科研管理部的档案：主要有上级及本院有关科研行政管理工作文件，各项护理

科研管理条例，上级及本院有关科研工作计划、规划、请求、批复等，历年护理科研开题项目资料及申请科研经费情况，科研学习及讲座资料，研究成果申报等。②实验室档案：主要有实验室管理工作文件，实验室建设和规划，经费预算和支出，仪器设备管理档案等。③课题科研档案：主要有课题申请书、开题报告、科研记录、工作总结、科研报告、论文、专著等。

立卷归档要求 ①科研档案的收集工作应贯穿于科研活动的全过程。自项目开展之初，全体科研人员就须具备科研技术资料及时归档的意识，及时完成档案的整理和完善工作。凡完成的科研项目，必须按项目建立完善的技术档案。项目负责人也应当是该项目建档归档的负责人，项目结束后，迅速组织人员完成整理归档工作。②如果研究周期较长，可将归档工作分阶段执行，待项目结束后再综合整理归档。③不论研究工作是否成功，是否完成，科研档案材料均应全部保存。技术档案必须做到完整、准确、系统，有签署、密级、保管期限等。在科研成果的鉴定、推广及评奖时，应同时检查科研档案是否完整、准确，若发现问题则应不予鉴定、推广和评奖。

档案整理 把收集起来的科研档案加以分门别类、系统排列和科学编目，使之便于保管和利用的过程就是科研档案的整理过程。科研档案整理工作包括如下内容：①科研档案的系统整理：科研档案的整理是科研档案工作的基础工作。整理应遵循科研档案的自然形成规律，保持科研文件材料之间的有机联系，便于保管和利用。②科研档案的编目：

通过一定的形式和要求，使整理的成果更加系统化较固定地呈现。并按科研档案保管单位进行案卷的编目和编制科研档案目录。保管单位的编目是编制档案目录的基础，所以档案目录是在保管单位编目之后进行，它概括和综合了整个系统整体的成果。

（刘华平）

kēshì hùlǐ guǎnlǐ

科室护理管理

（nursing management in department） 通过组织、协调、控制，使医院各科室各项工作有机结合起来，达到协同运行的过程。它是医院护理管理的基本组成单位，其管理质量影响医院管理水平。

形成过程 科室护理管理是护理管理的一个重要分支，随着护理管理的发展而逐渐成熟。20世纪70年代，科室护理管理提出"四化"，即组织科学化、工作制度化、操作规范化、设置规格化，为患者创造一个清洁、整齐、安静、舒适、安全的治疗休养环境。1978年，首届全国基础护理学术会议在山东召开，充分肯定了护理工作取得的成绩，同时对护理工作提出了更高的要求。会议提出应加强护理指挥系统，提高护理质量和加强护理教育。1980年卫生部颁发了《加强护理工作的意见》文件，提出在医院各科室设置科室护士长，负责本科室的行政管理和护理工作，并健全科室护理管理制度，促进了科室护理管理的发展。21世纪以来，护理管理的发展进入成熟阶段。为满足和符合新形势护理管理的需求，实现护理管理目标，科室护理管理在动态变化的环境中不断改进，日趋成熟。

特点 ①病情的复杂性：住院患者多因病情危重、疑难、复杂而入院，因此，对患者的综合处理，尤其对危重患者的抢救、监护工作为科室护理管理的重点之一。②诊疗的系统性：住院患者的诊疗包括诊断、治疗、康复3个过程，疾病的转归有一定的规律性。为提高诊断符合率、疾病治愈率、床位周转率，应根据系统原则对患者的检查、观察、诊断、治疗、护理实现标准化和规范化管理。③工作的协调性：现代化医院住院患者的诊疗不仅需要有高超的技术、丰富的临床经验，还需要医师、护士、技术人员之间密切配合，协同一致才能完成繁重复杂的工作。④服务的综合性：患者在接受诊疗过程中需要住院一段时间，科室对住院患者的服务除提供医疗服务外还需提供生活服务，因此，在医院各部门的支持下，做好综合性的服务工作是提高护理质量的重要环节。

标准化管理 ①科室管理制度化：科室的各项工作均须有科学管理制度。医疗卫生工作日益纳入法制化管理的轨道，更需健全各项管理制度，并要求全体医务人员严格执行。②操作技术规范化：规范化是指操作技术工作中的原则性规定，如制订护理操作的统一标准、护理常规，按这些标准和常规去做，可以减少工作的盲目性和随意性，保证护理质量，避免差错事故的发生，提高工作效率。③科室设置规格化：全院各科室的布局、床位的安排、设备配置、医护办公室布置、各种车辆、抢救药物、呼救信号系统等，尽可能按照统一的规格、统一陈设安排和建设，使病区整洁舒适、美观大方、井然有序，给患者创造一个良好的环境，方便医护人员的诊治工作。新建造的医院更应从整体建筑、室内布局方面制订统一标准。

管理制度 包括以下几方面。

病区工作管理制度 ①各护理单元实行护士长负责制，护士长在护理部、科护士长领导及科主任业务指导下，负责全病区护理工作。②各护理单元应有各级护理人员岗位职责、工作流程、质量标准、操作规范、疾病护理常规等，并严格执行。③各护理单元须有与护理部相对应的护理质量、安全、教学等匹配的兼职人员，并认真履行职责。④各种抢救设备、仪器、物品，定点放置，专人管理，定时清点，定期检查、维护，定量供应，呈备用状态。⑤加强病区药品管理，严格执行药品、制剂分类管理，各类药品管理符合要求。⑥病区设施安全、规范，物品放置有序，位置固定，病区仪器、设备除全院调配外未经护士长同意，不得随意外借挪用或任意搬动，禁止使用电炉、明火，病房冰箱不准放置私人物品。病区保持整齐、舒适、安全、安静，避免噪声，禁止吸烟，工作人员做到走路轻、说话轻、开门关门轻、操作轻。⑦病区使用护理部统一标识、指示、警示牌，提示牌应醒目、清晰、明确、温馨，使用规范，病区走廊、各出入口、通道保持通畅、安全。⑧加强对患者及陪护人员安全知识教育和管理，确保人身及财产安全。⑨病区应备有护理安全约束保护用具及轮椅、平车等，并保持功能良好，使用安全方便。⑩病区财产、设备、精密贵重仪器，建立账目，定期清点，有记录，如有损毁或遗失应及时查明原因，及时维修，保证安全使用，指定专人管理。管理人员变动时，应办妥交接手续。

⑪病区每天按时进行卫生清扫，保持病区清洁卫生，注意通风。住院患者要穿病员服，病床单位的被套、床单、枕套定时换洗，保持清洁卫生。出院后，按医院感染要求进行终末处理。⑫上班期间医务人员必须穿工作服，戴工作帽，着装整洁，进行无菌操作时必须戴口罩，不准在办公室聊天、打闹嬉笑、玩牌等，无特殊情况不准打私人电话，不准干私活和看非医学书籍、报纸、杂志。⑬定期对患者及家属进行健康教育、科普知识宣传，定期召开座谈会沟通交流，征求意见，改进工作，做好陪护的管理工作。⑭督促患者自觉遵守住院规则，患者未经许可不得进入办公室及治疗室等工作场所，未经医生或护士同意不得随意离开病房。⑮护士长负责召开本护理单元护士工作讨论会或护理质量讲评会。⑯住院病历不得随意带出病房，病历存放柜应加锁保管、防止丢失。患者资料要及时归档，必要时交给患者保存。所有医疗记录，未经医务人员同意，患者及家属不得翻阅。⑰各班须做好病房内的安全管理，注意防火、防盗，防止意外事件发生。⑱告知入院患者勿将贵重物品、机密文件及大量现金带入病房，手术前贵重物品交给家属保管。

护理质量自控管理制度

①护理质量管理是护士长工作的核心和重点，护理质量自控是维持质量稳定和不断提升的根基。因此，各病区的护士长必须不断强化质量意识，将质量管理落实到位。②护理质量受每位护士的护理行为影响。因此，要充分发挥每位护士的主观能动性，加强教育，培养每位护士自觉依照标准和制度努力工作的好习惯。③病区可参照护理质量管理委员会的相应项目，成立与其匹配的病区质控小组，在护士长直接领导下，每个月各小组进行不定期的检查、评估、记录，及时做好资料整理、反馈，充分发挥一级质量监控网络的作用。④病区每个月至少召开一次质量分析、讲评会，出席人数≥80%，质量分析、讲评要有实效，有整改措施并积极落实。⑤各病区应以正确的态度迎检，配合护理部质量管理委员会各组对病区护理质量进行监控，对查处的问题应虚心接受，积极整改。

临床教学管理制度

①各科均应针对不同学历的实习学生配备不同资质的带教老师。带教老师必须具备良好的职业素质和专业技术水平，热爱教学，关爱学生。②各科必须按照学校实习大纲，认真带教，严格落实。对罕见病、疑难少见的技术操作，应及时组织现场病例讨论、教学、查房、观摩等，尽力拓宽实习生的视野，增强感性认识。③加强理论联系实际，注重技能和工作能力的培养，各科室应如期完成实习小讲课、操作演习、常用设备的应用辅导。④贯彻教、学相济原则，尊重学生，调动学生的积极性和主动性，营造良好的学习氛围。病区酌情组织专题讨论会、教学查房等活动，并实施预先告示制，让学生做好充分准备，积极参与，大胆发表意见，培育良好的学习氛围。⑤带教老师必须处处以身作则，为人师表，全面施教。⑥督导学生严格遵守医院各项规章制度，不得随意请假、调班。⑦按期完成出科考评。

病区安全管理制度

有健全的护理安全告知制度，有规范的护理安全警示制度，有护理安全制度，有安全措施和保护用具，有完善的安全检查制度，有严格的护理缺陷管理制度及上报流程，有护理危险防范预案和应急处理流程。

健康教育管理制度

①患者入院后，首诊护士应热情接待安置患者，并在入院48小时内对患者或家属进行入院介绍，包括病区环境、疾病相关知识、生活作息制度、饮食、安全等有关事宜，介绍时应做到语言通俗易懂，态度平易近人。②结合每位患者具体情况，制订有关疾病治疗、饮食、用药、护理、功能锻炼及注意事项等健康教育计划，分阶段实施，并及时评估患者认识水平和自我管理现状。③结合病区收治的病种、季节变化等特点，对病区患者、家属、陪护进行健康知识普及和安全防范教育，也可利用工休座谈会进行相关知识的传播。④病区备有通俗易懂的健康教育手册、宣传册供患者自行阅读。⑤各病区备有展板，进行专科疾病健康教育知识普及，展板做到标题醒目、图文并茂。⑥患者出院前，责任护士必须做好出院前健康指导，如出院后药物治疗的重要性，药物的疗效、剂量、不良反应及饮食起居、康复训练、复诊等事宜。⑦护士长、护理部定期对患者健康教育实施情况进行评估、调查，并及时反馈评估结果，确保健康教育的覆盖率和知晓率符合医院质量标准。

药物保管制度

①分类放置：病房储备的药品按内服、外用、注射、剧毒等分类。贵重药、麻醉药品、医疗用毒性药品、精神性药品、放射性药品及药品类易制毒化学品等特殊药品应专门存放，标识清楚，加锁保管，专人负责，登记使用，并进行班班交

接。对高浓度电解质、化疗药物等特殊药品要有醒目标识，设立专门存放区域。②标识清晰：药瓶或药盒标签清晰，注明药物名称、剂量、浓度，字迹模糊及时更换。对包装相似、听似、看似药品，以及多规格或多剂型的药品存放要有明晰的警示标识。③定期检查药物质量、有效期，并根据有效期的先后顺序使用。药物超过有效期，或有沉淀、浑浊、异味、变色、潮解、发霉等情况均不可使用。④妥善保管：根据药物性质保管，容易挥发、易潮解或风化的药物装在瓶子内盖紧。易氧化或遇光易变质的药物应装在有色瓶中盖紧或用黑纸遮盖，放于阴凉处。易被热破坏的某些生物制品，要根据其性质或者储存条件进行冷藏保存处理（冰箱冷藏温度一般为 2~10℃，医用冰箱冷藏温度范围 2~8℃）。各类中药应放置在阴凉干燥处，芳香性药品应密封保存。

医疗文件管理制度 ①由病房护士负责医疗文件的管理，护士长不在时，由主班护士负责管理。各班护士均须按管理要求执行。②各病房应当严格管理医疗文件，病历中各种表格应排列整齐，病历不得随意放置，应放置于病历柜内并上锁，病历用后必须归还原处，严禁任何人涂改、伪造、隐匿、销毁、抢夺、盗取病历。③患者不得翻阅病历及自行携带病历出病区。住院病历因医疗活动或复印、复制等需要带离病区时，由病区指定专门人员负责携带和保管。④患者出院或死亡后，病历须按规定排列整齐，由病案室负责保管。

工休座谈会制度 ①工休座谈会每个月召开一次，由护士长或其他指定的高年资护士召开。②工休座谈会除向患者宣传医院制度及开展健康教育外，应着重听取患者对医疗、护理、饮食、服务态度和管理工作的意见和建议，征集患者家属的意见时要落实到具体的人和事，并据此改善和提高工作质量。③开会前两天，召集人应通知患者代表收集意见和建议。④临床科室应建立工休座谈会记录本，每次记录应由患者代表签字。⑤对患者的意见和建议能够改进和采纳的应及时协调有关部门及人员解决。因故暂时不能改进和采纳的应向患者解释，并取得患者的谅解。⑥有关部门和人员接到临床科室送交的意见后应在 3 个工作日内做出反应，并做出处理。由临床科室负责人及时向患者代表反馈。⑦医务人员不得因患者意见提及自己或同事而以任何方式刁难及报复患者。

（孙　红　戴雪松）

ménzhěnbù hùlǐ guǎnlǐ
门诊部护理管理（nursing management in out-patient departement）
根据门诊部工作的特点、性质和规律，以提高门诊部工作质量对门诊部人力资源、设备、环境进行规划、组织、协调、控制并发挥门诊部最大职能的护理实践过程。

形成过程 门诊部护理管理形成过程与医院的发展密切相关。近年来，随着医院信息系统的发展，门诊部护理管理工作更加深入，工作效率也得到了进一步提升。

基本内容 包括以下方面。

门诊部科室设置 门诊部科室设置包括临床科室与医技科室。不同等级医院以及综合、专科医院设置的科室有所不同。对于三级综合医院来说，门诊部设置的临床科室一般有急诊科、内科、外科、妇产科、儿科、中医科、耳鼻喉科、口腔科、眼科、皮肤科、康复科、麻醉科等。科室内应制订各项规章制度、岗位职责及人员配备要求，有国家制定或认可的医疗护理技术操作规程，制订防范、处理医疗事故的预案，并成册使用，有与开展的诊疗科目相应的医疗设备。医技科室至少设有药剂科、检验科、放射科、病理科、输血科、核医学科、理疗科、病案室、营养部以及相应的临床功能检查室。

就诊秩序管理 门诊部是患者就诊的第一站，各患者都希望得到早期诊断、早期治疗，如果就诊秩序混乱，无人管理，无疑会使患者感到更加焦虑、无助、焦躁而产生不健康的心理状态，容易引起医疗纠纷，同时也会削弱患者对医院的信任度，因此，就诊秩序管理尤为重要。作为护理管理者，就诊秩序管理须人性化和科学化：①大力推行患者微信挂号、114预约、自助挂号机挂号，简化门诊流程。②就诊大厅设置咨询台和醒目的标志，并配备一定数量的导诊护士。③接诊护士应以热情、耐心、和蔼的态度对待每位患者，对每位患者一视同仁；尽量了解患者心态，做好心理疏导，满足患者的各种合理需要。④合理安排护士人力，做好预检分诊工作，有计划有组织地疏导患者；老年人、18 岁以下的未成年人等可考虑优先安排就诊；病情危重患者可提前就诊或送急诊室处理。⑤应用分诊呼叫系统，提高工作效率。

消毒隔离管理 门诊就诊患者病种多，有感染性疾病，也可能有传染性疾病，很容易造成患者与健康人之间的交叉感染，也可能造成患者再度感染，因此预防交叉感染，做好消毒隔离工作的管理是门诊部护理管理的一项重要任务。各科室护士应认真执行医院消毒隔离制度及院感监控制度，及时发现、隔离传染病患者并上报。传染病患者与非传染病患者应分设诊室、洗手间、治疗室。治疗室、手术室、换药室护士应严格执行无菌技术操作，严格无菌物品的使用和管理，定期进行空气、无菌物品的细菌检测试验，操作过程中加强个人防护。医疗废弃物严格按照感控要求处理。

门诊流程管理 门诊流程是指患者到医院就诊的全过程。见门诊流程护理管理。

专科护士门诊管理 随着医学模式的转变和临床新业务、新技术的开展，护理的发展已走上专科化道路，国内的大型医院陆续开办了糖尿病护理、PICC护理、肿瘤护理及造口伤口护理等专科护士门诊，其管理主要涉及以下几个方面：①诊室选择：以方便患者和操作为原则。一般情况下，造口护理门诊安排在外科诊室，与离换药室较近的地方；糖尿病门诊安排在内科诊室，与内分泌科诊室放在一起较好；管道门诊安排在有治疗室的地方，便于操作。②建立和完善专科护理门诊制度，确定专科护士职责，按章办事，落实质量。③确定开诊时间：可根据患者量和坐诊护士的人力酌情安排。④上岗资质：由进行过专科操作规范培训并取得相应专业资格认证的专科护士上岗。⑤服务范畴：主要进行相应的专科护理，提供相关知识的咨询及各种健康宣教，同时担负门诊或全院疑难病例的会诊，协助解决相应的并发症。⑥患者档

案管理：建立患者档案，包含患者的一般情况、病情及专科护理情况并妥善保管。⑦加强专科培训，引进先进经验，提升专业水平。

特需门诊护理管理 特需门诊是应时代和社会的需要，为方便患者就诊体检，开发医院优质医疗人力资源，确保医疗护理服务质量，为有特殊需要的患者开辟的优质高效的诊疗门诊。特需门诊护士应具备较强的协调能力，合理安排专家的出诊时间，使患者及时就医。同时，还应做到正确分诊，并向患者提供各位专家的专业特长。此外，到特需门诊就诊的患者的病情及背景都较为复杂，很容易涉及患者的隐私，因此，特需门诊对尊重患者隐私权有更高的要求。最后，到特需门诊就诊的患者对医疗护理服务有更高的需求，护理工作理应做得更加仔细周全，在各个环节都反映出高质量的护理服务质量。

（孙 红 聂圣肖）

ménzhěn liúchéng hùlǐ guǎnlǐ
门诊流程护理管理（nursing management of out-patient service process） 对患者到医院的整个就诊过程进行全方位的持续质量改进的护理实践过程。

形成过程 在国外，流程管理已经被成功地引入到了很多医院和卫生保健系统，用以对其作业流程进行重组。瑞典的Stockholm医院是首先系统应用工业企业管理技术的医疗机构之一，但当时仅用于手术流程的重组。从20世纪90年代末开始，中国学者也开始注重对医院管理流程的研究和尝试。传统门诊的服务模式为患者挂号、候诊、就诊、缴费、检查、取检查结果、诊室复诊、缴费取药等。随着人们对医疗服

务需求的不断提升，人们对服务质量的期望也在不断提高，传统的门诊护理服务已经不能满足现代化医院建设的需求，护理信息化建设是适应现代化医院建设发展的必然结果，与之同时，门诊流程也在不断改变，以提升工作效率。

基本内容 包括以下方面。

门诊流程 患者到医院就诊，从挂号、候诊、就诊到缴费、检查、取药、治疗的全过程。这种传统就诊流程因每个环节都需排队，存在着"三长一短"现象（即挂号、候诊、处置等候时间长，看病时间短），从而浪费患者时间、影响医患关系。随着医院信息化的发展，门诊流程也在逐渐得到优化。如患者可以采取微信、医院的自助挂号机、114平台等多种渠道挂号，从而缩短了挂号排队时间。同时，患者的挂号条上也可以显示就诊诊室的位置，患者到就诊分诊台报到后，分诊叫号系统将按挂号先后自动对其分科排序，并在不同诊区分诊屏幕上提示就诊诊室及医生、前面还有多少患者未就诊等，使患者候诊时"心中有数"；在就诊时，优化医生工作站，实施"无纸化"网络实时传输等。

管理体系 门诊护理流程应有专门的护理管理者及相应的流程管理成员，他们对门诊患者的护理服务有清晰思路，可以及时发现流程中的问题，为流程的改进提出建议，从而形成更科学的流程。

管理原则 ①以患者为中心：明确建立流程的目的，从患者的角度安排就诊流程。②安全有效原则：制订流程、改造流程等的目的之一是确保患者更加安全，不可发生因流程问题而造成患者

机体结构或功能上障碍、缺陷或死亡等情况。③注重效率。④以效益为核心：关注流程制订或优化后的社会效益、经济效益等。

管理过程 ①制订流程：制订门诊各项护理工作流程，使门诊护理工作规范化。②规范流程：对现有的门诊护理工作流程进行规范，分析现有护理工作的步骤，提出一系列可以提高工作效率、方便患者的工作程序。③优化流程：对已存在的门诊护理工作流程进行合理的分析，以发现问题，优化流程。优化的流程应以患者为中心，改进后的流程效果显著。④再造流程：对原有的护理流程进行科学严谨的思考和分析，对于一些完全无法实现或有严重缺陷的流程，通过对其构成要素的整合、重组、删减，形成更合理的流程，从而方便患者的就医过程。⑤流程绩效的衡量：通过对流程的完善，按照最初制订流程的目标，通过数量、质量、成本、时间、风险进行绩效的衡量。

管理模式 ①传统管理模式：关注部门的职能完成程度和垂直性的管理控制，各部门之间的职能行为往往缺少完整有机的联系。各科室分工明确，但缺乏协调，各部门或部门内个人分别按自己的方式工作，各部门目标不统一，无全局观念。且没有专人负责协调各项医疗服务和卫生资源的有效利用，浪费了卫生资源及患者的经费和时间。②现代管理模式：从医院战略和患者需求的角度出发，以流程为管理对象，充分借助信息工具，更加注重服务效率，大大提高了医院的工作质量和效率。

意义 ①体现了医院品牌的竞争优势：在医院服务本质差异化不大、服务能力整体大幅度提

高的时候，品牌以及通过品牌传递和实现的价值将成为竞争力的重要来源。门诊流程是医院竞争优势的体现和来源，关于流程各个环节的管理对于打造品牌、提升医院的竞争力意义重大。②对组织机构的影响：传统的职能管理模式以部门为界限将流程分割开来，而流程的这种分散正是医院工作质量和效率产生问题的根源。只有把全部流程当作整体对待并进行全程的管理，才能大幅度提高业绩。"流程决定组织，而非组织决定流程"，流程与组织均应简单化和高效化。在流程化之后，职能部门数量及级别会大大压缩，组织机构不再是"多级管理"，而是呈现"扁平化"趋势。以专业技术组织的职能部门仍将存在，但部门之间的"边界"大大淡化。③提升了医院工作效率：管理的主要目的是追求效果和效率，流程管理要不断提升内部运作效率，根据流程理顺结构，明确角色及职责，使工作有序运作；明确流程的责任人，将工作任务结构化；对流程的关键环节规定效率、时间的要求；建立信息系统，实现信息的集成与共享。④提高了医院整体管理水平：门诊各项工作按流程进行管理，有利于加强对环节的控制，对各项工作进行优化、记录、评价，提高管理水平。

（孙　红　聂圣肖）

fārè ménzhěn hùlǐ guǎnlǐ

发热门诊护理管理（nursing management in fever clinic）

根据发热门诊工作的特点、性质和规律，使需要医学观察的患者、疑似患者、确诊患者得到有序的排查，避免疫情的扩散，使急性传染病患者得到及时有效治疗，对发热门诊人力资源、设备、环

境进行规划、组织、协调、控制的护理实践过程。

形成过程 发热门诊护理管理是护理管理的一个分支，它的发展与发热门诊的发展密切相关。2003 年中国出现了传染性非典型肺炎疫情。为加大传染性非典型肺炎疫情控制力度，进一步加强医疗机构发热门（急）诊管理，减少医疗机构内的交叉感染，卫生部组织制定了《医疗机构发热门（急）诊设置指导原则（试行）》，要求卫生行政部门指定医疗机构设立独立的发热门（急）诊，对发热门诊的区域设置、医师配置、诊疗制度等做了初步规定。此外，卫生部办公厅还颁发了《卫生部办公厅关于做好传染性非典型肺炎患者和疑似患者转运工作的通知》《传染性非典型肺炎医院感染控制指导原则（试行）》《卫生部办公厅关于做好传染性非典型肺炎患者及疑似患者病历和标本管理工作的通知》等，医疗机构依据国家和地方卫生行政部门的指导原则，逐步建立了发热门诊规章制度、工作流程、工作规范等，发热门诊护理管理逐步走向了正轨。

基本内容 包括以下方面。

环境及布局管理 ①发热门诊应当设在医疗机构内独立的区域，与普通门（急）相隔离，避免发热患者与其他患者相交叉。②通风良好，有明显标识。普通门（急）诊显著位置也要设有引导标识，指引发热患者到发热门诊就诊。③人流、物流合理、无交叉，工作人员和患者有各自的专用通道。④发热门诊应当设立独立的候诊区、诊室、治疗室、检验室、放射检查室、卫生间等，放射检查室可配备移动式 X 线机。⑤发热门诊分门诊接诊区、隔离

留观病区和医护工作区 3 个功能区。隔离留观病区内设半污染区和污染区。在半污染区设医护工作站、治疗室和消毒室；污染区设有独立卫生间的隔离病房，户外设防护隔离带，确保患者隔离期间不与外界接触。医护工作区内设清洁区和半污染区，区间有缓冲地带。清洁区设有会诊室、休息室、库房、消毒室、卫生间和清洁更衣室；半污染区按脱衣程序依次设更衣室及淋浴室。半污染区与清洁区之间设紫外线消毒防护门。

发热患者管理　包括以下两方面。

发热患者就诊管理　①发热门诊入口处设专人发放口罩，进行检诊、测体温和介绍就诊须知，负责咨询、引导，落实患者及陪同人员必需的防护措施。②对发热患者实行"实名制"管理，挂号时必须查验患者的有效身份证件。③发热患者就诊后缴费、检查、住院、出院均在门诊内完成，采取全封闭就诊流程，单独开门，避免与一般患者的接触，最大限度使发热患者相对集中，减少在医院内的流动。④对暂时诊断不明且又不能排除急性呼吸道传染病时，均需隔离留观。需医学观察病例，收入留观室观察前，须报上级部门，经专家组鉴定。⑤护士接到将患者转入隔离病房医嘱后，应通知隔离病区护士准备接收患者，通知急救车接患者，待急救车到达后，医生、护士同患者一同乘车，护送患者到隔离病区，与病区医护人员进行交接，清洗消毒急救车，对患者所住留观病房进行终末消毒。发热门诊患者传染性分泌物 3 次培养结果均为阴性或已度过隔离期，医生开出医嘱后患者方可解除隔离。

发热患者就诊流程见图。

探视陪住管理　①呼吸道传染病高发期间，一般住院患者禁止探视。②危重患者或病情需要陪伴者，由主治医师、护士长共同协商决定，并发给 1 人陪伴证，陪伴证应注明陪伴天数，陪伴停止时应予以注销。③进入手术等候区的家属须持手术等候证，陪伴人员须持陪伴证，签署"知情同意书"的家属须持临时出入证方可进入病区。④本院工作人员不得擅自带领外来人员进入病区，所有进入病区的人员必须服从门卫管理，不得无理取闹。⑤进入病区的陪伴人员除应遵守普通病房的陪住规定外，还应一律戴口

罩，陪伴期间不得随意离开病区，不得互串病房，不得随意进入医护工作人员办公区，不准进入产房、产科病房及监护室等高危环境。如有发热、咳嗽等不适症状，应及时报告病区护士长进行相应处理，避免继续接触患者。

护士管理　包括以下方面。

护士配置及培训要求　发热门诊应根据岗位需要，配置包括护士长、半污染区护士、出诊护士、分诊护士以及留观室护士等，护士应具有一定的临床经验，包括重症监护科、急诊科、呼吸科及心内科等专科护理经验，应接受有关传染病法规的教育、消毒、隔离、防护技术和传染性非典型

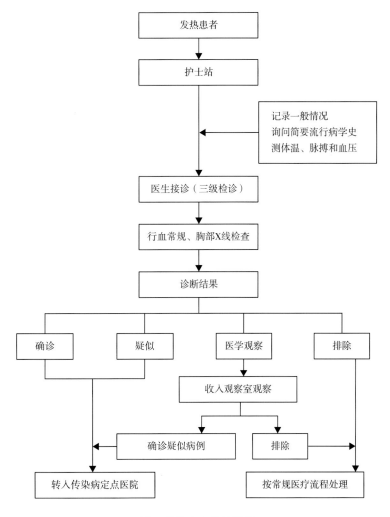

图　发热患者就诊流程

肺炎患者的护理及急危重症患者的抢救技术和应有设备的使用培训，且需要有强烈的责任心及过硬的护理操作技术，经过严格的筛选。

人流管理　①工作人员进入工作区流程：由工作人员入口进入医务人员专用通道；进入清洁区；进入更衣室，洗手更换衣裤，戴筒帽，戴 N-95 口罩，换工作鞋袜，穿防护服，戴一次性乳胶手套、鞋套；通过缓冲通道 1 进入半污染区；在缓冲通道 2 穿布隔离衣，戴防护帽，戴外层手套、鞋套、戴护目镜；经安全检查后进入污染区。②从半污染区进入污染区：戴一次性帽子、N-95 口罩、防护眼罩，穿隔离衣，戴一次性乳胶手套，穿一次性鞋套；通过缓冲通道 2 进入污染区。③从污染区进入半污染区：风淋 20 秒，清洁消毒双手，摘护目镜、外层口罩、一次性工作帽、脱隔离服、鞋套、手套，通过缓冲通道 2 进入半污染区。④半污染区进入清洁区：脱防护服，摘防护口罩、工作帽，脱鞋套，摘手套，清洁消毒双手；通过缓冲通道 1 进入清洁区。

职业防护管理　①按照医院隔离技术规范采取相应的职业防护，包括配备并正确使用防护物品、进行防护知识培训，掌握发生职业暴露时的处理手段。②原则上工作人员穿着隔离防护服不超过三层即可。穿隔离防护衣关键不在于多，而是要在每个隔离区内，都要穿上相应的一层隔离防护服，并按顺序穿脱，保证隔离防护到位。注意穿隔离防护服时要按要求穿戴，里外层顺序不乱，脱隔离防护服时也要按要求顺序脱，并慢脱轻放。③配备的隔离服及防护用品既要保证质量，又

尽量保证医务人员穿着舒适，穿脱方便，利于操作。④孕期、哺乳期及免疫力低下的患慢性病护士禁止进入隔离区工作。⑤根据护理工作强度及工作性质合理安排护士工作时间，避免过度劳累。

消毒隔离管理　①发热门诊隔离区三区二带有明确标识，门口要有消毒地垫和门把套。②发热门诊患者不得擅自离开病区，不同病种患者不得互串病室。③发热门诊隔离留观室的出入口要设置显著标识，防止人员误入。④发热门诊禁用中央空调，隔离留观室通向走廊的门窗须关闭。⑤严格遵循医院感染办公室下发的文件，按照消毒隔离要求对发热门诊的环境、人员、物品、留观病房进行消毒，定期进行消毒液配适浓度测试，妥善保存消毒隔离物品。⑥发热门诊隔离区所有废弃物一律视为具有传染性。除一般综合性医院的医疗废物外，该废弃物还应该包括患者和医护人员的生活垃圾、废纸、塑料袋、废针织物、废弃食物，患者和医护人员粪便等排泄物及其他高浓度有机废液，隔离区内产生的有毒有害气体等。需送出病区处理的物品，均分别放置在双层黄色垃圾袋内密封（医疗锐器放置在医疗锐器筒内，外套黄色垃圾袋）。⑦发热门诊隔离留观室禁止家属陪住、探视。

疫情上报管理　发现传染性患者后，要填写传染病报告卡，并在规定的时间内层层上报，并对现有疫情进行处理、控制以及相关人员隔离。

（孙　红　聂圣肖）

chángdào ménzhěn hùlǐ guǎnlǐ

肠道门诊护理管理　（nursing management of intestine clinic）

根据肠道门诊工作的特点、性

质和规律，以提高肠道门诊护理质量和工作效率、防止院内交叉感染为主要目的，对肠道门诊人力资源、设备、环境进行规划、组织、协调、控制的护理实践过程。

形成过程　肠道门诊护理管理是医院肠道门诊管理的一个重要分支，伴随着医院肠道门诊的形成而逐渐发展。1995 年卫生部下发《霍乱防治方案》之前，中国没有要求建设具体的肠道门诊，肠道门诊护理管理更是处于萌芽阶段，没有系统的理论基础，各地医院也没有形成统一要求。1995 年《霍乱防治方案》中首次提出各级医疗单位应设立肠道门诊，并且对肠道门诊的人员配备、基本设施和职责任务提出了基本的要求，肠道门诊护理管理应运而生。2002 年《消毒技术规范》及 2003 年《医疗废物管理条例》的发布和 2004 年《中华人民共和国传染病防治法》《医疗机构传染病预检分诊管理办法》及 2006 年《医院感染管理办法》等法规的出台，为肠道门诊护理管理提供了更具体、更有力的理论基础，护理管理水平随之不断提高。2010 年卫生部号召各级医院开展优质护理服务活动，特别提出了加强肠道门诊患者健康教育的内容与具体要求，丰富和完善了肠道护理管理的内涵和意义。肠道门诊护理管理在医院肠道门诊管理中发挥着举足轻重的作用，逐渐成为肠道门诊管理中一个重要的组成部分。

基本内容　包括以下几方面。

预检分诊管理　按照《医疗机构传染病预检分诊管理办法》的要求，在医院门诊大楼前设立预检分诊点，确保标识明确，并保持其位置相对独立，通风好，

配备必要的消毒与防护用品。选择高年资护士进行分诊，建立合理流程，严格做好登记工作。

规章制度管理　根据国家法律法规结合医院实际情况建立各项规章制度和各班工作流程，严格按照制度和流程规范各项护理活动，并根据政策法规的变化不断更新完善相应制度和流程。

消毒隔离和感染监测管理　按照《医疗机构消毒技术规范》和医院感染科的要求严格执行消毒隔离制度，包括空气消毒、环境消毒、医疗物品消毒、医护人员手消毒、患者排泄物的消毒等。流程清晰明确，监督科学有效，专岗操作，问责到人。定期配合医院感染科进行空气、物体表面、手卫生等的感染监测，对不符合要求的结果及时进行成因讨论，改进流程和措施。

医疗废物管理　按照《医疗废物管理条例》的要求强化医疗废物处理，每日由专岗负责用专用车送至医疗废物暂存处，并及时做好医疗废物相关登记。要求保洁人员熟悉肠道门诊的分区、进出路线，准确配置消毒液，掌握排泄物、呕吐物的处置。对保洁用具进行标签化管理，分类、分区定点放置，对垃圾桶、车每天消毒一次。

健康宣教管理　在分诊台、门诊大厅、肠道病诊区等处设宣传板报，在各诊室及公用水池处粘贴六步洗手图案，并向患者及家属发放霍乱等传染性肠道疾病相关预防知识手册，保证其内容简单易懂、图文并茂。输液厅可配置电视机等进行动态宣教肠道病预防等相关知识，分配责任护士承担健康宣教工作，并定期检查监督，使患者及家属掌握如何预防肠道病、如何防范呕吐物与排泄物污染周围环境、如何做好家中物品清洁与消毒、如何正确洗手等知识，从而减少病原微生物在医院内外的传播，杜绝交叉感染。

日志登记与传染病上报管理　用腹泻患者的就诊专册登记，登记内容包括姓名、性别、年龄、工作单位、职业、详细地址、就诊日期、发病日期、主要症状、体征、初诊印象、检验结果、治疗方法。对疑似或确诊传染病严格执行《中华人民共和国传染病防治法》相关规定，及时填写传染病报告卡，上交医院感染科由专人网络上报，严禁隐瞒不报的行为。

人员培训管理　每年在肠道病门诊开诊前，配合疾病预防控制中心和医院感染科统一组织业务培训与考试，以保证肠道门诊的工作顺利开展。培训人员应包括肠道门诊内所有工作人员。培训内容：肠道病诊断、治疗、预防与护理，消毒隔离、手卫生、人员防护、相关标本采集方法、健康教育内容等。对保洁人员、医疗废物专送人员采用边讲边示范方法进行培训，不断提高工作人员的业务水平。

质控考核管理　配合医院感染科、门诊部、医务处、护理部每月对肠道门诊进行一次大检查：检查工作人员自我防护用品使用、手卫生与消毒隔离制度执行、肠道病知识掌握情况，标本留取方法、就诊登记等；检查保洁人员日常保洁内容、消毒液配制方法、使用注意事项是否正确等；检查患者及家属对肠道病知识的了解情况。对于表现优秀者给予表彰和奖励，对于违反规定操作者，给予批评并帮助改正。

（孙　红）

急诊科护理管理（nursing management in emergency department）　根据急诊工作的特点、性质和规律，以提高抢救成功率为目标对急诊科护理人力资源、设备、环境进行规划、组织、协调、控制并发挥急诊医学最大职能的护理实践过程。

形成过程　急诊科护理管理经历了从简单到逐步完善的发展过程。1854～1856 年克里米亚战争期间，弗洛伦丝·南丁格尔（Florence Nightingale）率人战地救护，通过密切观察和护理，有效降低了前线士兵死亡率，体现了急救护理的重要作用，护理管理也开始有了萌芽。20 世纪美国古典管理学家泰勒、美国社会心理学家马斯洛等管理理论的提出，促使现代护理管理有了进一步的发展。而急诊医学是医学领域中的一门新兴科学，美国医学会于 1979 年正式承认急诊医学是一门独立的医学学科。20 世纪 80 年代北京、上海等地开始成立急救中心，各医院也先后建立急诊科，中国急诊科护理管理开始建立了理论体系，成为了护理管理的分支。随着急诊医学的成熟与发展，急诊科护理管理理论与实践也逐渐完善起来。

基本内容　包括以下方面。

急诊护理人力资源管理　包括以下方面。

人员配备　根据急诊工作的任务轻重，以满足各项工作为原则，配备足够、固定编制及高素质的医护人员，还应配备医技人员、卫生员、安全保卫人员等。

人员素质要求　护士长素质要求：急诊工作有着突发性、紧迫性、艰难性、复杂性的特点，作为急诊科的管理者，护士长必须具备良好的政治素质、业务素质、管理素质、心理素质。①政治素质：热爱护理事业，有高度的责任感和事业心，有良好的道德和个人修养，善于团结协作、尊重领导、爱护下属。②业务素质：具有扎实的医学理论、护理学基础及丰富的临床实践经验，具有熟练的操作技能及各种急救技术，能刻苦钻研业务，不断更新与拓宽知识面，将新理论、新技术不断运用于临床实践。③管理素质：护士长应具备护理管理知识及组织管理的能力，具有综合协调能力和良好的沟通能力，能调动和激发护理人员的热情与积极性，对工作中可能出现的问题能做到未雨绸缪。④心理素质：应具有良好的心理素质，健康的心理状态，在任务重、困难多的紧急关头，能沉着应对，带领护理人员克服困难，努力完成各项任务。护士素质要求：高质量的急诊护理队伍是抢救质量的保证。①急诊护士要热爱护理事业，具有高尚的情操和团队协作精神。②要思维敏锐，严谨缜密，有良好的协调和沟通能力。③能熟练掌握各种抢救仪器的操作和抢救技术，能不断学习新技术、新业务。④具有健康的体魄及良好的心理素质，护理人员只有保持身体健康，能经受紧张的抢救工作，具有稳定的情绪和心理承受能力，才能适应急诊工作。

急诊器材药品管理 器材药品管理是急诊护理管理工作的重要环节，做好仪器物品的管理工作，是急诊医疗、教育、科研的物质基础。①抢救仪器及物品应做到"四定"：定人管理、定位放置、定期检测维修、定品种数量。保证仪器处于备用状态，即要求对药品、器材、仪器每班检查，

使其随时可以使用、好用。②各种抢救物品应齐全，定期更换、定期消毒，确保物品在有效期内。③抢救室内要配备心电图机、除颤仪、洗胃机、呼吸机、心肺复苏机等抢救仪器，气管切开包、静脉切开包、胸穿包、腰穿包、导尿包等急救物品，物品齐全的急救车。④抢救室要配备常见抢救药品，如强心利尿、平喘解痉、抗休克、抗心律失常、解毒、止血等急救药品，定期检查，及时补齐以确保基数固定。⑤抢救室要配备多功能抢救床，并定期消毒，做好终末处理。

急诊护理质量管理 护理质量是急诊工作有效进行的前提保证，只有加强护理质量管理，才能确保急诊抢救工作的有序开展。①分诊护士应具备全面的各专科疾病医疗护理知识，能快速、有重点地收集资料，有准确的疾病发展预见能力，应掌握急诊分诊标准，按轻重缓急安排就诊顺序，及时处理特殊情况。如有传染病患者应及时通报，并应及时采取相应的消毒隔离措施。②效率是评价抢救成功的重要标准。急诊护理人员应熟悉急诊工作流程，有严格的时间观念，反应迅速，争取抢救时机，做好医护配合，及时合理地进行抢救。③护理人员应严密按照危急重患者转运流程，做好患者评估和转运急救物品、药品准备，细心观察，做好交接工作并做好记录。④急诊抢救过程中护理人员要严格执行医嘱，复述核实口头医嘱，双人核对用药，及时准确做好护理记录，并做好交接班。

急诊护理制度管理 ①各工作单元工作制度：建立健全抢救室、监护室、留观室及急诊病房工作制度，如急诊患者转运制度、

疫情报告制度、成批伤员抢救制度、急救物品管理制度、急诊科探视陪住制度、急诊危重症诊治制度、急诊科护理查房、病例讨论、护理会诊制度等，制订应急预案，保证发生紧急情况时有章可依，工作人员能迅速处理应急事件，如急诊抢救仪器故障应急预案、断电应急预案、发生火灾应急预案、病重（危）患者应急预案等。②岗位责任制度：明确各岗各班职责及行为举止规范，做好各分区护理工作的明细分工，有利于调动每个员工的主观能动性，有利于护理管理的监督和指导，确保各岗位工作任务的顺利完成，如抢救室护士、主班工作职责，分诊护士工作职责，EICU责任护士、主班工作职责，观察室护士工作职责，辅助护士工作职责、护理员工作职责等。③护理质量管理制度：建立健全急诊护理管理相关制度，制订专科护理质量标准，保障急诊护理质量安全，如医嘱查对、给药查对、输血查对制度，护理文件书写制度、知情同意管理制度、气道管理制度、深静脉置管管理制度、预防导管相关性血流感染制度、预防呼吸机相关性肺炎管理制度、各种引流管路的管理制度、手卫生规范制度，抢救室、EICU、留观室专科护理质量标准。④急诊交接班制度：急诊护理人员必须坚守岗位，履行职责，按时交接班，做到共同巡视、观察患者生命体征及病情变化，查看管道固定及引流、皮肤等基础护理完成情况，并对医嘱完成情况、护理记录、各种标本采集做好交接，共同交接毒麻、剧限、贵重药物和抢救物品，检测器械仪器效能。⑤考核奖惩制度：急诊科要建立护士长竞争上岗和护士上岗培训

制度，健全岗位晋升制度，定期进行理论与技术操作考核，充分利用奖惩激励机制进行管理工作，以激发护士的工作热情，提高护士的服务水平。

（孙　红）

céngliú bìngshì hùlǐ guǎnlǐ

层流病室护理管理（nursing management in laminar flow ward）

以层流病室护理工作为中心，运用科学的理论和方法，对层流病室的各项护理工作、技术活动、人员进行组织、协调、指挥和控制，使层流病室护理系统得到最优运转的护理实践过程。可确保层流病房达到规定的环境要求，提高层流病室护理质量。层流病室指病室内空气经过无菌处理的病室，即将气流经过能清除直径>0.3μm的微粒与99.9%的细菌的高效过滤器，以及中效、初效过滤器过滤后，以一股细小、薄层气流均匀地向病室内输送。在这种与外界相对隔离的环境中，可以避免诸多因素造成的院内感染。对层流病房进行严格的消毒隔离和科学管理，是达到全环境保护和降低感染率的关键。

形成过程　层流病室护理管理是医院护理管理的重要组成部分。随着现代医学的发展，层流病室为恶性血液病、肿瘤、器官移植等临床治疗中预防外源性感染创造了良好的条件，因此得到了广泛应用。20世纪60年代中期，美国将工业洁净室技术移植到生物洁净室。1967年美国得州的安德逊病院建成了世界上最早的生物洁净白血病室。1969年奥地利里茨建成了欧洲第一个层流病室。1970年日本爱知县职工病院建成了装配式垂直层流白血病室。70年代末至80年代末，中国的洁净技术迅速发展，21世纪以来层流病室在各大医院广泛使用。

基本内容　包括以下几方面。

层流病室环境管理　洁净的层流病室可防止免疫力低下的患者发生外源性感染。护士应全面掌握层流设备的性能，正确、严格地执行维护环境洁净度的规章制度和方法，对层流病室进行严格的消毒隔离和科学管理，达到全环境保护并降低感染率。①患者生活环境：保持病房整洁、舒适、肃静、安全，定期监测各种参数，确保符合标准。要求层流净化系统换气次数300～500次/时；风速≥0.15～0.35ms；噪声（38±40）dB；温度（22±1）℃，湿度（50±10）%；百级层流病房空气、物体表面定时消毒并达到卫生学标准，空气中细菌菌落总数≤4CFU/15min，直径9cm平皿物体表面细菌总数≤5CFU/cm²。护士应对患者生活环境进行全面消毒，包括内外墙板、台面、门窗、地面、物品表面，进入病室的所有物品包括床褥、衣服、药品等。②患者人体环境：为减少内源性感染，使患者达到人体净化标准，应对患者进行全面身体检查，根据具体情况给予清除感染灶，严格无菌饮食、口服肠道抗生素，使用消毒液对口腔、皮肤、肛周消毒等处理。③医务人员管理：医务人员严格执行自身净化程序，入室须更换拖鞋、无菌隔离衣、帽子、口罩，严格控制入室人数，减少出入次数，有计划地安排治疗、护理时间。④清洁区环境管理：除工作人员外禁止其他人员流动。定期维护、检测设备，发现问题，及时查找原因，进行检修。

层流病室护理组织管理　①设立层流病室护士长或组长负责制：按层流病室病床数及入住患者数、工作任务等配备护士编制。合理组织分工，严格执行岗位责任制。②选择优秀专科护士：选择素质好、无菌观念强、业务水平高、有高度责任心及较强应变能力、有"慎独"精神的护士。护士与患者之比为（2～3）：1。③建立业务学习制度：充分重视并加强对护理人员的培训。培训内容包括层流病室的布局与设置、专科知识、消毒隔离制度、综合素质、层流设备的性能与正确使用和维护方法等。

层流病室护理质量管理　①设立护理质量体系文件：构成护理质量体系的全部服务要素、要求和规定要明确并形成文件。要建立各班岗位职责及工作流程、消毒隔离制度、工作人员及患者入室程序、工作人员管理制度、药品、器材管理制度及层流病室使用维护制度等，做到有章可循；建立层流病室护理技术规程，规范护士行为；制订层流病室护理质量评价标准，并按标准进行控制及管理；建立质量信息反馈系统，及时进行信息交流，不断改进管理措施。②严格执行消毒隔离管理：包括熟悉区域的划分、严格遵循执行环境管理要求，严格执行无菌隔离制度、掌握发生污染时应急处理措施、严格遵循医疗用品进入原则、掌握层流病室、治疗室等环境的消毒与处理、严格遵循污物的处理原则。

层流病室护理技术管理　①制订各项专科护理技术规程：包括中心静脉导管的护理、造血干细胞悬液的输注技术、患者体表无菌化的消毒与保持、层流病室的消毒技术、干细胞解冻技术等护理技术规程。②抓好专科护理技术的培训及考核：由护士长或带教老师制订系统全面的培训计划，

根据护士年资情况，采取自学、授课、讨论、交流等形式，将理论学习与护理技术操作相结合，有针对性地开展培训。护士长定期组织考核，考核成绩纳入绩效考核指标，提高护士的学习积极性，有计划地培养层流病室护士向专科护士发展。

层流病室护理安全管理
①配备必需的安全设备：包括床护栏、呼叫对讲系统、可视监护系统、化疗防护设备、过氧乙酸消毒气体防护面罩、消防设备等。②严格执行各项规章制度：包括查对制度、消毒隔离制度、设备维护管理制度、人员管理制度、环境维护制度、意外事件管理制度、床头交接班制度、急救药品器材管理制度。③严密观察病情：加强巡视频次，监测患者神志、生命体征，及时发现大便性状、口腔及肛周黏膜、皮肤颜色、体重、腹围、心理变化，并将病情变化及时通知医生，尽早给予处理。④强化基础护理：强化各种基础护理措施的严格执行，包括口腔护理、外阴及肛周护理、出入量的测量、消毒饮食的观察及与患者生活有关的护理等。确保患者安全度过粒细胞缺乏期，早日康复。⑤加强安全意识教育：定期对护士进行安全教育，使其熟悉保护患者和工作人员的生命安全措施，善于分析有哪些不安全因素以及产生的原因，使其认识到层流病室护理工作的风险性，从被动接受安全管理检查转变为自觉维护护理安全，能够有效地控制各种潜在风险，为患者提供安全可靠的护理。

层流病室护理目标管理 将护理部的总目标结合层流病室的护理工作特点形成分目标，然后实施落实，最后考核目标完成情

况。①微生物的监测：按规定时间、统一方法进行。其内容包括无菌物品及器械监测、化学消毒剂的监测、环境各项指标监测、患者体内外净化效果监测、医护人员自身携菌情况监测，并对结果进行分析，找出薄弱环节加强管理。②规章制度执行监督：护士长或组长及每日责任护士作为监督员，对患者、家属、医务人员时刻进行规章制度执行力度的监督。③护理文书监督：护士长定期针对特护记录书写、执行单签字情况进行检查，发现问题及时反馈。④护理质量监督：定期或随时有重点地进行护理质量评估、分析、改进，不断提高患者满意度。

（孙　红　武全莹）

chǎnfáng hùlǐ guǎnlǐ
产房护理管理 （nursing management in obstetrical ward）
根据产房工作的特点、性质和规律，为确保健康分娩、母婴生命等，对产房人力资源、设备、环境进行规划、组织、协调、控制的护理实践过程。

形成过程 伴随着产科学和护理管理学的形成，产房护理管理在不断地实践和总结下逐渐形成。产房护理管理目的是提高产房的护理工作质量、工作效率、工作安全性以及加强产房的人文关怀。

基本内容 产房护理工作主要包括助产技术培训、消毒隔离管理、护理组织管理。

助产技术培训 包括以下几方面。

助产 包括看产、接产和产后护理。①看产的过程很重要，是顺利分娩、健康分娩的基本保障。助产士在看产的过程中需要具备高度的责任心，严密关注胎

儿及产妇情况，及时发现母婴潜在的危险，并采取有效的预防措施。同时为待产妇提供优质护理服务及心理护理，帮助产妇建立顺产的信心。通过助产士和孕妇的配合使产程向预期的分娩结果发展。②接产是关键。婴儿脱离母体而独立存活是一个短暂的过程，这个过程奇妙而又美好，同时充满危险。助产士在接产时要同时照顾母婴双方的安全。既要避免婴儿产伤的发生，又要避免产妇外阴的异常裂伤；既要保障婴儿自主呼吸、循环的建立，又要避免产妇大量出血。因此助产士需要有娴熟的接产技巧、迅速的应变能力。助产是一个操作性强的职业，在助产士的培训中，仍然沿用师傅带徒弟的方法，接产技巧和应变能力需要在大量的实践操作中点滴积累。同时，随着医学的不断发展、妇产科学理论的不断更新，要求助产士不论师徒，都需要学习最新理论知识，科学地开展助产工作。在产房管理中，有计划、有目的地为助产士培训专业知识、专业技能最为重要。③产后护理：产后两小时对产妇和婴儿很重要，80%产后出血发生在产后两小时内。助产士要定时观察产妇子宫收缩情况和阴道出血情况，对于子宫收缩欠佳或者阴道出血活跃者及时采取措施止血。婴儿在出生15分钟内即应开始母乳喂养，既能促进子宫收缩减少出血、促进产妇早下奶，又能帮助婴儿形成良好的吸吮习惯。助产士要用爱心、耐心和责任心，给母婴提供人性化的优质护理服务。

危重急产妇救助 可能出现在产程的各个阶段。如胎儿窘迫、产后出血、羊水栓塞、子痫等，可突然发生，且发展迅速，其愈

后与抢救得力与否关系密切，直接影响到一个家庭的幸福。因此，要求助产士具备过硬的抢救技术和应变能力，这需要产房管理者定期开展抢救培训和演练，以提高助产士业务水平和工作质量。

法律法规培训　随着社会的发展，生活水平逐渐提高，法律日趋完善，人们的法律意识越来越强，医患纠纷逐渐增多，产房的高风险性愈加明显，因此对医务工作者培训法律知识，提高其法律意识，成为产房管理的必修课程。

消毒隔离管理　在医疗技术还不成熟的年代，孕产妇和婴儿的死亡率很高，其中因为感染而发生的产褥热、破伤风致死是重要原因。随着医学的发展，医院产科的开设，孕妇逐渐选择到医院生产。规范的消毒隔离措施，使得孕产妇和婴儿的死亡率大幅度降低。因此，消毒隔离管理是产房工作安全的基本保障。进入产房工作区要更换专用衣帽鞋，产房功能区域要严格划分，介入性操作严格按照无菌操作原则，房间按照要求通风并进行紫外线照射消毒，各种无菌包装符合灭菌标准，认真执行手消毒原则，按时空气培养，定期检查一次耗材的有效日期及无菌状态，为有传染性疾病的产妇开设隔离产房，这些措施可用来严把感染关，确保母婴生命安全。

护理组织管理　①产房工作突出特点是责任重大、机动性强、团结协作性强。看产、助产、巡回、接剖宫产新生儿管理要求责任到人，以确保助产人员有条不紊地工作。这些工作需要大家团结协作、密切配合。②助产士的工作时刻关系着母婴的生命安危，具有风险高、责任大的特点，同

时应对紧急事件、实施抢救的频率较高，这使得助产士在工作中精神长期处于高度紧张状态，还有来自于社会、家庭的负担。作为产房管理者，助产士的心理护理一定要引起重视。③产房内各种仪器的维护、消毒物品的存放、一次性耗材的供应等，要有条理、有计划地安排，以保障产房护理工作的顺利开展。

（孙　红　李雪芹）

xīnshēng'ér bìngshì hùlǐ guǎnlǐ

新生儿病室护理管理（nursing management in neonatal ward）

根据新生儿病房的特点、性质和规律，以确保新生患儿安全、舒适、高效地进行各种治疗而对新生儿病室人力资源、设备、环境进行规划、组织、协调、控制的护理实践过程。

形成过程　新生儿病室护理管理是医院护理管理的重要分支，与医院护理管理的发展、护理事业的发展是同步的、相互影响的。

基本内容　包括以下几方面。

环境管理　保持病房整洁、舒适、肃静、安全，避免噪声，温度为 24～26℃，相对湿度为 55%～65%，空气要新鲜；统一病房陈设，室内物品和床位要摆放整齐，固定位置，不得随意搬动；病房空气、物体表面定时消毒并达到卫生学标准，空气菌落总数 ≤ 200CFU/cm³，物体表面 ≤ 10CFU/cm²，且不得检出致病菌；配奶间、治疗室、浴室等环境设施应符合国家相关规定；加强消防安全管理，安全使用和妥善保管易燃易爆设备设施，防止发生火灾事故。

安全管理　制订并完善各类突发事件应急预案和处理流程，以能快速有效地应对意外事件，确保医疗安全；固定床位，有明

显的床位标识牌，床边或暖箱上挂床头牌，患儿腕带标示清楚，确保病儿与床位对应；静脉用药选择弹性好、部位可靠的静脉，各班仔细观察，疑有外渗应及时更换部位；各项操作严格执行"三查七对"制度，经 2 人核对后方可执行；使用热水袋前，必须检查是否漏水，排尽气体，水温保持在 45～55℃，严禁热水袋接触患儿皮肤，严格交接班；患儿宜采取头高右侧卧位，以免呕吐后误吸，口边不放置杂物，以免堵住口鼻发生窒息；保证婴儿床使用正常，无损坏，暖箱门随时关闭，开放式暖箱四面挡板要固定好，带患儿移动暖箱或婴儿床时，应有专人保护患儿，以防患儿坠落；洗浴水温应调至 40℃左右，避免烫伤或水温过低，应抱好患儿，以免摔伤或碰伤，防止口、鼻、耳等部位进水；患儿出院时，结账后家属凭结账单和出院通知单接患儿出院，经二人核对确认床号、姓名、性别、年龄、腕带与结账单相符时，方能出院。

物品管理　护士长全面负责保管病房财产、设备，并分别指派专人管理，建立账目，定期清点；新生儿科医疗器械、物品应定期检查维修、保养、消毒，位置固定并处于备用状态，每班要认真清点交接，器械使用后及时清洗，消毒后放回原处，消耗性物品及时补充；抢救用急救车、辐射台需每周清洁、清点、检查一次；一次性使用的医疗器械、器具应符合国家有关规定，不得重复使用；呼吸机湿化瓶、氧气湿化瓶、吸痰瓶应每日更换清洗消毒，呼吸机管路消毒按有关规定执行；蓝光箱、暖箱应每日清洁消毒并更换湿化液，每周彻底消毒一次；患儿使用的面巾、奶

瓶、奶嘴、衣服、浴巾、尿布必须经过消毒方可使用，患儿出院后床单位、被褥、枕芯等应进行终末消毒；浴室内婴儿浴盆等物品应每日消毒一次；拖把、抹布分室使用，使用后应消毒、清洁、晾干后才能再次使用；生活垃圾、医疗垃圾分开放置，集中处理。

药品管理 病房药品只能供应住院患儿按医嘱使用，其他人员不得私自取用，定期清点、检查药品，防止积压、变质，如发现有沉淀变色、过期、标签模糊等药品时，停止使用并报药剂科处理；毒麻药等药品应设专用柜存放，严格加锁，每班清点交接，钥匙当班者随身携带，妥善保管；内服、外用药品、消毒剂严格分开放置，标识醒目。

工作人员管理 严格新生儿病房护士准入制度，护理人员应具备良好的职业道德和高度的责任感，并定期做体格检查、做咽培养，无传染病者方可从事新生儿病房工作；应具备较完善的专业知识和新生儿专科护理技术，具有良好的消毒隔离意识并能贯穿到日常各项护理工作中；护理人员进入病室前应戴好帽子、口罩，更衣、更换专用鞋，每次护理、操作前后均应严格洗手并消毒，并符合卫生学标准菌落总数≤5CFU/cm^2；护士应保证患儿各种管道通畅，密切观察患儿病情变化，遇病情变化予以合理处置并立即报告医生，必要时配合医生进行抢救，抢救过程中听从指挥，准确及时地执行医嘱；定期组织业务学习及业务考核，提高护士的技术水平，并加强对护理人员个人素质的培养；护士长应科学合理安排各班次人员，保证充足人力，无薄弱环节出现，遇特殊情况护士长应及时调配；每

日晨由护士长组织召开晨会，进行护理交接班、传达上级会议精神和安排护理工作，进行教学提问等，每月由护士长组织召开科室护士会议1~2次，邀请护理部主任或科护士长参加，总结护理工作情况，讨论问题与不足，查找工作缺陷，交流工作方法。

患儿及其他人员管理 患儿入院后及时进行卫生处置，更衣，每日更换被服，必要时随时更换，以保持清洁卫生；患儿住院期间发现或疑似传染病时，或发现感染性疾病时，应根据情况予以单间隔离或床旁隔离，并按消毒隔离原则进行处理；严格探视制度，规定时间及探视人数，探视过程中家属应保持病房安静、整洁，听从医务人员指导，不得影响患儿治疗，非本科室人员未经允许不得进入新生儿科。

(孙 红 张 莹)

chuánrǎnkē hùlǐ guǎnlǐ

传染科护理管理 （nursing management in infection department）

根据传染科工作的特点、性质和规律，以加强传染病防治及突发公共卫生事件的有效应对等对传染科人力资源、设备、环境进行规划、组织、协调、控制的护理实践过程。

形成过程 传染科护理管理与医院感染管理是密不可分的。中国医院感染管理经历了4个阶段：①1978~1986年为萌芽阶段：其特点是医院感染管理工作是自发的、零散的、粗浅的，而且集中在发达城市有归国人员的大医院，多数停留在医院感染发病及危险因素等的调查水平。②1986~1994年为起步阶段：卫生行政部门积极参与和领导全国的感染管理工作，成立了医院感染管理协调小组，建立了全国医院

感染监测网，颁布了有关医院感染的相关法律法规，开展了医院感染管理的现场监督、检查与调研等。医疗机构逐步建立了医院感染管理组织，成立了医院感染管理委员会，开展了医院感染专业知识的培训等。③1995~2002年为发展阶段：卫生行政部门加大了对医院感染的管理力度（1995年、1999年、2001年的督察与表彰，对多起影响较大的医院感染事件进行多次通报），组织机构不断健全，专业队伍的结构发生变化、素质不断提高，医院感染的监测逐步规范、资料的利用更加有效，医院感染的控制措施更加具体和有针对性，效果更加显著。④自2003年起中国医院感染管理进入快速提高阶段：经过传染性非典型肺炎的洗礼，再一次暴露中国感染控制方面的一些问题，同时也促进了医院感染法规的建设和医院感染管理的力度，加强了对医院感染的控制，包括对抗菌药物的合理应用的管理。2005年卫生部颁布了《医院感染管理办法》，加强了医院感染的基本措施如标准预防与手卫生的实施，促进了国际的交流与合作及对医院感染的科学研究。传染科护理管理也经历了这4个阶段。与普通病房的院感控制相比，传染科的护理管理在院感控制方面措施更加严厉，不仅要严格遵循感染管理的相关法律法规，还应严格执行传染病特有的规章制度，如《传染病防治法》《医务人员艾滋病病毒职业暴露防护工作指导原则（试行）》《甲型H1N1流感诊疗方案》等，对环境布局、消毒隔离、职业防护等方面的管理也更加细致和深入。

基本内容 主要包括以下几方面。

环境管理 传染科设置要相对独立，内部结构要做到布局合理，分区清楚，并符合医院感染预防与控制的要求。①传染科应与普通病区分开，并远离食堂、水源和其他公共场所，相邻病区楼房间隔一般为30米，侧面防护距离应为10米，防止空气对流传播。②传染科门诊应与普通门诊分开，并应附设挂号收费处、治疗室、化验室等。可根据各地区、季节、多发病等需要，分设不同诊室，如呼吸道发热门（急）诊、肠道门诊、肝炎门诊等。各诊室应每日消毒，诊疗器械随时消毒。③传染科病区内应划分为清洁区、半污染区和污染区，并有醒目的分区标识及各种隔离标识，工作人员和患者应有单独的出入通道。④病区内应设单张观察床若干间，收治诊断未明确但需隔离观察的患者。严密隔离的病室应设置淋浴间及卫生间，并设有传递饮食及污物的夹层玻璃窗。患者厕所及浴室应按病种区分专用。⑤传染科内的一切器具和患者的排泄物都要经过严格消毒。⑥病区内必须备有隔离衣、护目镜等消毒隔离防护用品。

消毒隔离管理 消毒隔离是贯穿于传染病临床医疗与护理工作中的重要原则，对预防交叉感染，保护患者和医务人员的健康起着关键作用。其管理主要涉及对科室环境、用物、医护人员及患者的管理。①环境：病室经常通风，保持适宜的温湿度。床单位、门把手、墙、地面等每日用过氧乙酸或含氯消毒剂消毒1次；终末消毒用上述方法消毒后再用清水冲刷或抹洗。抹布要专用，用后浸泡消毒、洗净、晾干。②用物：尽可能使用一次性用品。诊疗器具尽量固定专用，用后原

则上进行消毒-清洁-再消毒流程处理，并根据器具的不同消毒要求采用不同的方法消毒处理。患者接触过的物品或落地的物品应视为污染，消毒后方可给他人使用；患者的衣物、信件、钱币等经熏蒸消毒后才能交家人带回；患者的排泄物、分泌物、呕吐物须经消毒处理后方可排放；需送出病区处理的物品，置污物袋内，袋外有明显标识。③医务人员：诊疗、处置工作前后均应洗手，必要时用消毒液浸泡，无菌操作时要严格遵守无菌操作原则；认真贯彻标准预防措施，即根据普遍预防原则，医疗卫生机构所采取的一整套预防控制血源性病原体职业接触的程序和措施，如正确洗手，恰当使用手套、隔离衣等防护用具，正确处理锐器及其他污物。④患者：应自觉遵守科室内管理规定，各病种患者不得互串病室和在院内随意走动。

病种分类管理 传染病分为一般的普通传染病与国家法律确定的法定传染病。法定传染病又根据其对人类的危害大小、防治的难易等因素分为甲、乙、丙三类。目前，中国共确定有39种法定传染病。①甲类传染病：又称强制管理传染病，包括鼠疫、霍乱。对此类传染病发生后报告疫情的时限，对患者、病原携带者的隔离、治疗方式以及对疫点、疫区的处理等，均强制执行。②乙类传染病：又称严格管理传染病，包括传染性非典型肺炎、获得性免疫缺陷综合征、病毒性肝炎、脊髓灰质炎、人感染高致病性禽流感、麻疹、流行性出血热、狂犬病、流行性乙型脑炎、登革热、炭疽、细菌性和阿米巴性痢疾、肺结核、伤寒和副伤寒、流行性脑脊髓膜炎、百日咳、白

喉、新生儿破伤风、猩红热、布鲁菌病、淋病、梅毒、钩端螺旋体病、血吸虫病、疟疾、甲型H1N1流感（原称人感染猪流感）。对此类传染病要严格按照有关规定和防治方案进行预防和控制。其中，传染性非典型肺炎、炭疽中的肺炭疽、人感染高致病性禽流感和甲型H1N1流感这四种传染病虽被纳入乙类，但可直接采取甲类传染病的预防、控制措施。③丙类传染病：又称监测管理传染病，包括流行性感冒、流行性腮腺炎、风疹、急性出血性结膜炎、麻风病、流行性和地方性斑疹伤寒、黑热病、包虫病、丝虫病，以及除霍乱、细菌性和阿米巴性痢疾、伤寒和副伤寒以外的感染性腹泻病。2008年，卫生部将手足口病纳入法定丙类传染病。对此类传染病要按国务院卫生行政部门规定的监测管理方法进行管理。

疫情报告管理 可为卫生主管部门掌握传染病流行情况和制定防治计划和措施提供重要参考。管理措施：①制订疫情报告制度：医务人员一旦发现疫情报告规定的传染病时，应按照国家规定在相应时限内进行报告，不得隐瞒、谎报、缓报。②为防止漏报，必须指定专人负责，定时检查，保证传染病报告卡和登记簿的正确填写。登记簿按要求保存10年，传染病报告卡保存3年。③对于甲类传染病或乙类传染病中的获得性免疫缺陷综合征、肺炭疽和疑似传染病患者，城镇于6小时内，农村于12小时内，向发病地的卫生防疫机构报告；对于乙类传染病，城镇于12小时内，农村于24小时内向发病地的防疫机构报告；对于丙类传染病，应在24小时内向发病地的卫生防疫机构

报告。④医务人员未经批准，不得将就诊的淋病、梅毒、麻风病、获得性免疫缺陷综合征患者和获得性免疫缺陷综合征病原携带者及其家属的姓名、住址和个人病史公开。

患者转诊管理　目前，国内多个城市已对传染患者实施归口管理、集中收治，使传染病患者得到了科学、规范的救治，也使医疗资源得到了充分的优化利用，使政府对公共卫生事业的投入更加有的放矢。综合医院的传染科，对于没有能力救治的传染病患者，应当积极与上级医院联系，认真填写好转诊单，做好转诊登记，将患者的病历等有关资料及时转入上级单位，并且做好转送患者过程中的组织和协调工作以及风险评估及管理。

职业防护管理　传染科是各类传染病患者相对集中的场所，病原体可经多种途径排出体外。由于工作环境的特殊性，传染科护士的职业防护尤为重要。①加强护士职业防护的教育与培训，使护士增强自我防护意识，掌握各种防护用具的正确使用方法。②制订合理有效的防护措施，并督促大家严格遵守操作规程，养成良好的行为规范。③加强高危环节管理，如接触患者血液等体液时应戴手套，禁止回套针帽、徒手分离针具等，患者使用过的针头应放入防水、防刺破并有标识的容器内，直接送焚烧处理。④制订发生职业暴露后的处理措施，必要时建立健康档案。对发生职业暴露后的护士，应根据规定采取紧急处理措施，并进行上报，必要时实施预防性用药，最大限度地保护护士安全。

公共卫生事件管理　公共卫生事件是指突然发生，造成或者可能造成社会公众健康严重损害的重大传染病疫情、群体性不明原因疾病、重大食物和职业中毒，以及其他严重影响公众健康的事件。公共卫生事件管理以预防为主，常备不懈。①制订应急预案，按传染病散发、暴发、流行情况等明确应急成员和备用人员数量、技术水平、分工、职责，建立护理救护分级标准及启动程序。②建立应急护理人员储备队伍，加强对护理人员急救意识的培养和急救技术的培训，定期进行实战演练，规范相关程序，提高应急人员实战能力。③常规仪器、设备、药品、器械及监护仪、呼吸机、输液泵等急救用物准备充分，确保性能完好，时刻备用。④制订相关的工作流程，如发热患者就诊流程、门诊预检分诊工作流程、急诊分诊工作流程、患者出入护送流程，以及对隔离病区和发热门诊医疗卫生用品传送流程、患者标本传送流程、被服更换处理流程、垃圾运送流程、疫情报告程序、消毒隔离制度及流程等，一旦发生突发疫情，护理工作能规范化、制度化地有序进行。⑤成立突发疫情防治质量控制小组，负责急、危、重病患者的抢救与护理，迅速识别问题并做出积极反应。

（孙　红　聂圣肖）

xiāodú gélí guǎnlǐ

消毒隔离管理（nursing management of sterilization and isolation）　通过控制传染源、切断传播途径、防止医源性感染，从而达到预防疾病、保证健康的目的的过程。消毒是预防感染传播的基本手段之一，能否防止或控制感染的扩散往往取决于消毒工作的质量。

形成过程　19世纪，人们就认识到对传染病患者进行隔离的重要性。消毒隔离技术由英国外科医生利斯特（Lister）创立，即用石炭酸喷雾消毒手术室，用煮沸法消毒手术用具，用石炭酸溶液浸湿的纱布覆盖伤口来隔绝伤口与空气的接触，从而大大降低了术后伤口感染率和术后死亡率。随着研究的深入和对医院内感染认识的加深，提出对各种感染性疾病患者（如肺炎等）、对高度易感的患者（如白血病患者、新生儿等）须采取相应的隔离措施。进入20世纪80年代后，人们注意到患者的血液和所有排泄物和分泌物（如粪便、尿、口腔分泌物、伤口引流物等）都会有病原体存在，是潜在的传染源。随着对病原体认识的加深，各种消毒隔离方法不断产生、不断进步。在热力消毒灭菌方法中，增加了红外线辐射灭菌，预真空压力灭菌逐渐取代了排气式压力灭菌，科技的进步在不断促进消毒隔离技术的进步。

基本内容　主要包括以下几方面。

原则　①根据隔离种类，在科室或病床前挂隔离标识，并采取相应的隔离措施。②进入隔离区应按规定戴口罩、帽子，穿隔离衣，只能在规定范围内活动。③凡患者接触过的物品或落地的物品应视为污染，消毒后方可给他人使用。④在严密执行隔离要求的同时，要对患者热情关心，不要使患者产生恐惧或因被隔离而孤独、自卑。⑤传染性分泌物三次培养结果均为阴性或已度过隔离期，经上达医嘱方可解除隔离。⑥终末消毒：是对出院、转科或死亡患者及其用物、所住病室和医疗器械进行的消毒处理。

主要环节 ①专人负责：每一护理单元应有医院感染监控护士。在护士长和医院感染管理专职人员的领导下，该护士负责督促检查本病区的消毒隔离制度及无菌操作的执行情况，完成规定的各项消毒灭菌效果的检测工作，并按要求做好记录。在本病区发生医院感染或院感暴发流行时，监控护士要及时上报护理部及医院感染管理机构，并协助做好感染情况调查和分析，有针对性地提出有效的控制方案及措施。②定期消毒：不论有无感染发生，各类用具都应根据具体情况和实际需要设有固定的消毒灭菌时间，不能任意更改，一旦发现感染，还应增加消毒次数。除定期消毒的用具外，对某些物品还必须做好随时消毒、预防性消毒和终末消毒。如餐具应每餐消毒，便器一用一消毒，患者的床单每日清洁、消毒，被、褥、枕和床垫按规定进行终末消毒等。③按时检查：根据不同对象，建立定期检查制度，按需要明确规定年、季、月、周、日的检查重点（全面检查或抽查）。划定感染管理机构、护理部、科护士长和病房护士长分级检查的范围、内容和要求，做到每项制度有布置必有检查。对于大多数项目的检查，如洗手的要求、口罩的带菌情况、空气的含菌量和物体表面的污染程度等，必须按卫生部颁布的《消毒管理办法》《医院消毒技术规范》中的各项规定贯彻执行。通过定期和不定期的检查和监测，得出科学的数据，说明现状或存在的感染潜在因素，找出消毒隔离等实施过程的薄弱环节，采取针对性的改进措施，进一步完善各项规章制度。④定期监测：为了确保消毒灭菌的有效性，对某些项目应定期做好监测。如对消毒液的有效成分与污染程度，含氯消毒剂中有效氯的性能及各种消毒液的细菌培养等，必须按时做出分析与鉴别。由于革兰阴性菌可能在化学消毒液中存活并繁殖，因此不能用消毒液来贮存无菌器械。按常规监测消毒的效果，并根据所得结果提出需要调整消毒剂的种类、浓度及使用方法等建议。对于压力蒸汽灭菌器还必须定期进行生物化学检测。病区的治疗室、换药室及手术室、产房和重症监护病房等重点单位，除定期监测外，应根据医院感染的流行情况监测，必要时应随时进行空气、物表、工作人员手等环节微生物监测，并按卫生部《医院消毒技术规范》中的要求对测得的结果进行分析、控制。

（孙红 王德慧）

jīngshénkē hùlǐ guǎnlǐ

精神科护理管理（nursing management in psychiatric department） 根据精神科工作的特点、性质和规律，为确保精神障碍患者有一个舒适、安全、有序的医疗环境及有利于促进患者恢复身心健康，对精神科人力资源、设备、环境进行规划、组织、协调、控制的护理实践过程。

环境管理 主要分为物理环境管理和社会环境管理。

物理环境 主要包括病房设置及设施要求。随着精神医学的发展，医院管理的模式发生了巨大的变化，精神病房已经从单纯的封闭式管理走向了开放式管理，病房设置也打破了以往的格局，更多地考虑到了疾病发展的特点，对急性期与恢复期患者采取分别安置、分别管理的模式。安全、舒适、个性化和家庭化正成为现代精神科病房的管理模式。病房主要分为以下几类。①急症病房：主要收治自愿和非自愿入院的急性期患者。此期患者精神症状活跃，各种危险因素最多，出现意外的可能性也最大，因此在该种病房的功能和结构方面，须突出精神科的特点，安全防护性要高，以保护患者的自身健康和安全。在急症病区，一间房内病床放置不宜过多，因为在不同精神症状的影响下，患者的言谈举止也表现为各式各样的异常，过多的患者住在一起，彼此间容易受到相互干扰。另外，急性期患者容易发生自伤/自杀、伤人、毁物、擅自离院等意外事件，所以在此类病房中，护理人力配备要充足，环境布置应简洁舒适、方便护理。②康复病房：主要收治精神症状得到改善，已进入恢复期的患者。此期患者的正常思维和情感已逐渐恢复，开始渴望能像正常人一样生活，在精神上能得到更多的关爱，因此病房环境除保持清洁、安静、舒适外，应尽量营造个性化、轻松的家庭气氛，如墙上可贴一些装饰画，桌上摆放工艺品，床单、被褥、窗帘的颜色可采用花色，患者可以穿自己的衣服，身边保留自己所喜爱的物品等，使患者有如同在家的感觉，能安心住院并积极配合治疗。③开放病房：目前病房开放管理的形式多种多样，大致可分为全开放式和半开放式管理。其目的是给患者一个比较自由的活动空间，使患者在规定的时间里可以在医院区域内自由活动，根据自己的兴趣、爱好参与娱乐活动和各种技能训练，并可在医护人员的组织下去购物、看电影、看展览、逛公园等，在周末还可以回家度假与家人团聚，增加了患者的亲情感和与社会的接触及交流。可见，开放式病房的设立能最大限度地满足患者的合理要求，最小限度地限制患者的合法权益，对稳定患者情绪、使其能积极配合治疗有很大作用。

社会环境 精神科病房工作人员的行为特征、医院的文化和规章制度等形成了精神科病房特有的社会环境。这种社会环境对患者的心理状态和健康恢复有着不可忽视的作用。国外众多研究已明确表明了积极的社会环境与患者康复的程度呈正相关。良好的病房社会环境通过对患者无形的支持、暗示和影响，可以起到有效地防止患者精神衰退，促进患者社会功能恢复的作用，这是药物所不可替代的效果。

安全管理 指为保证患者和工作人员的身心健康，对各种不安全因素进行科学、及时、有效的控制。见精神科安全管理。

物品管理 包括病房物品管理与患者物品管理。

病房物品管理 病房物品的管理应设专人管理，管理工作中要做到经常化、制度化、程序化和规范化。病房内所有物品，如家具、被服、办公用品、医疗器械等按类别分开管理，各类物品要建立明细表，定期核查。

患者物品管理 ①患者生活用品的管理：患者入院时所携带的洗漱用品根据病情评估进行集中或开放管理。随着开放管理的深入，应满足患者对穿自己衣服的需求，对生活无法自理的患者可以由医院提供衣服并按季节调整服装。②患者贵重物品的管理：患者入院时，护士要对家属所带物品进行清点查看，对现金、存折、金银首饰要与家属及陪伴人员当面点清，对特殊情况应由护士长进行登记后，双方签字确认。

③患者食品、烟的管理：家属送来的食品，护士进行检查，对易发生腐烂、变质的食物要少留，尤其是熟食在病房没有加热设施时更应注意，以免引起肠道疾患，给患者增加痛苦。对患者的食物要统一管理，放在通风较好的专用橱柜或冰箱中，定时给患者发放。患者的烟尽量由护理人员统一管理，护理人员每天按时发放。患者吸烟时要在指定的场所有组织地进行，并对每天的吸烟次数和时间加以规定。抽烟时间结束时要查看全部烟头是否熄灭，以免引起火灾。对火柴和打火机等危险物品应由护士统一管理，防止患者私带而造成危险。

患者组织管理 用科学的方法将精神病患者及家属组织起来的活动过程。见精神病患者组织管理。

（程 艮）

jīngshénkē ānquán guǎnlǐ

精神科安全管理（security management of psychiatric ward）

为保证患者和工作人员的身心健康，对精神科各种不安全因素进行科学、及时、有效的控制的过程。它是精神科病房管理工作中的重中之重，是患者生命安全的基本保障，也是精神科护理工作有序进行的前提之一。

病房设备安全管理 病房的防护设备要符合精神科的特点，以不给患者造成伤害事故及不给患者创造外走的条件为原则。门窗材料的选用既要坚固、耐用又要美观，符合人们的心理感受。暖气设施要镶入墙内，外面用罩加以保护。地板采用防滑材料并保持清洁、干燥。各种管线不能裸露，要走暗线，照明最好使用吸顶灯。电源插孔及电闸要加安全装置，电灯、电扇或空调等的

开关设备放置在护士办公室统一管理。洗澡间、饮水装置等均应加锁，每日进行检查，如出现问题及时找后勤人员修理。对于病房设备医院必须有严格的规章制度作为安全保障，后勤部门要定期检查、维修。

危险物品安全管理 在患者入院时，凡属危险物品，如刀剪、绳带、火柴、玻璃用品、器械以及强消毒剂等，应禁止带入病房。护士必须严格遵守执行规章制度，照章办事。①如果患者使用刀、剪、针线时，要在护士的监督下使用。②医疗器械带入病房使用时，要注意保护，防止损坏和丢失。用完后清点数目放回原处。③病房的钥匙、约束器具放在固定地方并做好交接。④强酸强碱等消毒剂使用后及时带出病房。⑤定期检查病房中是否存在危险物品，每周至少1次。⑥患者住院期间及家属探视时，要对患者及家属、亲友宣传医院的探视制度和安全管理制度，说明其重要性，使其理解医院行为并遵守制度，防止危险物品被带入病房。

患者安全管理 在精神科临床中，由于疾病的特殊性，患者在各种精神症状的影响下，容易突发各种意外如自杀、自伤、伤人、毁物、外跑等，若发现不及时，未采取早期干预，往往会导致很严重的后果。这就需要护士运用理论知识结合临床经验来观察患者，正确识别各种精神症状，评估患者现存的或潜在的危险因素，并进行综合分析，以预测各种危险行为可能出现的时间、采取的方式以及摔伤、窒息等意外发生的可能性，有针对性地制订护理措施，进行早期防范。①护士要有高度的责任心及安全意识，坚守岗位。对每一位新患者及重

点患者都要先详细阅读病历，掌握病史资料，做到心中有数。对有自杀、伤人、冲动、毁物行为的患者，要将其活动范围控制在视野内。要细致观察患者的病情变化，善于识别和分辨症状，对事物的发生、发展有预见性和辨别力。对有隐匿行为的患者应提高警惕、格外小心，防范意外事件的发生。②建立良好的护患关系，维护患者自尊，取得患者信任。护士在与患者的接触中，要掌握沟通技巧，以坦诚的态度接纳患者，交谈时注意倾听患者的诉说，了解患者的内心感受以及对事物的判断及处理方式，鼓励患者用语言的表达方式发泄心中的不满，减少或消除攻击行为的发生。当发生意外情况时，要沉着、冷静、机智，抢救处理果断、及时。③定时巡视病区，每隔15～30分钟就要巡视各个病房，包括一些容易被忽视的区域如厕所、洗漱间等。④带领患者外出检查、治疗、活动时，要由专人陪伴，并随时注意观察患者的行为，怀疑患者拾遗危险物品如玻璃、铁丝等时，要行必要的检查，以防患者将其带入病房作为自杀、自伤的工具。⑤护理操作要严格执行规章制度，物品使用之后放回原处。发药时核对姓名、床号及相貌，服药后检查口腔，以防患者藏药。⑥每周进行安全检查，及时清除环境中可能给患者带来伤害的危险物品和设施。

（程 艮）

jīngshénbìng huànzhě zǔzhī guǎnlǐ
精神病患者组织管理（organization and management of patients with mental disorder）
为便于医疗、护理、康复工作的顺利开展，保障患者得到及时有效的治疗和康复训练，丰富患者的住院生活，帮助患者养成健康规律的生活习惯，用科学的方法将精神病患者及家属组织起来的活动过程。

组织形式 包括分级护理制、患者委员会（或组长、室长）负责制和定期召开座谈会等形式。

分级护理制 根据患者病情不同而采取不同的护理措施，使患者能得到有针对性的护理，同时也使护士能依据分级情况掌握患者的病情进展，做到心中有数。

特级护理 标准：①因各种原因导致病情危重，随时需要抢救的患者。②有严重自杀、自伤、冲动行为的患者。护理要点：①新入院即有严重自杀、自伤、冲动行为的患者须安置在重症监护室。监护室由专职护士管理，24小时观察病情变化，必要时进行保护性约束，防止意外事件发生。②抢救患者需制订护理计划，建立特护记录单，遵医嘱测体温、脉搏、呼吸、血压，新入院患者及精神科重症患者在特护期间建立精神科特护记录单，每日书写护理记录，做到床旁交接班。③认真细致地做好各项基础护理工作。

一级护理 标准：①处于精神障碍的急性期，精神症状活跃，有自伤、伤人、毁物及冲动企图的患者。②伴有躯体疾患，生活自理差的患者。护理要点：①将患者安置在护士易于观察的病室内，每15分钟巡视一次。②做好晨晚间护理，协助患者料理生活，保证患者入量，监督患者服药，保证各项治疗顺利进行。③定期进行安全检查，防止发生意外。④注意观察患者使用精神药物后的疗效和不良反应，发现病情有变化随时记录，并报告医师。

二级护理 标准：①急性症状消失，病情趋于稳定，仍需继续治疗者。②生活大部分可以自理的患者。护理要点：①患者住一般病室内，每15～30分钟巡视一次。②做好心理护理和社会功能康复指导。③进行疾病、用药、康复等方面的健康宣教。

三级护理 标准：①恢复期患者。②生活完全可以自理者。护理要点：①患者住恢复期病室，护士深入了解患者的心理状态，有针对性地做心理疏导工作，做好出院前的护理指导，防止复发。②鼓励患者参加集体活动，根据患者的兴趣、爱好安排参加适当的工娱疗活动，促进患者精神活动的恢复。

患者负责制 根据病房住院人数，在患者中挑选病情稳定、有组织能力、对工作热心、有一定威信的患者担任委员、组长或室长，以建立患者委员会负责制、组长负责制或室长负责制。不同的组织形式可单独设立，也可同时设立以相互补充。其工作职责主要是参与部分病房管理，协助医务人员组织和开展患者的日常生活和活动，如每天配合工娱疗护士有计划地组织患者学习，收看电视新闻，开展文艺、体育项目活动，如唱歌、跳舞、玩游戏、开展各种棋牌活动，定期组织小型表演比赛等，以促进患者参与活动，活跃病房气氛，增加患者之间的交流和促进症状缓解。在日常生活起居方面，主要是督促全体患者遵守医院作息时间和各项规章制度，帮助维持病房正常秩序和卫生，同时还要负责协调患者之间的关系，观察和报告病区内患者的异常行为和心理变化，以帮助医务人员掌握患者的病情变化，及时调整治疗和护理计划。

定期召开座谈会 座谈会是

针对全体患者而言，只要患者病情许可，都可参加座谈会，发表和讨论对病房工作、管理以及医务人员服务态度等方面的意见和建议。这样做一方面可以听取患者意见，满足患者的合理要求，另一方面还可通过让患者参与管理，充分调动他们的主观能动性。

活动方式和内容 活动大致分为学习、劳动和娱乐3大类。学习活动包括阅读书籍报刊、观看科普片、听专业人员进行相关健康知识的宣教；劳动活动包括绘画、做手工、种田地和养殖家禽；娱乐活动包括唱歌、跳舞、健身、游园、举办联欢会等。活动内容要丰富，适合患者特点，并以患者受教育启发，强身健体或促进职业和生活功能恢复为目的。活动的安排应有计划，每天固定活动时间，轮换活动内容，使患者既能养成按时作息的习惯，又能保持对活动的新鲜感而乐于参加。另外在活动的组织过程中，要随时注意患者的反应，及时与患者沟通交流，设法吸引其注意力，使患者充分参与到活动中。

对不同病情的患者要分别组织活动，如急性期或重症患者应限制其活动范围，并有专人陪伴，活动内容以安静、简单为宜，以免引发患者兴奋冲动。对症状缓解和恢复期的患者，可组织到工娱疗活动室参加活动，根据特长和兴趣爱好，安排相应的活动内容或根据职业特点安排技能训练。

患者生活管理 主要包括以下方面。

进餐管理 对一些生活自理差的患者，要在饭前督促其洗手；对生活不能自理的患者应协助洗手，预防病从口入。要充分发挥患者组织的作用，协助配餐员摆

好饭菜，保持进餐秩序良好。对抢吃抢喝者让他们单独就座，观察其进餐情况。对进食差的患者要了解原因，劝导患者进食或根据情况为患者调整膳食。对暴饮、暴食者要限制其入量。

洗澡管理 洗澡前护士应事先调好水温，以防烫伤患者。要有次序地安排人次洗澡，防止患者过多造成拥挤和出现意外。可让合作的患者、能自理或恢复期的患者先洗；对不合作、生活不能自理或老年患者，则应在护士的督促和协助下完成洗澡和更衣。

吸烟管理 患者吸烟应在指定的场所内进行，并有工作人员监督管理。患者每日吸烟应限时限量，统一点火。吸完烟后，要检查烟头是否掐灭，做好安全检查，防止火种带入病房。

（程 艮）

yàowù yīcóngxìng hùlǐ guǎnlǐ
药物依从性护理管理（nursing management of drug compliance）

基于健康信念模式，强调患者的参与和责任，帮助患者客观地分析服药的利弊，纠正患者在服药过程中的错误认知，增强患者的服药信心，提高患者的药物依从性而采取的综合形式的护理干预过程。药物依从性是指患者对与药物治疗相关医嘱及指导的服从或遵守，并产生相应的有效作用。

形成过程 1995～1996年，英国学者贝宾顿（Bebbington）等人提出，以往的依从性概念更多地强调患者对医务工作者的被动服从或接受，而忽视了患者主动参与治疗的意愿，忽视了患者对服药自身行为的责任/义务，因此他们建议将依从性改为一致性。由于医疗服务理念的差异和使用习惯等原因，国内一直在沿

用依从性这一概念。现在国内研究者普遍将药物依从性划分为不依从、部分依从以及完全依从三种程度。完全依从是指在住院期间主动接受药物治疗，出院后能长期按医嘱维持用药。部分依从是指住院期间被动接受药物治疗，出院后不能自觉按医嘱维持用药。不依从是指住院期间经常拒绝用药，出院后拒绝维持用药或自行减药。

基本内容 包括以下方面。

药物依从性评估 主要有3种方法，即家属及患者的报告，药片计数法（包括电子药片监测器）和实验室检查法（包括血药浓度监测和尿液检测）。其中第一种方法比较主观和方便，后两种方法较为客观，但是较为费时和昂贵。有学者认为，询问患者和家属是得到答案的最佳方法，因为不依从药物治疗的患者一般会直接告诉研究者他们没有吃药。但是，在询问时必须与患者保持良好的沟通关系，询问口吻必须是关心的、共情的。此外，还需要评估患者的治疗观，得到患者对服药重要性与服药信心的评分，评估患者存在哪些药物不良反应，患者既往处理药物不良反应的方式，以及患者对服药抱有的信念和形成的习惯。

药物依从性干预 首先要了解患者过去负面的治疗经历，在帮助患者回顾过去的治疗经历过程中，找出患者服药过程中遇到的实际问题，协助患者解决与药物相关的问题。在精神科，有的患者在治疗过程中会出现藏药行为，识别与预防藏药行为是药物依从性护理管理中的要点之一。

识别原因及表现 藏药的常见原因：无自知力，出现严重的、难以接受的药物不良反应（如急

性肌张力障碍、发胖、月经失调、性功能下降、过度镇静），有自杀企图，有精神病性症状（如被害妄想、命令性幻听等），对药物治疗存在误区或不信任（如"是药三分毒"）等。其主要临床表现：服药后立即去厕所或待护理人员离开后去厕所；使用浓茶或带颜色的饮料送服药物，服药后回避护理人员的检查；警惕性高；血药浓度降低或测不到；将药物压在舌下后趁乱将药物藏在手中等。

预防措施 ①护士向患者宣教，使用温开水或凉白开送服药物，服药前排空大小便。②要求患者当面服药，对有藏药可能性的患者进行口腔检查。③如怀疑患者有吐药的可能性，可以在患者服药后将其安置在病室观察30分钟。④建议家属为患者配置透明的软塑料水杯。⑤每日进行床单位的安全检查，检查患者有无藏药。⑥对于持续拒药、藏药或血药浓度持续偏低的患者可联系医生，由口服给药改为注射给药。

药物依从性评价 评价患者药物依从性是否提高，患者对服药重要性的认识及服药信心是否提高，患者是否能应对药物所带来的不良反应。

（程 艮）

zhòngzhèng jiānhù bìngshì hùlǐ guǎnlǐ
重症监护病室护理管理（nursing management in intensive care unit）
以确保获取最高效率和最大效果，使护理人员为重症患者提供高效、安全的护理服务，同时工作人员能得到提高和发展，对重症监护病房人力资源、设备、环境等进行规划、组织、协调、控制的护理实践过程。

形成过程 重症监护病室护理管理是护理管理的一个分支，它的发展与重症监护的发展密切相关。1853年弗洛伦丝·南丁格尔（Florence Nightingale）在克里米亚战场后方建立了重症监护病房（ICU）的雏形。1958年美国巴尔的摩市医院麻醉科医生创建了第一个提供24小时生命支持的病房，正式命名为"ICU"。至此重症监护医学正式诞生。从重症医学起步开始，重症监护的护理管理便应运而生。

基本内容 包括以下内容。

ICU设计要求 ①ICU应设在较特殊的地理位置，应方便患者转运、检查和治疗的区域，并考虑以下因素：接近主要服务对象病区、手术室、影像学科、化验室和血库等，在横向无法实现"接近"时，可考虑楼上楼下的纵向"接近"。②ICU开放式病床每床的占地面积为15～18 m^2；每个ICU最少配备一个单间病房，面积为18～25 m^2。每个ICU中应设立正压和负压隔离病房，床位数在6张以上的ICU，宜配备负压隔离病房1～2间。在人力资源充足的条件下，应尽量多设计单间或分隔式病房。③ICU的整体布局：放置病床的医疗区域、医疗辅助用房区域、污物处理区域和医务人员生活辅助用房区域等应有相对的独立性，以减少彼此之间的互相干扰并有利于感染的控制。④ICU应具备良好的通风、采光条件。有条件者最好装配气流方向从上到下的空气净化系统，能独立控制室内的温度和湿度。医疗区域内的温度应维持在24±1.5℃。每个单间的空气调节系统应该独立控制。安装足够的感应式洗手设施和手部消毒装置，单间每床1套，开放式病床至少每2床1套。病室内的采光系统在设计时应避免灯光直接照射患者头部，灯光最强处以射在胸部以下为宜。⑤ICU要有合理的人员及物资的进出通道，最好设置各种不同的进出通道，以最大限度地减少各种干扰和交叉感染。⑥ICU的设置应该便于医护人员观察患者、抢救患者。

ICU构成 ICU由3个主体部分构成：①经过专业培训的医生和护士：具有全面、扎实的临床基本功，能对患者进行呼吸、循环监护和实施呼吸、循环等支持，24小时随时应召且善于随时配合抢救。经过专门训练，具有一定理论和临床实践的呼吸治疗师能熟练地负责氧疗、呼吸机的使用和维护及雾化治疗等。专职的技术人员负责随时保养和维修ICU内使用的各种监护、治疗仪器。②先进的监测系统和技术：能进行动态、连续的监护，并及时反馈治疗效果。③应用各种支持技术，如机械通气、物理治疗、雾化治疗、营养支持、呼吸肌锻炼等进行长时间的支持，为治疗原发疾病赢得时间。

建立健全护理管理制度 须建立健全各项规章制度，制订各类人员工作职责，规范诊疗常规。在执行政府和医院临床医疗各种制度基础上，应制订符合ICU相关工作特征的制度及相应的评价指标，以保证ICU的工作质量。①各项监护、操作护理常规及流程，患者转入、转出ICU流程，抗生素使用制度，输血流程，抢救设备流程，特殊药品管理制度，院内感染控制制度，突发事件的应急预案、人员调配制度。②对原制定的各项标准、患者安全问题、工作模式及质量护理进行修改。③监测和评估患者的护理问题，应强调感染控制的重要性，对血制品、抗生素及各种创伤性检查所需的导管进行严格管理。

④建立持续质量改进的制度与具体措施：ICU 护理质量的相关指标可包括：非计划性拔管或拔管后48 小时内再次插管，有创操作并发症的发生率，院内感染发生率，转出24～48 小时后复进监护室发生率，血制品的应用和昂贵药物的应用比例，成活患者的有效住院费用，入住 ICU 后急性肾衰竭的发生率等。质量改进应着重于对组织结构、组织管理、医疗及非医疗过程及效果，如死亡率、平均住院天数、复发率及医疗资源的利用等的改进。各项改进方法的实施须经过讨论和征得 ICU 医护人员的意见。

（孙 红）

yīyòng yíqì shèbèi guǎnlǐ

医用仪器设备管理（management of medical instruments and equipments）

管理者通过计划、组织、监督、检查、协调、控制等行为，使仪器设备得到合理配置、合理使用的过程。现代化的仪器设备特点是精密度高、价格昂贵、使用维修复杂、更新周期短、仪器安装和工作环境要求高，这就使仪器设备管理显得更加重要和突出。

形成过程 为了加强对仪器设备的监督管理，保证医疗器械的安全使用，保障人体健康和生命安全，1999 年 12 月 28 日国务院发布《医疗器械监督管理条例》，自 2000 年 4 月 1 日起施行。为合理配置和有效使用大型医用设备，控制卫生费用过快增长，维护患者权益，促进卫生事业的健康发展，卫生部、国家发展和改革委员会、财政部于 2004 年 12 月 31 日颁布了《大型医用设备配置与使用管理办法》，进一步为仪器设备管理提供了动力。

基本内容 包括以下几方面。

管理制度建立 建立仪器设备安全检查制度、仪器设备工作记录制度、仪器设备保养和维护制度，制订突发事件应急预案等，设立各类仪器设备的财产登记本、每天工作流程表、使用情况登记表等。仪器设备做好五定：定好数量、定点放置、定人专管、定期检查、定期保养。由科室内器械护士专门负责保管、保养，做好定期检查，发现问题马上记录，立刻通知设备工程师或厂家来处理，以保持仪器的性能良好。

操作规程规范 建立各种仪器设备使用规范，人人依规范行事。使用人员应熟悉科室环境、仪器设备的放置位置，学习各类仪器设备的使用方法和操作规程。

仪器设备维护和保养 众多仪器设备的应用在提高救治水平的同时，也增加了诸多不安全因素，所以应安排专人负责各种仪器设备的清洁保养工作，以保证仪器设备的正常运转、安全使用。

安全意识培养 组织人员学习有关法律法规，树立安全第一的意识，加强工作责任心，及时发现各种危险因素，做到防患于未然，杜绝不安全因素的发生。

（孙 红）

xuèyè jìnghuà zhōngxīn hùlǐ guǎnlǐ

血液净化中心护理管理（nursing management in department of blood purification center）

根据血液净化中心工作的特点、性质和规律，为提高血液净化的护理质量及患者的生存质量，对血液净化中心人力资源、设备、环境进行规划、组织、协调、控制的护理实践过程。血液净化包括血液透析、血液滤过、血液透析滤过、血液灌流、血浆置换、免疫吸附和腹膜透析等。血液净化中心护理工作是围绕上述各种治疗方式而进行的各项护理工作。

形成过程 1877 年德国科学家维纳（Wegner）的实验研究提示注入腹腔内的液体可与血液通过腹膜进行物质交换，为腹膜透析研究奠定了理论基础。1923 年德国医师甘特（Ganter）最先尝试腹膜透析治疗患者并取得成功。19 世纪苏格兰化学家托马斯·格雷姆（Thomas Graham）首先提出"透析"概念。1912 年美国约翰斯·霍普金斯（Johns Hopkins）医学院约翰·阿贝尔（John Abel）及其同事使用火棉胶制成管状透析器并用于动物血液透析实验，从而开创了血液透析先河。1926 年德国学者哈斯（Haas）在人体进行首次血液透析实践，为血液透析的发展打下了基础。透析膜和透析器等透析设备的不断发展和完善促进了血液净化方式的发展。血液净化技术可用来治疗肾脏病、血液病、风湿病、免疫性疾病和神经系统疾病等多种跨科别的疾病，血液净化护理也应运而生。为解决国内血液净化中心准入不严格、标准不统一、无规范的专科操作标准、感染控制缺乏标准的操作管理规程等缺陷，2008 年，卫生部颁布了《医院管理评价指南（2008 年版）》，把血液净化中心列为医院感染控制重点部门，并提出了血液净化质量管理与持续改进的具体要求。2010 年卫生部相继出台了《血液净化标准操作规程（2010 版）》《医疗机构血液透析室管理规范》等重要文件。2014～2016 年中华护理学会血液透析专业委员会相继编写了《血液透析专科护理操作指南》《血液透析用血管通路护理操作指南》《血液净化中心医院感染防控护理管理指南》。21 世纪以来，在血液净化专科领域开展了专业护士培训，不断培养血液净化专科护理人才。

基本内容 包括以下几方面。

管理制度建立 建立健全血液净化中心的各项规章制度，如血液净化中心工作人员管理制度、透析患者管理制度、病历管理制度、收费管理制度、感染管理制度、质量控制制度及安全管理制度等，这是提高工作效率和护理质量、防止差错事故发生的重要保证。

人员管理 ①护理人员管理：血液净化技术性强，风险性高，护士操作量大，因此需要配备一支掌握血液净化专业知识、技术操作娴熟、具有奉献精神、高度责任感和丰富的临床经验的专科护理队伍。护士长通过对护理人员的组织安排、积极培养、绩效考核等方面，加强护理管理，提高护理质量。②患者管理：开展透析患者的健康教育，加强患者的全程管理。③辅助人员管理：辅助人员须经过培训上岗，负责血液净化中心的清洁卫生工作，保证环境整洁；负责患者的开水供应等日常工作；做好生活垃圾及医疗垃圾的规范处理工作等。

护理质量管理 是血液净化中心护理管理的核心内容。通过规范专科护理操作，将标准化贯穿于管理全过程，提高工作效率和护理质量。

护理业务技术管理 规范各种护理操作技术，加强护士的专科理论学习，开展专科操作技能培训，提高护理人员业务水平。

护理安全风险管理 重视护理风险管理，加强护士的安全意识和风险意识，完善血液净化中心的各种应急预案，注重环节管理，消除隐患，提高护理质量，防范护理安全风险的发生。

感染控制管理 血液净化中心是医院感染监控的重点部门，维持性血液透析患者是医院感染的高危人群。因此，要求血液净化中心布局与设置合理，严格落实消毒隔离制度，完善科室感染管理，加强感染监测，控制交叉感染。

设备器材管理 指定专人负责仪器设备的管理及维护，消耗品的登记及申领工作。护士长定期检查，负责血液净化中心的成本核算和控制。

（孙　红）

shǒushùshì hùlǐ guǎnlǐ

手术室护理管理（nursing management in operation department）

根据手术室工作的特点、性质和规律，为改善手术室护理系统的运行状态，提高运行效率，对手术室人力资源、设备、环境进行规划、组织、协调、控制的护理实践过程。

形成过程 手术室护理理论与实践的发展，起源可追溯到弗洛伦丝·南丁格尔（Florence Nightingale）在克里米亚战争期间配合医生修复患者受伤组织。手术室护理至今已有133年的历史，在此期间手术室护理管理模式发生了巨大的变化；各手术学科专业化程度的提高，对手术室护理管理也提出了更高的要求。手术室护理管理初期只注重无菌技术和护理教育，随着医学模式的转变和临床医学科学的快速发展，手术室管理者逐渐对手术床位和护理人员比例，手术室设备、布局，信息化管理以及与相关科室的关系，做了较深刻的研究。明确各类人员职责，完善灭菌消毒方法，使手术室护理进一步完善。1975年，美国手术室护理学会和美国护理学会共同出版了《手术

室护理实施基准》，明确了手术室护理工作已不单是对患者在手术期间极短时间内的护理，而是伴随医学模式转变而产生的围手术期护理，包括术前、术中、术后3个阶段对患者生理、心理的重点护理。近年来，《手术室护理实践指南》的出版及临床应用，使手术室护理工作趋向科学化、理论化、系统化、规律化。手术室护士也已经不再只是局限于手术的配合工作，而是延伸到以现代护理观为核心，以护理程序为框架，以患者为中心的护理模式。

基本内容 包括以下几方面。

人力资源管理 ①人员配置：目的是在保证医疗护理工作正常进行的前提下，合理配置人员，减少劳动力，提高工作效率。一般情况下，综合性大医院手术室护士与手术台比为（2.5~3）：1，教学医院的比例宜相对提高，可达3.5：1。人员配置应做到两个合理。一是人才梯次合理：各级职称人员应按一定比例构成一个较完整的人才知识结构，并随学科的发展进行不断调整，做到能级对称，各尽其能，促进人才培养和发展。一般医院手术室护士的高、中、低级职称比例为（0~1）：4：8，800张以上床位的医院或教学医院为1：3：6。二是年龄结构合理：根据手术室护理工作特点，按从事手术室工作时间的长短，可将手术室护士划分为高、中、低年资3个层次，比例一般为1：5：10。高年资护士为在手术室工作10年以上的护士，她们有丰富的临床经验，可从事培训、科研，并协助护士长进行管理工作。中年资护士指工作5~10年的护士，她们是临床一线工作的主要参与者，是护理骨干，可从事带教及安全管理工

作。低年资护士指工作 5 年以下的护士，她们接受能力强，行动敏捷，精力充沛，应多加指导和培训。②专科分组：外科技术不断发展，新仪器、新设备层出不穷，无菌技术要求越来越高，促使护理人员向更专业化方向发展。护士配合手术的方式已从随意性全面参与型向专科性定人参与型转变。因此，根据各手术科室的特点，将手术室护理人员按业务水平、身体状况、年龄差别等进行专科分组，相对定向培养，确保高质量的手术配合。一般根据临床科室编制序列、规模、手术种类及数量，可将护士分为若干小组，如普外科手术配合组、骨科手术配合组、神经外科手术配合组等，每组设一名组长，组员若干名。其次，手术室的后勤保障直接影响手术的顺利开展，后勤保障组可分为药物准备组、器械敷料准备组、贵重仪器管理组、感染监控组等。每组也设一名组长，组员若干名。③工作职责：详细制订手术室各级人员工作职责，并严格按照其内容规范日常工作；按照职称制订各级人员职责：主任护师职责、主管护师职责、护师职责、护士职责；按照护理岗位制订各岗人员职责：管理岗位职责，护士长、副护士长职责；护理岗位职责：器械护士、巡回护士、耗材管理护士、夜班护士、供应班护士职责；按照能级制订各级人员职责：L0～L7 从低向高，每一级承担不同的职责。④继续教育与培训：护理人员的在职教育是提高技能、培养人才的重要途径。通过继续教育，使护理人才不断吸收现代新的科技成果，防止知识老化。手术室护理人员培训重点是护师以下人员。要紧密结合临床设置教学内容，开展分级培训，能级上岗，增设更班、轮班等工作，加大临床实践机会，提高低年资护士动手操作能力。同时还应做好护生、进修护士、实习医生的教育培训，实行统筹管理，由专人负责制订计划，分层训练、掌握标准、严格考核。⑤职业防护：由于职业的特殊性，手术室护士每天要面对各种各样的危险因素，包括空气污染、病原微生物感染、电离辐射、心理危害等。工作环境的不安全不仅影响医疗护理质量，同时严重损害手术室护士的生活质量。作为手术室护士不仅要了解和认识到职业危险因素及职业安全的重要性，更要积极采取各种有效的防护措施。首先防止锐器伤：应规范操作规程，正确传递锐器，安全处理针头，做到忙而不乱，井然有序。再者 X 线照射时，必须穿戴好防护衣，使用铅屏风遮挡。第三提高防污意识，改善手术室通风换气条件，并正确使用消毒剂。最后减少身心损害，避免长时间站台，连台手术可更换护士，减少压力。

手术患者全程管理 指从患者入院到接受手术过程以及麻醉清醒后全过程管理。随着医学模式和护理观念的转变，整体护理从病房逐渐深入到手术室。手术室护士对手术患者开展整体护理，从术前访视、术中护理到术后回访，以确保护理的连续性、完整性和系统性，使患者以最佳的心理状态接受手术，减少各种影响手术的不良因素，提高患者及家属对护理工作的满意度及手术室护士的整体素质。

物品管理 手术室器械多、易耗品多、仪器设备多，物品管理的好坏不仅影响到手术成败，也与经济效益息息相关。手术室物品管理的目的，一是物尽其用，减少浪费，降低成本，让物品增效；二是维护性能、延长使用寿命，充分满足手术需要。①器械管理：手术器械是手术操作的基本工具，器械性能直接影响到手术操作乃至手术的成败。应提高护士的主人翁意识，给予规范化管理教育，爱护手术器械，做好精细器械的保管，加强外来器械的管理。②仪器管理：手术室仪器随着外科手术的发展越来越多，而且向着越来越精密、贵重的趋势发展。除一般管理制度外，如建立仪器档案、操作程序卡、使用登记制度等，还应根据每台仪器的性能，制订不同的管理措施，确保仪器正常运转，满足手术的需要。③敷料管理：手术敷料包括各种棉纱类敷料及易耗品，应有专人负责管理，定期清点，及时补充。④一次性物品及高值耗材管理：对手术室一次性物品的管理应建立完善的管理制度，设专人负责，在购入、验收、储存各方面把好关。科学有效管理好高值耗材、优化流程，使高值耗材效益最大化。⑤药品管理：手术室常备药品较多，以静脉药、局麻药和外用消毒药为主。应建立健全严格的药品管理制度，指定专人管理药品。护士必须熟悉常用药品的药名、剂量、用法、作用机制及存放位置，以便抢救及时、准确、有效。

环境管理及感染监控 手术室是外科诊治和抢救患者的重要场所，是医院感染控制最严格的部门。随着当代医学科学和诊疗技术的迅速发展，对手术室的感染监控提出了更高的要求。因此，手术室应该具备完善的环境管理体系。要健全感染监控领导小组，对手术器械敷料及手术室空气进行严密消毒，严格人流、物流管理（严格控制人员进出，加强着装管理要求，严格管制手术间门户，严格分离洁、污流线），强化卫生清洁管理以及净化程序的管理。

护理质量管理 手术室护理质量包括无菌技术质量、手术器械准备的完好率、手术配合的熟练程度、手术患者全程护理的合理性和有效性、差错事故的防范措施及各项记录的完整性、规章制度的健全和落实、人员素质的培训等内容。

安全管理 手术室安全管理是医院整体护理质量的重要组成部分。随着患者法律意识和维权观念的增强，手术室护理安全越来越受到重视。加强护理安全管理，防止在执行护理过程中出现缺陷、差错、事故等问题，将有利于减少纠纷的发生。①定期开展安全知识讲座，学习有关安全规定和工作制度，让护理人员了解安全管理规定，正确按操作规程办，以增强做好安全工作的自觉性。②通过建章立制，使管理有章可循、质量评价有量化标准，实现护理管理的规范化、程序化和科学化。③通过岗前、岗位培训、继续教育，弥补专科业务技术的不足，从根本上提高护理人员的专业技术水平。④定期召开安全形势分析会，查找工作中安全隐患、薄弱环节，针对存在的问题，制订新的修改意见和实施方法。

信息化管理 手术室管理信息化及网络自动化是现代化医院高科技发展的必然趋势。手术室计算机管理系统的内容包括手术信息管理、手术收费管理和手术物流管理。

（孙 红）

jiéjìng shǒushùjiān hùlǐ guǎnlǐ

洁净手术间护理管理（nursing management in clean operation room）

根据洁净手术间的特点、性质和规律，为提高手术质量，保障患者的安全，对洁净手术间人力资源、设备、环境进行规划、组织、协调、控制的护理实践过程。洁净手术间是现代化外科手术管理的重要组成部分，它通过采用科学设计的多级空气过滤系统，有效控制室内空气的温湿度和尘埃含量，创造理想的手术环境，减少细菌的来源和传播，降低手术感染率，提高手术质量，保障患者的安全。通过对洁净手术间进行科学化、系统化的护理管理，不断加强和提高护理专业技术，加强无菌观念，提高护理质量，保证洁净手术间安全、有效、科学地运行，为患者提供一个安全的手术环境。

形成过程 随着医学技术的进步，蒸汽灭菌法、多级空气过滤系统等现代化高科技设备相继用于手术室中，洁净手术间应运而生。为加强对洁净手术间的管理，卫生部于 2006 年颁布了《医院手术室管理规范》，2009 年印发了关于《医院手术部（室）管理规范（试行）》的通知，2011年颁布了《医院洁净手术部验收和年检的规定》等相关法律法规。洁净手术间护理管理正逐步走向系统化、标准化和规范化的管理模式。

基本内容 主要包含以下几方面。

无菌管理 ①建立、健全各项规章制度，并严格落实，如消毒隔离制度、清洁卫生制度、参观制度等。②医护人员进入手术室须更换消毒的鞋子、衣裤，戴好口罩帽子。患者一律穿干净病号服，戴隔离帽，步行入手术室者需二次更鞋。工作人员外出一律更换外出鞋、穿隔离衣。③参加手术人员必须严格洗手，每月对手术人员洗手情况进行抽样检测。④按手术的级别及手术种类安排手术间：百级适用于心脏手术、神经外科手术、骨科手术。千级适用于眼科、整形外科、普通外科（Ⅰ类）手术。万级适用于妇科、泌尿外科、耳鼻喉科、普通外科（Ⅱ类）。正负压手术间适用于急诊、感染手术。

清洁管理 ①手术室的内外走廊、辅助间地面每天用消毒剂拖擦，室内的设备、物品每日擦拭消毒，随时清理地面污染物，保持清洁、干燥。对连台手术，应在前一台手术完成后立即进行室内的清洁、擦拭，并在 30 分钟后进行下一台手术。卫生清扫人员要每周对吊顶、墙壁等进行清洁、擦拭。每月进行全面清洁卫生一次。使用的清洁工具不宜用易掉纤维的材料制作。②术后将纱布、敷料、器械等污染物通过专用通道运离手术间，垃圾应装入防尘袋子拿出手术间。③为了防止交叉感染，不同级别的手术间应有各自专用的清扫用品，使用过的清扫用具要浸泡消毒。④较大物体进入手术室时，先要在一般环境中做初步吸尘净化，然后在准洁净室内进一步擦拭、消毒，方可搬入。小件物体先要在准洁净室内擦拭清尘、消毒后带入。⑤接送患者的推车，特别是车轮极易导致交叉感染。定期用消毒液擦拭车身及车轮，在手术室入口处放置地毯一块，每日清洗，喷洒消毒液。

运行管理 全天开启净化空调系统，以提高空气洁净度。随时调整室内的温湿度，一般温度以 22~25℃，相对湿度 40%~60% 为宜。净化空调装置系统由专人管理，定期对净化系统的设备、设施进行保养，设备有故障时及时修理，保证正常运行。对初、中、高过滤器定期进行监测、更换。对室内回风过滤网和净化空调箱内部定期清扫。

监控管理　每月定期做空气洁净度和细菌监测。如果发现细菌超标准，应及时查找原因，采取对策。

安全管理　手术室要加强对消防器材和安全设施的管理，指定人员定期检查，督促工作人员熟悉安全措施。每月检查洁净区的安全防火措施是否完好，及时记录报告。手术室发生火灾时及时报警，停止空调运转，切断电源及易燃气体，组织人员疏散。

(孙　红)

zájiāo shǒushùjiān hùlǐ guǎnlǐ

杂交手术间护理管理（nursing management in hybrid operation room）

根据杂交手术间的特点、性质和规律，为提高手术质量，保障患者的安全，对杂交手术室人力资源、设备、环境进行规划、组织、协调、控制的护理实践过程。

形成过程　伴随医学影像学设备和介入治疗器械的发展与成熟，杂交技术的理念逐渐登上舞台。杂交手术是血管外科学发展的产物，是介入医学、外科学和影像诊断学三大技术的完美结合，手术中使用介入器械，在一个备有多种影像学设备的手术室，依赖术中的影像学技术来指导外科的手术操作并对手术疗效进行即时评价，同时结合其他常规外科手术来完成血管疾病的治疗。采用这种手术方法，能以最小的创伤让患者得到最大的获益，还会

使血管疾病的治疗更加完美。与传统杂交技术不同，新杂交技术需要借助一个可以同时进行影像学检查和常规外科手术的杂交手术室，患者勿需在内科和外科间多次转移，从而避免患者的多次麻醉和转运可能带来的风险。该技术在提高手术疗效、减轻患者痛苦和促进患者恢复方面有较大优势。目前关于杂交手术的配合和手术间管理的论文及经验介绍较少。

中国心血管外科首家杂交手术间于 2009 年 3 月在中国人民解放军总医院正式启用。

管理措施　①感染控制：净化标准达到特别洁净手术间Ⅰ级标准，即使不开展心脏外科手术，至少应达到标准洁净手术间的Ⅱ级标准，净化空调系统至少设置三级空气过滤。②严格执行术中查对制度：护士应仔细核对高值耗材的种类和型号，并与医生共同确认后开封，避免不必要的浪费。术中执行医嘱有疑问或抢救中必须与医生重复核对后方可执行。手术中物品种类、数目与记录相符患者方可离开手术间。③制订术中应急预案：制订术中大出血及心搏骤停应急预案、交叉感染应急预案、防导管脱出堵塞应急预案和预防坠床应急预案。④制订并明确各岗位职责：建立等级责任制急救小组，实施等级责任制管理。⑤器械管理及抢救药品和设备的管理：专人管理，各种器械放置有序便于拿取，各种药品和器材做到定物、定数、定位、定期检查，并处于良好的备用状态。

手术间的规范化管理是保证杂交手术成功的关键。比起单纯的外科手术，杂交手术间的应用对手术间护理管理工作提出了更高的要求。合理配备人力资源，

制订并明确各岗位职责，巡回护士和器械护士熟练掌握工作流程，明确职责要求，以提高手术配合的合理性、有效性和安全性。

(孙　红)

céngliú shǒushùjiān hùlǐ guǎnlǐ

层流手术间护理管理（nursing management in laminar operation room）

根据层流手术间的特点、性质和规律，为提高手术质量，保障患者的安全，对层流手术室人力资源、设备、环境进行规划、组织、协调、控制的护理实践过程。层流手术间最重要的净化方式就是空气过滤，空气过滤是最有效、安全、经济、方便的除菌手段。层流手术间必备的空气净化装置由空气处理器、过滤器（初、中、高）、加压风机、空气加温器、回风口及送风口组成。它的作用方式是将室外的空气经过过滤器过滤后达到近乎无菌无尘的状态，由通气机送入手术间同时将污浊的空气吹出。层流手术间分为垂直层流式和水平层流式两种。一般多采用垂直层流式效果较好。垂直层流式高效过滤器装在手术病床的正上方，气流垂直吹送，回风口设在墙面的四角，确保手术台洁净度达标。

形成过程　层流手术间管理是手术室护理管理的一个重要组成部分，伴随着手术室护理管理的形成和发展而逐渐成熟。第一代手术室我们称之为创世纪简易型手术室，它是在自然环境下进行手术，没有采用防止空气污染和接触污染的措施，手术感染率比较高。1886 年蒸汽灭菌法诞生。1887 年手术室的洗手法初步确立。1897 年手术室开始使用口罩。1898 年开始使用手术衣。20 世纪的欧洲，医院分散的各个病房内，开始各自配置相关的手术室，第

二代手术室诞生，称为分散型手术室。1937 年召开了法国巴黎万国博览会，现代模式的手术室正式创立。20 世纪中期，病房开始集中化，手术室也进入了第三个时代——集中型手术室。1955 年日本东京大学集中型中心手术部正式开设。1963 年中央供应型手术室平面布局在美国诞生。1966 年世界上第一间层流洁净手术间在美国的巴顿纪念医院建立。随着医疗水平不断提高，颅内肿瘤、器官移植、体外循环等手术在各医院越来越普遍。对手术室的建筑形式、管理职能、工作范围都有了更高的要求。层流手术间的管理也逐步形成了理论体系。

基本内容　包括以下几方面。

环境管理　①保持手术室空气低细菌数及低麻醉气体浓度，且气流舒适（室内温度可在 15~25℃，湿度可在 50%~65% 之间调节）。②保持手术室正压气流（23~25Pa），防止外来污染物进入。③保持手术室内空气清新，工作环境舒适。④层流手术间，一般情况下无需使用物理或化学方法进行消毒，既节省劳动，又免除了不良气味的影响，使院内感染率（尤其是手术和烧伤感染率）大大降低。

人流、物流管理　①严格控制人员的进出：保持手术室"相对密闭状态"，物品相对固定。由于手术间 24 小时持续通风换气，始终处于"无菌状态"且保持一定的恒温恒湿，因此把与手术相关的各种物品如敷料包、器械包、补液、踏板、器械台及各种贵重仪器等固定放在手术间，减少工作人员的进出次数，减少由于搬动频繁而导致仪器损坏。手术进行时关闭室间大门，严禁打开外通道。增加护士编制，避免一个

人巡几台手术的现象出现。严格分离洁污流线，以保证洁净手术间空气的洁净度及流程的需要。划分无菌、急诊和感染手术间。参观人员只能在指定的手术间参观，每间参加手术人员包括参观者不超过 7 人。手术进行中不得随便走动，人数较多时安排观摩室或在办公室观看录像。②严格着装管理要求：进入手术室的人员必须更换消毒的衣、裤、帽子、口罩、鞋子；口罩、帽子最好为无纺布封闭式制成。规定手术医生不得穿病房工作服进入手术室。

器械物品管理　器材物品的清洁工作均应在手术结束后、层流系统关闭前进行，并湿拭清扫。一次性医疗用品进入层流环境前要撤出外包装，减少污染。层流手术间无菌间物品摆放应在层流板下，左右通透性好，货架为镂空式，货架上端距屋顶 50cm 以上，距墙 5cm 以上，离地面 25cm 以上，柜面清洁、干燥。

层流净化管理　接台手术间隔 15 分钟以上，使空调系统连续运行，尽量排除上一台手术污染的尘粒，减少手术间空气污染。避免交叉感染。禁止在手术间制作敷料，整理包布，每台的包布都应和污敷料一起送洗，做到一用一洗，减少棉絮类飞扬，尽量使用一次性手术敷料。

特殊感染手术管理　对特殊感染手术应选择有正负压切换装置的层流手术间，切换至负压层流。若无此装置，应关闭层流。提前 30 分钟开启负压层流系统。手术人员一律穿鞋套，穿一次性隔离衣。手术结束后脱下一次性用物方可出手术间。手术尽量使用一次性物品，用后将所有一次性物品焚烧。术前、术中、术后

严格控制参观人员，参与手术的人员尽量减少走动。手术结束后必须严格执行物表及环境消毒，并通知专业人员清洗层流面板。

（孙　红）

shǒushùshì mázuì hùlǐ guǎnlǐ

手术室麻醉护理管理（nursing management of anesthesia in operation room）　护理人员以麻醉患者为中心，协助麻醉医生安全、有效、快速地施行麻醉，确保患者安全的一系列过程。是手术室护理工作的重要组成部分。

形成过程　自 16 世纪欧洲出现"手术室"起，因为没有"麻醉"的参与，每一台手术都给患者带来痛苦。1848 年 10 月威廉·T·G·莫顿（William T. G. Morton）医生尝试使用乙醚进行局部麻醉手术后，这一状况得到改善，但是外科医生对于低收入的麻醉工作没有兴趣，导致麻醉相关病死率迅速上升。为改善这一状况，一些护士被挑选出来接受训练后从事麻醉工作，自此，麻醉护士这一岗位出现。1887 年美国第一位高级麻醉护士受聘于东部一所医院，之后由于战争导致大量伤者需要救援，高级麻醉护士在军队中得到重用。1931 年美国麻醉护士协会成立。

如今的麻醉护士不仅仅在手术室内为麻醉医生提供协助工作，同时也为不同年龄的患者在医院、流动外科诊所等地提供麻醉服务。有数字显示 2006 年美国有 65% 患者所需的麻醉服务是由麻醉护士提供的。

美国麻醉护士学会自成立后一直致力于开展麻醉护理教育，制订麻醉护理实践标准、建立麻醉护理教育机构水平鉴定、麻醉护士资格认证及再认证的标准流程。法国在 1951 年创办了法国麻

醉护士联盟。英国、奥地利、韩国、日本、新加坡、泰国等国家也先后成立了麻醉护理学会。1989 年国际麻醉护士联盟成立。

与发达国家相比，虽然中国的麻醉护理开展晚，但发展迅速。1993 年徐州医学院麻醉学系和南京六合卫校联合在国内开设了第一个 3 年制麻醉与急救护理专业，1997 年又与福建闽北卫生学校合作开办了麻醉护理专业，2004 年徐州医学院又创办了"护理学—麻醉护士专科方向"的本科教育。1998 年起，北京、上海、山东、广州、南京、陕西、四川等地医院开展了麻醉护理工作，包括术前麻醉准备、麻醉中的配合、麻醉观察、麻醉恢复室工作、术后处理、日间麻醉护理和疼痛门诊等，但大都根据各自的工作要求，自成一派，缺乏统筹。

基本内容　包括以下方面。

麻醉药物管理　根据手术需要，麻醉分为局部麻醉、全身麻醉。各种麻醉使用的药物因其药理不同，而各不相同。使用前首先应核对患者、手术名称、麻醉方式、药物名称及有效期，确认完全无误后，再次与麻醉医生双方核对后，在严格遵守无菌操作的前提下备好麻醉药物及所需麻醉器械，并提前检查呼吸机、吸引器、心电监测仪等仪器及麻醉必需、急救物品的可用性，准备麻醉。

患者管理　①麻醉体位的摆放：施行麻醉过程中，需要一些特殊体位，如头低脚高位、颈仰位、侧卧位、俯卧位、肢体外展位等。在麻醉进行中，患者会因各种原因导致合作不良。麻醉操作进行前，备好托手板、垫子、挡板、约束带等辅助用物，并遵医嘱将手术床摆放到合适位置，

协助患者采取最舒适、并能充分暴露麻醉操作野的体位，可以最大限度地降低外在因素对麻醉的影响。②麻醉恢复护理：一些全麻手术后，患者因麻醉药、肌肉松弛药和神经阻滞剂的药理作用并未消失，保护性反射也未恢复，易发生气道梗阻、恶心、呕吐、误吸等并发症，故应将患者移到麻醉恢复室内，观察 30～60 分钟。应密切观察患者生命体征，采取保持气道通畅、及时清除气道分泌物、给氧等护理措施，保证患者的安全。如遇异常情况，及时通知麻醉医生。确认患者完全清醒后，再送回病房。

(孙　红)

xiāodú gōngyìng zhōngxīn hùlǐ guǎnlǐ

消毒供应中心护理管理（nursing management in sterilization and supply center）　根据消毒供应中心的特点、性质和规律，采取集中管理的方式，对医院内各科室所有重复使用的诊疗器械、器具和物品进行清洗、消毒、灭菌以及无菌物品的供应，以预防和减少医院感染发生，对消毒供应中心人力资源、设备、环境进行规划、组织、协调、控制的护理实践过程。

形成过程　中国医院消毒供应中心的形成发展经历了起步建设时期和规范发展时期。起步建设时期开始于 1988 年，卫生部发布《医院消毒供应室验收标准》，理顺了管理体制，从建筑布局、人员编制、领导体制、设备条件和管理要求提出了要求。这时期医院消毒供应室有 3 个重要特征：①建设规模小，建筑面积小。②设备落后，以手工作业为主，机械化程度低，缺乏专用的清洗器械设备。③工作人员的学历较低，身体健康状况欠佳。2009 年

卫生部发布了卫生行业的 3 个标准：WS310.1CSSD 第一部分的管理规范、WS310.2CSSD 第二部分的清洗消毒灭菌技术操作规程、WS310.3CSSD 第三部分的清洗消毒灭菌效果监测标准，对消毒供应中心的组织管理、培训教育、建筑、设备及使用耗材等质量要求做了规定，为中国消毒供应中心的建设和专业发展提出了明确的目标。建立全程质量管理，推动信息化质量管理的应用，标志着中国消毒供应中心管理的规范化和科学化。

基本内容　主要包括以下几方面。

制度建立　①应建立健全岗位职责、操作规程、消毒隔离、质量管理、监测、设备管理、职业安全防护及职业暴露监护管理等制度和突发事件的应急预案。消毒供应中心的清洗消毒工作应符合《医院消毒供应中心清洗消毒技术操作规范》《医院消毒供应中心灭菌效果监测标准》规定。诊疗器械、器具和物品的再处理应符合使用后及时清洗、消毒和（或）灭菌的程序。一次性使用的诊疗器械、器具或物品用后不应再次处理和使用。甲类及按甲类传染病管理的乙类传染病、朊毒体污染的诊疗器械、器具与物品，应执行专门的操作规程和处理流程。②建立质量管理与追溯制度，完善质量控制过程的相关记录，保证供应的物品安全。③要了解各科室专业特点，常见医院感染及原因，掌握专用器械、用品处理的要点。

管理职责　护理管理部门、医院感染管理部门、设备后勤管理部门等，在各自职权范围内，对消毒供应中心的管理履行以下职责：①根据工作量合理调配消

毒供应中心的工作人员。②落实岗位培训制度，将消毒供应专业知识和相关医院感染预防与控制知识纳入消毒供应中心人员的继续教育计划，并为其学习、交流创造条件。③对消毒供应中心的各项工作和质量监测进行指导和监督，定期进行检查与评价。④发生可疑医疗器械所致的医源性感染时，组织、协调消毒供应中心和相关部门进行调查分析，提出改进措施。⑤对消毒供应中心新建、改建与扩建的设计方案进行卫生学审议。⑥对清洗、消毒与灭菌设备的配置与质量指标提出意见。⑦负责设备购置的审核。⑧建立对厂家设备安装、检修的质量审核、验收制度。⑨专人负责消毒供应中心设备的维护和定期检修，并建立设备档案。⑩保证消毒供应中心的水、电、压缩空气及蒸汽的供给和质量，定期进行设施、管道的维护和检修。

人员要求 医院应根据消毒供应中心的工作量及各岗位需求，科学、合理配置护士、消毒员和其他工作人员。消毒供应中心的工作人员应当接受与其岗位职责相应的岗位培训，落实岗位培训制度，护理人员、消毒员有定期专业培训，各级人员掌握岗位操作程序。

建筑要求 医院消毒供应中心的新建、扩建和改建，应遵循医院感染预防与控制的原则，以提高工作效率和保证工作质量为前提，并符合以下要求：周围环境应清洁、无污染源，区域相对独立；内部通风、采光良好，气体排放和温度、湿度控制应达到本规范规定的要求；建筑面积应符合医院建设标准的规定，并兼顾未来发展规划的需要；建筑布局应分为工作区域和办公区域。工作区域包括去污区、检查包装灭菌区和灭菌物品存放区。工作区域划分应遵循"物品由污到洁，不交叉、不逆流"的原则。工作区域的天花板、墙壁应无裂隙，不落尘，便于清洗和消毒；墙角宜采用弧形设计以减少死角；电源插座应采用嵌墙式防水安全型；地面应防滑、易清洗、耐腐蚀，地漏应采用防反溢式；污水应集中至医院污水处理系统；洗手设施应采用非手触式水龙头开关，灭菌物品存放区不宜设洗手池；洁具的清洗间应采用封闭式设计；空气流向由洁到污。办公区域包括工作人员更衣室、值班室、办公室、休息室、卫生间等。

设备、设施、材料管理 医院应根据消毒供应中心的规模、任务及工作量，合理配置清洗消毒设备、配套设施及各种材料。①清洗消毒设备及设施：应配有污物回收器具及其清洗装置，分类台、手工清洗槽及相应清洗用品、压力水枪、压力气枪、超声清洗装置、烘干机等；宜配备机械清洗消毒设备且符合国家有关规定。②检查、包装设备：应配有辅助照明装置和照明放大镜的器械检查台、包装台、器械柜、敷料柜、包装材料切割机、封口机及清洁物品装载设备等。③灭菌设备及设施：应配有压力蒸汽灭菌器、无菌物品卸载设备等。根据需要配备干热灭菌和低温灭菌装置。各类灭菌器应符合国家标准。④储存、发放设施：应配备灭菌物品存放设施及运送器具等。根据工作岗位的不同需要，应配备相应的个人防护用品，包括护目镜、口罩、面罩、帽子、防护手套、防水衣或防水围裙、防护鞋等。在去污区宜配置洗眼装置。消毒剂、润滑剂、清洁剂符合国家相关标准和规定。根据器械的材质、污染物种类，选择适宜的清洁剂。

（孙 红）

yīliáo wùpǐn qìxiè xiāodú mièjūn guǎnlǐ
医疗物品器械消毒灭菌管理

（ disinfection and sterilization management of medical supplies and instruments） 为预防和控制院内感染，避免医疗物品器械使用时造成交叉感染，对物品器械进行严格的消毒灭菌，以保证医疗质量，对相关人力资源、设备、环境进行规划、组织、协调、控制的实践过程。医疗物品器械的消毒灭菌管理是一个不断完善的过程，科学的管理手段是提高护理质量的重要保证。通过科学化的管理，可以杜绝因手术器械清洗、灭菌不合格或管理不当而引起的医院感染，使患者与医务人员处于安全的环境中，从而获得巨大的社会效益和经济效益。

形成过程 人类社会在发展过程中不断探索着消灭有害微生物的方法和手段，从不自觉采取措施到自觉地有针对性地采取措施清除和杀灭病原体，消毒灭菌技术逐步形成与发展，从经验阶段到应用阶段及目前的成熟阶段。1700 年前华佗即采用火焰灭菌手术器械，古希腊学者建议士兵饮用开水、掩埋粪便防病。这些措施都是人们在生活中逐渐总结出来的，没有理论指导，因此把 19 世纪中期以前采用的消毒灭菌技术划为经验阶段。19 世纪中叶至 20 世纪中叶，随着微生物学和流行病学的建立和发展，促进了消毒灭菌理论和技术的发展，进入了应用阶段。如 1848 年匈牙利的产科医生伊格纳茨·菲利普·塞麦尔维斯（Ignaz Philipp Semmelweis）目睹多名产妇因产褥热失去生命，意识到或许是某种"毒物"造成的，因此要求检查者的手、器械、敷料等均要事先消毒，这一措施使产妇们的围产期死亡率由 9.92% 下降至 1.27%，大幅提高了产妇存活率。进入 20 世纪 50 年代以后，有关消毒灭菌理论的研究增多，如环氧乙烷气体灭菌、紫外线消毒、电离辐射灭菌、物理方法与化学方法协同作用，使得消毒灭菌应用成熟起来。

基本原则　①重复使用的诊疗器械、器具和物品，使用后应先行清洁，再进行消毒灭菌。②耐热、耐湿的手术器械，应首选压力蒸汽灭菌，不应采用化学消毒剂浸泡灭菌。③无菌器械除不能有存活微生物之外，还应达到无致热原存在。④医疗机构消毒工作中使用的消毒产品应经卫生行政部门批准或符合相应标准技术规范，并应遵循批准使用的范围、方法和注意事项使用。⑤被朊病毒、气性坏疽及突发不明原因的传染病病原体污染的诊疗器械、器具和物品，应选用一次性使用诊疗器械。

基本要求　①进入人体无菌组织、器官、腔隙，或接触人体破损皮肤、破损黏膜的诊疗器械、器具和物品应进行灭菌。②接触完整皮肤、完整黏膜的诊疗器械、器具和物品应进行消毒。③物品器械应符合国家有关规定，并应对消毒产品的相关证明进行审核，存档备案。④应结合本医院消毒工作实际，为从事诊疗器械、器具和物品清洗、消毒与灭菌工作的人员提供相应的防护用品，保障医务人员的职业安全。⑤应定期对消毒工作进行检查与监测，及时总结分析与反馈，如发现问题应及时纠正。⑥从事清洁、消毒、灭菌效果监测的人员应经过专业培训，掌握相关消毒灭菌知识，熟悉消毒产品性能，具备熟练的检验技能，按标准和规范规定的方法进行采样、检测和评价。

基本方法　应根据不同类型医疗器械的消毒灭菌原则进行监控管理。①耐高温、耐湿度的物品和器材，应首选压力蒸汽灭菌；耐高温的玻璃器材、油剂类和干粉类等可选用干热灭菌。②不耐热、不耐湿，以及贵重物品，可选择环氧乙烷或低温蒸汽、甲醛气体消毒、灭菌。③对器械浸泡灭菌时，应选择对金属基本无腐蚀性的消毒剂。

质量监测　医疗物品器械的灭菌质量主要通过灭菌工艺验证来实现，灭菌工艺验证需综合考虑生物负荷检测、环境监测、灭菌程序验证和无菌检查。生物负荷是指产品中微生物的数量或浓度。通过检测生物负荷，保证无菌水平是管理的重点之一。微生物可以通过工作台面、固定设备和仪器及空气传播，环境监测就是通过检查所有的工作操作区域的清洁度和干燥度，以及空气中细菌、真菌的数量，进而得出这些工作环境是否合格的结论。空气菌落检测总数方法是通过将营养琼脂平皿置于空气中暴露一定时间后，经培养计算菌落总数。操作人员是潜在的污染源，需要对操作人员的衣服、手套和面罩取样，进行微生物种类与数量的评估，还需对工作人员进行微生物学知识的培训。灭菌程序验证是对灭菌程序的运行情况进行监控，确认关键参数均在验证确定的范围内，证实灭菌能达到预期效果。无菌检查是评价灭菌后的医疗器械是否有未杀死的微生物，是最后一道检查程序，有助于提高灭菌工艺及无菌效果的可信度。

（孙　红）

内镜消毒灭菌管理（disinfection and sterilization management of endoscopy）　为预防和控制院内感染，避免内镜使用时造成交叉感染，对内镜进行严格的消毒灭菌，以保证医疗质量，对相关人力资源、设备、环境进行规划、组织、协调、控制的实践过程。内镜的材质特殊、精密度高，不适宜高温消毒；其结构复杂，使用后消毒灭菌难度大。为避免因内镜传播感染，对内镜的消毒和灭菌须进行有效管理。

形成过程　20 世纪 60 年代内镜的消毒灭菌开始起步，以肥皂水、乙醇为主，消毒剂少用；70 年代开始使用消毒剂，如戊二醛。90 年代，美国食品药品监督管理局制定内镜消毒灭菌规范。2004 年卫生部制定《内镜清洗消毒技术操作规范》。

基本原则　根据内镜在人体内使用部位的不同，要求对其进行消毒或灭菌处理。凡进入人体无菌组织、器官或经外科切口进入无菌腔室的内镜及其附件，如腹腔镜、关节镜、脑室镜、膀胱镜、宫腔镜等，用前应达到灭菌水平。凡进入破损黏膜的内镜附件也应达到灭菌水平，如活检钳、高频电刀等。凡进入人体自然通道与管腔黏膜接触的内镜及其附件，如喉镜、气管镜、支气管镜、胃镜、肠镜、乙状结肠镜、直肠镜等，用前应达到高水平消毒。内镜及附件用后应当立即清洗、消毒或者灭菌。医疗机构使用的消毒剂、消毒器械或者其他消毒设备，必须符合《消毒管理办法》的规定。内镜及附件的清洗、消毒或者灭菌时间应当使用计时器控制。禁止使用非流动水对内镜进行清洗。

基本要求 开展内镜诊疗工作的医疗机构应当制订内镜室管理的各项规章制度，并认真落实。从事内镜诊疗和内镜消毒灭菌工作的医务人员，应当具备内镜消毒灭菌方面的知识，定期参加相关的医院感染管理知识培训，严格遵守有关规章制度。内镜的消毒灭菌应当与内镜的诊疗工作分开进行，分设单独的消毒灭菌室和内镜诊疗室，消毒灭菌室应当保证通风良好。内镜诊疗室应当设有诊疗床、吸引器、治疗车等基本设施。不同部位内镜的诊疗工作应当分室进行；上消化道、下消化道内镜的诊疗工作不能分室进行的，应当分时间段进行；不同部位内镜的消毒灭菌工作的设备应当分开。灭菌内镜的诊疗应当在达到手术标准的区域内进行，并按照手术区域的要求进行管理。

工作人员消毒灭菌内镜时，应当穿戴必要的防护用品，包括工作服、防渗透围裙、口罩、帽子、手套等。内镜室应当做好内镜消毒灭菌的登记工作，登记内容应当包括就诊患者姓名、使用内镜的编号、清洗时间、消毒时间以及操作人员姓名等事项。医院感染管理部门应当负责对本机构内镜使用和消毒灭菌质量的监督管理。

基本方法 应遵循其原则进行监控管理：建立内镜灭菌的清洗灭菌登记；定期对内镜消毒液进行浓度监测和生物学监测；每月对灭菌后内镜及附件进行生物学监测；有持续质量改进措施及记录。

(孙　红)

kǒuqiāng zhěnliáo qìxiè xiāodú mièjūn guǎnlǐ

口腔诊疗器械消毒灭菌管理

（disinfection and sterilization management of stomatologic instruments） 为预防和控制院内感染，避免口腔诊疗器械使用时造成交叉感染，对口腔诊疗器械进行严格的消毒灭菌，以保证医疗质量，对相关人力资源、设备、环境进行规划、组织、协调、控制的实践过程。口腔诊疗器械种类繁多，形状复杂，使用频繁，污染严重，消毒灭菌较难，是血液和消化道传染病的传播媒介。乙型肝炎、丙型肝炎、获得性免疫缺陷综合征等经血液传播的疾病均可通过消毒不严格的口腔诊疗器械传播。因此，加强口腔诊疗器械消毒灭菌的管理对于预防交叉感染具有重要意义。

形成过程 口腔诊疗器械的消毒灭菌根据诊疗器械的危险程度和材质特点逐步采用环氧乙烷、等离子体、化学浸泡、压力蒸汽灭菌等方法进行灭菌。21世纪初，中国部分省市相继制订了口腔诊疗器械消毒技术规范，以指导地方医疗机构口腔诊疗器械消毒灭菌管理。2005年3月，卫生部针对口腔诊疗器械的消毒，印发了《医疗机构口腔诊疗器械消毒技术操作规范》，要求各级卫生行政部门加强对医疗机构口腔诊疗器械消毒工作的监督管理，不符合其要求的医疗机构，不得开展相应的口腔科诊疗科目服务。

基本内容 主要包括以下几方面。

管理对策 ①建立健全感染管理体系，并明确其职责。②制订口腔诊疗器械消毒、灭菌规章制度，完善口腔诊疗器械消毒或者灭菌等操作规程。③严格执行

消毒灭菌原则：进入患者口腔内的所有诊疗器械，必须达到"一人一用一消毒或者灭菌"的要求。凡接触患者伤口、血液、破损黏膜或者进入人体无菌组织的各类口腔诊疗器械，使用前必须达到灭菌。接触患者完整黏膜、皮肤的口腔诊疗器械，使用前必须达到消毒。④加强洁牙手柄和机头、牙钻手机的消毒灭菌：牙钻手机与患者的血液、唾液、口腔组织接触频繁，加上牙钻手机结构精密，被金属外壳严密封闭，内部设有复杂的水、气管道及间隙，在关机的同时受负压作用，可将血、唾液等吸到机内。因此，牙钻手机是污染最严重的医疗器械，其内部较难消毒。可使牙钻手机内外部均能达到消毒的方法主要有W-I型牙钻手机消毒器消毒、牙钻手机微波专用消毒器消毒、sTATIM卡式压力蒸汽灭菌器消毒灭菌、小型预真空高温蒸汽灭菌器消毒灭菌等。⑤用物处理：使用过的非一次性口腔器械要按"消毒-清洗-灭菌"的程序处理，医疗废物应当按照《医疗废物管理条例》及有关法规、规章的规定进行处理。⑥效果监测：消毒灭菌物品是否合格，必须通过消毒灭菌效果监测才能确定。应按照《消毒技术规范》《医院感染管理规范》的要求定期监测，监测方法主要有工艺监测、化学监测和生物监测。

管理模式 ①科室自行管理模式：在科室内部进行口腔诊疗器械的消毒灭菌，科内设有清洗消毒间、配有专职或兼职人员，但存在着区域布局不合理、设备不齐全、人员专业知识欠缺，器械清洗、消毒及灭菌质量不达标，各种监测不到位等诸多问题。②消毒供应中心集中管理模式：

对所有需要消毒或灭菌后重复使用的口腔诊疗器械由消毒供应中心回收、集中清洗、消毒、灭菌和供应。这种方式可进一步规范口腔诊疗器械的清洗、消毒及灭菌工作，对提高工作质量、有效地控制医院感染、保障患者安全有着十分重要的意义。

（孙 红 聂圣肖）

shèqū hùlǐ guǎnlǐ

社区护理管理 （nursing management in community）

运用管理理论和原理，通过计划、组织、领导、控制等管理职能，有效地利用社区的人力资源、物力、财力等各种资源，促进它们相互密切配合，发挥它们最好的效率，为社区的个体、家庭以及整个社区提供优质服务，维护和促进社区人群健康的护理实践过程。

形成过程 1997 年 1 月国务院 10 部委联合发出的《中共中央、国务院关于卫生改革与发展的决定》要求："改革城市卫生服务体系，积极发展社区卫生服务"。1999 年中国确立了关于发展城市社区卫生服务的总体目标：到 2010 年，在全国范围内建成较为完善的社区卫生服务体系。社区护理管理伴随着社区护理的发展逐步完善。2002 年 1 月 9 日，卫生部颁布《社区护理管理的指导意见（试行）》，对社区护理工作的任务，社区护士的定义、职责、人员配置，社区护理管理的基本要求以及护理技术操作等做了规定。在"十一五"期间，护理服务领域逐步向家庭、社区延伸，在老年护理、慢性病护理、临终关怀等方面发挥积极作用。2011 年卫生部制定的《中国护理事业发展规划纲要（2011－2015 年）》对护理管理提出了更高的要求，"十二五"期间将逐步建立和完善"以机构为支撑、居家为基础、社区为依托"的长期护理服务体系，提高对长期卧床患者、晚期姑息治疗患者、老年慢性病患者等人群提供长期护理、康复、健康教育、临终关怀等服务的能力；社区卫生服务机构和乡镇卫生院对适合在家庭条件下进行护理的老年患者、慢性病患者、卧床患者等人群提供居家的长期护理服务，符合条件的可为其开设家庭病床服务。

欧美国家的社区护理起步早、发展成熟，在政府的支持下，已形成了系统的、规范的社区护理机构，多元化的服务模式，能够较好地满足各类人群的保健需求。对于社区护士，有较高的准入标准，通过学校教育和在职培训保证了较高的整体素质，得到社会的广泛认同。

基本内容 包括行政管理、业务管理、质量管理、教育管理、信息管理等。

社区护理行政管理 指有关护理的组织形式、人员、物资和设备的分配和使用，以及贯彻执行国家和部门的卫生方针和任务等。遵循以人为本的原则，充分考虑服务对象的需求，配置社区护理人力资源，建立规范的工作、考核与监督制度，维持社区护理的正常运转，不断提高社区护理质量，保障患者安全。

社区护理业务管理 包括制订护理技术操作规范、工作常规和质量评价指标，组织进行科研活动等，通过计划、实施、评价、改善，维持和不断提高社区护理质量，使社区护士的知识和技能不断提高。业务管理的具体内容有预防保健服务管理、配合医疗、康复服务管理、健康教育管理等。

社区护理质量管理 社区护理管理的重要内容，其目的是为社区居民提供高效优质的护理服务。常用的社区护理管理模式有多纳伯迪安（Donabedian）三级质量管理模式、美国护士协会质量保证模式、PDCA 循环等。每个模式都为护理人员提供组织结构，通过工作过程以达到理想的护理成果。其中组织结构是指为社区护士提供符合标准的环境和资源，包括卫生系统的网络和机构布局、床位数的分布、医护人员的资历和职称等；工作过程指护理人员为符合护理质量标准的要求，按护理程序所进行的活动。

社区护理教育管理 包括护士的在职培训管理以及实习护生和进修护士的带教管理。要选拔、聘任、培训、考核带教老师；组织各种业务学习、在职培训、继续教育、新护士的岗前培训，选派护士到上级医院进修、外出参加培训，提高社区护士的素质与业务水平；为学生和进修生制订教学计划，检查教学效果。

社区护理信息管理 将各种社区护理活动的资料、护理人员的业务技术档案及患者的健康档案整理、分类、保存，通过网络查询国内外护理文献。这些资料是护理质量管理、护理工作绩效评价的依据。

（赵 红）

shèqū hùshi

社区护士 （community nurse）

在社区卫生服务机构从事护理工作的护士。根据社区护理对象的特征，社区护士在社区卫生服务中的不同场合、不同情况、不同时间内承载多种角色。社区护士必须具有较高素质，需要灵活应用专业知识和技能，完成各种角色任务。

要求 根据《护士条例》和

《社区护理管理的指导意见》，对从事社区护理的护士有特定要求：①具有国家护士执业资格并经过注册。②通过地（市）以上卫生行政部门规定的社区护士岗位培训。③独立从事家庭访视护理工作的社区护士，应具备在医疗机构从事临床护理工作5年以上的工作经验。

角色 社区护士担任着多重角色，具体分述如下。

初级卫生保健者 初级卫生保健是卫生人员为社区提供的最基本的、必需的卫生保健。社区护士工作在最基层的卫生保健单位，需要进行家庭访视等接触人群较多的工作，是实施初级卫生保健工作的最佳人选。

照顾者 这是社区护士最熟悉的角色。社区护士为本社区内需要照顾的慢性病患者或康复患者提供护理，在提供护理时，应将整体的观念体现于护理服务之中，这不仅包括关心服务对象的生理、心理、精神、社会、文化等，还应包括对家庭、社区等整个人群的关注。

健康教育者与咨询者 健康教育是社区护理的一部分，更是社区护士的主要工作之一。社区护士有责任唤醒社区人群的健康意识，通过有效而及时的健康教育提供相关健康知识，唤醒和提高社区居民的健康意识，促使人们积极主动寻求和参与医疗保健，自觉改变不良行为生活方式，建立健康观念和良好的行为生活方式，提高生活质量。另一方面，通过社区健康评估，及时发现社区中的高危人群，利用健康教育的原理与方法，与患者共同制订计划和实施护理，改变其危险行为，预防疾病和残疾的发生。

组织者与管理者 在社区卫生服务机构中，社区护士可起到组织管理者的角色。社区护士有时要负责人员、物资和各种活动的安排，有时要组织本社区有同类兴趣或问题的机构、人员的学习，如老年护理院中服务员的培训或餐馆人员消毒餐具的指导，这些都需要社区护士具备一定的组织管理技巧。

协调者与合作者 社区由许多家庭、卫生机构、社会机构及行政机构组成。一个成功的社区健康计划需要多个专业部门共同配合与执行，社区护士要活动于这些集体与人员之中，就必须具备较好的人际交流和协调工作的技巧。同时，社区护士需要与很多部门相互配合，使社区护理工作发挥最大的功能。社区护士要从整体观念出发，在工作中积极主动，才能团结所有力量，达到工作目标。

观察者与研究者 作为一名社区护士，要主动观察社区中一切与健康有关的问题。在做家访时，要敏锐地观察到每一个家庭成员的异常情况，做到早发现、早诊断、早治疗。社区护士还要主持或配合一些专题研究，以更深地了解各种与健康有关的问题、行为及影响因素等，进一步提高社区的健康水平。

社区健康代言人 社区护士需了解最新国际及国内有关的卫生政策及法律，及时发现威胁社区居民健康的环境及其他问题，采取积极措施予以解决，或上报和求助于有关部门协同解决。社区护士是特殊服务对象和弱势人群的代言人，应为这些人群争取所需的健康服务，促成制订相关的卫生政策并立法，支持、创造和维护健康社区。

职责 了解国内外卫生组织和卫生政策，进行生命统计，协助改进社区环境卫生工作，实施健康教育，从事妇幼卫生工作，协助维护公共安全与加强传染病管理，从事家庭访视及护理及心理卫生指导、执行医嘱、巡回服务、保存正确记录等。

能力 社区护理工作范围和社区护士的角色对社区护士的工作能力提出了高要求，要求社区护士除了具备一般护士所具备的护理基本技能外，还应具备常见疾病的护理及管理、预防保健、健康促进、社区团队协作、专业学习与发展等方面能力。

人际交往能力 社区护理工作既需要合作伙伴的支持和帮助，又需要护理对象的理解和配合。社区护士需要与具有不同年龄、家庭、文化及社会背景的社区居民、社区管理者及其他卫生工作人员密切合作，因而必须具有社会学、心理学知识和人际沟通技巧方面的知识，具备在不同场合、面对不同的服务对象进行有效沟通的能力，以便更好地开展社区护理工作。

组织管理能力 社区护士一方面要向社区居民提供直接的护理服务，另一方面还要调动社区的一切积极因素，大力开展各种形式的健康促进活动。在提供全方位的护理服务中，必须要有周密的组织计划，有些护理工作常需许多人共同完成，这就需要一定的协调管理能力与计划管理能力，能够策划健康项目使之执行并得到推广。

实际操作能力 除了能为患者提供优质的护理服务，有能力全面评估个人、家庭及社区的健康需求外，还要有一定的诊治能力，能够对社区常见病做出正确的处理，对不能处理的急危重病

患者能采取紧急措施并提供转诊服务。

综合分析能力 由于社区护士的服务对象不仅有患者，还有健康人，服务内容不仅是疾病的护理，还有社区的卫生保健工作，这就要求社区护士必须具备综合分析能力。这种能力来源于对社区的充分理解、敏锐的思维和准确的判断。因此，社区护士在社区护理工作中要应用科学的工作方法，找出社区中的卫生问题，并对这些问题进行综合分析，以采取正确的护理保健措施。

健康教育能力 社区护士要教给人们必要的预防保健知识，改变其对健康的态度，帮助人们实践健康的行为和生活方式，同时还要教会非正式的护理人员掌握必要的护理技术。

领导决策能力 社区护士有时需要去执行保健任务，组织社区群众参与社区卫生保健活动，因此，社区护士要具有领导决策能力。

独立判断、解决问题能力 社区护士在很多情况下需要独立进行各种护理操作，运用护理程序，开展健康教育，进行咨询或指导。因此，独立解决问题或应变能力对于社区护理人员非常重要。

预见能力 主要应用于预防性服务，而预防性服务是社区护士的主要工作之一。社区护士有责任在问题发生之前找出其潜在因素，从而提前采取措施，避免或减少问题的发生。

调研、科研能力 社区护士不仅担负着向社区居民提供社区护理服务的职责，同时也肩负着发展社区护理、完善社区护理学科的重任。①应不断充实自己的理论知识，提高自己的业务水平。②社区护士应具备调研、科研的基本知识，在社区护理过程中，善于总结经验，提出新的观点，同时能利用现代化手段开展远程健康咨询活动。

自我防护能力 社区护士的自我防护能力主要包括两个方面，即法律的自我防护及人身的自我防护。社区护士常在非医疗机构场所提供有风险的医疗护理服务，如在患者家里进行静脉输液等。社区护士应加强法律意识，不仅要完整记录患者病情，还要在提供一些医疗护理服务前与患者或家属签订有关协议书，以作为法律依据。

工作内容 ①以家庭为中心提供预防、治疗和康复护理。②以生活过程为焦点，通过居民积极主动参加，解决健康问题。③判断居民的基本需求，高效率地制订社区护理计划并予以实施和评价。④与其他社区卫生工作者合作，有组织地进行社区护理服务，编制服务流程。⑤与社区居民委员会的各种活动相结合，开展健康促进、健康教育活动。⑥支援和指导社区各种组织和初级卫生保健员。⑦向适当配置义务保健员、开发社区资源、有效灵活运用资源的方向努力。⑧依据社区的需求，灵活运用当地社区的资源，开发适合本地区的社区护理模式。

（赵 红）

shèqū hùlǐ zǔzhī jiégòu

社区护理组织结构（nursing organization structure in community）

按照国家政策，由社区护理的任务、工作和责任关系以及连接组织各部门的沟通渠道所构成的系统。它是表现社区护理组织各个部分排列顺序、空间位置、聚集状态、联系方式以及各要素之间相互关系的一种模式，是为组织提供一种实现社区护理工作目标的框架，使组织中的人流、物流、信息流正常流通。

形成过程 中国的社区护理组织结构是随着社区卫生服务的发展而逐步完善的。2002年1月9日颁布的《社区护理管理的指导意见（试行）》对社区护理的组织结构做了规定。

基本内容 社区卫生服务中心应根据规模、服务范围和工作量设总护士长或护士长（超过3个护理单元的设总护士长），负责中心内部及社区的护理管理工作，如护理人员调配、护理质量检查等。护士数量根据开展业务的工作量合理配备。辖区内按照人口设置社区卫生服务站，社区卫生服务站应设护士长（或组长）负责管理日常护理工作。护士数量根据开展业务的工作量合理配备。站内的每名护士负责一定数量的居民的医疗、护理、预防、保健、康复、健康教育、健康档案管理等任务（图）。

由医疗机构派出设置的社区卫生服务站，护理工作受所属医疗机构护理部门管理、监督和考核。承担社区卫生服务的其他服务机构，如老人日托院、敬老院、康复院、临终关怀院等，应根据社区护理工作的需要，配备护理人员并设置护理管理人员。

（赵 红）

sānjí yùfáng

三级预防（three-grade prevention）

针对健康与疾病的全过程，以全体居民为对象，以健康为目标，以预防疾病为中心，以促进健康、预防疾病的发生和控制疾病的发展为目的的措施。三级预防是实施基本卫生保健的措施，是整体健康观的具体体现。

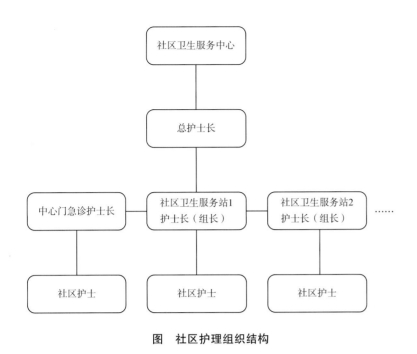

图　社区护理组织结构

一级预防　也称病因预防，即针对致病因素所采取的预防措施。它主要包括健康促进和健康保护两方面措施。前者是通过创造促进健康的环境，使人群避免或减少机体对致病因素的暴露，改变机体的易感性，以保护健康人免于发病，降低发病率。后者则是对易感人群实行特殊保护措施，以避免疾病发生。就国家层面，国家应以法令或规程的形式颁布法律或条例，预防有害健康因素进入国民的生活环境，改善生活环境和生产环境，防止和减少环境中生物、化学和物理致病因素对人体的危害；社区医务人员要督促居民合理营养、体格锻炼、预防接种，要保护重点人群。

二级预防　也称临床前期预防，即在疾病的临床前期做好早期发现、早期诊断和早期治疗的"三早"预防工作，以控制疾病的发展和恶化，其对象是尚无症状或仅有不典型症状的患者。二级预防的有效措施包括疾病普查、筛检、定期健康体检，特别是高危人群实行定期健康体检，具有普遍而重要的意义；二级预防也包括在健康咨询、家庭方式中随时发现健康损害问题。社区护士与居民接触的机会多，有条件在第二级预防中发挥重要的作用。对于传染病，早期发现和诊断有助于患者及时得到隔离、治疗，防治和减少周围人群受感染的可能性。所以对于传染病除了要做好"三早"，尚需做到疫情早报告及患者早隔离。

三级预防　也称临床预防，是对患者采取及时、有效的治疗措施，防止病情恶化、预防并发症和后遗症的发生和防治伤残；对已丧失劳动能力者或残疾者，施以适宜的康复措施。具体措施有专科治疗或社区建立家庭病床，加强心理咨询和指导。当疾病进入临床期就应开始实施三级预防，但对一些慢性疾病患者而言，除了采取三级预防外，一级预防和二级预防同样重要。如高血压患者，除了保证药物等治疗（三级预防）外，应同时重视纠正患者的不良生活方式（一级预防），如高盐、高热量、高脂饮食，以及吸烟、酗酒等，尽早发现严重并发症出现的前兆（二级预防），如冠心病、脑卒中等发生的征兆。

疾病类型不同，三级预防策略不同，但对任何疾病或大多数疾病，不论其致病因子是否明确，只要其危险因素明确，都应倡导采取包括一级预防在内的综合性预防措施，实践证明是有效的。

（赵　红）

shèqū jiànkāng jiàoyù

社区健康教育（health education in community）　社区护士通过信息转播和行为干预，帮助社区的个人、家庭和群体掌握保健知识，树立健康观念，使其自愿采纳有利于健康的行为和生活方式，从而避免或减少暴露于危险因素，帮助实现疾病预防、治疗康复及提高健康水平目的的过程。健康教育是中国倡导的初级卫生保健六位一体的功能之一，是社区护士的工作职责和主要任务。社区健康教育的核心是让民众增强保健意识，端正态度，进而改变不良的生活习惯，消除危害健康的因素。其目标是充分利用社区卫生服务资源，改善个人或群体的生活环境，达到最佳程度的健康。实现这一目标，就要求个人、家庭和社区主动参与保健活动，对自己的健康负责。

形成过程　健康是人的一生中最宝贵的，也是人类生存的前提。维护健康，是每个公民的权利，保持健康更是人们追求的目标。世界卫生组织于1946年将健康定义为："健康不仅是没有疾病，还应是躯体、精神的健康以及良好的社会适应能力"。1990年世界卫生组织又提出健康应包括四个方面，即躯体健康、心理健康、社会适应能力良好和道德健康。躯体健康是指人身体结构完好、功能正常。精神健康亦指心理健康，即要求一个人有好的自我控制能力，能正确、客观地评价自己，做到心理平衡。每个人都生活在大千世界里，人的行为要能够适应复杂的环境，为社会接受，并与他人建立和保持正常的人际关系，很好地适应社会。道德健康是不以损害他人的利益来满足自己的需要，能辨别真伪、善恶、荣辱和美丑等。护士的基本职责是促进健康，预防疾病，恢复健康。社区护士作为最贴近大众的护理工作者，有义务在社区中按国家、地方卫生部门的要求，选择合适的时间，采用灵活多样的方式，对社区内居民进行相关的健康教育。

原则　健康教育要满足个体和群体的不同需要。在健康教育过程中，社区护士要考虑居民的接受程度，与居民共同制订教育计划，发挥他们的主观能动性，教育的内容应该具有实用性且个体化。

对象　社区护理健康教育面向社区的全体居民，包括健康人群、高危人群、患病人群以及家属/照顾者。

特点　社区健康教育的对象众多、内容丰富、环境适宜、手段多样。

内容　健康促进（优生优育、饮食、运动）、预防保健（传染病/非传染病预防、监测病情）、疾病治疗（控制、减轻症状，药物、饮食、心理治疗）。

程序　社区健康教育程序与护理程序很相似，包括评估、计划、执行教育以及评价。社区护士通过各种方式收集资料，明确学习需要，为开展健康教育提供

依据。根据已收集的资料，进行认真的分析，从而确定教育对象的现存或潜在的健康问题及相关因素。确定健康问题后，即可以制订健康教育计划。计划的内容应包括健康教育内容、目标、时间、地点，对教育者的培训，教材的选择或编写，健康教育的形式。管理人员应对社区护士进行健康教育的培训，可采用对居民进行问卷调查、交谈等形式，对健康教育的效果进行检查和考核。

影响因素　健康教育的效果受到诸多因素的影响，如教育者和教育对象的健康状况、情绪，两者之间的关系，还有场地、资金及政治、经济、文化、宗教等。

（赵　红）

jiātíng fǎngshì

家庭访视（home visit）　在服务对象家庭的环境里，为了维持和促进个人、家庭和社区的健康而提供的护理服务活动。家庭访视是家庭健康护理的主要方法，社区护士通过访视管辖地区的家庭，了解和发现该社区的健康问题和潜在健康问题，了解家庭中有健康问题的个人以及家庭整体存在的健康问题，利用科学的方法明确社区居民的健康需求，依据实际需要量和现有的资源合理地制订家庭护理的支持计划，确定家庭护理的优先顺序。

虽然家庭访视对象是社区护士管辖的所有家庭成员，但由于社区护士分担管辖的人口和家庭较多，在进行社区护理工作时，社区护士很难对所有的家庭进行访视。因此开展的家庭访视，多数是集中在有潜在健康问题的家庭。中国有些地方已经开始建立了家庭健康档案，但是在家庭访视中所提供的具体服务内容还不完善，开展家庭访视的质量也有

待提高。

目的　寻求在家庭内解决问题的方法；早期发现、早期预防和尽快解决家庭健康问题；确认阻碍家庭健康的相关因素，了解家庭支持系统的状况，提供切实可行的家庭支持计划；为在家居住的患者或残疾人提供适当、有效的护理服务。同时，家庭访视还可以成为判断社区问题（诊断）的线索，利于社区护士与访视对象建立良好的护患关系，促进建立足够而有效的支持系统，鼓励家庭充分利用现有的健康资源。

对象及次数　家庭访视的对象是存在健康问题或潜在健康问题的个人或家庭，他们是在社区内的弱势群体。访视的次数可根据家庭的具体情况，即家庭存在的问题和需要支持的程度而定。确定访视次数时应考虑的因素有社区护理工作人员数量、护理对象和社区护士的时间、护理对象需要解决的问题的轻重缓急程度以及预算等。

内容　判断家庭的健康问题，制订支持计划，与相关机构进行协调和联络；进行家庭成员的健康管理；指导营造安全而且卫生的家庭环境；进行健康教育；对患者和身体衰弱者进行护理；提供如何利用各种社会健康福利资源的咨询指导。

过程　①访视前准备：访视前的准备工作非常重要，它是关系到访视成功与否的重要环节。准备工作主要包括访视对象的选择、确定访视的目的和目标、准备访视用品、安排访视路线。②访视中的工作：初次访视首先要做家庭成员的个别评估。接着做家庭健康评估，制订护理计划，并进行适当的护理和指导。最后预约下次访视的时间，交代下次

访视的内容。连续性访视指社区护士对上次访视计划进行评价和修订后，制订下次的访视计划，并按新制订的访视计划进行护理和指导。同时也应不断地收集资料，以便为以后的访视提供充分的依据。③访视后的工作：消毒及物品的补充；做记录和写总结；修改护理计划；与其他社区护理人员交流访视对象的情况，必要时做出转诊安排。

注意事项 进行访视时访视护士应注意穿着适合社区护士身份的职业服装，态度大方而且稳重，合乎礼节。原则上，访视需要与家庭事先预约。初次访视时，要向访视对象进行自我介绍，向访视对象确认住址和姓名，向访视对象传达来访的目的，原则上不要站在门口进行询问和指导。为更好地收集主观资料，访视时要认真地倾听患者和家属的主诉，进行相应的观察和测量，收集客观资料，把握健康问题，同时进行指导和提供咨询。如果需要，可当场适当修改计划建立对策。在访视时，要对收集到的主观及客观资料的主要内容当场进行记录。访视时间一般在 1 小时以内，应避开吃饭时间和会客时间。访视护士应注意不接受礼金。

安全管理 在社区家庭开展护理，要特别注意保证访视者的安全。若访视地处偏僻的家庭，或单独居住的异性患者，社区护士应 2 人或以上结伴同行。访视过程中，如果服务对象情绪不稳定或家庭局面难以控制，在提供紧急护理后应立即离开现场寻求外援，必要时拨打报警电话。访视期间使用过的医疗用物，应按照规定处理。医疗废弃物如输液器、导尿包、注射器等的包装袋及使用过的物品应放置在专用的包装袋内；锐利物品如针头等应放入防止穿透的锐器盒内统一处理，防止流失扩散。

为确保家庭护理服务质量，社区护士应接受岗前培训，学习必要的知识，掌握技能，了解家庭访视的工作要求，还须具备发现问题和解决问题的能力。同时要建立护理质量评价体系，并通过分析服务对象的管理档案，评价接受治疗、护理的访视对象的健康状况、健康行为、疾病控制效果等。

（赵 红）

jūjiā hùlǐ

居家护理（home care） 当个人或家庭发生健康问题时，根据个人及家庭的自愿要求，居家护理人员为访视家庭提供直接护理服务，促进个人和家庭的健康管理能力的活动。目的在于维护健康，促进康复或减少因疾病所致的后遗症或残障。居家护理是需要各学科间相互协作的专业性服务，不只是提供技术性的护理服务，还包含着三级预防概念，是健康管理体系的一部分，是独立的或与医院联合提供的护理服务。

形成过程 居家护理的起源可以追溯到 1859 年英国商人威廉·拉思伯恩（William Rathbone）雇用护士在家中照顾患病的妻子。1893 年美国护士莉莲·伍德（Lillian Wald）为居家的贫困患者提供护理。20 世纪中期前，居家护理逐步发展。20 世纪末期，随着人口老龄化，慢性病患者的增多，居家护理迅速发展。中国的居家护理起步晚，发展较慢，在实践、教育、科研、管理等方面需要加强。

类型 分为两种类型，一是以医院为基础的医院中心居家护理；二是以社区为基础的社区中心居家护理。居家护理服务对象有慢性病患者、康复期患者、精神障碍患者、临终患者、妊娠期妇女、婴幼儿、卧床老人。居家护理是以个案管理的方式提供服务。由各专业人员，如居家护理人员、医师、理疗师、营养师、功能锻炼师、社会工作者、药剂师等组成的一个小组，提供多元化的服务。

服务内容 ①健康状况的评估：如身体评估、生命体征测量。②症状控制：如癌症引起的疼痛、呼吸困难、吞咽困难、意识障碍等。③遵医嘱实施治疗性护理措施：如护理/更换鼻饲管、留置/护理导尿管、护理/更换气切造口、护理/更换肠道造口、护理/更换膀胱造口、静脉滴注、肌内注射、膀胱灌洗、伤口护理等。④为照顾者提供照顾技能的指导及咨询。⑤为患者及家属提供健康教育和咨询。⑥采取血、尿、便标本并送检。⑦提供康复运动指导。

护士能力 居家护理的工作环境具有复杂而多变性，而且需要高度独立自主性。因此，提供居家护理的护士应该具备如下几方面的能力：①具备个体健康评估与检查、家庭评估与健康管理、社区评估的能力。②具备能够实施内外科护理、老年人护理、慢性病护理、急救与危机事件的应对能力。③具备对患者以及家属进行居家照护基本护理技术的训练的能力。④具备对患者及其家属实施营养状态评估的能力。⑤具备个案管理的能力。⑥具备实施健康教育的能力。⑦具备指导患者认识和利用社会资源的能力。⑧具备能够实施安全居家护理的能力。

（赵 红）

shèqū értóng hé qīngshàonián bǎojiàn guǎnlǐ

社区儿童和青少年保健管理

（community healthcare management of children and adolescents） 根据儿童和青少年不同时期的生长发育特点，以满足其健康需求为目的，采取医疗和预防手段，提高儿童青少年生存质量，保护和促进其身心健康全面发展的实践过程。

形成过程 新中国成立后，在党和政府的关怀下，儿童青少年保健工作迅速发展。一些医学院校成立了儿童青少年保健相关专业，开展了教学和科研。1992年，中国参照世界儿童问题首脑会议提出的全球目标和《儿童权利公约》，从中国国情出发，发布了《九十年代中国儿童发展规划纲要》。这是中国第一部以儿童为主体、促进儿童发展的国家行动计划。各级政府和有关部门坚持"儿童优先"的原则，加强领导，强化责任，制定政策，采取措施，认真实施，基本实现了《九十年代中国儿童发展规划纲要》提出的主要目标，使中国儿童生存、保护和发展取得了历史性的进步。2001年，国务院颁布了《中国儿童发展纲要（2001－2010年）》，从儿童健康、教育、法律保护和环境4个领域提出了儿童发展的主要目标和策略措施，儿童健康、营养状况得到持续改善。2011年，依照《中华人民共和国未成年人保护法》等相关法律法规，遵循联合国《儿童权利公约》的宗旨，按照国家经济社会发展的总体目标和要求，结合中国儿童发展的实际情况，制定了《中国儿童发展纲要（2011－2020年）》，为儿童健康成长创造了更加有利的社会环境。因此，社区儿童青少年保健成为社区护理中的重要工作之一，其基本任务：增强儿童和青少年的体质，促进儿童和青少年正常的生长发育；做好儿童和青少年的健康教育、预防保健；建立儿童和青少年健康档案。一般由社区卫生服务中心的保健科负责具体工作。

基本内容 管理涉及人力、物力、财力、时间、空间、信息等方面。

人力资源管理 从事社区儿童和青少年保健的护理人员需经过培训，熟悉儿童青少年生长发育的特点及各年龄段孩子的常见疾病和健康问题，掌握新生儿访视、母乳喂养指导、生长发育监测、免疫接种、健康教育等技能。在托幼园所、中小学校工作的护士（国内一般称为保健老师，国外称为学校护士），同样需要具有护士资格。掌握辖区内儿童健康基本情况，完成辖区内各项儿童保健服务与健康状况数据的收集、上报和反馈。从事儿童保健工作的人员应取得相应的执业资格，并接受儿童保健专业技术培训，考核合格。在岗人员需定期接受儿童保健专业知识与技能的继续医学教育培训。

物资管理 ①疫苗的管理是重点，须配备必需的设备和设施，在运输和储存过程中必须注意冷藏。检查疫苗的名称、批号、有效期及生产单位，药液有无发霉、异物、凝块、变色、冻结等。②健康检查诊室放置体重计、卧式量床、身高计、压舌板、儿童诊查床、儿童血压计、皮褶计、食物模型、食物量具、软尺、X线片阅片灯等。

时间管理 按照《公共卫生服务规范》的要求，新生儿访视在出院后1周内进行。儿童生长发育监测和免疫接种在规定的时间进行，应安排在每周固定时间同时实施，并将时间通知儿童家长。学龄儿童和青少年的健康体检每年一次，应提前通知学生和家长。

空间管理 儿童保健门诊应相对独立分区、流向合理，设施要符合儿童需要，墙面、地面可采用儿童画装饰。应设立分诊区和候诊区，免疫接种和健康检查诊室要分开。

信息管理 建立常住及散居儿童预防接种卡，卡片内容包括儿童的基本资料，如姓名、性别、民族、出生日期、户口所在地、住址、联系电话、家长姓名、家长工作单位，儿童预防接种的日期及种类。儿童、青少年生长发育监测的结果应记入健康档案。

质量管理 建立儿童保健监督管理和考核评估制度。常用的评价指标有新生儿访视率、婴幼儿保健系统管理率、儿童定期体检率等。

（赵　红）

shèqū fùnǚ bǎojiàn guǎnlǐ

社区妇女保健管理

（community healthcare management of women） 根据妇女不同时期的生理、心理特征，以群体为对象，通过采取以预防为主、以保健为中心、防治结合等综合措施，降低孕产妇死亡率，控制妇女常见病/多发病的发生，从而提高妇女健康水平的实践过程。

形成过程 中华人民共和国建立以后，妇女保健事业快速发展。国家从法律高度确定了母婴保健工作方针，以维护妇女儿童健康；建立了适合中国国情的妇幼卫生保健网络，从组织体系上保证了妇幼卫生保健服务的提供；将妇女发展作为经济和社会发展的重要组成部分。2000 年 9 月联合国千年首脑会议上，各国领导人共同签署了《联合国千年宣言》，庄严承诺要全力以赴实现消除贫困、发展教育、倡导平等、改善环境等 8 项重大发展目标。其中妇幼卫生领域就直接承担了降低儿童死亡率和改善孕产妇健康状况两项任务。2001 年国务院颁布实施《中国妇女发展纲要（2001-2010 年）》以来，中国妇女平均预期寿命由 2000 年的 73.3 岁提升至 75.25 岁，妇女的生存与发展环境进一步优化。2011 年国务院颁布的《中国妇女发展纲要（2011-2020 年）》提出：降低孕产妇中重度贫血患病率；提高妇女心理健康知识和精神疾病预防知识知晓率；保障妇女享有避孕节育知情选择权，减少非意愿妊娠，降低人工流产率；提高妇女经常参加体育锻炼的人数比例。因此，在社区中开展妇女保健管理成为社区护理服务的一项重要工作。

基本内容 社区妇女保健的基本任务：对妇女每一生理阶段给予保护，包括胎儿期、新生儿期、婴儿期、儿童期、青春期、性成熟期、更年期和老年期；加强劳动保护，包括职业防护以及预防家务劳动对健康的危害；加强生殖道感染/性传播疾病、HIV/AIDS 防治。

青春期保健管理 青春期的常见健康问题有青春期功能性子宫出血、贫血、不良嗜好与行为。主要的保健管理措施包括合理营养指导、培养良好的生活方式以及健康教育。通过健康教育传授性与生殖健康教育的知识，以及健康的生活技能和保健技能。组织学校学生进行健康检查及免疫接种。

围生期保健管理 围生期指从妊娠满 28 周至新生儿出生后一周。妇女确诊怀孕后到社区妇幼保健部门建立围生手册。建册时应进行围生保健登记，详细、准确登记孕妇的姓名、年龄、职业、家庭住址、孕周、初查孕周等；询问孕妇的孕次、产次、末次月经、家族遗传性疾病史、停经后用药情况等；重点了解有无心、肺、肝、肾、代谢性和内分泌疾患，有无生育异常史，是否患有乙型肝炎及其他传染性疾病等。围生手册建立后交孕妇保管，并与孕妇及其家庭建立联系，进行经常性的保健咨询指导。入院分娩时将围生保健手册交妇产科，出院时应将住院分娩及产后母婴情况完整记录在册，由产妇家属将手册送休养地社区保健部门以便安排产后访视，并将访视情况一并填写在围生保健手册内。满月访视后将手册收回，交至上级妇女保健机构。同时，将访视结案情况填写登记册。将每次围生期保健服务的信息及检查结果准确、完整地记录在《孕产妇保健手册》和检查或随访记录上，并纳入健康档案管理。

按照《国家基本公共卫生服务规范》的要求，社区卫生服务中心（站）在收到分娩医院转来的产妇分娩信息后，应于 3~7 天内到产妇家中进行产后访视，进行产褥期健康管理，加强母乳喂养和新生儿护理指导，同时进行新生儿访视。通过观察、询问和检查，了解产妇一般情况、乳房、子宫、恶露、会阴或腹部伤口恢复等情况。对产妇进行产褥期保健指导，对母乳喂养困难、产后便秘、痔疮、会阴或腹部伤口等问题进行处理。发现有产褥感染、产后出血、子宫复旧不佳、妊娠

合并症未恢复者以及产后抑郁等问题的产妇，应及时转至上级医疗卫生机构进一步检查、诊断和治疗。产后 42 天社区卫生服务中心为正常产妇做产后健康检查，异常产妇到原分娩医疗卫生机构检查。通过询问、观察、一般体检和妇科检查，必要时进行辅助检查对产妇恢复情况进行评估。对产妇应进行性保健、避孕、预防生殖道感染、纯母乳喂养 6 个月、婴幼儿营养等方面的指导。开展孕产妇健康管理的社区卫生服务中心应当具备服务所需的基本设备和条件。从事孕产妇健康管理服务工作的人员应取得相应的执业资格，并接受过孕产妇保健专业技术培训，按照国家孕产妇保健有关规范要求，进行孕产妇全程追踪与管理工作。

性成熟期保健管理 对于性成熟期妇女除围生期保健外，还有婚前保健、计划生育指导和常见病的防治。

婚前保健 是为准备结婚的男女提供以生殖健康为核心，与结婚、生育有关的保健知识的健康教育。①婚前医学检查是以检查对婚育有影响疾病为主的体格检查，对不能确诊的疑难病症，应转诊至卫生行政部门指定的医疗机构进行确诊。②医疗机构应分别设置专用的男、女婚前医学检查室，有条件的地区设置专用综合检查室、宣教室和咨询室、检验室及其他相关辅助科室。婚检室配置诊查床、听诊器、血压计、体重计、视力表、色谱仪、叩诊槌、妇科检查床、器械桌、妇科检查器械、手套、臀垫、检查床、睾丸和阴茎测量用具、化验用品、屏风、洗手池、污物桶、消毒物品等。宣教室配置有关生殖健康知识的挂图、模型、放像

设备等宣教设施。咨询室配置男女生殖器官模型、图片等辅助教具及常用避孕药具等。③婚前保健信息资料由专人负责管理，定期统计、汇总，按卫生部常规统计报表要求，按时逐级上报，并做好信息反馈。婚前医学检查表应妥善保存，保护个人隐私。

计划生育指导 包括怀孕前的准备、受孕时机的选择、避孕方法的选择。

妇科常见病的普查普治 能够早期发现和及时治疗妇科常见病，减少妇科疾病的发病率，提高广大妇女的健康水平。目前普查普治的重点是宫颈癌、乳腺癌、生殖道炎症等。普查前要通过健康教育宣传普查的重要性，使普查对象能够积极参与。按照既定的筛查流程组织妇女到指定医疗结构接受检查。目前中国部分城市为适龄妇女免费提供宫颈癌和乳腺癌的筛查。对筛查出的可疑病例进行登记，填写"两癌筛查可疑病例登记册"，并转诊至诊断治疗医疗机构。常见疾病如炎症、宫颈小息肉可在检查的同时进行治疗。普查普治后应对患者进行随访，观察疗效，以便早期发现复发，尽快治疗。

更年期保健管理 通过健康教育使更年期妇女及其家人、社会了解更年期的生理变化、心理特点、常见症状及保健措施；引导妇女把精力集中在事业和爱好上，充实生活，保持心情舒畅；培养良好的饮食习惯，维持正常体重，保持正常体态；保持良好的生活习惯，规律生活，避免吸烟和大量饮酒，预防生殖器官发生感染；指导更年期妇女采取适当的避孕措施；有月经失调应及时就医；定期体检及时发现异常；督促更年期妇女坚持自我检测。

质量评价指标 常用的评价指标有早孕建册率、孕妇健康管理率、产后访视率、妇科病普查率、妇科病治疗率等。

(赵红)

shèqū lǎoniánrén bǎojiàn guǎnlǐ
社区老年人保健管理 （community healthcare management of elderly people）

根据老年人的生理、心理特征，以群体为对象，注重老年精神关怀和心理慰藉，提供疾病预防、心理健康、自我保健及伤害预防、自救等健康指导和心理健康指导服务，重点关注高龄、空巢、患病等老年人的心理健康状况的实践过程。随着社会经济的发展和医学的进步，人的寿命不断延长，中国60岁以上人口在总人口中的比率已超过10%，进入老龄化社会。伴随增龄，慢性病发病率不断升高，失能老人不断增加，给家庭和社区带来巨大的负担。社区护理在预防老年疾病，延缓功能衰退，提高生活质量方面发挥着重要作用。

形成过程 发达国家由于进入老龄化社会比较早，已经建立了规范、完善的老年保健制度和方法，而中国由于经济发展与人口老龄化进程的不平衡以及老年人口众多，老年保健工作起步晚、发展缓慢。中国政府对老年工作十分重视，颁布和实施了一系列的法律法规和政策，建立了有中国特色的老年社会保障制度和社会互助制度，形成了以家庭养老为基础、社区服务为依托、社会养老为补充的比较完善的老年服务体系和老年保健模式。2011年国家制定了《中国老龄事业发展"十二五"规划》，其中提出：建立以居家为基础、社区为依托、机构为支撑的养老服务体系，居

家养老和社区养老服务网络基本健全；基层医疗卫生机构要为辖区内65岁及以上老年人开展健康管理服务，建立健康档案，组织老年人定期进行生活方式和健康状况评估，开展体格检查，及时发现健康风险因素，促进老年疾病早发现、早诊断和早治疗；开展老年疾病防控知识的宣传，做好老年人常见病、慢性病的健康指导和综合干预，广泛开展老年健康教育，普及保健知识，增强老年人运动健身和心理健康意识；注重老年精神关怀和心理慰藉，提供疾病预防、心理健康、自我保健及伤害预防、自救等健康指导和心理健康指导服务，重点关注高龄、空巢、患病等老年人的心理健康状况。

基本内容 主要包括老年人的生理及心理评估、日常生活保健及常见疾病的防治与护理等方面的内容。

生理及心理评估 老人生理评估的重点应放在能影响功能的方面（如视力、听力、耐力）。所以，老年人的健康档案必须包括其运动习惯、营养状况、药物治疗、饮酒嗜好、失禁、记忆以及抑郁、社交活动等。老人的心理评估重点应放在情绪方面。可用量表测量老人的认知功能，如定向力、注意力和计算力。

日常生活保健 主要是指老年人的营养、休息与睡眠、活动与休闲安全情况。

营养 体重变化是老年人多种健康问题的早期信号。在评估老年人营养状态时，应测量身高、体重，计算体重指数和体重的变化。体重管理的目的是帮助老年人达到符合他们年龄、性别和体型的理想体重，并保持体重稳定。社区护士评估老年人营养状态时

要考虑其经济状况、身体状况、是否有行动限制或视力障碍，有无食物偏好、进食障碍，服用哪些药物等。同时，还应包括对口腔的评估，如检查义齿是否合适，牙有无脱落，有无牙周疾病。应鼓励老人摄入低脂、高纤维饮食，避免油炸、油腻、过甜、过咸的食物。

休息与睡眠 大多数老人都有睡眠问题，如入睡困难、易醒、早醒或嗜睡。社区护士应通过全面评估老年人活动和休息的形态，采取干预措施，预防老年人的睡眠问题。在进行睡眠评估时要考虑睡眠问题的起始时间和持续时间，是否为急性或短期，还是慢性的。通过让老人记"睡眠日志"收集病史，寻找可能影响睡眠的行为变化。评估时既要注意评估咖啡因、酒精以及药物的使用对睡眠的干扰，也要考虑健康问题对睡眠的影响，如关节炎、心力衰竭、慢性阻塞性肺疾病、胃食管反流病、糖尿病、焦虑、抑郁、痴呆、夜间肌痉挛病、睡眠呼吸暂停综合征等。社区护士还要定期为老年人进行有关睡眠的健康教育。

活动与休闲 适当的活动有利于维持老年人的自理能力。如果能够坚持每天锻炼，就可以预防骨质疏松、冠心病、肥胖、脑卒中、抑郁、痴呆等，还可以改善睡眠，增强活动能力和肌肉力量，增加灵活性，延长寿命，提高生活质量。评估老年人的活动时，护士既要确认以前的锻炼种类、水平和方式，与活动相关的受伤和跌倒的病史，影响活动的可能因素如药物影响、意识错乱、疾病等；还要了解老年人的一般生理和精神状况、饮食情况、居住条件和环境、助行器具的使用

情况；观察身体活动的功能水平，如姿势、步态、平衡、肌肉力量、耐力；并根据具体情况帮助老年人制订锻炼计划或康复计划，取得家属的配合。

安全 社区护士在对老年人进行身体和社会心理评估时，要注意客观评估结果与老人主观感受之间的差距。护士若低估老年人的能力或老年人高估了自己的能力，都可能产生这种差距，造成老年人安全上的问题。对于外界环境因素的评估应以老年人的活动范围为主，社区中的无障碍设施和运动设施应经常维修，居室的装修和家具摆放应方便老年人使用和活动。尽量不要让有意识障碍的老年人单独留在家中。护士应经常在社区开展相关的健康教育活动，提高老年人及其照顾者对安全问题的认识。

常见疾病/健康问题防治与护理 老年人多患有慢性病，如高血压、糖尿病、冠心病、骨质疏松、阿尔茨海默病，有的老年人还存在压疮、便秘、尿失禁、吞咽困难等问题。社区护士可通过健康促进和健康教育，向老年人提供保健知识和信息，帮助他们建立健康的生活方式，改变不良的生活习惯，强化其自我保健意识和行为，提高其预防慢性病的技能，从而达到减少疾病，提高生活质量的目的。社区护士还应督促老年人定期进行健康检查，以早期发现疾病，采取有效的干预措施，对已患慢性病的老年人，进行全面、连续管理。多数老年人同时患有多种疾病，且症状不典型，容易并发功能障碍，引起意识障碍，出现水电解质紊乱，所以社区护士要观察老年患者的症状，采取措施解除或减轻症状，还应教会老年人及其家属自我观

察、自我检测的技能，如测量血压、血糖等。慢性病的药物治疗非常重要，社区护士应指导老年人合理、安全用药，不自行用药，不随意更改药物剂量和服药时间，了解常见药物的不良反应，避免意外发生。

（赵 红）

shèqū mànxìngbìng huànzhě bǎojiàn guǎnlǐ

社区慢性病患者保健管理

（community healthcare management of chronic disease patients） 运用科学管理方法和干预手段，对慢性病患者的膳食、运动、病情监测、治疗等进行指导、监督，达到延缓疾病发展，预防并发症，提高患者生活质量目的的实践过程。

形成过程 20 世纪 60 年代，人们开始认识到慢性病的发生与人类的行为方式和生活方式密切相关，于是便开展了健康促进活动，提供必要的卫生服务，以矫正不良行为和生活方式。自 70 年代始，慢性病的自我管理在美国、英国等国家逐渐发展起来。美国政府将其纳入初级卫生保健，英国建立了患者、健康保健专家和健康保健环境三位一体的服务模式。中国从 20 个世纪 90 年代开始，针对慢性病强调以预防为主，在社区尝试实施慢性病自我管理健康教育项目。

基本内容 包括以下几方面。

建立健康档案 将评估患者的结果记录在健康档案中，包括患者的个人资料，存在的主要健康问题及危险度（病情、有无并发症等），引发疾病的危险因素，根据评估结果制订的护理干预计划，对干预效果的评价。这些信息便于社区医护人员正确理解患者及其家庭健康问题的发生、发

展规律，做出正确的诊断和干预。

管理模式　包括自我管理模式、契约式管理模式、知己管理模式等。国内外多采用自我管理模式。

自我管理模式　在医疗专业人员的协助下，患者承担一定的预防性和治疗性保健任务，利用自我管理技能进行自我保健，对慢性疾病的症状、治疗、生理和心理变化进行自我管理。卫生服务团队通过建立健康档案、实施健康教育以及随访等手段帮助、支持患者积极参与自己的保健服务，提高自我照顾的能力。其主要任务如下。①医疗管理：如何监测自己的病情，如何向医师报告病情，如何正确服药，如何使用吸氧装置，改变饮食，养成规律运动习惯等。②角色管理：患者应像正常人一样，在工作、家庭和社交中保持正常角色，维持原有的日常生活，享受生活乐趣，学习新技能应对生活的变化。③情绪管理：学会控制自己的情绪，如疾病带来的愤怒、恐惧、抑郁等，认识慢性病的不可逆转性，坚定带病生存的信念。要进行自我管理，慢性病患者需掌握的基本技能：①解决问题的技能：在疾病管理的过程中，发现问题、识别病情变化及其原因，找到有效的解决方法，或寻求医护人员的帮助。②决策技能：针对病情变化做出决策，调整运动计划、食谱等。③建立良好医患关系的能力：能够与社区医护人员沟通，准确报告病情，共同讨论和管理疾病。④获取和利用社区资源的能力：在需要的时候能够从居委会或卫生服务机构中得到帮助。⑤确立目标和制订行动计划的能力：确立自我管理的目标，制订短期的行动计划，并寻找可行的

方法，实施行动计划，评价效果，并进行动态调整。

契约式管理模式　通过签订合约进行合作式管理，由社区医护人员向患者详细讲解双方的权利和义务，说明其理由和必要性，约束患者的行为，改变其生活方式，定期随访检查执行情况，对取得的进步及时给予鼓励，对不遵守医嘱给予批评教育，提高疾病的知晓率和控制率。

管理方法　常用方法包括健康教育与同伴教育等。健康教育内容包括疾病相关知识、自我监测技能、合理膳食、规律运动。可以采取个体或群体教育的方式。同伴教育也是一种慢性病患者管理的常用方法，又称为慢性病自我管理小组。一般是 15~20 名患者组织在一起，在选出的小组长的带领下，针对慢性病的共性问题，互相学习，互相帮助，分享经验，树立战胜疾病的信心，改变不良行为，学习疾病监测及自我护理的技能。慢性病患者管理的常用策略包括动机面谈、自我监控、激励、现场模拟、提出开放式问题、授权等。慢性病患者管理的具体实施框架与护理程序类似，遵循评估、计划、实施、评价 4 个步骤。

护理人员管理　良好的护患关系是慢性病患者管理成功的前提，社区护士应与患者建立伙伴关系，帮助患者建立健康的认知以明确其对自身健康的责任，合理授权并鼓励患者进行自我决策，与他们共同制订自我管理计划和目标，提供其所需的相关知识和技能，并适时地给予支持、帮助和鼓励。社区护士应了解所辖社区的慢性病流行状况及防治策略；对患者实施生活方式、行为方式的干预，监测并发症的发生；通

过家庭访视评估患者及其家庭的健康状况，发现危险因素并采取干预措施；积极参与慢性病相关调查研究及应用，提高护理质量。

人员培训　进行慢性病患者管理的相关培训，提高护士的健康教育、沟通交流及熟练使用信息化管理平台能力。进行科研培训，使社区护士在工作中能有意识地关注慢性病患者的相关问题，提高对慢性病患者的管理能力。

考核指标　包括慢性病患者建档率、慢性病患者规范管理率、慢性病患者服务利用率/满意率、疾病控制率等。

（赵　红）

shèqū huànzhě kāngfù hùlǐ guǎnlǐ

社区患者康复护理管理 （community rehabilitation management）

在康复护理过程中，社区护士根据内外环境条件，科学地制订康复护理目标，有效地利用社区的人力、物力、财力等资源，促进其相互密切配合，发挥其最大效率，与患者共同实现康复目标的实践过程。社区患者康复护理是将现代整体护理融入社区康复，在康复医师的指导下，在社区层次上，以家庭为单位，以健康为中心，社区护士依靠社区内的各种力量，与残疾者家属、志愿者和所在社区的卫生、教育、劳动就业和社会服务等部门的合作，帮助社区的伤残者克服身心功能障碍的护理活动。

形成过程　社区康复护理作为康复护理在社区的延伸和拓展，是伴随着医学模式的转变、现代康复的理念以及全科医学的服务模式的发展而逐步开展起来的。中国的康复护理起步晚，无论在康复护理实践、教育、科研还是管理方面都处于起步阶段，社区康复护理管理尚未形成完善的组

织体系和理论体系，管理人员的素质和管理水平有待提高。

基本内容 主要从患者管理、护理人员管理、器材及环境、时间与信息以及其他资源管理等方面展开。

患者管理 社区患者的康复护理是一个长期而复杂的过程，康复护理的对象包括残疾人、老年人和慢性病人。社区护士运用护理程序，对患者进行评估、制订护理计划并评价护理效果。为了了解患者功能障碍的性质、部位、范围及严重程度，为制订康复计划提供客观依据，应由专业人员对患者进行康复评估，即客观地评估患者的功能状态和潜在能力。社区护士根据评估结果，制订康复护理计划，为居家的老年人、慢性病患者提供康复护理，帮助他们防止或延缓功能衰退/丧失，协助康复师帮助患者恢复日常生活功能。社区护士在家庭访视的过程中，除对患者进行身体评估、治疗护理外，应对卧床患者、偏瘫患者实施康复护理，协助其进行关节活动、肢体功能位的摆放，指导患者床上翻身、坐起、下床、床旁活动等。社区护士要根据康复计划定期进行评估，以便了解康复效果，调整康复计划。社区护士还应教会照顾者为患者实施简单的康复护理，并在下一次家庭访视时检查照顾者是否掌握了康复护理技术，效果如何。社区护士必须帮助患者及其家属转变观念，积极参与康复计划的制订和实施，以提高康复效果。

护理人员管理 社区护士是康复团队的一员，与其他康复专业人员一起制订个体化的康复计划，解决患者的问题，为患者提供康复护理服务。社区护士应学习康复相关知识，接受必要的培训，明确服务内容及职责范围。对需要进行康复的患者应建立档案，按照康复计划实施康复护理，定期协同全科医生、康复师及照顾者对患者进行康复效果的评价，及时发现问题，并在后续的康复中加以纠正。社区护士可以在一些特定的方面发挥作用，如使患者重新获得运动技巧，或帮助患者适应辅助器具。社区卫生服务机构采用各种形式组织社区护士参加康复护理培训，提高康复护理技能。

器材及环境管理 可帮助患者选购或租借一些家庭用康复器材和辅助用具，必须保证器材由正规厂家生产，性能安全、可靠，操作便利，患者或照顾者容易掌握。使用前，社区护士本人或请专业人士对患者或照顾者进行使用方法的说明、培训，使他们掌握正确的使用方法。督促患者定期检查、维护仪器。根据辖区内残疾人的特点和康复需求，选购适宜的康复器材，或因地制宜、因陋就简，设置简易的康复器材，方便社区残疾人康复训练。康复诊室或患者居室应安静、整洁，留有必要的空间，方便护理操作。房间墙面应安装扶手，地面铺设防滑地板。不设门槛，以便轮椅通行或患者步行。

时间、信息管理 社区护士根据患者的康复计划，安排每位患者的康复护理频次，合理安排每日的家访顺序。对于有些患者需要较复杂的康复护理或照顾者需要花费较长时间进行指导的家庭，应放在最后家访，或单独安排时间，以保证其他患者的需要得到满足，也保证康复护理的质量。社区卫生服务机构与上级医院之间应建立转介制度。医院在患者出院时将其病情与康复需要介绍给社区卫生服务机构，以便安排患者在社区卫生服务机构或家庭接受康复治疗、护理服务。社区护士为患者登记、建立电子健康档案。每次给患者进行康复护理后，应认真记录所做的内容，花费的时间，患者的感受、效果，记录存入电子健康档案，以便前后对比，了解康复效果，为制订进一步的康复计划提供依据。社区护士还应在社区开展健康教育，普及康复知识。

其他资源管理 社区护士在实施康复护理过程中，要利用各种资源，如寻求上级医疗机构的指导；通过教学机构了解最新国内外信息，保证康复护理的科学性和先进性；与残疾人福利机构合作，保障残疾人的合法权益等。社区护士要与相关专业人士协作，充分利用这些资源，为患者服务。

质量管理 建立社区康复护理质量管理体系，明确质量职责；制订社区康复护理质量标准，规范护理行为，使质量管理有据可依；对康复护理过程中构成护理质量的各个要素，按既定的标准进行质量控制，确保护理质量；评价护理质量，并进行反馈，不断改进护理质量。

（赵 红）

shèqū jiànkāng dàng'àn guǎnlǐ
社区健康档案管理（community health record management）

社区护士根据社会患者和家庭的变动对健康档案不断更新、充实、完善，并妥善保管，保证健康档案完整、安全，避免丢失或损坏的实践过程。健康档案是记录社区居民健康状况的系统性文件资料，包括个人患病记录、健康检查记录、各年龄阶段的保健记录及个人和家庭的一般情况记录等。完整的健康档案记录便于社区医护人员正确理解社区个人及其家庭健康问题的发生、发展规律，对社区问题进行正确的评估，便于做出正确的诊断和干预。健康档案还是处理医疗护理纠纷的法律依据，也可为社区护理教育和科研提供资料。

健康档案分为个人健康档案和家庭健康档案。个人健康档案包括个人基本信息，如姓名、性别、出生日期、民族、婚姻状况、文化程度、职业、工作单位、联系方式、医疗费用类型、定点医疗单位、是否为低保、特困或残疾等特殊类型人群；个人健康相关信息，如身高、体重、体重指数、血型、药物过敏史、吸烟史、饮酒史、家族史、既往史、生活习惯等；主要健康问题如疾病/症状名称、发生日期、接诊医务人员、检查项目及结果、治疗情况、服用的药物名称、治疗效果、身体功能等。可以通过家庭访视或在患者就诊时收集资料。家庭健康档案包括户口信息，如户籍类型、户主姓名、家庭人口数、现住人口数、住址等；家庭经济状况，如主要经济来源、平均月收入等；家庭环境，如住房类型、居住面积、清洁状况、卫生间类型、居室光线、通风状况等；家庭成员信息，如姓名、性别、出生日期、与户主关系、主要健康问题、主要医疗方式等。社区健康档案包括社区基本资料，如自然环境、人口学特征、人文环境和社会环境等；社区卫生资源，如社区卫生服务机构、卫生人力资源等。健康档案可以是纸质的，目前多为电子档案。

健康档案是动态的，建立后应根据患者和家庭的变动不断充实、完善。无论是纸质档案还是电子档案都应妥善保管，避免丢失或损坏。确保健康档案的客观性和准确性。保证健康档案资料的完整性，凡是影响健康的所有因素都应录入。健康档案涉及个人和家庭的隐私，不得以任何形式向任何人泄露。

（赵　红）

zāihài hùlǐ guǎnlǐ

灾害护理管理（disaster nursing management）

根据灾害护理的特点，运用管理理论和原理，通过计划、组织、领导、控制等管理职能，对护理工作诸要素（人员、技术、设备、信息、环境、时间）进行科学管理，从而提高灾害护理工作的质量和效率的护理实践过程。

形成过程　最早的灾害护理可以追溯到南丁格尔时代。在克里米亚战争期间，弗洛伦丝·南丁格尔（Florence·Nightingale）从改善疗养环境入手，大大降低了伤员的死亡率。国际红十字会的成立，使得灾害救援活动国际化。护理人员一直积极参与救灾活动，但灾害护理并未形成一门学科，直至1995年日本阪神大地震后，许多关于护理救援活动的报道和论文相继发表，灾害护理才作为护理学的一个特定领域，开始受到重视。日本的部分大学在其护理课程体系中增设了灾害护理。2001年9.11事件后，成立了"大规模灾害教育国际护理联盟"，针对大规模灾害，在全球范围内探讨应对方法。世界卫生组织和国际护士会也积极开展灾害护理相关的教育、实践和研究工作。

中华人民共和国成立后，党和政府十分重视灾害的救援工作，颁布了一系列的法律法规，并投入巨额资金和众多人力，加强救灾工作。1980年10月颁布《卫生部关于加强城市急救工作的意见》中特别规定：遇有重大灾害、意外事故时，各级急救组织应迅速报告卫生局，并立即组织现场抢救和护送伤病员。1989年根据第42届联合国大会第169号决议，中国成立了中国国际减灾十年委员会，部分地方政府也成立了相应减灾综合机构，专门负责研究减灾对策，开展减灾管理、规划等工作，增强国际合作。1990年7月20日，下发了《卫生部关于对重大事故和突发事件及时组织医学救护及上报的通知》。其中明确规定：当地卫生行政部门接到有关突发事件、重大事故或疫情通知后，应立即组织救护力量或专业消防队伍迅速赶赴现场进行救护和疾病防治。1993年10月的《中华人民共和国红十字会法》明确了红十字会的职责之一就是开展救灾准备工作，在自然灾害和突发事件中，对伤病员和其他受害者进行救助。与此同时颁布的《中华人民共和国护士管理办法》《医疗机构管理条例》，对医疗机构及个人在灾害发生时的责任都做了规定：遇有自然灾害、传染病流行、突发重大伤亡事故及其他严重威胁人群生命健康的紧急情况，护士必须服从卫生行政部门的调遣，参加医疗救护和预防保健工作。1995年4月颁布了《破坏性地震应急条例》，其中规定：地震发生时，卫生部门应立即组织急救队伍，利用各种医疗设施或者建立临时医疗点抢救伤患，及时检查、监测灾区的饮用水源、食品等，采取有效措施防止和控制传染病的暴发流行，并向受灾人员提供精神、心理卫生方面的帮助。医药部门应当及时提供救灾所需药品，其他部门应当配合卫生、医药部门，做好卫生防疫以及伤亡人员的抢救、处理工作。1995 年 4 月卫生部颁布了《灾害事故医学救援工作管理办法》，其内容涉及灾害事故医学救援工作的组织管理、伤情报告责任及程序、现场医学救护的规范、伤病员后送的要求、各相关部门的协调问题、医学救援人员的培训及向公众普及灾害事故医学救护、自救和互救的知识和基本技术等。中国灾害护理总体而言起步较晚，落后于发达国家。2009 年中华护理学会成立灾害护理专业委员会。

基本内容 主要从人力资源、物资、信息及伤员情况进行描述。

人力资源管理 灾害护理人力资源的管理包括日常的人员选拔和培训及灾害救援时的人员配置。从急诊、手术室、重症监护室等重点科室选拔体能好、技术精湛的护理骨干，通过培训、考核，组成灾害护理救援队。救援队的成员应定期接受培训，学习新理论、新技术，进行情景模拟演练，提升应变能力，强化团队合作精神，以便在灾害发生时能赴灾区开展现场救援，或在院内指导大批伤员的救治工作。对广大护理人员进行灾害护理相关知识和技能的培训，作为灾害护理救援队的后备力量。还应对基层护理人员进行培训，他们在防灾、自我救助教育、灾后社区重建、社区弱势人群的护理干预等方面应该发挥重要作用。当医院的护理人力资源不足时，需要从国内外其他医疗机构调配护理人员，根据外来人员的专业背景合理安排，发挥他们的作用。灾害救援现场和后方医院还有志愿者参与救援，应根据他们的能力分配工作，并注意他们的安全。

物资管理 医院应储备灾害救援用的物资，储存在专门的地方，由专人负责，定期检查药物并更换过期的药物，定期检查设备是否运转正常。灾害救援队的专用设备也应该定期检查，以保证救灾时能正常使用。救灾时有些药品和耗材的用量会急剧增加，应与供货单位加强沟通，保障救援现场和后方医院药品和物资的供应。灾害护理救援队的物资包括医疗药品、医疗器械以及帐篷、食物等生活用品。后方医院需要准备的物资包括床旁监护仪、骨科牵引床、无菌敷料、穿刺包、换药包等无菌物品、中心供氧、负压吸引装置及患者的被服等日常生活用品。

信息管理 平日，灾害护理救援队员的资料及救援物资的信息应储存于电脑，发生变化时及时修改。灾害发生后立即通过各种方式将信息传达到相关部门，迅速开展救援。救援期间保持信息传递通畅。通过电脑对住院伤员的信息进行管理，收集、录入伤员的姓名、年龄、性别、住址、诊断、入院时间、转诊去向、联系人及联系方法，并制作登记卡和标识牌，避免转运、转诊时发生差错，也便于寻找伤员失散的亲人。在救援现场和后方医院应用各种标识区别伤员、医务工作者、志愿者、家属，区分伤员的伤情轻重。

现场救援 护理人员抵达灾害现场后，应迅速展开救援工作。①要去除危险因素，尽快疏散、转移伤员，避免发生二次伤害。②根据外伤引起的生命危险程度、损伤的严重程度、苏醒的可能程度、患者存活的概率等，迅速对患者进行预检、分诊。分诊标签可用不同的颜色标示，背面有简明扼要的病情说明，随患者携带，如写在患者脸上或套在患者手腕上。红色表示病情严重，危及生命，需要在 1 小时内接受治疗，应将此类患者立即送往医院进行抢救。黄色表示病情严重但不危及生命，需要在 4~6 小时内接受治疗，急救后优先转送医院救治。绿色表示受伤较轻，可行走，不需要转送医院治疗，可以现场救治。黑色表示已死亡或损伤程度极为严重亦无存活希望。③对呼吸心跳停止者进行心肺复苏，外伤、骨折者应在现场进行止血、包扎、固定。④伤员转送时，救护人员要充分利用交通工具上的设备对伤员实施生命支持与监护。长途转运伤员时应注意避免脊柱损伤；搬运时注意采用正确的体位。

后方医院伤员救治 接收大批伤员的后方医院应建立特殊的调度运行模式，成立由院领导、医院各部门组成的指挥机构，实施现场指挥。指挥组下设分类、手术、后勤保障等小组，负责伤员的分类、手术、治疗等。关键是保证各部门之间的协调，防止工作脱节，提高救治效率。有污染伤口的伤员（如气性坏疽）、患传染病的患者（如细菌性痢疾）应转入隔离病房，病房、医疗废弃物按规定消毒、处理。

灾民中长期照顾 灾害对灾民的影响是长期的，对灾民的照顾也是长期的。现场救援结束后，护理人员应尽快开始灾民的中长期照顾工作。①在临时板房社区开展巡诊、家庭访视，为受灾的患者提供治疗、护理、康复等服务，服务重点是老年人、行动不便的人以及妇女、儿童。②在灾民聚集的帐篷社区或板房社区，监控环境卫生、饮食卫生、饮水卫生，监督垃圾的存放及处理，做好灾区的防疫工作。严密监控灾区传染病疫情，发现高热或腹泻的患者应立即报告。对传染病患者、疑似患者、密切接触者进行隔离，组织灾区居民预防接种，预防传染病的传播。③灾害发生后，灾民的心理也遭受巨大创伤，心理问题可能持续相当长时间。常见的心理反应有恐惧、无助、绝望、焦虑、抑郁、紧张、愤怒或罪恶感，还可表现为感到疲劳、胸痛、消化不良、食欲改变和睡眠障碍。灾后应积极开展心理创伤干预，减少创伤后应激障碍的发生率。心理干预应该有组织、有计划、有目地进行。首先应建立一个统一指挥协同工作的组织机构，并制订相关的干预机制，以保证对灾后大部分灾民进行计划性、目的性较明确的干预工作。灾后心理创伤的恢复可能需要一个较长的时间，因此心理重建的工作需要做一个长期的规划，需要对灾民建立心理档案，进行心理创伤或心理问题的普查。灾后心理干预的主要方法有个体咨询（系统脱敏、暴露治疗等）、团体辅导、游戏疗法、心理素质训练、生命教育和死亡教育以及积极的社会支持。

(赵　红)

zāihài jiùyuán hùlǐ péixùn

灾害救援护理培训（disaster relief nursing training）

有组织地、系统地传递灾害救援、灾害护理相关的知识、技能，以提高护理人员灾害救援能力的活动。中国是自然灾害频发的国家，但灾害救援护理发展起步较晚，多数大专院校的护理专业没有开设相关课程，这影响了灾害救援工作的水平。因此，通过培训，建立专业的灾害救援护理队伍非常重要。2008年汶川地震后，中华护理学会与香港特别行政区医院管理局、世界卫生组织合作开展灾害救援护理培训，为各地培养了一批骨干护士。

培训目标　强化灾害现场救援能力、培养灾害预防以及灾后恢复期护理能力。

培训内容　包括一般培训和专科培训。一般培训包括与灾害护理相关的一些基本概念和技能，应面向广大护理人员。专科护理主要面向急诊、ICU、手术室、骨科等重点科室的护士，强化他们的救治能力。

一般培训　①灾害护理概论：介绍灾害的概念、分类、灾害对人类社会的危害以及人类对灾害的认知；介绍灾害医学的概念、特征、范畴和任务；介绍灾害护理的概念、特征、范畴和任务，灾害护理的现状、发展，灾害护理中的法律和伦理问题；提出灾害护理所需的技能，护士应有的心理准备和体能准备。②备灾：介绍中国的灾害应急预案体系、医院灾害应急预案和灾害医疗救援队建设。③现场救援：介绍灾民的疏散、救援现场的管理以及救灾人员的自我管理等。现场救援的急救技术是培训的一个重点，包括检伤分类、心肺复苏、创伤救护四大技术（止血、包扎、固定、搬运）以及灾民和救援人员常见心理问题及干预，地震、火灾、水灾等不同灾害的现场救援，灾害现场常见疾病的护理。④灾害后亚急性期灾民的照顾：运用不同交通工具运送伤员的护理，灾区环境卫生的监控、维持，传染病的监测与控制，灾区健康教育，社会支持网络的建立，灾区孕产妇、婴幼儿、老年人、慢性病患者的护理，灾害救援人员外伤、感染性疾病的预防及心理问题的干预。⑤灾后中长期灾民的照顾：灾民在灾后相当长的时间内，存在心理问题。因此，创伤后应激障碍干预是重要内容，包括其概念、诊断标准、心理干预、药物治疗。灾后医院的重建、恢复灾民社区健康生活都需要护士的参与。

专科培训　参加救援的人员有限，每一位护士不仅需要具备全面的灾害护理相关知识、技能，还应精通不同的专科知识和技能，如急诊、重症、内外科、妇儿护理等，"一人多专，一专多能"，这样才能形成"全科互补、一专多能"的护理团队。

其他培训　灾害救援护士应学习、掌握外语，准备执行国际救援任务，还应学习一些人文课程，如心理学、沟通交流的技巧、礼仪等。

培训方式与方法　可采用继续教育或专科护理培训的方式。教学方法多样，如理论授课、护理技术演练、小组讨论等。

考核手段　通过培训前后知识、态度、技能的变化评价培训效果。考核方式有笔试、操作考试等。

(赵　红)

zāihài hùlǐ yìngjí yù'àn

灾害护理应急预案（emergency preparedness for disaster nursing）

面对可能发生的灾害救援任务，在应急护理管理、指挥、救援计划等方面，医院护理部门预先做出的计划和安排。包括对应急救援的设备、设施、条件、环境和人员，行动的步骤和纲领，控制灾害发展的方法和程序等。灾害护理应急预案是建立在医院总体应急预案上的，是其中的一部分，与其他部门的预案相互协调、支持。中国是一个自然灾害多发的国家，伴随社会经济发展，事故灾难、公共卫生事件发生的次数和伤亡人数呈上升趋势，非常有必要制订灾害护理应急预案。

组织体系 为了应对灾害及其他突发事件，护理部应成立应急领导小组、应急救护小组。应急领导小组由护理部主任和科护士长担任组长，负责应急预案的制订、修改，应急救援时的领导、组织和协调工作。应急救护小组由各科室的护理业务骨干组成，主要工作是在应急领导小组的统一领导、指挥下，与各相关部门配合，共同应对突发事件，做好应急救护工作。另外，还应设立通讯联络组，负责信息的传递和与其他部门的沟通。

监测与预警 对医院内的重点部门及各种危险因素进行监控，出现异常情况应及时通过广播、手机、网络等发布预警。

培训与演练 定期组织全体护理人员学习、熟悉、演练应急预案，检验其科学性、可行性和可操作性，不断修改、完善。应急预案的相关培训和演练应纳入新护士培训、护士继续教育，并有考核，以提高护士对灾害的警惕性，提高其快速应对的能力。应急预案中应确定院内人员紧急疏散的路线、方式、需要疏散的人员、疏散后的人员安置地点等。

应急处理 ①灾害发生后或接到预警信息后，应急领导小组应立即组织医护人员按照先轻后重的原则，疏散院内患者至安全地点。同时，抢救设备应迅速到位。在疏散过程中要做到紧张、有序，特别关注危重患者、行动不便的老人以及儿科患者，注意安抚患者的不安情绪。②迅速组织医疗救援队赶赴灾区参与现场救援。从应急救护小组中选派身体好的业务骨干参加救援队的工作。③医院做好救治大批伤员的准备。按救治需要划分出不同区域，特别要留出感染患者的救治区域和隔离病房及隔离手术室。应急救护小组的成员按各自的专业/专长就位，做好抢救准备。各个岗位人力的配置要兼顾数量和质量。④接诊、分诊、分流：大批伤员到达后应立即进行分诊，以不同颜色的标识表示病情的轻重，并送至相应区域，进行进一步的救治。分诊应由业务能力强、有经验的高年资护士负责，以保证伤员得到适当的救治。分诊时要区分伤口有无感染，感染伤口的患者按接触隔离处理，在指定区域进行救治，防止院内感染的发生。⑤救治：分诊后，危重患者应迅速建立静脉通路，监护病情，医生查体及辅助检查后，需手术者送至手术室，非手术伤员送至重症监护病房。病情严重的患者在医生检查后，送至病房或急诊留观。轻伤员经常规处置后，待患者病情稳定，送住院或出院。分诊确认的死亡患者送至太平间。⑥患者信息登记：记录每一位收治患者的信息，建立档案。

流程 应急预案应以流程图的形式，简单、明了地显示灾害发生后，应采取的措施及其顺序，各部门应承担的工作，主要的负责人、联络人等，便于记忆。流程图应发放到各病房，张贴或妥善保存，方便查询。

（赵 红）

tūfā chuánrǎnbìng yùfáng kòngzhì

突发传染病预防控制（prevention and control for sudden infectious diseases） 在传染病突发之前或发生之时，第一时间采取的以保护人身和财产安全，最大限度地减少伤亡和损失为目的的措施。突发传染病是指严重影响社会稳定、对人类健康构成重大威胁，需要对其采取紧急处理措施的传染病。一般指新发生的急性传染病和不明原因疾病，如传染性非典型性肺炎、禽流感和甲型H1N1流感等。

基本原则 突发传染病的特点取决于其特异的病原体。病原体的特性决定了传染病的传染源、传播方式和传播途径。突发传染病类型复杂，传播途径多样，传播速度快，传染性强，人群普遍易感，危害极大。因此，控制突发传染病的主要方法是破坏传染链。另外，除了严格遵守标准预防原则之外，还需要根据传染病的流行情况和致病性采取不同等级的防护措施。

防控措施 包括医院管理层与个人两方面。

医院管理层面 ①建立健全防控体制，完善保障制度：根据传染病突发事件应急工作特点，制订应急计划、预案和流程，完善应急制度及建设应急门诊和病区。建立应急护理梯队，确保第一时间组成完善的应急队伍，有条理地应对突发的传染病事件。制订应急制度，一旦发现突发传染病疫情，应急领导小组成员，应急梯队人员及全院工作人员进入备战状态。应急队员在应急状态时保持24小时信息畅通，一旦接到通知，以最快的速度到达指定的地点。②进行突发传染病相关知识学习和技能培训：培养护理人员对突发传染病的处理能力是关键步骤之一。组织全院护理人员学习突发传染病应急管理和组织体系及机制，重点学习流程和防护知识，使其树立发现疑似传染病病例即上报院方的意识。定期培训护理人员，并建立考核

制度。进行突发传染病应急预案演练。由于突发传染病很少发生，而且多种多样，应急领导小组应组织成员按应急预案进行反复情景模拟演练，提高护理人员的应急意识。全面了解应急梯队成员的应急救护能力，随时调整训练计划、预案和流程，有针对性地强化训练，从而有效地提高护理人员的应急能力，培养一支训练有素的应急护理队伍，保证突发传染病的防控工作的正常进行。③贮存突发传染病的防控物资：要求应急病区护士长做好突发传染病抢救物资和隔离防护用品的贮备，注意抢救器材的保养与维修，使抢救器械处于备用状态，并与总务科随时保持联系，以保证应急抢救的物资供应。要求应急病区明确专人管理应急贮备物资，规定应急贮备物资一律不得挪用和外借。应急病区护士长应定期或不定期检查医疗仪器、药品、通讯、电源和气源等的情况，确保物资能及时供应。④对医护人员进行心理支持：各种突发性传染病的发生，使在一线工作的医护人员处于高度心理应激状态，严重影响着医护人员的身心健康和医疗护理质量。医院管理层应努力为病区医护人员提供安全、舒心的工作环境，给予真诚的关心和抚慰。正确看待医护人员的负性心理，鼓励其通过与领导和同事间的情感交流及工作中的自我调节来缓解压力，提高心理应对能力。

医护人员个人层面　突发传染病一旦暴发，医护人员便不可避免地暴露在易感环境之下，这就要求相关医护人员加强自我保护。①护理人员应参加医院组织的突发传染病应急小组的知识培训，提高自我防护意识，在发现疑似传染病患者时应立即上报给护士长及院方。熟悉突发传染病预防控制流程，加强急救相关护理技能的操作练习，以备迅速进入防控状态。根据传染病的特征和感染特点，学习相关的接诊流程、隔离消毒和人员防护、医疗废弃物处理、标本采集等工作规范制度，严防职业感染。②严格遵循不同等级的传染病暴露防护，按要求着装。防护衣物注意加强消毒，严格手卫生，做到不用手揉眼及抓挠相对干净的部位。接触不同患者之前要注意手消毒，切断交叉感染链。对接触过患者的物品进行正确的消毒。养成良好的个人习惯，增强体质和免疫力，劳逸结合。③护理人员应主动与同事交流，适当地进行一些减压的活动，进行有效的自我调节，以饱满的状态站在抗击突发性传染病的第一线。

（张洪君）

jiǎxíng HINI liúgǎn yìngjí yù'àn

甲型 HINI 流感应急预案

（emergency preparedness for H1N1 influenza A）　为降低人身、财产与环境损失，在甲型H1N1流感发生之前，就有关应急机构和人员，应急设备、设施、条件和环境，行动的步骤和纲领，控制事态发展的方法和程序等，预先做出的计划和安排。甲型H1N1流感是一种变异后的新甲型H1N1病毒引起的急性呼吸道传染病，可通过飞沫和接触传播，具有较强的传染性。人类对甲型H1N1流感病毒缺乏免疫力，普遍易感。由于流感疫情变化快，各国防治策略和措施也据此不断进行调整，而策略调整的及时性、有效性直接关系到甲型流感的防治效果。

基本原则　为进一步做好甲型H1N1流感的预防和控制，提高对于突发公共卫生事件的快速反应能力和应急处理能力，各医疗机构在建立完善的体系，成立甲型H1N1流感应急工作领导小组和专家组及储备应急物资的基础上，建立详细的应急预案。

应急措施　①相关科室发现可疑甲型H1N1流感患者，科室业务主任或护士长应立即上报于医务处、总值班以及行政主任（夜班报告总值班），同时请甲型H1N1流感专家组会诊（至少有一名专家在岗），严格隔离患者，通知医院感染科。不能排除疑似甲型H1N1流感的患者由专家组三位专家共同会诊，严格隔离，由医务处或是总值班上报。排除疑似甲型H1N1流感的患者，需继续观察病情。确诊或疑似甲型H1N1流感的患者，立刻严格隔离，观察患者的生命体征，遵医嘱给予治疗。尽快填写甲型H1N1流感患者情况表和甲型H1N1流感疫情报告卡上交医务处，将患者转入定点的甲型H1N1流感防治医院，同时将资料转交区卫生局和疾控中心。②对接触疑似患者的患者和医务人员进行医学观察并隔离两周，规定隔离人员在指定的区域内活动，并进行逐个登记，每日了解每个人的情况，以防止病原体在接触人群中传播。对确诊或疑似甲型H1N1流感的患者进行单间隔离，隔离病室门口设立明显标识。患者使用专人医疗物品，标本要放在防渗漏的密闭容器中运送。医、护、保洁人员等相对固定。隔离病室的物体表面、地面每天用 500 mg/L 含氯消毒剂擦拭，抹布、墩布单独使用，消毒后备用。诊疗过程中产生的医疗废物，按照有关规定进行处置和管理。③医务人员在接诊、救治和护理甲型 H1N1 流感病例时，做好个人防护。所有密切接触患者的医务人员，如无禁忌证，均注射甲型 H1N1 流感疫苗。合理安排工作，注意休息，监测健康情况。

（张洪君）

chuánrǎnxìng fēidiǎnxíng fèiyán yìngjí yù'àn

传染性非典型肺炎应急预案

（emergency preparedness for severe acute respiratory syndrome） 为降低传染性非典型肺炎造成的人身、财产与环境损失，在传染性非典型肺炎发生后，就相关应急机构和人员，应急设备、设施、条件和环境，行动的步骤和纲领，控制事态发展的方法和程序等，预先做出的计划和安排。严重急性呼吸综合征国内称为传染性非典型肺炎。传染性非典型肺炎发病迅速，传染性强，其传染途径虽然表现为以呼吸道为主，但密切接触、消化道传播感染也有报道。

基本原则 为进一步做好传染性非典型肺炎的预防和控制，提高对于突发公共卫生事件的快速反应能力和应急处理能力，各医疗机构应该在建立完善的体系，成立传染性非典型肺炎应急工作领导小组和专家组及储备应急物资的基础上，建立及时、详细的应急预案。

应急措施 ①相关科室发现可疑传染性非典型肺炎患者，科室业务主任或护士长立即上报给医务处、总值班以及行政主任（夜班报告总值班），同时请传染性非典型肺炎专家组会诊（至少有一名专家在岗），病房内隔离患者，通知医院感染科。疑似传染性非典型肺炎的患者由鉴别组三位专家共同会诊，医务处或是总值班上报。排除疑似传染性非典

型肺炎的患者，需继续观察病情。无法排除疑似传染性非典型肺炎的病例，严格隔离，立即上报院长、区卫生局、疾病控制中心，请所在区的专家会诊。确诊或疑似传染性非典型肺炎的患者，立刻严格隔离，观察患者的生命体征，遵医嘱给予治疗。尽快填写传染性非典型肺炎患者情况表和传染性非典型肺炎疫情报告卡上交医务处，将患者转入定点的传染性非典型肺炎防治医院，同时将资料转交区卫生局和疾控中心。②医护人员进隔离病房要戴帽子、口罩、护目镜，更换隔离衣、戴手套及穿鞋套，且确定为接触人员。对接触确诊或疑似患者的人员和医务人员进行医学观察隔离两周。规定隔离人员在指定的区域内活动，并进行逐个登记，以防止病原体在接触人群中传播。将接触过患者的人员进行就地隔离情况报告医务处，集中或是分散进行医学观察；密切接触过患者的同病室人员也应该进行隔离观察（进行消毒和医学观察），必要时使用抗菌药物治疗。对患者所处病室应用强消毒剂进行杀菌消毒，确定消毒的范围和方法，在病原体和传染途径尚不十分清楚的情况下，病房室内环境、室内空气、患者接触过和用过的物品和衣物以及患者的排泄物等均予以消毒。

（张洪君）

rén gǎnrǎn gāozhìbìngxìng qínliúgǎn yìngjí yù'àn

人感染高致病性禽流感应急预案 （emergency preparedness for human avian influenza）

为降低人身、财产与环境损失，在人感染高致病性禽流感（简称人禽流感）发生后，就有关应急机构和人员，应急设备、设施、条件

和环境，行动的步骤和纲领，控制事故发展的方法和程序等，预先做出的计划和安排。禽流感是由禽流感病毒引起的急性传染病，可感染人类，通过消化道、呼吸道、损伤的皮肤和眼结膜等传播。人类对禽流感病毒缺乏免疫力，易感染，病死率高，因此禽流感被国际兽疫局定为甲类传染病。

基本原则 为进一步做好禽流感的预防和控制，提高医疗机构对于突发公共卫生事件的快速反应能力和应急处理能力，应建立完善体系，成立应急指挥工作小组、专家小组、感染管理小组，建立详细应急预案。及时协调解决工作中的问题，使护理人员能够有条不紊地应对各项工作。

应急措施 ①相关科室发现可疑禽流感患者，科室业务主任或护士长立即上报医务处、总值班以及行政主任（夜班报告总值班），同时请禽流感专家组会诊，病房内隔离患者，通知医院感染科。疑似禽流感的患者由鉴别组三位专家共同会诊，由医务处或是总值班上报。排除疑似禽流感患者，需继续观察病情。无法排除疑似禽流感的病例，严格隔离，立即上报院长、区卫生局、疾病控制中心，请所在区的专家会诊。确诊或疑似禽流感的患者，立刻严格隔离，观察患者的生命体征，遵医嘱给予治疗。尽快填写禽流感患者情况表和禽流感疫情报告卡上交医务处，将患者转入定点的禽流感防治医院，同时将资料转交区卫生局和疾控中心。②对接触疑似患者的患者和医务人员进行医学观察隔离两周，规定隔离人员在指定的区域内活动，并逐个登记，以防止病原体在接触人群中传播。对确诊和疑似禽流感患者进行单间隔离，隔离病室

门口设立明显标识。患者有专人专用的医疗物品，标本放在防渗漏的密闭容器中运送。医、护、保洁人员等相对固定，分组进行。隔离病室的物体表面、地面每天用 1000mg/L 的含氯消毒剂擦拭，抹布、墩布单独使用，消毒后备用。诊疗过程中产生的医疗废物，按照有关规定进行处置和管理。③医务人员在接诊、救治和护理禽流感病例时，做好个人防护。所有密切接触患者的医务人员，如无禁忌证，均注射禽流感疫苗。合理安排工作，注意休息，监测健康情况。

（张洪君）

hùlǐ lúnlǐ xué
护理伦理学 （nursing ethics）

运用伦理学原理、原则、方法去识别、分析、解决护理实践和护理科研中伦理问题及难题，研究护理人际关系中护理道德意识、规范和行为的交叉学科。它是实践伦理学的新兴的分支领域，也是人文护理实践的重要理论依据。

"护理" 一词源于拉丁文 "Nutricius"，包含了抚育、扶助、保护、照顾残疾、照顾幼小等含义。护理专业形成后，"护理" 概念的内涵和外延不断演变。南丁格尔从 "人、环境、健康、护理" 等 4 个概念及其相互关系中诠释了护理的内涵和外延。人类对护理本质、护理思想源泉、临床伦理问题、护理人际关系、护士道德规范的反思促成了护理伦理学的形成和发展，进而为合乎伦理地开展护理服务和护理科研提供了理论基础。伴随着护理伦理学发展以及人文护理实践的开展，护士专业精神、护理科研诚信、护理研究伦理审查、护士伦理准则，以及临床科室的护理伦理问题等均得到较为充分的研究，推动了学科建制。

发展简史 护理伦理学的形成和发展与人类护理实践密不可分。人类早期的疾病诊治过程孕育了朴素的护理伦理思想、观念。人类为了生存需要不断地与疾病、痛苦和死亡抗争，为了解除或减轻自身的痛苦，人类离不开对生命的照护。这种近乎本能的对生命的照护活动，是与人类起源同时存在的一种最古老的生存技能，可以看作是护理活动的原始形式。护理的核心是照护，人类相互之间的照护源于个体对同类的关爱，这是人类社会的一种基本意识，也是产生护理伦理思想的基础。

古代护理是伴随着人类的生存需要而与医学实践同步进行的，在朴素的护理实践中，关爱患者、以人为本的护理伦理理念也开始萌芽（见护理伦理思想）。

中国传统医学的护理伦理思想大多渗透在传统医德思想之中。"医乃仁术" 是传统医学对医护性质的诠释，它充分体现了以仁爱精神为核心的人道主义思想（见中医护理伦理思想）。

公元 5 世纪以来的欧洲，护理的宗教色彩浓厚，主要由修女完成的护理服务践行了博爱济世宗旨，给患者提供生活照料和精神安慰，护理的重点是改变医疗环境，包括采光、通风和空间安排等。中世纪后期的十字军东征，导致伤病员大量增加，急需救护人员，这一时期医、护、药浑然一体，在互帮互助中维护患者健康，帮助病弱者解除痛苦。

19 世纪中叶，弗洛伦丝·南丁格尔（Florence Nightingale）首创了护理专业，创立了护理学。《护理札记》处处体现了对患者的关心和爱护，这是现代护理伦理思想的开端（见南丁格尔护理伦理思想）。这一时期，护士作用得到初步承认，但护理还缺乏伦理理论指导，没有护士伦理准则或守则，主要基于个人的责任心、仁爱之心配合医生工作。

创刊于 1900 年的《美国护理杂志》发表过一系列影响颇深的伦理类论文，涉及学科定位、伦理原则、护患关系、医护关系、公共卫生护理伦理、临终护理、高技术伦理、护理伦理审查、护理伦理守则。1953 年国际护士会发布了 "国际护理伦理守则"，1973 年的修订版提出了护理伦理的理念和规范，指出："护士的基本任务有 4 个方面：增进健康、预防疾病、恢复健康和减轻痛苦。" 2009 年国际护士会的《护士的困境：护士实践中的伦理考虑》提出了若干护理伦理新概念，强调了护理的伦理责任。

中国护理事业和护理道德的发展受到西方的影响。1888 年中国第一所护士学校在福州成立，1920 年北京协和医学院成立护士学校，培养护理本科人才。

20 世纪 80 年代，中国开始了护理伦理学理论的系统化建设，护理学院开设了护理伦理学课程，出版了多部《护理伦理学》教材，专业队伍初步形成，学科体系建设规范化。1988 年全国首届护理伦理学学术讨论会在大连召开，研讨了社会主义初级阶段的护理道德问题。1996 年中华医学会医学伦理学分会酝酿成立护理道德委员会。2000 年中华护理学会公布了《护士守则》，并于 2008 年进行了修订。2008 年中华医学会医学伦理学分会全国护理伦理专业委员会在广州成立，组织撰写了《护士伦理准则》。2015 年中国生命关怀协会人文护理专业委员会成立。

21世纪初，中国出版的护理伦理学教材有数十种，国家"十二五"和"十三五"规划教材服务于护理中专、本（专）科等各个层面，推动了护理人文教育和人文护理的发展。

研究对象 以护理道德现象、护理人际关系作为研究对象。

护理道德现象 主要包括护理道德的意识现象、规范现象和活动现象。①护理道德意识现象：护理人员在处理护理道德关系实践中形成的心理以及护理道德思想、观念和理论的总和。②护理道德规范现象：评价护理人员行为的道德标准，是判断护理道德活动善恶、荣辱、正义与非正义的行为准则。③护理道德活动现象：在护理领域中，人们按照一定伦理理论和善恶观念而采取的伦理行为及其影响的总和。

护理人际关系 ①护理人员与服务对象之间的关系：是服务者与被服务者的关系，是护理工作中首要的、基本的关系。它是否和谐，直接制约着临床护理实践活动的进行，关系到患者的生命安危和护理质量的高低，影响到医院或社区的护理秩序、医疗质量和社会的精神文明建设。②护士与医生、医技人员、行政管理人员及后勤人员之间存在着多维关系，护士如何看待医护之间的分工与协作关系，如何看待医疗差错中医护责任等问题，如何处理好与其他医务人员之间的关系是至关重要的。尤其是医护关系，它直接影响着医护患三者之间正常关系的确立。③护理人员与社会的关系：一切医疗护理活动都是在一定社会关系中进行的。护理服务过程中，不仅要照顾患者的利益，更要照顾到整个社会的公共利益；不仅要履行对

服务对象的健康责任，还要承担起对其他人、对社会的健康责任。护理人员应走出医院，走向社会，进入社区，履行更多的社会义务。④护理人员与护理学科、医学学科发展之间的关系：护士既担负着整体护理的任务，又有参与医学科研的权利和责任。护理学科和医学学科的迅速发展，医学高新技术在临床上的应用，势必带来更多护理伦理问题。

研究方法 护理伦理学方法受到伦理学理论学说的影响。伦理学方法存在于伦理学理论之中，而理论学说通过特定方法得以表达或解释复杂的伦理现象。如果不深入具体地理解伦理学说就无法准确判断其研究方法究竟是什么。从多角度、多方法融合的立场对待护理实践和科研中的伦理问题，对待同一个伦理问题或难题，往往存在多种研究方法或解析途径，通常是某种方法发挥主导作用。

识别护理伦理问题，尝试着找到解决伦理问题的办法。寻找方法的过程需要知识、技能和经验，也需要想象力。每一个可选择的解决办法都要尝试着看它们能不能得到伦理学的辩护。在伦理学上得到辩护是指用伦理学的理由为某一行动或某个伦理解决办法辩护。如果它得到了伦理学上的辩护，这意味着人们采取行动在道德上是对的。这一辩护行动实际上就是一个论证的过程。形成论证后要论证和自我评价，有时也要进行反论证。

与邻近学科的关系 与护理学、医学伦理学、护理心理学等学科关系密切。

护理学 护士在护理工作范围独立做出决策，推动了护理伦理学的发展。护理伦理学也为护

理操作规范的制订、优质护理的开展提供了伦理学论证的基础。

医学伦理学 护理实践与医疗实践不同，医疗工作围绕疾病的诊断和治疗，护理的本质是对患者的护理，二者密不可分，但又彼此独立。护理伦理学的一个重要理论基础是关爱论，这是与医学伦理学最大的不同之处。医学伦理学与护理伦理学之间的内在关联性是二者均以伦理学的基本理论、基本原则为依据。

护理心理学 研究心理因素在人类健康与疾病相互转化过程中的作用和规律，有助于护士施行有效的心理护理，促进患者尽快康复。护理心理学对患者心理的研究，必须以良好的护患关系为前提，而良好护患关系的建立又有赖于护士的高尚护理道德。护理心理学离不开护理伦理学，而护理心理学的研究和发展也不断向护理伦理学提供重要的心理依据。

（张新庆 尹 梅）

hùlǐ lúnlǐ sīxiǎng

护理伦理思想（nursing ethical thought） 护理实践或科研活动呈现出来的各类伦理理论、理念或道德意识。护理理论提出了一系列概念、范畴和理论体系，形成了内容繁多、性质各异、形式不一的各类学派，这些护理理论渗透着丰富的伦理思想。在理论指导下识别和分析护理实践和护理科研中所引发的伦理问题和法律问题均体现了护理伦理思想。

形成过程 人类在医疗护理实践中反思各种护理道德现象，由此萌发了各种护理伦理观念与思想，如儒家传统护理伦理思想等。古代的医疗与护理不发达，没有专职的医生和护士，在医疗和护理之间并没有严格的区分，

护理伦理思想往往包含在医学伦理思想之中。在传统医学中形成和发展了护理道德观念、观点，丰富与深化了护理伦理思想。

古希腊罗马护理伦理思想 古希腊诗人荷马创作的两部长篇史诗《伊利亚特》和《奥德赛》中体现了一定的护理伦理思想。《希波克拉底文集》很重视饮食、体育锻炼、按摩、海水浴等自然疗法，提出一些调整人体平衡的治疗原则。希波克拉底对医生提出了具体的道德要求，但没有专门论及护理伦理内容。古罗马末期，一些贵族妇女在新兴的基督教的影响下走出家庭，访贫问苦。有的捐建医院，收容贫困的患者和难民，有的把患者接到家中进行护理。古希腊罗马时期就有了朴素的护理观念与方法，有了护理道德意识与理念。

古印度护理伦理思想 古印度最早的医学论述可追溯到公元前1世纪，《阿柔吠陀》是最早的古印度医学著作，记载了内科、外科、儿科的治疗方法，论述了医护道德思想。公元前5世纪妙闻在《妙闻集》中对护理人员提出了护理道德行为的具体要求："具有良好的行为和清洁习惯，要恪尽职守，对患者有深厚的感情，满足患者的需要，遵从医生的指导。"《阁罗迦全集》专门论述了护理人员的医德行为："护士必须心灵手巧，有纯洁的身心，对病人的忠心。"这些古代医学文献中均把全心全意为患者服务作为护理人员的重要道德原则。

古阿拉伯护理伦理思想 迈蒙尼提斯著有《建议书》《摩西箴言》和《迈蒙尼提斯祷文》，提出作为医护人员不能有贪欲、吝念、虚荣，不能受名利思想的侵扰，并指出"启我爱医术，复爱世间人，愿绝名利心，尽力医病人，无分爱和憎，不问富与贫，凡诸病症者，一视如同仁"。这体现了"救人活命"和"普救众生"的医护伦理思想。

中医护理伦理思想 中医护理是在中医整体观念、阴阳五行、经络脏腑、病因病机以及辨证施护等医疗护理理论、观念之上发展成的整体护理理念和实践。中医护理从患者的生理、心理、自然环境和社会环境出发，综合评估患者健康问题，通过辨证施护、辨病施护、辨证施治，为患者提供健康照顾。阴阳五行说是中医的哲学基础，整体观是中医护理的指导思想（见中医护理伦理思想）。

南丁格尔护理伦理思想 南丁格尔在1859年发表的《护理札记》中提出的护理理念：针对个人基本需求，提供服务，避免疾病，恢复健康或维持健康，使个体处于最佳状态，促进患者自然痊愈。这是人类对护理本质较早的科学描述（见南丁格尔护理伦理思想）。

具体内容 包括以下内容。

护理本质 护理的核心是照护患者，具体包括促进健康，预防疾病，恢复健康及减轻痛苦等。护理目的是通过关爱照顾他人，帮助患者达到身体、心理更高程度的协调。广义的照护是人类的一种基本生存方式。人类相互之间的照护源于人对同类的关爱。人类之间的相互关爱和帮助提供了基本生存的条件，为护理事业和护理伦理的产生和发展奠定了原始的意识基础。护理的本质是对护理对象的关爱照顾（参见关爱论）。

护理伦理学说的思想脉络 人类行动有三个要素：行动者、行动和行动后果。某个行动者从事某个行动，产生某种后果。伦理学家对行动三要素中何者最基本意见不一，因而形成了三种主要的伦理学流派。①强调行动者及其品格最基本的，发展出美德论：什么是理想的人？人应该过什么样的好生活？人应具有哪些品格？②强调行动本身最基本的发展出义务论，它提出一组特定的伦理规则，以及当这些规则冲突时判定应该做什么的方法。③强调行动后果最基本的发展出后果论，它提出了测定和比较不同后果的定性和定量方法，以及当确定了何种行动能使正面后果最大化时采取的实际行动。这些伦理学理论应用到护理实践中，解释了护理道德现象背后的根源或规律；鲜活多样的护理道德实践补充了伦理学理论，并发展出独具特色的关爱论。

护理人员的道德规范 ①要树立科学全面的世界观、人生观与价值观，明确道德责任与社会使命，关爱照顾他人，以仁慈、谨慎、公正的态度珍视与关爱每一名患者。②在护理实践中形成完善的知识结构、良好的行为习惯与高尚的道德品质，加深对护理本质、护患关系的认识，加强护理理论的知识学习。③正确认识并处理好护理知识和实践之间的辩证关系，合乎伦理地开展护理实践，形成正确的道德观念与规范意识，有效提升道德素养与完善人格。

护理伦理应用 护理伦理是对护理实践和护理科研中引发的伦理、社会和法律问题的思考，它要回答的问题有护理伦理学与医学伦理学的关系、护理实践的伦理特性、能否通过教育培训或道德监督来加强护士道德规范或守则的贯彻实施、护理道德与护理法规之间的关联性、识别并解决实践中的实际护理伦理问题。

特点 包括以下内容。

客观性 护理伦理思想产生于人类繁衍、生存和发展的共同需求，是人类社会长期发展的认识成果和产物。按照唯物辩证法的观点，物质决定意识，意识对物质具有反作用。护理伦理思想是人类社会实践的结果，而特定社会生活中的护理道德观念又对医疗护理实践有反作用。

母性化 古代护理人员带有明显的"母亲形象"色彩，护理伦理思想也体现了母爱。护理的雏形就像母亲对子女的照顾一样，关心、呵护、精心照料患者，并期盼患者早日康复。"男主外、女主内"的传统家庭分工模式，在早期的医疗护理服务中也有体现，男性常作为医生给患者看病，女性常作为护理人员煎药、喂药，精心照顾患者。

护理实践研究离不开护理伦理思想的指导，护理伦理思想有助于对护理伦理概念和理论进行澄清，对护理伦理论证的有效性进行评价，而护理实践提出的伦理问题拓展了伦理思想研究的范围并丰富了其内容。

（杜慧群　袁和静）

zhōngyī hùlǐ lúnlǐ sīxiǎng

中医护理伦理思想（nursing ethical thought in traditional Chinese medicine） 以中医理论作为重要基础的，中医护理实践中所包含的伦理观点、概念或理念。也称中医护理伦理观念，属于理性认识的范畴。中医整体观念、阴阳五行学说、经络脏腑、病因病机和辨证施护均包含了丰富的护理伦理思想。

形成过程 华夏子孙在长期生产、生活以及同自然灾害、猛兽、疾病抗争过程中进行预防、保健、治疗，形成和发展了传统的中医药理论思想，它受中国古代哲学思想深远的影响。中医护理的形成和发展与特定历史时期的哲学、经济、政治、文化、宗教等因素密不可分。中医护理伦理思想是在中医护理的历史发展过程中逐步形成的独特的理论系统与知识结构，它反映了中国人对健康、疾病、生命、死亡等基本概念的哲学理解与伦理思考，包括整体观念、治未病、辨证施护等。

《黄帝内经》中的护理伦理思想 《黄帝内经》成书于战国至秦汉时期，全面总结了秦汉以前的医学成就，是我国现存最早且内容较完整的一部医学典籍。《黄帝内经》要求护理人员要注重对患者的情志护理，且对情志护理的重要性、方式进行了阐述。情志护理充分体现了对医护人的道德要求。"精神不进，志意不治，故病不可愈"，提出"禁之则逆其志、顺之则加其病"，此时应"告之以其败，语之以其善，导之以其所便，开之以其所苦"。《黄帝内经》把维护生命健康、救护生命作为医学的基本价值。《素问·宝命全形论》指出："人以天地之气生，四时之法成。君王众庶，尽欲全形。""天覆地载，万物悉备，莫贵于人。"《灵枢·玉版》中表达了对患者的同情，关注延误治疗或误治产生的不良后果，探讨了医护人员"精神不专，志意不理，外内相失，故时疑殆""诊不知阴阳逆从之理""受师不卒，妄作杂术，谬言为道，更名自功，妄用砭石，后遗身咎。"

张仲景的护理伦理思想 汉代名医家张仲景（公元150～219年）的医学实践被整理成《伤寒杂病论》。张仲景在诊疗中采用医家四诊八纲等辨证方法，奠定了中医辨证论治的理论体系。《伤寒杂病论》指出："患及祸至，而方震栗……告穷归天，束手受败。……幽潜重泉，徒为啼泣……而进不能爱人知人，退不能爱身知己，危若冰谷，至于是也！"提出医学目的就是治病救人、仁爱济世。《伤寒杂病论》对如何煎药、服药等方法叙述非常详细，如对桂枝汤的五味药物的服法讲解：嘱咐患者"若一服汗出病瘥，停后服，不必尽剂""若病重者，一日一夜服"，并且要"周时观之……"同时对患者的饮食也予以叮嘱：禁生冷、黏滑、肉面、五辛等。

孙思邈的护理伦理思想 唐代医药学家孙思邈（公元581～682年）在《千金要方·大医精诚》中论述了临床各科疾病的护理及食疗、养生、治疗、预防、保健等，主张"上医医未病之病"。孙思邈在《备急千金方》中指出"凡大医治病，必当安神定志，无欲无求，先发大慈恻隐之心，誓愿普救含灵之苦"。"仁"最基本的含义就是爱人、尊重人的生命，所以"人命至重，有贵千金，一方济之，德逾于此"。孙思邈在《大医精诚》中指出："若有疾厄来求救者，不得问其贵贱贫富，长幼妍媸，怨亲善友，华夷愚智，普同一等，皆如至亲之想。亦不得瞻前顾后，自虑吉凶，护惜身命。"

特点 包括以下内容。

强调情志护理 情志护理是指运用情志调节来治疗脏腑疾病的方法。《黄帝内经》云："人有五脏化五气，以生喜怒悲忧恐"。情志正常，可使脏腑之气舒畅条达，促进脏腑的功能发挥；情志异常，就会导致脏腑气血功能紊乱，伤及内脏。中医对情志的疏理根据阴阳五行学说，不同的情节调节有利于疾病的治疗。《素问·阴阳应象大论》中说："悲胜怒、恐胜喜、怒胜思、喜胜忧、思胜恐"。中医护理应根据患者性格特征观察其情绪变化，使患者保持良好的情绪状态，综合应用移情、疏导、相制的矫正方法，改善患者的感受、认识、情绪、态度和行为，使患者保持舒畅、宁静的心情，坚定战胜疾病的信心。

强调人性化护理服务 在服药时间上，强调滋补药宜在饭后服，驱虫药和泻下药大多在空腹时服用，健胃药和对胃肠刺激性较大的药物宜在饭后服，治疟药宜在发作前 1~2 小时服用；安眠药则应在睡前服用；发汗药以每日午前服用为好，催吐药宜在清晨服。服药方法因病情、剂型不同各异：治疗寒证疾病药宜用热服、温服，治疗热证疾病药宜凉服，对于解表发汗药要偏热服以助汗出；清热凉血、止血剂宜凉服；散剂、粉剂可用开水冲服或胶囊装好吞服；膏剂用温开水冲服；危重患者要少量多次频服；昏迷、小儿等不能口服时可采用鼻饲给药。

注重生活护理 中医认为"食药同源"，食物的温热寒凉之性，可以调节人体的阴阳平衡；食物的酸苦甘辛咸为五脏所属，对人体脏腑的生理、病理有重要影响。中医饮食护理强调应根据患者的个体差异进行施护。《黄帝内经》云："人以天地之气生，四时之法成。"人体要想获得健康，必须"顺四时调阴阳，避时邪养形神。"中医将自然界正常气候变化称为"六气"，当"六气"侵犯人体而成为致病因素时被称为"六淫"。护士要主动掌握气候变化规律，做好防范工作，做到"因人、因时、因地"制宜，针对患者不同年龄、不同体质和发病的不同季节以及所处的不同环境，采取不同的护理措施。

普同一等，尽职尽责 《纲鉴易知录》中提到"民有疾病，未知药石，炎帝始味草木之滋……遂作文书上以疗民疾而医道自此始矣。"孙思邈在《千金要方》中指出"苍生大医"，要以"大慈恻隐之心"去"普救含灵之苦"。医护人员应做到"若有疾厄来求救者，不得问贵贱贫富，长幼妍媸，怨亲善友，华夷愚智，普同一等，皆如至亲之想。"龚廷贤的《万病回春·医家病家通病》提到"以余论之，医乃生死所寄，责任匪轻，岂可因其贫富而我之厚薄？"《黄帝内经》也指出"天覆地载，万物皆备，莫贵于人"。中医护理伦理学强调"夫医者，非人爱之士，不可托也……人命至重，有贵于千金。"

预防为主 预防七情致病的方法是保持乐观情绪，避免七情过激，且"治未病"：《素问·四气调神大论》中强调："是故圣人不治已病治未病，不治已乱治未乱，此之谓也。夫病已成而后药之，乱已成，而后治之，譬犹渴而穿井，斗而铸锥，不亦晚乎。"情志护理方法："动之以情、晓之以理、喻之以例、明之以法""凡欲诊者，必问饮食居所，数问其情，以从其意"；移情相制，转移注意力。护理人员以多种形式、多方位、多层面的健康教育提高患者的防病意识，通过饮食、运动、精神调摄等养生保健，维系人体的阴阳平衡、调养正气，提高机体内在的防病、抗病能力，以达到"正气存内，邪不可干"的疾病预防目的和维护"虚邪贼风，避之有时，精神内守，病从安来"的健康状态。

（杜慧群　袁和静）

Nándīnggé'ěr hùlǐ lúnlǐ sīxiǎng

南丁格尔护理伦理思想（Nightingale nursing ethical thought）

弗洛伦丝·南丁格尔（Florence Nightingale，1820—1910），现代护理学奠基人，开创了现代护理学科、护理职业和护理教育先河。她的道德论述和开创性护理实践构成了护理职业的精神象征，为后世的护理伦理思想的发展奠定了基础。

南丁格尔出身名门望族，生活优裕，接受过良好的教育。经过深思熟虑之后，她决定以护理为职业来实现自己的理想。从1837年开始，南丁格尔积极参加护理实践，1844年在欧洲大陆旅行过程中对法国、德国、比利时、意大利等国家的医院进行了考察。1850年进入德国护理学先驱泰德尔·弗利德纳在凯撒斯韦特城开设的学校接受正规的护理训练。1853年受聘担任伦敦患病妇女护理会的监督。1854年克里米亚战争期间，战地医院难以应对蜂拥而至的伤兵，于是英国政府派遣南丁格尔率领 38 名护士进行战地救护服务。她排除各种困难，清洁环境、为伤员解决必需的生活用品和食品，实施细致的护理。半年时间内伤员的死亡率大幅降低，一时轰动了整个英国。每个夜晚，南丁格尔都手执风灯巡视，伤兵亲切地称她为"提灯女神"。战争结束后，她被推崇为民族英雄。1860年南丁格尔用政府奖励在英国圣·托马斯医院内创建了英国第一所护士学校——南丁格尔训练学校，开展助产士及济贫院护士的培训工作。1901 年，她因操劳过度而双目失明，但依然发起成立国际红十字会。南丁格尔一生全身心地献身于护理事业，为人类的医学事业留下了宝贵的精神财富。

主要内容 南丁格尔的护理伦理思想涉及护理的道德本质、护士的美德、护理临床伦理和护理教育伦理等方面，在西方医学史上第一次比较深入地分析和阐述了护理伦理问题。

护理的道德本质 在南丁格尔看来，护理职业天然地蕴含着爱与奉献的道德本质，对待护理工作要有高尚的理想追求、丰富的道德情感和过硬的实践能力。南丁格尔对于护理职业的目的和道德内涵的理解是，作为医学的一部分，护理以维护人类健康为目的，帮助患者与疾病做斗争，因此不是一项简单技术性的工作，而是应当看做是体现生命价值和意义的艺术。从事护理职业需要有坚定的信念，由于受基督教思想的影响，南丁格尔将这种信念定义为"来自上帝的召唤"。如果去掉其宗教的成分，实际上是说护理工作需要忘我的奉献精神。

护士美德 南丁格尔博学厚爱，胸怀道义，拥有崇高的道德理想和价值追求：她勇敢奉献，燃烧自己，照亮别人。在《护理札记》一书中，南丁格尔这样谈论护士的美德：每一位护士都要能够很快地进入到任务中去，她不应嚼舌根儿，不说没用的话，除了那些有权利向她询问的人外，她不回答任何人提出的关于所照看患者的个人问题；她必须镇定、诚实，她必须是一位虔诚的、乐于奉献的人，她必须是一个仔细的、彻底的、迅速的观察者，她还必须具有细腻而高尚的情感。

她要求护士应当整洁、文静、纯洁、不遭人非议，不能酗酒、要男女有别等。在南丁格尔看来，美德是实现护理职业精神的必要保证，因此需要大力倡导。

护理临床伦理 在《护理札记》一书中，南丁格尔还基于护理经验概括出一些朴素的临床伦理要求。①护理要以人为本，富有人道精神。她曾指出："护士的工作对象不是冰冷的石块、木头和纸片，而是有热血和生命的人。护理工作是精细艺术中最精细者，因此要求护士必须有一颗同情的心和一双勤劳的手"。为了实现人道关怀，她在《护理札记》中谈及了诸多的护理细节，如对病床的高度、材质、摆放方位以及毛毯、枕头的要求都给出了详细的建议，努力为患者创造拥有新鲜空气、干净用水、充足光线、适宜温度和湿度的良好环境。②护士要努力缓解患者的不安情绪。南丁格尔指出，疾病给患者的心理健康造成了损害，使其身心脆弱，"忧虑、不确定、等待、期盼和对意外事件的害怕，对于患者来说比任何事情都要可怕。"因此，护士应当富有同情心，站在患者的立场上考虑问题，在离患者较远的地方谈论其病情，减轻患者的紧张情绪。③护士应当与患者有良好的沟通和交流。首先，护士在与患者交流的时候应当从容随和，避免引发患者的焦虑。"对于患者来说，所有匆匆忙忙、慌里慌张的行为都是非常令人难受的。"南丁格尔要求护士在跟患者交谈时要安静地坐在他的身边，不要表现出急促离开的样子，让患者感到对他的关切，"当他需要你提出建议时，你要非常中肯地给出建议，并让他从中感受到你的关切。"护士要谨言慎行，用南

丁格尔的一句话来概括："让你的怀疑仅仅是你的怀疑而已，而让你的决心同时也成为他们的决心。"④在病情告知的问题上，南丁格尔主张"讲真话"，不能让患者充满虚假的希望。她主张要根据患者病情采取不同的方式。她还谈到了由于医生在医疗中占据主导性位置，因此护士不能自主做出病情告知，护士与医生的协调一致至关重要。

护理教育伦理 南丁格尔在后半生一直致力于护理教育。她非常注重学生品德的培养，认为学生的品德培养与技术培养同等重要。她曾经在一封信中这样写道："学校一定是尊重道德规范培养的场所，一定是性格、习惯、智力培养的场所，同时又是获得知识的场所。"

教师要注意引导学生，严格而不严厉。"护理课程的要求要严格，让学生不得不去学，才能培养一流的学生。"教师要注意严格与严厉的差别，"严厉是抹杀学生的自主性，是带着恐吓，得不到学生的关注与爱戴，严格与严厉最大的差异在'教师会不会问问题'。"南丁格尔还要求给学生充足的自由支配时间，并鼓励学生多阅读。她强调，要让学生学习如何照顾患者。"无论护理的专业课程有多少，每天应该把下午两点至六点的时间空出来，让学生自己去阅读书籍。"她还说："护理教育不只是实用的护理技术，不只是患者起居生活的照顾，也不是让学生每刻都处在功课或是实习的压力下，需要给学生有休闲的时间，并且指导他们如何利用这段时间。"综合来看，南丁格尔希望护理教育实现的是全人教育，要让受教育者不仅获得丰富的知识和技能，还获得良好的品

质和人格的力量。

（刘月树　张新庆　张金华）

hùlǐ dàodé

护理道德（nursing morality）

以善恶、对错、正当与否等为评价标准，借助护士伦理守则、社会舆论、传统习俗和内心信念的力量来调整护理人际关系的行为规范。有时专指护士的道德品质或道德行为。护理道德通过具体化的道德标准和行为准则来约束、调节医、护、患之间以及护士与社会之间的关系，保障正常的医疗护理秩序，推动护理事业的发展。

中国古代护理伦理思想中的"道"是以"人道"为核心，人道源于天道、从于天道，可谓天人合一。"道"表明了做人的道理和基本原则；"德"指的是人们内心信念与情感，并遵循其道所形成的品质或境界。护理道德的实质是珍视生命、关爱生命、敬畏生命，尊重人的尊严和权利，为患者、家庭、社会提供优质护理服务。

护理道德　具体体现在护理道德规范、护理道德范畴、护理道德情感、护理道德信念、护理道德修养、护理道德评价和护理道德监督等方面。

特点　包括以下内容。

社会性与丰富性　护理工作繁杂，社会接触面较宽泛。护士群体处于一个复杂的社会关系网络之中，她们要同医生、患者及家属、社区等各方面人员打交道，要面向社区中不同年龄、文化程度、职业、健康状况等人群，这就决定了护理道德的社会性和丰富性。

规范性与可操作性　护士不仅担负着繁杂的技术性工作，如指导服药、输液、注射等，还要完成照料患者的饮食、睡眠、个人卫生，保持病房的环境卫生，控制室内温度和湿度，保持空气流通等具体琐碎工作。护士必须尽职尽责，操作规范，准确到位，使患者身体舒适、心理满意、情绪稳定。护理道德应明确和具体，渗入到护理规章制度和操作规程之中，具有较强的可操作性。

现实性与理想性　护理道德来源于社会生活实践，受现实经济、政治、法律、宗教、文化等因素的影响或制约。护理道德理念或规范需要得到大多数护士的理解和认同，否则就会成为空洞的说教，这就是道德的现实性。护理道德还应引导护士积极向上并达到人格完善，这是道德的理想性。护理道德从现实生活中来，又高于现实生活。护理道德的现实性是其理想性的基础，而后者又是前者的升华。

继承性与时代性　护理职业的性质和服务对象的同一性，致使护理道德的很多内容超越时代而得以传承，这就是护理道德的继承性。同时，护理道德的内容也会随着社会的进步和护理学的发展，而不断得到修正、丰富和完善，与所处的时代相适应，以满足社会对护理的需求，这就是护理道德的时代性。

功能　包括以下内容。

认知功能　借助护理道德判断、道德标准和道德理想等形式，护士可以正确认识与患者、社会的关系，肩负责任和义务，正确认识护理道德原则和规范。大力宣扬护理道德观念、道德准则、道德理想，增进护士的义务感与责任感，选择正确的道德行为。

调节功能　护理道德的主要功能是调节护士与患者、护士与其他医务人员、护士与社会的关系，以使护患关系、护际关系及与社会关系利益协调一致，保持良好的医疗秩序。通过社会舆论的监督、道德教育的加强、医院文化的熏陶，评价、指导和纠正护士的道德行为和实践活动，逐步从"实然"向"应然"转化。道德调节必须内化于心才能发挥作用，它显然不同于法律的外在强制性。

教育功能　通过护理道德宣讲、评价、激励等教育方式，营造社会舆论，形成社会风尚，树立道德典范，塑造理想人格，培养护士的道德意识、道德行为和道德品质，从而提高护士的道德境界，促进人的自我完善和全面发展。

（杜慧群）

hùlǐ dàodé guīfàn

护理道德规范（nursing moral norms）

在护理实践活动中调节护士与患者、其他医务人员、社区、社会等方面人际关系应遵循的伦理标准、准则和行为规范。它依靠护士的内在信念、社会舆论和传统习俗来维系。

护理道德规范源于护士的日常护理实践，并用以指导护理行为。它是判断护理实践中善和恶、正当和不正当、正义和非正义、荣辱、诚实和虚伪、权利和义务等的基本准则。符合护理道德规范的行为，就是善行；违反道德规范的行为，就是恶行。

基本内容　①护士应以献身护理事业作为理想，自尊、自爱、自强。热爱护理事业，以自尊的心态和实际行动抵制社会偏见，积极向上、奋发图强。护士要珍爱自己的声誉，以强烈的责任感、自信心，做"人类生命的守护神"。护士要树立自强观念，刻苦学习新知识技能，严于律己，百折不回。②护士的职责就是一切为了患者利益，这是护理工作的出发点和归宿。护士应急患者所急，想患者所想，同情和体贴患者，积极配合医生开展治疗，促进患者恢复健康。护士要提高自身语言水平，使用礼貌性、安慰性语言安抚患者，用亲切、温和的语调使患者消除疑虑，构建和谐的护患关系。③护士要认真、负责、审慎地对待患者，严格遵循规章制度和操作规程，防止出现护理差错。护士时刻要关注患者的病情变化，要做到多观察、勤动嘴、善动脑，及时发现和解决问题。④护士与同事要处理好关系，互相尊重、理解、支持和信任，密切合作，互敬互帮。⑤护士除了要具备医学基础理论、护理学的基本理论外，还要学习心理学、伦理学、社会学、管理学、行为科学等人文科学的知识。当前医学领域新知识、新技术不断涌现，需要护士不断钻研、掌握，才能更好地履行职责，避免医疗差错。⑥希波克拉底曾说过：
"凡我所见闻，无论有无业务关系，我认为应守秘密者，我愿保守秘密。"护士要言行谨慎，保守秘密，对患者隐私不允许泄漏，更不能任意宣扬，若不加慎重就会造成不良后果。对于病情严重的患者，医护人员是否要向患者保密，这要具体情况具体分析，但对家属要如实反映，既不能隐瞒又不能夸大。

评价 有助于护士素质的全面提升，对提高护理质量，推动护理科学的发展有着重要意义。

（杜慧群）

hùlǐ dàodé fànchóu

护理道德范畴（nursing moral concepts）
在护理实践中反映护理活动中最普遍道德现象的基本概念。它是护理道德基本原则的具体化。护理道德范畴包括权利与义务、情感与良心、审慎与保密、荣誉与幸福等。

权利 护理权利是护士在医疗护理实践中应行使的权利，其次是患者在医疗护理服务过程中应享受的权利。护士必须维护患者的权利，尽到自己的职责（见护士权利）。

义务 伦理学中义务同职责、责任、使命有类似的含义。一般说来，义务是指个人对他人对社会应尽的责任（见护士义务）。

情感 护理道德情感是护士依据护理道德观念、原则，感知个人和他人行为时的态度体验（见护士道德情感）。

良心 护士按照一定道德原则、规范，对所负道德责任的内心感知和行为的自我评价能力。①良心要求护士要忠实于患者的利益，坚持正确的操作规程，自觉调节并监督行为，及时纠正执业疏忽和差错，敢于承担责任。②良心影响着护士对自身行为后果的评价。当护理行为给患者带来健康和幸福，增加社会效益，护士会从内心感到满足、欣慰和喜悦；反之则会受到良心的谴责而内疚和悔恨。

审慎 护士的审慎是在医疗护理行为前周密思考，谨慎、认真、细致地做好每一项护理工作。审慎是护士内心信念和良好道德作风的表现，也是对患者和社会的义务感、责任感和同情心的体现。审慎能更好地培养护士良好的工作作风和职业素质，增强自律；审慎要求护士遇到问题能够谨慎对待，仔细观察病情变化，准确无误地执行护理操作规程；护士要以护理道德原则、规范严格要求自己，为患者提供优质服务，达到慎独境界；审慎要求护士遇到复杂病情或紧急救治时，既要敏捷、准确，又要果断、周密。

保密 保密可以增强护士的仁爱精神，得到患者的更多信任，患者能够对护士述说实情，从而有利于诊治。不过，保密并不是绝对的，保密的权利若与患者的其他重要权利、他人的权利和社会公益利益发生冲突时，应该要权衡利弊得失，具体问题具体处理（见保密）。

荣誉 护士的荣誉是对患者负责、为患者的身心健康付出所得到的赞许和表扬。荣誉是激励护士不断进取的精神力量，也是护士实现道德理想的途径。护士只有树立正确的荣誉观，才会把护理道德的原则、规范转化为内心信念和要求，更好地为患者服务。社会舆论对护士行为的评价是一种无形的力量，促进护士努力上进，保持荣誉。

幸福 ①护士的幸福是创造与享受的统一，通过辛勤劳动使患者恢复健康，能够重返工作岗位，护士的价值得以实现，精神上得到满足。②护士的幸福不仅体现其物质生活条件的改善，也包括精神生活的充实。③护士的个人幸福与集体的幸福是统一的。集体幸福是个人幸福的基础，国家的稳定、繁荣，医疗事业的兴旺发达，医院的治愈率和康复率逐渐提高，是实现护士个人幸福的必备条件和保障。

（杜慧群 李传俊）

hùlǐ dàodé qínggǎn

护理道德情感（nursing moral emotion）
在护理实践活动中护士根据护理道德原则和规范去感知、评价自身行为的心理体验。它是建立在对护理事业的忠诚以及对患者的关怀和责任的基础上的。情感是内心世界的自然流露，是对客观事物和周围环境的一种心理反映和态度的体验，表现为喜、怒、哀、乐、悲、恐、惊。道德情感是指护士依据一定的道德标准，对现实的道德关系和自身或他人的道德行为等所产生的爱憎好恶等心理体验。

基本内容 包括以下内容。

同情心 同情心是一种主动关心他人、对他人的不幸或痛苦深感不安的品行或美德。护士面对患者身受病魔折磨，予以帮助和关怀，急患者所急，患者的不幸和痛苦引起情感上共鸣，此谓同情心。护士只有具有同情心，才能设身处地为患者着想，对患者体贴入微、和蔼可亲，尽力促进患者康复。

责任心 护士把挽救患者的生命、恢复其身心健康作为自己崇高而神圣的职责。这种对患者的责任心不仅要具有"一切为了患者的健康"的理念，而且要接受制度、纪律、规范和法律的约束，它要求护士在护理工作中认真负责、一丝不苟、严谨细致、慎独自律，为挽救患者的生命，可以置个人利益于不顾。

事业心 具有事业心的护士把护理看做是一种神圣的事业，有着强烈的自豪感和荣誉感，在行动中表现出开拓和创新精神，积极参与护理研究，推动护理事业的发展。

真诚心 对待护理事业、对待患者，护士都是以诚恳之心表露出"仁爱爱人，济世救人"的高贵品质。

特点 包括以下特点。

情感复杂多样 情感可分为正向情感与负向情感。护士的正向情感表现为愉快、信任、感激、庆幸等；而负向情感表现为痛苦、鄙视、仇恨、嫉妒等。护士的道德情感包括对护理服务本身的情感（如喜欢、厌烦等）、对服务对象的情感（如抱怨、关心、爱护等）、对自身的情感（如自卑感、成就感等）。

情感与理智的内在统一 护士在患者面前，无论遇到什么困难问题，内心有如何强烈反应，也必须用理智加以控制，使情感与理智达到内在统一，决不允许情绪化处理。特别是遇到患者及家属的误解，包括被打骂等污辱人格的行为时，护士必须要冷静对待，在保障人身安全前提下，先予以患者护理，而后通过正规途径维护自身的权利。

情感的纯洁性 医疗护理工作是神圣的，它直接关系到人的生命安危。护士所接触的患者中大部分是处于一种依赖、被动状态，护士要对患者负责，不管患者对自己的态度如何、配合与不配合，绝不可在医疗操作中掺杂报复行为，更不允许为了得到某些不当报酬而放弃自己应有的道德规范要求和情感约束，护士要始终保持道德情感的纯洁性。

作用 ①评价作用：表明某种道德关系和道德行为是否具有正当性和合理性。②调节作用：调节护士对某种道德义务的认识并表现在实践中。③信号作用：向他人传递其道德行为价值的信息，表明其价值取向。

（杜慧群 李传俊）

hùlǐ dàodé xìnniàn

护理道德信念 （nursing moral belief）

在护理实践活动中护士形成的对道德理想、目标等方面稳定的看法或思想状态。它是在护理道德认识、情感、意志的基础上确立的，是护士行为的动力，也是促使护理道德认识转化为护理道德行为的重要因素。

基本内容 护理道德信念产生源于护士的责任和患者的需求，患者要求尽快解除疾病的痛苦与折磨，使身体得到康复，护士应尊重患者的生命、人格、权利。患者需求和护士责任要统一于道德信念之中。

特点 包括以下内容。

坚定性 道德信念是护士对道德理想、目标坚定不移的信仰和追求，它深深内化于护士的思想观念中。护理道德信念要求护士抵制社会偏见，承受并化解职业压力，不断提升心理承受力，坚定职业信念，在平凡、琐碎的工作中全心全意为患者服务。护理道德信念的重塑虽需要外在因素的推动，但最终还是要靠护士坚定的信念、毅力和决心，克服一切困难，实现道德理想。

持久性 护士为了使自己的信念在护理实践中得到实现，就要保持护理道德信念的持久性，一贯以真实的信念、高尚的情感和行为忠于职责，以敏锐的观察力、娴熟的动作，为患者提供优质服务，完整、准确地把握患者的病情，积极地与医生沟通、配合。

作用 坚定的道德信念不仅有助于护士按照护理道德原则、规范指导自己的行为，而且也帮助护士在复杂的道德冲突情境中辨明是非、善恶，做出正确的道德抉择。

（李传俊 杜慧群）

hùlǐ dàodé xiūyǎng

护理道德修养 （nursing moral cultivation）

在护理实践活动中逐渐养成的护理言行合乎道德操守、具备理想人格的道德境界。

"修养"通常包括两方面的含

义：一是指人们在政治思想、道德品质、文学艺术和知识技能等方面所达到的能力和水平；二是指为了达到上述能力和水平所进行自我修炼、自我陶冶的过程和功夫。孔子提出要"修己以敬、修己以安百姓"，强调"内省"的修养功夫。经过坚持不懈、诚心诚意的修养，可以产生一种"至大至刚"的"浩然正气"，达到"富贵不能淫、贫贱不能移、威武不能屈"的道德境界。护理道德修养是护士个体的自我教育、自我塑造过程，是护士道德品质形成和提高的自觉行为。

基本内容 护理道德修养包括道德认知、情感、意志、行动等环节。护士要明确遵循护理道德的准则和规范的意义；护士要有道德情感，对待工作认真负责，对待患者如同亲人，以一种百折不挠和自我牺牲的精神去为患者服务，充分体现出义务感和责任心；护士要发挥主观能动性，克服困难，体现出坚强的意志品质；行动是指护士不断地提高护理道德修养，并把对护理道德的认识、情感、意志转化为道德行动，对患者做到晓之以理、动之以情，更好地满足患者需要。

培养途径 ①护士要努力学习护理道德理论，提高自我判断能力和水平，做到"习与智长，化与心成"。②护士要提高道德修养境界，自律、自强是加强道德修养的必要环节，是为护理事业献身精神应有的品质表现，实现"人格"的自我提升、自我完善。③护士的道德修养集中体现在护患关系和医护关系中，护士根据护理道德原则与规范，指导、检查言行，正确地认识、衡量护理道德修养所达到的境界。

（杜慧群 李传俊）

hùlǐ dàodé píngjià
护理道德评价（nursing moral evaluation） 在护理实践活动中依据护理道德理论、准则和立场，对护理及相关行为进行该与不该、善恶、荣辱、正当或不正当等方面做出的价值评判。它是护士行为善恶和修养好坏的"监视器"，也是护理道德的原则、规范促进护士行为的内在动力。道德的评价方式包括社会评价和自我评价。社会评价是指社会舆论和传统习俗；自我评价是依据自身的价值取向，对自身行为所做的道德评价，其中内心信念起着重要作用。道德评价在护理实践活动中是普遍存在的，护士总是自觉不自觉地对他人或自己的行为进行道德评价。

评价标准 道德评价以善恶作为标准。善，即利于他人、社会的行为，而恶，即危害他人、社会的行为。护理道德评价标准具体化为有利、自主、公正和互助等。

评价依据 护士的行为总是在一定动机、目的的支配下采用相应手段进行的，并产生一定的行为效果，根据动机与效果、目的与手段对护士行为做出护理道德评价。

动机与效果 动机是指护士行为意识中的动因，指护士与患者关系中，自觉追求一定目的的愿望或意图。效果是指护士行为所产生的客观后果，是护士行为价值最后的体现。效果是受动机支配的，动机与效果是对立统一的关系。然而在伦理学史上，唯动机论者强调动机否认效果，唯效果论者强调效果否认动机。坚持马克思主义的动机与效果辩证统一的观点，从效果上检验动机，又从动机上看待效果，并把动机与效果统一到护理实践中去。动机与效果辩证统一的理论，为评价护士行为提供了重要依据。

目的与手段 目的是护士在护理实践活动中，通过自己努力后所期望达到的目标。手段是指护士为达到这一目标所采用的各种措施、途径和方法。目的和手段相互联系、相互制约。在护理道德行为评价时，要从目的与手段的统一出发，不仅要看是否有正确的目的，而且还要看是否选择了恰当的手段，避免目的与手段相背离而得出片面性的结论。

评价方式 包括以下内容。

社会舆论 社会舆论即公众对护理行为发表的议论、意见和看法，对护理行为和做法予以表扬或批评，对护士的行为加以褒贬，有官方舆论和非官方舆论之分。社会舆论对护士的道德行为起调节和指导作用，促使护士自觉反省自己的言行和态度。

传统习俗 是人们在长期社会生活中逐渐形成和沿袭下来的习以为常的行为倾向、行为规范和道德风尚。它是道德评价所做出的价值判断和准则得以巩固和留传的外在形式，它对护理行为起着约束和评价作用。应当指出，习俗并不都是健康的、积极的，也有不健康、消极的陋习、恶习。

内心信念 指护士发自内心地对护理道德义务的真诚信仰和强烈的责任感，是对行为善恶价值评价的精神力量。作为一种强烈的责任感，道德信念对护士的护理行为起到督促作用，成为做好护理工作的内在动力和标准；它作为深入到内心的道德情感和意志，促使护士对其行为进行自我评价，使自身素质修养得到全面提升。

总之，社会舆论是现实的力

量，具有广泛性；传统习俗是历史的力量，具有持久性；内心信念是自我的力量，具有深刻性。三种评价形式相互渗透、相互补充，只有综合运用各种形式，才能使护理道德评价发挥更好作用。

作用 护理道德评价对于促进护理道德原则和规范转化为护士的道德行为和品质，协调护士人际关系，形成良好的护理道德风尚有着重要作用。

教育作用 对护士的行为进行善与恶的评判和裁决，这有利于提高护士的道德水准，增强道德观念及辨析纷繁复杂的社会道德现象，正确地选择道德行为，有着直接的教育和引导作用。

调节作用 在护理实践活动中，依据一定的道德原则和规范，评价道德行为，调节护士人际关系和护士与社会之间的道德关系，并对护士的临床实践起着指导作用。

导向作用 护理道德评价是一种重要的精神力量。通过道德评价活动，护士明确了道德价值的取向，增强了道德意识，促使并引导护士道德观念转化为道德实践，实现知与行的辩证统一。

（杜慧群 李传俊）

hùlǐ dàodé jiāndū

护理道德监督（nursing moral supervision） 在护理实践活动中通过各种途径和方法，检查、督促护士的行为是否符合护理道德原则和规范，帮助树立良好护理道德风尚的活动。

监督方式 包括以下内容。

舆论监督 是社会各界和广大患者对护士言行的赞扬或指责，也包括护士之间的道德评议与评价，已成为监督、评价护士行为的重要手段。有组织、有领导、有目的地形成的舆论监督包括广播、电视、报刊等新闻媒体以及各单位开展的医院文化活动和宣传报道、表彰大会，是构成护理道德监督的主要组成部分，对护士行为起着积极的导向作用。而自发形成的舆论监督包括口头表扬、同行赞许或患者议论、意见，常成为前者的补充，同样起着一定的监督、约束作用。

社会监督 建立和完善社会对医疗、护理的监督机制是搞好医德医风建设的一条重要途径。社会监督具有广泛性、群众性和客观性等特点。社会监督可通过以下方式来完善：①实行院务公开、医疗信息公开，公开护理服务项目标准，公开护理质量评价标准等，便于社会监督。②设立举报信箱、网络投诉、投诉电话等；定期或不定期召开社会各界代表座谈会，征求对护士及护理质量的意见；设立护理部主任接待日，广泛听取各方面意见。③建立监督组织并开展活动。社会监督组织由媒体记者、上级医疗卫生主管部门、患者和社区代表等组成，定期不定期开展监督活动，对护士言行的满意程度进行评估与监督。

制度监督 各项护理规章制度、护士行为规范都是依据护理道德原则和规范制定的，把护理道德要求以制度形式反映出来，使护士易于接受监督。完善规章制度，强化约束机制，加强护理道德监督，促使护士恪守护理道德规范、自觉履行护理道德义务。

自我监督 护士自我监督是护理道德监督的一个重要方面，也是护士发挥主观能动性、加强自身修养的重要方式。很多护理服务是在没有他人监督下独立进行的，主要靠广大护士的职业良心监督和"慎独"精神。自我监督要以护理道德原则、规范为标准，检查自己的言行，使护理道德由他律向自律转化。

监督原则 护理道德监督具有自身的特殊性，必须依据自身的规律和特点来确定伦理监督的指导思想和原则。

综合监督原则 即舆论监督、社会监督、制度监督和自我监督相结合的原则，这是护理道德监督的一个基本原则。舆论监督、社会监督、制度监督属于外部监督，而自我监督则属于内部监督。以自我监督为主，将内部监督和外部监督紧密结合才能见成效，而单一的监督和治理成效甚微。

民主监督原则 护理道德监督须发扬民主、广开言路，虚心听取广大患者和人民群众的意见和批评，对于他们反映的问题要认真调查与核对，及时反馈、处理情况。要经常召开患者、家属代表及群众监督员座谈会，通报情况、征求意见，把护理道德监督与医院文化建设紧密结合。

教育为主原则 护理道德监督目的在于提高广大护士道德观念，培育良好的职业道德风尚。护理监督要坚持教育为主，贯彻积极疏导方针。既要严格要求，不姑息迁就，又要积极灌输，正确引导；既要严肃认真，又要与人为善，在有效护理道德监督中转化为自觉行动。

科学标准原则 护理道德监督的标准是有利于医学发展和社会进步，有利于患者疾病的治疗和康复，有利于改善执业环境，并力求三者和谐统一，避免主观武断。

作用 包括以下方面。

监督和服务 护理道德监督具有强制作用。监督是一种手段，而服务是目的，手段是为目的服务的，二者相辅相成。为了更好地为患者提供优质服务，使其早日痊愈。提高护士的责任心和自觉性，实施护理道德监督，提高护理质量和改进护理工作。

激励和鼓励 健全护理监督机制，制定各项制度如护理质量考核、医德医风考评、绩效考核等，鼓励护士学有方向、有奔头，并激励护士遵循护理道德原则和规范，提高自律能力，爱岗敬业，追求更高目标和境界。

（杜慧群 李传俊）

hùlǐ lúnlǐ lǐlùn
护理伦理理论（nursing ethics theory）

人们关于护理道德现象的系统性论述。可以用来解释一种或一系列护理道德现象。

分类 伦理理论包括非规范伦理学和规范伦理学两大类，前者包括描述伦理学和元伦理学；而后者包括普通规范伦理学和应用规范伦理学。

描述伦理学是对合乎伦理的护理行为和信念的事实性描述和解释。例如人类学家和社会学家描述不同的社会、不同的人对道德、法典和信念不同的理解，并试图做出解释。如今叙事医学的兴起，有关患病体验、医疗风险感知、不同治疗方案选择的困惑，以及患者对护理方式、护患沟通、护理满意度等方面的看法和态度也有了大量的经验材料，推动了描述护理伦理学的发展。

元伦理学是对护理伦理学中的术语或概念的意义分析，包括辨析"关爱""专业自主""慎独""伦理决策""道德困境"等术语的含义，探究护理伦理学的概念框架和学科边界等。在护理伦理研究中要分析"人""环境""患者""医患关系""医护合作""临终关怀"等概念和术语，确定

识别、分析和解决伦理难题的途径和意义。

规范伦理学集中探讨行动的规范。普通规范伦理学探讨行动应该遵循的伦理学原则，以及这些原则如何能够得到伦理辩护；试图提出一些原则或德性来指导护士做事或做人，并提供理由来证明为什么护士应该采取这些原则或培养这些德性。应用规范伦理学或简称应用伦理学是应用普通规范伦理学的原则解决特定领域的伦理问题。

流派 人类行动有三个要素：行动者、行动和行动后果。某个行动者进行某种行动，产生某种后果。伦理学家对行动三要素中何者为最基本的意见不一，因而有不同的伦理学流派。强调行动者及其品格为最基本的，发展出了美德论（见美德论）。

强调行动本身为最基本的发展出了义务论，义务论规定在某条件下应该展开某类行动，决不可进行其他行动。为此他们提出一组特定的伦理规则，以及当这些规则发生冲突时判定应该做什么的方法（见义务论）。强调行动后果为最基本的发展出了后果论（见后果论）。

构建标准 要符合下列标准：清晰性、逻辑自洽性、完备性、简单性和实用性，有解释力和论证力。

（张新庆）

hòuguǒlùn
后果论（consequentialism）

在护理实践活动中关于以行动的最后结果作为道德评价标准的伦理学说。也称效用论。根据后果论，判断护士的行为是否符合道德或伦理，只需要看该行为产生的后果是好的或坏的，而不是考察护士行动的动机或行为过程是

否符合伦理，也不是主要地基于护士的道德品性。后果论主张以护士的护理行为是否符合患者和社会大多数人的健康利益作为衡量护士的行为善恶、好坏的标准。

简史 后果论是伦理学的一个重要流派，其思想可以追溯到古希腊罗马时期的目的论，即任何存在（包括人）在宇宙中都是有其目的的。亚里士多德说："一切技术、一切研究以及一切实践和选择，都以某种善为目标。"德漠克利特最早提出将幸福作为人的生活的目的，并认为人的本性就在于追求幸福。伊壁鸠鲁学派更把人类"生活所产生的快乐的情感作为至善本身。"这一哲学理论演化出了后果论。

17世纪以来，以霍布斯为首的英国经验利己主义和以休谟、斯密为代表的"合理利己主义"是后果论的雏形，而19世纪的英国哲学家杰里米·边沁（Jeremy Bentham）与约翰·斯图尔特·米尔（John Stuart Mill）则通过系统、严格的论证确立了后果论。对后果论来说，所谓"善或好的东西"就是那些能够最大程度地促进人的快乐和减少痛苦的行为或事物，因为追求快乐是人的本性，是人的一切行为的最终目的。边沁提出了"最大多数人的最大幸福"原则。作为边沁后果论的继承者，米尔强调快乐不仅有量上的区别，也有质上的区别；不仅有肉体感官上的快乐，也有精神上的追求，而且后者较前者更为高尚。边沁、米尔之后经西季威克、斯马特、布兰特等人延传承袭，后果论更加趋于系统和完善并形成了许多流派，最主要并具影响性的是行为后果论和规则后果论。

类型 行为后果论认为，如

果没有其他的行为能够产生比某一种行为更高的效用，那么这种行为就是正当的，是最好的选择。规则后果论认为存在着一些被效用原则确认的能够产生或带来效用最大化的规则，行动者正当的选择是遵守这些规则。对护理人员来说，是依据行为效用论还是规则效用论行动，是一个护理实践的问题。

伦理决策机制 作为一种人类反思其生活以及行为活动的比较成熟的理论框架，后果论能为解决护理伦理问题与道德困境提供思路和操作指引。对于患者而言什么才是其在医疗护理实践过程中的最大获益，这是一个比较复杂和难以决断的问题。比如一个请求安乐死的癌症晚期患者，其最大获益应该如何判断？是否应该让自己护理的患者参加医学研究？后果论认为护士在面对每一个道德决策时，首先要做的是应当对风险/利益进行权衡和评估，选择利益大于风险的护理干预措施，从而做出最佳的护理决策。护理专业以其所护理对象的健康促进为职业宗旨。随着社会的变迁、医疗和护理技术的发展，在具体的护理实践活动中护士面临的选择日益多元化，需要考虑的利益日益复杂化。护士不仅仅要面对患者的健康获益和风险之间的评估问题，而且要面对护士的自身利益、专业利益、医疗机构的利益和患者之间的利益、患者短期利益和长远利益等多种利益交织的情景，特别是要面对诸多利益相互冲突的困境。当护士运用后果论作为解决问题的工具时，不同的人所给出的答案和选择可能有较大差异。对此，后果论者试图通过吸收其他护理伦理学，比如义务论或美德论中的合

理部分，不断地修正其理论自身的某些局限性。后果论者认为，护士应该从现代的医疗保健观念出发，给予患者尽可能高品质的医疗照护，使患者获得最大的收益和最小的痛苦；但是当患者的健康利益与社会群体的健康利益发生冲突时，则应该从社会的整体利益和长远利益考虑，此即后果论所强调的"最大多数人的最大幸福"的原则。

判断依据 在后果论看来，"善"或"好"与行为的结果或目的等同，但只有最高的"善"或最根本的"好"才是最终的结果或目的，才是进行道德判断的最终尺度，才具有最高的道德价值。但对于生活于不同时代的人来说，其所认同的"结果的好"并非是唯一的。中国传统文化中先秦儒家的"道"、宋明理学家的"理"、柏拉图的"理念或理型"、基督教哲学中的上帝等观念的存在表明，人类在现实生活中并不存在单一终极的"好"或"至善"，人类的实践都是不完美的、有缺憾的。后果论者则将"结果的好"归纳为"最大多数人的最大幸福"。在护理实践活动中，每一位护士对什么是"好的结果"的理解是重要的，因为其决定了人们如何行动及如何评判他人。

评价 护士在护理实践活动中会经常使用后果论来进行利弊分析，从护理行为所带来的、经验可预见的后果的角度来决定是否去行动。对行为后果的过分关注，使得后果论在应用中难免有对人不够尊重的嫌疑，即在关注人的行为结果的同时可能忽视对人本身的价值的关注和尊重。每个个体的经验是非常有限的，而且，即便个人的经验足够且能够非常理性地判断行为的可能后果，

也通常只能够做到"利己而不害人而已"。

（尹秀云 韩跃红）

yìwùlùn

义务论（deontology） 在护理实践活动中关于护士行为需要遵照道德原则或履行道德义务的伦理学说。又称道义论。它是关于护士应当如何行动的理论，研究的是判断护士行为好坏、善恶的准则和规范。它强调行动者要根据一定的道德标准来判断行动对错及相应的道德责任，它回答的是人们应该做什么和不应该做什么，以及如何做才是道德的。义务论重在强调护士的护理"行为本身的正当性"，认为护士的某些道德义务或责任是绝对的、无条件的，而不关注护理行为后果如何。

简史 古希腊的德漠克利特把按公正原则去做自己应该做的事理解为义务，并把道德义务和行为的内在动机联系起来。中世纪的基督教神学家把道德义务看成是上帝的意志。18世纪的康德对义务论进行了最为系统的阐述。康德的义务论也被称为先验责任论，因为他的道德理论是基于"人是理性的生物"的事实。康德认为"道德源自理性而不是经验，义务不是来自人性或所处环境，而是来自纯粹推理。"义务是人的"善良意志"发出的"绝对命令"，而"善良意志"之所以善良，并不是因为它产生好的结果或达到所追求的目标，而是因为它自身就是善良的。义务论在回答诸如"我为什么应该这样做？"或"我这样做为什么是对的？"的问题时，强调"这是你的义务。"康德的义务并非是人们日常生活中的义务概念，而是"对每一个人都有约束力的可普遍化的道德

义务。"人们内心里对这种义务的自觉遵从就是"善良意志"。康德的义务论坚持认为，只有出于责任的行为才具有道德价值。一个负责任的行为的道德价值不取决于它要实现的意图，而依赖于行为所遵循的意愿，与任何欲望对象无关。责任就是由于尊重规律而产生的行为必要性。康德的义务论有三个原则：可普遍化、目的性和自律。契约论认为义务或责任来自社会契约，康德则坚持责任来自于人的理性或纯粹推理。康德的义务论以坚持行为的动机作为判断道德价值的唯一根据，而反对以行为结果为依据的后果论，给人以自由、权利和尊严，从而强调了人在道德实践中的主体地位。

类型　义务论就其核心而言都不关心行为的结果，但在具体论证上略有区别，大致可以分为两种类型：规则义务论和行为义务论。规则义务论认为，作为道德的唯一基础的规则是存在的，遵循这些规则就是道德的，与行为的结果无关。康德的义务论即是规则义务论的典型代表，现代则以英国的尤因的义务论为代表。他们对义务道德的判断，都从分析其逻辑的必然关系入手。康德把各种经过普遍化的而不自相矛盾的道德规范或规则视为"绝对命令"，是一切有理性者必须遵守的规范。行为义务论认为没有任何普遍的道德规则或理论，人们在特殊情况下所做出的决定基于自己所相信或感觉应当采取的正确行为。

基本范畴　准确理解义务论必须明了在伦理学的概念体系里的两组不同的伦理学范畴，一组是"义务"或"责任""正当"或"应当"等；另一组则是"好"或"善""价值"等。义务与责任、使命同义。处于特定社会关系和经济生活条件下的人们，作为社会成员总是对与自己有关的他人和社会负有一定的责任，承担着一定的使命、职责和任务，这就是义务存在的社会基础。在人类的社会生活实践的早期，"好"或"善"与"义务"或"正当"并不各自独立。但是随着人类社会生活复杂性与多元性的不断呈现，"好"的行为并不必然是"正当"的，而"正当"的行为也不一定就是"好"的。义务论更关注道德判断中行为的正当性，强调责任与义务在道德实践中的重要地位。

义务论认为人的行为的对错与是非或曰行为道德与否取决于行动的内在性质，而不是行为的结果，即行为的结果从本质上来说与行为的对错、是非无关。护理义务论特别强调护理行为的动机，而否认护理行为所带来的结果在道德判断中的作用。人们在判断一位护士所实施的护理行为是否好，只应该看其实施该行为的动机如何。如果其动机是好的，那么不管这个行为所带来的结果是好还是坏，都不影响该行为的性质。相反，如果其行动动机是坏的，那么不管行为的后果是什么，都是坏的行为。一般而言，好的动机常常对应着好的结果，坏的动机导致不道德的、具有恶的结果的行为，所以人们可以从行为结果推论行为者的动机。但护理实践活动的复杂性，这种动机与效果的对应并不总是一致的。有时，好的动机并不必然导致好的结果，好的结果背后可能隐藏着恶的行为动机。但义务论刻意地回避了护理实践中动机与后果不一致的情况。

伦理决策机制　借助义务论，护士明确了在护理实践活动中做伦理决策时应该遵循的道德准则和规范。但是护理义务论也面临着一些困境：由于每一名护士都不同程度地承担着多重角色，每个角色都负有相应的责任和义务，由此就面临着不同义务相互冲突的困境，特别是对护士尽义务与对医疗机构、社会尽义务之间的矛盾。就如何解决这些冲突，护理义务论强调道德规范的普遍性、道德义务的绝对性，否定道德义务的层次性。

评价　义务论帮助护士更好地思考和讨论护理职业的本质与目的；提炼出适合于护士的义务和责任，平衡后果论对护士行为的片面影响。

但护士在具体的护理实践活动中如何很好地实施和关切基本责任，义务论有时显得力不从心，这是由于护理义务论的局限性所决定的。护理义务论以行为动机作为道德判断的唯一依据，而行为的动机和意图往往只是行为者脑海中的闪念，道德评判者则难以把握。由于在护理实践中存在着护士的不同义务与责任之间的冲突，义务论对这些冲突有时难以提出自洽的论证。护士不知该如何取舍时，后果论可以指导护士从遵守不同的义务产生的后果做出取舍，而义务论则难以给出答案。

（尹秀云）

měidélùn

美德论（virtue theory）　在护理实践活动中关于护士高尚道德行为和优良道德品质的伦理学说。又称德性论。尽管社会文化背景不同或护理实践的具体内容有差别，但护理美德的基本内容却大致如下：关爱、慎独、行动负责、团结互助等。它强调的是护士具备怎样的美德才可以称得上是护理职业道德上的完人，它探讨具备何种道德品质和道德修养的护士可以被称为是"好的"护理实践者或完美的护士。

简史 美德论源自古希腊时期。柏拉图在《理想国》一书中提出了 4 种主要德性：节制、勇敢、公正和智慧。亚里士多德的《尼各马可伦理学》是美德论的最具代表性的著作，他将德性看作是人们的善举不可或缺的基础。亚里士多德之后的伊壁鸠鲁提出了快乐主义，斯多葛派强调德性与自然的一致，有德的生活就是自然、自足的生活。在中世纪美德论得以继续发展，但随着文艺复兴运动和英国工业革命的开始，美德论开始被英国边沁、米尔的后果论和康德的义务论所取代而逐步地衰落下去。中国的儒家学说在伦理学的层面是美德论，其所说的道德上的完人就是"君子""贤人"乃至"圣人"，并提出成为道德完人应当具备的一些重要品行。

美德论复兴于 20 世纪后期，代表人物有阿拉斯代尔·麦金泰尔（Alasdair Macintyre）、理查德·泰勒（Richard Taylor）等。他们的共识是：现代伦理理论（主要的是义务论和目的论）不仅无助于解决许多道德问题，而且也不能鼓舞和激励人们采取良好的行为，所以伦理考量的焦点应当从行为者的行为转到行为者本身。

基本范畴 美德论是从护士的内在特质、动机，而不是用义务或功利的概念来评价护士行为的道德价值，它描述了受到敬重的护士的品格类型，即好的护士应该具备的道德品质或职业品行。

一般护理伦理学著作都把道德认识、道德情感、道德意志、道德信念和道德行为视为道德品格构成的 5 个要素。道德品格的构成要素在护士品格形成中虽有先后、程度的差异，但就每个护士道德品格的形成过程而言是缺一不可的。道德品格的形成既有主观方面的因素，又受客观环境的影响。通过护理道德教育、道德评价，创造良好的道德环境，提高护士对护理道德原则、规范的理解和认识，培养护士的道德情感，提高其进行护理道德判断和选择的能力，把职业道德要求变为护士的自觉行动。

伦理决策机制 现代护理实践面临着各种各样的利益矛盾和利益冲突。在此背景下，将道德生活中的问题仅仅交给各种不同的道德原则，常常无法找到解决问题的答案，这就要依赖于护士自身道德品质与道德情操。美德论的意义就在于指导护士"首先成为一个有同情心、令人尊敬和值得信赖的人"。美德论应用于护理实践活动，要求护理人员关注"好的护士应该是什么样"的问题，而不仅仅是着眼于一时的"什么样的行为是好的"。毕竟在日益价值多元化的现代社会中，思考"成为什么样的人"或"成为什么样的护士"这一问题更为根本。

判断依据 ①关注护理道德实践中的人，而非仅仅是人的行为本身。美德论关注人之所"是"的状态，而不是"行"的规范。美德论关注的重点不是作为护士"我应该做什么"，而是"我应该是或成为哪一种人？"或"如果我想生活的好，那么我应该怎么实现我的生活"，其以护士本身作为进行道德判断的中心而不是以护

士的行为作为判断依据。

评价 美德论在当代的复兴是对人类社会生活需求的回应。在物质欲望充斥社会生活各个方面的当下，护士群体应该时常反思"要做什么样的人"。中国古人在谈到医学职业时曾说过："非仁爱之士不可托，非廉洁淳厚不可信，非聪明理达不可任。"生物-心理-社会医学模式的形成，以及优质护理服务的开展，同情心、正直、洞察力、可信赖、负责任等美德对于护士来说显得越来越重要了。

（尹秀云　张新庆）

guān'àilùn

关爱论（care theory） 在护理实践活动中探究关爱思想的产生、发展、表现及影响因素、适用范围的伦理学说。关爱的含义是关怀、关心、关切、爱护等。关爱论强调人与人之间的关怀或关心以及人与人之间的关系在道德判断和推理中的重要性。护理关爱论被看作是指导人文护理实践的核心理论，是解释护理道德行为的重要理论架构。

简史 关爱照看一直是护理实践活动的重要行为准则之一。唐代名医孙思邈所著《大医精诚》中指出医生要对患者"发大慈恻隐之心"。"医者仁心"乃广大患者对医护人员基本的心理期待，也是医护人员需要遵循的基本价值取向。尽管南丁格尔并未具体阐述关爱与护理之间的关系，但在她的护理思想中关爱、照顾患者的理念贯穿始终。

关爱论在 20 世纪 80 年代开始成为伦理学理论体系中的一个重要组成，逐步地在教育、医学、护理等领域中得到广泛应用。1982 年，卡洛·吉利根在《不同的声音：心理学理论与妇女发展》

一书中，提出了男女两性的伦理推理方法差异，男性依抽象的道德原则进行逻辑推理，而女性则是在考虑到各种人际关系和感情的基础上对事件发生的情境进行细节分析。1984年内尔·诺丁斯出版的《关怀：女性主义的伦理学和道德教育》，以吉利根的心理学发现和伦理学为基础，提出了关爱论的理论模型。这种理论模型改变了传统伦理学以男性为核心的风格，而是采用了女性独特的心理和思维方式，从而建构了体现女性主义关爱伦理学。诺丁斯以"关系是存在的基础，关爱是道德的基础"，作为关爱论的理论基础。

1984年，美国学者莱宁格尔（Leininger）提出"护理即是关怀，没有关怀就谈不上护理"的观点。她主张护理的本质是关爱，关爱是护理实践的中心，护理的目标是帮助患者达到身体、心理及心灵更高程度的协调，而目标的达到需要人与人之间相互关爱的过程及关爱的表达。莱宁格尔精辟地阐明了关爱与护理之间的关系。1987年，罗彻指出护理关爱有独特的表达方式及内涵，它是由同情、能力、信心、良心及承诺等方面组成，即"5C"理论。罗彻也强调了护理关爱是知识的积累、能力的培养及经验的累积。

本质 护理本质就是对护理对象的关怀照顾，以关心他人、发扬人道主义为目的。这种自然感情起源于母亲对孩子的关怀照顾，护士对患者的关怀照顾应该是一种自觉的道德的情感。护理关爱包含了任务和情感两方面。任务方面包括观察病情、在患者需要时给予帮助，提供信息，展示专业知识，提供个体化的帮助

等；情感方面则强调护士个人和职业方面的素质。尽管护理专家对关爱内涵的阐述不尽相同，但护理关爱的内涵均涉及认知、道德和情感方面，其组成包括了知识、态度、耐心、真诚、信任、尊重、希望、勇气等多方面。关爱论将伦理学所追求的"生活得好"视为对他人的关怀，而不把"义务"视为基础，也不强调公平地促进每个人的利益和福祉。关爱论强调：护士在照顾患者时要首先考虑患者的需要，让患者体会到关爱的存在。关爱不仅可帮助患者面对焦虑、痛苦和死亡，让患者在接受护理服务中体会到作为人的尊严。

评价 关爱论可以较好地诠释护士对患者照看的动力源泉，为护士的道德教育提供理论基石，同时护理职业本身也进一步印证了关爱论并非仅仅是一种抽象理论的建构。现代临床护理实践引发的护理伦理难题越来越多，如维护患者健康利益与尊重患者自主之间的冲突、保障患者权利与维护社会公众的健康福利之间的冲突等。后果论与义务论在回答上述问题时观点通常是对立的，而关爱论在面对这些冲突时选择了另一种思路，将问题从行为转到事件和关系上，强调事件相关中的每一个人的利益并期待通过关爱而使各方利益冲突达到最小化。关爱论为解决护理伦理难题提供了新的思路。

（尹秀云 张新庆）

shēngmìngguān
生命观（view of life） 护理实践活动中护士形成或秉持的对于人的生命尤其是患者生命的根本看法和态度。生命观涉及人的生命本质、生命质量、生命价值、生命尊严、生命的有限与无限等

概念与理念。护理生命观集中反映了特定社会文化情境下护士应该如何对患者生命进行护理干预的道德承诺。

传统上，护士被视为医生的助手，遵从医嘱是其主要职责。由于护士在对患者采取怎样的关怀照顾措施方面没有决策权，相对独立的护理生命观并未得到发展。随着护理实践的发展，逐步形成了一整套护理实践特有的行为规范和职业标准，护士与医师之间的关系逐步从依附性的主从关系向更加平等的分工关系过渡，护士帮助患者解除由疾病引起的身体或情感痛苦，而医师则注重疾病的诊断和治疗，这就为相对独立的护理生命观的发展奠定了基础。此后，随着护理的专业性、自主性和护士的职业认同感的提升，以及疾病谱和死亡谱的改变，慢性非传染性疾病对人们健康和寿命的影响增大，加上舒缓医疗的兴起，护士越来越需要在如何护理、帮助患者等问题上树立关于生死、健康、疾病和尊严等方面的新观念，并借此做出独立的伦理决策。

观念类型 生命观中包含若干重要的观念，包括生命神圣观、生命质量观、生命价值观、生命尊严观、生命有限观等。这些观念最终都导向一个统一体现了生命观的主要价值内涵，即敬畏生命观念。①生命神圣观：核心思想是生命具有神圣性和独特性，每个生命都有无可替代的价值，因此护士在护理实践活动中应该尊重每一个生命，既要尊重生物性存在，也要尊重个人意愿和尊严，不要轻易放弃任何一个生命，遵循"善就是关爱生命、救护生命，而恶就是伤害生命"的伦理原则。②生命质量观：人的生命

会处于不同的质量状态，从而导致人的社会功能受到影响。在某种情况下，生命可能会失去继续存在的意义。③生命价值观：对人的社会性生命的衡量，单纯的生物性生命是没有社会意义的，只有具有丰富的社会内涵，能够为社会创造价值的生命才有意义。④生命尊严观：人具有一种高于物和其他生命形式的、令他人敬重且神圣而不可侵犯的身份或地位，并因此而应该受到尊重。生命尊严观要求护士将患者作为一个有理性、能思考、有自主性的道德主体来对待，尊重患者的个人利益与需求，尊重自主抉择。⑤生命有限观：基于自然规律和医学的有限性事实，认为人的生命是一个有着特定寿命的生物性存在，无论医学做出怎样的努力，都无法让一个人持续生存下去。一个人死亡最根本的原因则是生命的有限性，这意味着人们必须接纳死亡为人类生命的一个必要组分。生命有限观念对护理工作来说意味着，在安宁疗护中，对于那些已经接近生命终点的患者，减少临终前痛苦为第一要务；除非应患者本人或者家属的请求，医护人员不应该使用非常手段去延长患者的生命。

观念间内在联系　生命是最为复杂的自然存在。只有当人的生物性生命和社会性生命完整存在时，人的生命才是一种合理的、有意义的生命存在。而现代生命复苏技术和生命维持技术可以让这两种存在相分离，即长期维持一个已经失去社会性生命的人的生物性存在，从而导致许多伦理争议的发生。就此而言，生命观中所包含的各种观念可以帮助人们在涉及对终末期患者的护理实践活动中如何做出恰当、合理的

生死抉择。

生命神圣观念让人们尊重每一个生命存在，不轻易放弃对任何一个生命的抢救，而生命质量观念和生命有限观念则让人们在面对那些社会性生命已经失去且不可恢复的人时适时地放手，让他们安然跨越生死之门。无论对一名患者施加怎样的医疗护理措施，生命价值观念和生命尊严观念都提醒人们，这个生命有独特的价值，有自在的目的，应该在任何情况下都保持对这个生命的尊重，并小心翼翼地保护其自尊心免受伤害。这些观念带给人们关于生命的统一认识：敬畏生命，"敬"是将生命置于一种至高无上位置的态度，"畏"则是对生命保持严肃、谨慎的态度。无论一个人处于怎样的状态，护士都应对其持有敬畏之心，谨慎地采取相应的护理措施，让其得到应有的人性化关爱。

特点　①综合性：生命观是一个综合的观念建构，其中包含了关于生命的多种观念，并将这些观念进行统合，导向一个统一的观念，即对生命的敬畏。其中每一种生命观念对护士提出独特的行为要求，满足患者多方面的需求，最终实现对患者生命的善待与关爱。②实践性：生命观是对人文护理工作的重要理论指南，它必须在护理实践活动中得到应用，才能实现其最大限度关怀照顾患者生命的目的。护士应当自觉把握正确的生命观，更深刻地理解生命神圣性、生命质量、生命尊严、生命有限性等观念，并以此指导自身行为，尊重和关爱患者，保护患者尊严，促进护理事业的健康发展。

影响因素　护士对生命观的把握受制于护士的文化水平、社

会地位、世界观及护士的人文素养。缺乏对护理生命观的把握常常导致护士将患者单纯视为一种生物性存在，从而缺乏对患者生命的尊重和多方面关爱。而对生命观的良好把握可以帮助护士深刻、透彻地理解生命的本质和复杂性，更好地掌控对患者的护理干预，并处理好各种护理道德困境。

评价　生命观是护士对生命本质及其属性的应有认识，是护士对患者生命道德承诺和价值承诺的观念基础，是护士对护理工作进行伦理反思并通过道德推理做出伦理判断的依据，有助于护士形成并保持一种尊重患者生命、注重生命质量、维护生命尊严的人文护理实践。

（兰礼吉　王云岭）

shēngmìng zhìliàngguān

生命质量观（view of life quality）　在护理实践活动中形成或秉持的从生物、心理、社会意义上判断生命在体能、智能、社会能力等方面的质和量的状态的生命伦理观。它是生命观的重要内容之一，以人的生命质量的高低为依据决定相应的医学护理干预。

生命质量是不同的文化和价值体系中的个体对与其生活目标、期望、标准，以及所关心事情有关的生活状态的体验；而与健康相关的生命质量是指在伤病、医疗干预、老化和社会环境的影响下的健康状态，以及与其经济、文化背景和价值取向相联系的主观体验。在具体的护理决策中，如何依据护理生命质量观采取伦理上可以接受的行动常常是综合考量这些因素的结果。

生命质量类型　根据评价角度的不同，生命质量可以分为三类：①主要质量：指个体的身体

或智力基本状态。对于严重的先天畸形儿和无脑儿，其主要质量可以被认为低到不应继续维持的程度。②根本质量：指判别个体生命是否存在的质的规定。对于陷入持续植物人状态的患者，其根本质量可以被认为深度受损。③操作质量：指以可操作的方法测定的个体的生命质量。在具体测定生命质量时，可以从功能状态和个人体验两个方面加以判断和评价：功能状态是从身体、心理和社会等方面来描述的，是生命质量中较为客观的成分；而以满意度为中心的个人体验则是一个高度个人化的对全部或者部分生命经验的"好"与"坏"的判断。当护士对护理对象的生命质量做出评估时，一般会更多地从生物学方面来理解和评估，而相对忽视患者的心理和社会等方面。这样一种评估在伦理上显然是有缺陷的，因为它仅仅考虑到直接的生物学效应，而忽视了那些最终会影响患者生命质量的心理和社会条件，比如护理对象的社会适应能力、个人生命规划、自我效能、家庭成员在康复中可能提供的支持等。

评估生命质量标准　生命质量高低的判断可以是护理对象本人做出的，也可以是医护人员从生理、心理和社会等多个层面对护理对象生命状态所做的判断，包括其社会角色的表现和自在程度、身体健康、智能运作、情绪状态与生活满意度等。

按照世界卫生组织的定义，生命质量高低取决于如下方面：躯体健康、心理状况、独立能力、社会关系、环境和个人信念。作为一种新的健康评价技术，护理生命质量评估用于全面评价疾病及治疗对患者造成的生理、心理和社会生活等生命质量的影响。

为了给生命质量评估提供一个相对客观的描述，发展出一些可以用来评估患者生命质量的量表，包括世界卫生组织生命质量量表（WHOQOL）、欧洲生命质量量表（EQ-5D）等普适性的量表和针对癌症、糖尿病等特定疾病的量表。此外，在讨论护理资源公正分配等伦理议题时，质量调整生命年（QALYs）和伤残调整生命年（DALYs）也是一些有用的评估工具。

在评估护理生命质量时，一个伦理上必须妥当处理的问题是由谁来判定生命质量？可能的备选者包括患者本人、代理人或者家属、护士等三方。在护理伦理实践中，对生命质量的评估应当由护理对象自己来决定和表达。仅在护理对象为胎儿、婴儿、智力严重低下者、精神患者等不具有决定能力的人时，才能由代理人或者家属、护士等依据患者的最佳利益原则做出判定。这是尊重个人自主权的具体体现。

评价　生命质量观在护理实践活动中的应用范围甚广，它为特定护理干预或者应对措施提供伦理论证和效果评估，也为走出护理伦理困境提供了指引，使有限的护理资源得到最具效用的使用。

（张新庆　张洪松）

shēngmìng jiàzhíguān

生命价值观（view of life value）

在护理实践活动中形成对生命自身价值所秉承的生命伦理观。生命价值就是在人的社会实践活动中，生命这一客体——存在着的生命及其属性对于生命主体——生命拥有者的效用。护理生命价值重在为患者生命价值服务并予实现。护士对患者提供各项服务，使患者的生命价值需求得到满足，并从而实现护士的社会价值。护士要准确识别、尊重和评价服务对象的生命价值，采取相应的护理干预或恰当地分配稀缺护理资源。

基本内容　①人是生命价值的主体。虽然人和生命不可分割，但从理解和研究的角度来看，可以将生命看作是人的一个属性或规定性。人正是因为拥有了生命才能够成为一个人，进而具有丰富、独特的价值。②鲜活的生命是生命价值的客体。生命是人赖以存在的基础和前提，"万物各得其所，生命寿长，终其年而不夭伤。"（《战国策·秦策三》）。生命的完整意义不仅存在于充实的生存、生活、发展之中，还包容于生命终结的过程、生命的更替繁衍之内。③生命价值体现在人的社会实践活动中，生命的存在和属性以人的全面发展和社会的全面进步为尺度而建立起来的一种主客体关系。护士要维护好患者的生命，使之从疾病状态转归康复，这是尊重生命价值的体现。④生命价值体现为层级性。人的需要具有层次性，且各种需要的满足都有赖于生命这一客体，所以生命价值具有层级性，表现为生命对于人存活的基本价值、生命对于人幸福生活的高级价值、生命对于人的自由与自我实现的终极价值。

生命价值是一种特殊的价值，它蕴含的是人的生命对于社会和个人所具有的作用和意义，因而其内涵包含了生命的自我价值和社会价值两个方面。

不同哲学观下的生命价值观

不同的文化与哲学观念会衍生出不同的生命价值观。随着生命科技的发展，人类主体性力量日益彰显，人类对生命的干预日益显著，生命价值观也在悄然发生变化。

儒家生命价值观 《周易·系辞下》云："天地之大德曰生"。儒家首先表现出一种贵生精神。出于贵生精神，儒家反对任何亵渎人类生命的行为。孟子对春秋时期的陶俑殉葬发出尖锐的诅咒，《孟子·梁惠王上》阐述"始作俑者，其无后乎!"。儒家尊重生命，但不认为肉体生命具有至上性。当维持生命和道义留存相冲突时，儒家的最终选择就是杀身成仁、舍生取义。《孟子·告子上》阐述："生，亦我所欲也；义，亦我所欲也。二者不可得兼，舍生而取义者也。生亦我所欲，所欲有甚于生者，故不为苟得也；死亦我所恶，所恶有甚于死者，故患有所不辟也。"《论语·卫灵公》阐述："志士仁人，无求生以害仁，有杀身以成仁。"正是因为儒家是从社会的角度来确定人的生命价值，所以，杀身成仁、舍生取义的思想不仅不违背贵生精神，反而是特定情境下追求生命价值实现的不二选择。

道家生命价值观 "道"是道家生命哲学的逻辑前提，也是生命价值的理论根据。在道家思想中，"道"不仅是生命价值的根据，也是生命追求的最高价值，求道之路既是生命价值的实现之路，也是生命的解放之路，是获得生命自由之路，与"道"融合即是最高生命价值的实现。老子的生命价值观中蕴涵着深刻的辩证智慧：生死有"道"、生死本一的生命理性精神，形成中国文化传统中乐生安死、珍生顺死的生命智慧；"有为"与"无为"统一于"道"，"有为"让生命不断创造新的辉煌，使生命不在碌碌

无为中虚度，"无为"使人们得以体验生命的本真，摆脱不必要的物欲和琐事的羁绊，增加生命的体验时间，从而使得人类生命的意义和价值得以最大限度地实现。庄子认为生命是道的体现，是道的载体，人应该体道而行。庄子面对苦难的世界，既不苟全性命，也不求长生不老，而是以形而上的方式关注人的生命，让人的生命顺应道的规律自然运行，或生或死。《庄子·内篇·大宗师》中写道："古之真人，不知说生，不知恶死；其出不欣，其入不距；翛然而往，翛然而来而已矣。"

马克思生命价值观 将人的生命价值与社会的发展紧紧联系在一起，倡导人的生命价值在于为社会创造价值，是一种强调奉献的生命价值观。①人的生命价值的全部特性在于它的社会性。有生命的个人是社会的存在、发展的主体和一切历史活动的发动者。维持人的生命存在是每个人最自然和不可剥夺的权利，任何剥夺自己和他人生命的做法都是错误的。同时，个人也要把为社会创造价值作为自己的责任，生命延续的价值不在于生命的长短，而在于为社会创造多少价值，它因每个人的不同而有所区别。②实现人的生命价值的途径是实践。人的生命价值的实现是将人的生命理想转变为现实的过程，因此，也只能靠实践来完成。③为人类解放事业而牺牲是人的生命价值的超越。虽然牺牲是人的生命在生理上的一种终结，是对生命存在的一种否定，但它却在社会和精神方面获得了永恒的存在和延续。一个人通过献出生命的方式来换取更多人的生命的延续或社会整体的根本利益，创造了不可替代的社会价值，因此，

牺牲不是对生命价值的破坏，而是对生命价值的提炼和升华，是人的生命价值的最高境界。

具体表现 ①极度痛苦、晚期绝症患者的生命价值：当一个人的病情在当前的医疗条件下根本无法逆转，已经不具有生的可能，维持的只是负面的巨大痛苦时，继续维持活着的状态就失去了意义。因此，选择安宁疗护或尊严死亡并不是对生命的亵渎，而是对人生命价值的尊重和肯定。②严重缺陷新生儿的生命价值：在目前医学技术条件下，严重缺陷新生儿有的短期内死亡，有的可以在现代医学技术下暂时维持生命，但不能作为一个有意义的人存在和生活，而且长期需要家人陪伴，严重影响家人工作与生活，加重了家庭的精神、心理负担，降低了全家人的生活质量。③持续性植物状态患者的生命价值：植物状态患者虽然缺乏维持意识清醒所需的序列化程序，但仍存在刺激或条件相关的局部脑激活。这表明患者大脑仍保留有某些网络连接及存活的功能模块，对各个分离的脑网络有部分的功能整合能力。因此，持续性植物状态患者的生命仍然存在，其生命价值不能被忽略。在目前，对待持续性植物状态患者的治疗原则应以"适度治疗"为原则，既不刻意延长患者的生命，也不有意缩短患者的生命，而是要针对患者身体情况，认真做好生活护理以及并发症的防治与护理。

评价 护理生命价值观将生命价值作为临床护理决策和护理资源分配的道德标准，从而优化护理资源配置，协助护士走出伦理困境。

（兰礼吉　杨同卫）

shēngmìng zūnyánguān

生命尊严观（view of life digni-ty）

在护理实践活动中形成或秉持的人因为拥有生命而享有神圣不可侵犯的尊严的生命伦理观。人的生命尊严包括自尊与他尊，自尊是对自身生命的尊重，他尊是自己的生命得到他人的尊重。生命尊严观所蕴含的尊严诉求一般指他尊，这些诉求的内容主要是患者享有的各种人身权利，如生存权、医疗权、身体权、隐私权、保密权、自主选择权、人格权等。基于这种尊严观念，生命尊严观要求护士知晓并及时响应乃至主动关注患者的尊严诉求，努力保障患者的各项人身权利不受侵犯。

实质 生命尊严观强调护理对象的生命尊严不容侵犯，生命无需附加生物学以外的任何条件，即生命具有一种高于物和其他生命形式的、令他人敬重且神圣而不可侵犯的地位，并因此而应该受到尊重。生命尊严观的实质是要求护士将患者作为一个有理性、能思考、有自主性的道德主体来对待，尊重患者的个人利益与需求，尊重其所做出的合理的自主抉择。

虽然哲学上将人的完整性概括为生物、心理和社会等三个方面，但在生命尊严观看来，生命尊严的产生除了生命本身的存在这一条件外无须也不应附加任何条件，因为一旦附加某种限定条件，就会使一部分人面临丧失生命尊严的危险。因此，享有生命尊严与人的生命是统一的，生命是否有尊严与其是否有质量、有价值之间并无关系。生命之所以有尊严，并不是因为生命有质量、有价值；相反，质量和价值都只是附加在具有生命尊严的"人"之上的区分和评估，相对于生命

尊严而言都是第二性的。护理生命尊严观认为，将生命尊严的基础建立在生命质量和生命价值的基础上，不仅会对护士的生命道德观念产生不良影响，而且不利于正确理解和处理涉及持续植物状态患者、终末期患者、遗传病患者、传染病患者以及有严重精神障碍的患者等的伦理问题。

维护生命尊严的表现 生命尊严对于每一个人都是平等的，它应无差别地为每一个人，包括每一个患者所享有。护士要一律平等对待每个患者的生命，并做到珍爱生命、不轻言放弃。要尊重患者的身体、人格、隐私以及医疗秘密，要尊重患者作为人的道德主体地位，即他们从自身利益出发做出相关决定的权利。值得注意的是，患者的道德主体地位直到死亡都不应被忽视或者被刻意消减，维护患者生命尊严对于终末期患者尤为重要。如果终末期患者有生前遗嘱，做出在生命最后阶段不复苏、不抢救的决定，医护人员在那时就不应勉强维持和延长患者的生命。如果患者进入濒死状态，应让其有尊严地走完人生最后的阶段，切实做到尊重和维护他们的人格尊严与权利，并妥善处理死者遗体。

特点 ①客观性：在当代医学中，生命存在都具有客观标准，不管这种标准是心肺标准还是脑死亡标准，人们都可以在一致同意的基础上选择一种标准，因而生命是客观可测的，生命尊严具有客观依据。②普遍性：对生命的尊重和保护是一条普遍的实践准则，是人人都希望实现的客观目标，也是每个人维护自己生命尊严的普适需求。③至上性：生命至上，神圣不可侵犯。④平等性：生命尊严既无质的差异，也

无量的差别，是人人平等的，因而应当平等地尊重每一个人的生命。由于生命尊严具有客观性、普遍性、至上性和平等性，因此无论在何种情况下，只要患者生命尚存，护士都应尊重护理对象的生命尊严，保护患者权益免遭侵害。

评价 ①生命尊严观主张在任何情况下都要维护护理对象的生命尊严，这不仅从道德角度强化了护士关怀照顾患者的宗旨，也有助于护士确立"行善"和"不伤害"等核心价值理念，并唤起护士关心、重视患者生命的道德良知，从而将尊重和维护患者的生命尊严、促进患者健康作为首要责任。②生命尊严观强调对人类生命尊严的尊重和保护，强调维护人类任一个体的生命尊严，这有利于提升人类文明的整体水平。③生命尊严观强调了对患者道德主体地位的尊重，让广大护士分清了什么是能做的，什么是该做的，从而让护理实践回归其本真的人文属性。

（兰礼吉　王云岭）

hùlǐ lúnlǐ yuánzé

护理伦理原则（nursing ethical principles）

在护理实践活动中护士的言论或行动应该遵循的伦理准则、规范或标准。它是在长期的护理实践活动中形成的协调人际关系、识别和应对伦理问题或难题的基本准则。护理伦理原则主要有尊重、有利、伤害最小化、公正等。

形成过程 1979年美国的《贝尔蒙报告》中提出了针对涉及人体的医学研究应该遵循的3个伦理原则：尊重人、有利/不伤害、公正。20世纪80年代，比彻姆（Beauchamp）和查尔瑞斯（Childress）撰写的《生物医学伦

理原则》一书对上述 3 个原则加以系统论述，使之成为国际生物医学研究中公认的伦理原则。1996 年 H・T・恩格尔哈特（H. T. Engelhardt）在《生命伦理学的基础》一书中把允许（允诺）原则和行善原则视为生命伦理学的基本原则。儒家思想经历不断地传承与积淀，成为中国人日常行为道德准则的重要组分。儒家思想的核心"仁、义、礼、智、信、恕、忠、孝、悌"与"尊重、有益/不伤害、公正"等伦理原则有相通之处。作为儒学思想的核心，"仁"体现在"亲亲之情""博爱之情"，与"尊重人"相通。"恕"，即"己所不欲，勿施于人"，与"不伤害人"相通；"忠"表现为与人交往中的忠诚老实，即"己欲立而立人，己欲达而达人"，与生命伦理学中"有益于人、公正对待人"相通。

护理实践和护理科研也要遵循尊重、不伤害、有利、公正等伦理原则（见护理科研伦理原则）。南丁格尔提出"人是各种各样的，职业、地位、民族、信仰、生活习惯、文化程度不同，所得的疾病和病情不同，要使千差万别的人都得到治疗或健康所需要的最佳身心状态，本身就是一门精细的艺术。"这就体现了护士要尊重每一名患者，公正对待每一名患者，以满足广大患者对护理的需求，同时也改善患者的健康状况。

基本内容 包括尊重原则、有利原则、伤害最小化原则、公正原则。

特点 ①普适性：时代变迁和护理实践的发展，护理伦理的内涵和外延发生了一些变化，但伦理原则仍具有普遍性和合理性。②多元化：不同伦理学派提出了略有不同的伦理原则。伦理利己主义的基本原则是自身利益，后果论的基本原则强调的是利益最大化，儒家伦理学的基本原则是"仁爱"。③相对性：考虑到护理对象在民族、文化、语言、习俗等方面的差异，护理伦理原则在内容表述上也有一定的差异。面对道德困境的情形，护士需要在两个或多个伦理原则间有所取舍，不能强调某一个原则而排斥另一个原则。

伦理原则体现在不同国家或机构制订的护士伦理守则之中，它能帮助护士做出合理的伦理决策，从容应对各种棘手的道德困境。学习掌握护理伦理原则，有助于护士形成正确的护理价值观念、意识，做出恰当的道德判断。

（张新庆）

zūnzhòng yuánzé

尊重原则（respect principle）

在护理实践活动中护士与患者、医生和其他人员之间保持尊敬或敬重的伦理准则。尊重是一种高尚的美德，是个人内在修养的外在表现，也是一种对待人的态度和行为。尊重原则体现在尊重患者知情权、自主选择权、隐私保密及尊重人格权等方面。

形成过程 《汉书·萧望之传》曰："望之、堪本以师傅见尊重。"此处的尊重表达了"敬重"或"重视"的含义。宋代欧阳修在《皇从侄博平侯墓志铭》曰："尊重师友，执经问道无倦色。"此处的尊重表达的含义是尊崇而敬重。1779 年在《伦理学讲演》一书中，康德主张人类从来不可被当作达到目的的手段，把他们作为自身的目的来对待意味着尊重他们的理性。所有的人都应得到他人的尊重，因为每一个人都是自由的有理性的个体。在生物医学研究和医疗实践中，尊重也是一个基本的伦理原则，体现在《纽伦堡法典》《赫尔辛基宣言》《涉及人的生物医学研究伦理准则》等伦理准则中。20 世纪 80 年代，美国护理伦理守则中论及了尊重原则。加拿大护士守则（2001 年）主张：尊重所有的患者和同事，维护其尊严，倡导自主原则和自我决定权；开展跨专业合作，促进恰当的护患关系，尊重患者隐私，为患者保守机密。

基本内容 ①个体尊严：指护理人际关系中对彼此的需要、利益和价值的尊重，特别是指护士对患者价值取向、社会关系以及个体人格特征等各种特性的承认和尊重（见生命尊严观）。②尊重患者的知情同意权：告知患者需要的信息，以帮助患者做出关乎自身健康和权益的决定（见护理知情同意）。③尊重患者的差异性需要：护士担当着很多角色，包括直接的护理提供者、行政管理者、教育者、研究者和咨询者。护士要竭尽全力做好护理工作，尊重患者的生命价值，为患者的根本利益着想，尊重患者的人格和权利。尊重不同民族的饮食习惯、尊重患者的民族习俗。④自尊：自尊是一种复杂的多层面的道德现象，它包含了认知、爱、期望、动机、行动等方面的内容。自尊与道德权利、德性、自主性、诚信关系密切。护士既有自尊的道德权利，也有尊重患者的道德义务。护士的自尊状况受到个性、道德修养及从业环境中诸多因素的影响。对护士和患者自尊心的理解和尊重有助于促进护患关系。

尊重是一个相互的过程：医护患三方均希望得到对方的尊重，护士尊重患者自主性，患者也要尊重护士的人格和辛勤劳动。医护之间也要相互尊重、相互协作。

（张新庆）

hùlǐ zhīqíng tóngyì

护理知情同意（informed consent in nursing）

在护理实践活动或护理科研中，护士向患者告知诊疗或护理干预相关的信息，并征求服务对象在充分理解之上的自愿做出抉择的过程。真正意义上的知情同意过程反映了护士对患者利益及其自主性的尊重，有助于构建和谐的护患关系，避免护患纠纷。

形成过程 "知情同意"源于人类的道德实践。洛克的"自我所有权"和康德的"自主性"均对知情同意有类似的表述。在对纳粹战犯进行纽伦堡审判后发表的《纽伦堡法典》（1947）中规定"人类受试者的自愿同意是绝对必要的"。在《赫尔辛基宣言》中的"知情同意"方面规定：充分告知潜在受试者研究目的、方法、资金来源、可能的利益冲突、研究的预期利益、潜在风险；受试者有权拒绝或随时撤出而不受惩罚；在确保受试者理解了所有信息之后，获取受试者自愿做出的知情同意。国内、国际护士伦理守则均要求护士要遵循知情同意原则。美国护理学会主张护理科研人员要尊重患者是否参加研究的决定，护士在知情同意过程中肩负着社会责任。不少国家政府发布的法令中要求凡是政府资助的护理科研项目均要求赢得研究参与者的知情同意。

基本内容 做到护患之间的知情同意，这是临床护理实践活动中必不可少的工作内容。护士不仅是患者的健康维护者，也是患者知情同意权的维护者。

信息的告知 指护士提供给患者/受试者做出合乎理性的决定所需要的信息，包括护理干预的程序及其目的、其他可供选择的办法、可能带来的好处和可能的风险等。护士在与患者沟通的过程中语言要简洁明了、浅显易懂，在实际操作过程中要加强护患沟通，为患者提供或补充相关医疗信息并接受各种咨询。

信息的理解 绝大多数的患者与医护人员相比专业知识存在很大差距，因而护士要根据患者年龄、文化水平、工作背景、生活环境等诸多因素准确解释，确保患者对所述问题的充分理解。患者不能正确执行医疗护理操作时，护士应耐心地向患者讲解此项医疗护理工作对疾病康复的重要性，使患者正确理解，积极配合治疗。有效的知情同意既需要提供足够的信息又需要患者对信息的适当理解，必要时可以事先测试患者对所提供的信息是否理解和理解到什么程度。

同意能力 它是实行知情同意的前提，是护士以通俗易懂的方式提供足够的信息后，患者对诊疗的本质和目的加以理解，对潜在的风险和受益加以判断的能力。判定一个人是否有此能力的标准包括理解信息的能力和对自己行动的后果进行推理的能力，即能够处理一定量的信息，能够选定目的以及合适目的的手段的能力。

同意的方式 可以是书面的或口头的。自愿同意是指一个人做出决定时不受其他人不正当的影响或强迫。强迫是指一个人有意利用威胁或胁迫的方式影响他人决定。这种威胁可能是身体、精神或经济上的危害或损失。不正当影响是指用利诱等手段诱使一个人做出本来不会做出的决定。不正当的影响和强迫的影响和压力不同。

评价 在知情同意过程中，对患者及其家属能否及时有效地做出明智决定的关键在于是否获得与病情相关的风险和受益信息。护士是医嘱的执行者，是患者利益的倡导者，有责任弄清楚患者是否真正理解治疗目的、方法和其他相关问题。当发现患者并非充分知情或被欺骗时，护士有责任向有关方面反映患者的需要。但有时，知情同意成为对医护人员和医疗机构的过度保护的手段。

（张新庆）

hùlǐ gàozhī

护理告知（nursing informing）

在护理实践活动中护士向患者传递与医疗、护理、健康相关信息的沟通方式。从入院到出院或死亡的整个护理过程中，护士要向患者及其家属介绍、说明及讲解护理程序、护理操作目的和注意事项、可能发生的不良后果，要对患者在住院期间遇到或希望了解某些问题进行解答，给予患者专业技术指导。

告知方式 受患者的个体素质、生活习惯、文化背景、经济条件等方面的影响，护理告知方式也不同，护士采用患者能够接受的告知方式与其沟通，使患者能正确理解和接受告知内容。

口头讲解和行为示范告知 是护理工作中的一种常见方式，采用简单明了、通俗易懂且易被患者或家属接受的语言，以面对面谈话方式或行为示范的方式告知患者疾病的相关内容。主管护士征得患者口头同意后再介绍患者所患疾病的发生、发展以及预后等内容。口头讲解和行为示范告知内容不具有法律效力。

书面告知 对于涉及患者生命安危或严重健康利益的重大告

知事项，护士需要按照规定采取书面形式的告知。如对于侵入性护理操作、手术治疗、放疗等特殊的治疗，在执行操作前与患者或家属以单独形式让其阅读、告知并解释，患者或家属在知情同意书上签名确认。对于文化层次低、在理解及阅读上存在一定问题的患者和家属，需要护士耐心的解释。知情同意书随病历保存，具有法律效力。一旦发生纠纷，双方书面告知内容可以用来界定责任。

图文、公示告知 在病区醒目位置设置图文标识、文字说明等，告知患者或家属相关内容，如"患者及家属须知"、专科知识图解、饮食指导、保健知识、专家出诊时间、规章制度、收费项目价格等，供患者、家属查询阅读。科室通道设置醒目的安全标识也属于此类告知方式。

"出院证"注明告知 是针对出院患者的告知，由负责医护人员在出院证上以文字形式注明预防保健、防病治病知识、出院后的康复指导等内容。这种形式可充分体现护士履行健康教育的职责和义务。

告知内容 根据住院的不同时期和科室护理工作的实际情况及所患疾病的不同特点给予相应的告知内容。

日常临床护理告知内容 ①入院时的告知内容：介绍病区环境、规章制度，负责医生、护士的姓名，科主任、护士长的姓名以及科主任查房时间。②一般生活护理的告知：责任护士根据病情指导患者洗漱、沐浴、进食、如厕的注意事项，如何采取舒适的体位，如何避免跌倒、坠床等意外发生。③给药的告知：护士在给药前应当告知患者给药目的及注意事项，给药途径、速度、不良反应以取得患者配合，获得最佳疗效。④护理操作时的告知：护士需要让患者及家属明白护士将做什么、如何做，患者及家属如何配合等。⑤医疗费用的告知：护士要及时告知患者的医疗费用，每日清单送至患者手中。对于价格较高的检查、治疗项目、药物、一次性物品等，要向患者讲清应用的目的及效果，征得患者同意后方可进行。⑥健康教育知识的告知：护士要评估患者的病情以及对健康教育知识的需求程度，制订个体化的健康计划，随时告知患者及其家属有关的健康教育知识，促进患者康复，预防疾病的复发。⑦患者出院告知：责任护士向患者或家属讲解如何办理出院手续，进行出院指导，交代康复期注意事项，如饮食调理、康复治疗、定期复查、卫生习惯等，特别是对于需要定期复查的要告知具体时间。

特殊治疗的告知内容 ①急危重症患者的入院告知：危重、急症患者进入病室，应以抢救为主。告知需留陪送人员，以便询问、了解病史。对家属及其护送人员口头告知病情变化及用药治疗、护理方面等情况。需要特别护理时告知家属原因及目的，取得家属同意。②输血操作的告知：向患者及家属告知输血的目的、风险、可能出现的不良反应等，告知患者及其家属不能随意调节滴数，有不适应及时通知护士。③特殊检查的告知：患者在做检查前，护士要告知患者检查时间、检查前准备、检查中配合及检查后可能出现的不适，取得患者同意，使之积极配合检查。④手术告知：术前告知患者手术的准备、过程、目的、术中配合注意事项，使患者情绪平稳，使之积极配合手术。术后告知可能出现的不适、各种引流管的作用、注意事项及术后活动、饮食等，以利于患者早日康复。告知时不要盲目夸大手术及麻醉的风险，也不要向患者做不切实际的保证。

影响因素 包括以下内容。

护士人力资源不足 在临床实践中，护士配置不够、护士的工作强度大等多种因素制约着护理的告知，使得不可能对每一个患者都做到充分有效告知。

告知意识薄弱 在护理过程中，一些医护人员往往只重视治疗，而忽视患者的心理需要和情感需要。不愿对患者及其家属多做解释和说明，对患者的疑问也没有给予及时的解答，在这种信息不对称的情况下，医患双方极易导致纠纷的发生。

沟通能力欠缺 有些护士沟通技巧欠缺，解释效果不太令患者满意，与患者的沟通存在不良沟通或无效沟通，亟需加强沟通技巧的培训。

医护合作状况不佳 在医疗护理活动中，医护告知主体不明，医生与护士的交流不及时、不密切，会导致告知信息的误差，产生不良影响。

护患关系紧张 由于当前医患、护患关系紧张，护士对可告知可不告知的医学信息选择不告知患者及家属。临床护理中不可能是零失误，一旦失误发生后，护士选择不告知患者医疗差错的信息。

社会文化背景 护士既要尊重患者的自主权，又要尊重家属的自主权，这便可能产生矛盾。如对于癌症患者，社会文化传统很大程度上影响着护士是否告知患者实情的态度。

告知难题 是否将严重病情告知患者，要以告知后给患者带来的利弊为基础和前提。护士面临"尊重患者的自主权"与"伤害最小化"的伦理问题时，要把伤害最小化、争取患者最大福祉作为伦理决策时的主要权衡因素，要遵循"两害相权取其轻"的道德规则，在满足患者知情权的同时应避免对患者造成不必要的伤害，但要如实告诉患者家属。

临床护理告知贯穿在患者治疗的全过程，不仅维护了患者的知情同意权，体现以患者为中心的管理模式，充分调动了患者及家属主动配合护理工作的积极性；同时，也增强了护士的防范意识，可以减少护理差错事故的发生。

（张新庆 张金华）

yǐnsī

隐私（privacy）

一个人对自己身体独处和精神独处的享有，而不愿公开的有关人格尊严的私生活的秘密。隐私具体表现在：在空间上个体的身体与他人保持一定的距离，个体珍视的信息或治疗不被人观察或公开，以及个体内心不容许他人随意侵入的领域。隐私反映了个体或群体的自我意识。在护理实践活动中，保护患者隐私是一项基本的伦理要求，也是一项法定义务。隐私权既包括限制接近患者身体的权利、限制获取信息的权力以及自由决定的权利。

当个人自愿允许他人以某种方式接近自己时，其行为是行使隐私权，而不是放弃隐私权。为了诊断和治疗，患者允许医护人员接近自己，这是行使控制接近的权利。

患者告知医护人员自己的私密信息（如疾病的严重程度、甚至不健康的生活方式），医护人员

有职责保守机密。医护人员向外散播这些患者信息时要坚持"有必要知道"的原则。隐私与保密是非常密切的两个概念。

隐私的法律权利源于基本的生命权、自由权和财产权。从享有生命的权利、独处的权利，推导出隐私权。侵犯上述任何基本的权利都是错误的，因为涉及不正当地接近个人，侵犯了隐私权。

形成过程 英国国家医疗服务体系已赋予患者充分的权利，包括患者的隐私权。1996 年，美国国会批准了"联邦健康信息流通与责任法案"，目的是保障患者更好地获得病情的权利，并于2003 年开始实施。尽管人们对怎样做才能最佳地履行该法案存在分歧，但保护隐私和保守机密已经成为一种常规性的护理工作要求。美国《护士伦理守则》（2008年）也专门明确了患者的隐私权。

类型 隐私包括信息隐私、身体隐私、决策隐私、财产隐私、亲属隐私和关系隐私。患者有保护自身，包括躯体的隐秘部位、某些疾病、病史、生理缺陷、特殊经历、遭遇等隐私及患者的性生活情况、家庭生活和社会关系、财产秘密。患者的隐私权不受任何形式的外来侵犯的权利，内容有隐私隐瞒权、隐私利用权、隐私维护权和隐私支配权。这些隐私针对医疗机构和医生是公开的，知情的医务人员未经患者同意，不得向他人披露，无论是否关系到患者名誉，医护人员和医疗机构对这些隐私都负有保密的义务。

侵犯隐私的根源 ①护士的认识与实践有差距，对患者权利的认识只是一种感性的、被动的、片面的认识，实践中存在大量习惯性侵权行为。②在保护患者隐私权时，医护人员的意见常常会

出现不一致的现象。③隐私权与知情权的矛盾。如果让与治疗无关的人了解患者的病情，是对患者隐私权的侵犯。但是如果保守患者的隐私可能会损害其他患者利益甚至社会公共利益。④临床教学中涉及的隐私问题。把患者作为教学上的"活教具"让学生观摩实习，不可避免地涉及患者的隐私部位、个人的秘密等，使患者感到自身人格、自尊受到侵犯和伤害。

保护隐私的策略 ①增强护士的法律知识，维护医务人员在保护患者隐私权中的一致性，护士应多请教医师如何保护患者隐私，哪些隐私需要公开，以及公开的范围，以便对同一件事能提出一致的说法。②在具体的临床情境中保护患者隐私。在诊疗护理工作中，不可避免地需要暴露患者隐私部位，如导尿、灌肠、会阴冲洗等，医护人员在其他患者仍留在病房、无适当遮挡的情况下给患者进行操作，会给患者的心理造成一定的压力和伤害。护士应首先做好患者的心理疏导，取得患者的同意和配合，避免无精神准备而产生心理负担。③不在公共场所讨论涉及患者隐私的有关疾病或治疗信息，不在患者面前分析疾病可能原因或不利于患者康复的疾病研究新进展，保管好涉及患者隐私的病历资料和检验资料。

（张新庆）

bǎomì

保密（confidentiality）

在护理实践活动中不让患者的可识别信息（如疾病史、诊疗结果、不良生活方式等）泄露，为患者保守秘密的行为。护士的一项基本的道德义务就是为患者保守秘密。保守机密的目的是尊重患者的愿望、维

持护患之间的信任。除非患者同意或授权，否则护士不可将患者个人可识别信息泄露给他人。

形成过程 保密是医学伦理学中最核心的道德义务之一，也是最为古老的医疗道德之一。《希波克拉底誓言》中告诫每一个准备学习医学专业的人士："无论所见所闻何事，无论职业或私人之事，都应不予泄漏。吾将严守秘密，不予外传。"在整个西医学的发展过程中，保守患者医疗秘密的责任和义务被普遍而广泛地认同，并且载入近现代的各种医学规范和文件中。比如美国医学协会的《患者权利典章》中的第五、六条规定了医师应当为患者保守秘密和隐私；在法国，医疗保密的义务被写进了法律条文，即使是为了患者的利益也不可以违背它；2002年美国发布的《新世纪的医师职业精神——医师宣言》再次重申了医师为患者保密的责任，指出"为了赢得患者的信任和信心，当提及患者的有关情况时需要有恰当的保密措施。"并认为"由于汇集患者资料的电子信息系统的广泛应用以及遗传信息越来越容易获得，现在履行保密的责任比以往任何时候都更为迫切。"

《南丁格尔誓言》中："慎守患者及家务之秘密，竭诚协助医师之诊治，务谋病者之福利。"1950年，美国护理学会制定了护士的伦理规范，其中在第二部分"护士伦理规范及其描述"中规定："护士应正确地保护有机密性质的资料，以维护患者的隐私权"，并详细解释了对患者资料和信息进行保密的各种情况以及护士应有的行为与责任。1953年国际护士协会制定了第一个护理规范，其后多次修改，并于2005年

做了修订以适应护理工作和实践的需要，其中指出"护士应视患者个人资料为秘密，当在分享这些资料时应慎为判断。"1991年中国台湾颁布的《护士法》在"业务与责任"一节中写道："护士或护理机构及其人员对于因业务而知悉或持有的他人秘密，不得无故泄露。"

为患者保守医疗秘密的原因一方面是对患者个人隐私权的尊重，使其不必为个人秘密信息的泄漏而心感不安；另一方面是从医患关系和诊疗的需要角度来说，如果医师不能保守患者的隐私，可能不会建立稳定的信赖关系。同时患者也可能会隐瞒一些重要的医疗信息，从而诱发诊断、治疗和护理等方面的隐患。

对患者保密的情况主要是出于保护性医疗制度或遵循有利原则的目的，将可能会影响患者健康福利的不良预后向患者保密。

泄露机密信息的表现 ①护士在言谈中无意泄漏患者的秘密。②由于外部的压力，被迫泄漏患者的秘密。③护士有意把患者个人信息透露给商业企业、雇主和保险公司。这些情况都会损害护患关系。

保密义务与其他义务之间的冲突 在护理实践活动中，护理人员通常会遇到保守患者医疗秘密与维护其他人员利益的道德义务发生冲突的境况。一般而言，如果其他义务如不伤害他人的义务更为重要，则需要考虑使保密义务让位给其他义务。①当为患者保守秘密会给患者带来不利或危害时，特别是严重的伤害时，医务人员应该不保守秘密。例如当患者向护士透露其有自杀倾向时，护士要及时而适当告知医务人员或家属采取适宜的措施。

②当为患者保守秘密会给他人带来危害时，医务人员应该以适当方式向利益相关方公开信息。例如护士在护理实践活动中确知一个即将结婚的男子患有获得性免疫缺陷综合征时，护士就有责任通过恰当的方式促使患者自身或采取其他合适的方式使患者的未婚妻知悉这一信息。③当为患者保守秘密会给社会带来不利或危害时，医务人员不应该保守秘密。例如护士确知某人患某严重的传染病时，护士就不再承担为患者绝对保密的义务。

（尹秀云）

yǒulì yuánzé

有利原则（beneficence principle）在护理实践活动中护士对其所护理的患者履行仁慈、善良的义务或实施积极有益的行为。又称行善原则。有利原则有4种不同含义：不应施加伤害、应预防伤害、应去除伤害、应做善事。该原则应用在护理实践活动中时，既包含着护理人员的行为动机，也包括其行为所产生的结果。

有利原则有狭义和广义之分。狭义的有利原则是指护士有职责或义务去帮助患者、促进健康，一切护理服务均要有助于患者最佳利益的实现；广义的有利原则是指护士的行为不仅要对患者身心照料，而且要有利于护理事业和护理学科的发展，有利于促进社会人群和人类的健康福祉。

形成过程 古希腊哲学家亚里士多德曾经明确指出人类一切活动和实践都是以某种善为目的的。工业革命时期的英国哲学家约翰·穆勒在其《功利主义》一书中提出：行善是正义的，它暗含着某种应该做、不做就不对的事，这种事是某个人作为其道德权利而要求我们做的。伦理学家罗斯

认为，公众有做善事的义务，有一些义务是建立在能够使世界上其他的人在美德、智力或快乐方面的状况变得更好这一事实上的。伦理学始终认为做好事对于人类来说是应当的、必然的责任。

《希波克拉底文集·流行病》一文中，曾提到医师在治病的过程中必须做到帮助患者或至少不能做有害患者的事情。这包含了现代医学伦理学和护理伦理学中两个重要的原则，即有利原则和不伤害原则。

南丁格尔在其著述中特别说明，护士在护理患者时，一方面应为患者做善事，另一方面则应预防伤害患者。南丁格尔强调护士应善待患者，而非仅仅关注疾病，这是有利原则作为护理实践的行为指导原则的开端。国际护士协会及美国护理学会所制定的护士守则中，也都一致强调护士的行为要减轻患者的痛苦、保护患者的安全、增进患者的舒适等，这些对护士提出的责任和要求都体现了有利原则的要义。

主要内容 ①护士的行为要对患者确有助益，而且在利害共存的情况下要进行权衡。确有助益是指在防治感染、治疗病痛、解除患者痛苦时，护士所采取的行为确实能够给患者或感染者带来好处和帮助，即护理行为要有良好的疗效或能够促进健康、提高免疫力、预防感染等。"确有助益"一方面强调的是护士的行为动机要以行善为目的，同时也要求护士的行为要实现善的效果。为了使护士的行为符合有利原则，有以下几个方面的要求：护士的行为要与解除患者的痛苦有关；当护士的行为对患者可能会产生利害共存的后果时，要使护理行为给患者带来最大的益处及最小

的危害；护士的行为在使患者自身受益时要确保不会给他人带来太大的伤害等。②护理实践活动中有利原则的对象和内容的确定。在为患者提供诊疗和护理过程中，护士首先应当确认的问题是对谁有利以及哪些利益是需要维护的。比如，在护理患有严重传染性疾病的患者时，存在着对患者有利与对护士不利的冲突情况。另外，患者的利益日益多元化，有客观利益也有主观利益。通常患者的主客观利益是一致的，但也会不一致。如何确知患者的主观利益对护理实践有利原则带来困难，护士要综合考虑患者的主客观利益，深入地与患者进行沟通并结合患者的自主能力，制订满足患者最佳利益的护理策略。③有利原则要求护士要具备一定的风险-收益评估能力。在现代医疗和护理实践活动中，患者常常会遭遇风险与收益同时并存的情况，为了能够更好地促进患者健康，护士需要思考和判断患者的风险-收益比例。为使手术患者有良好的睡眠质量并确保手术的预期效果，医生常会给术前、术后患者下医嘱注射镇静剂。风险-收益的平衡问题在护理实践中表现得更为突出，例如在给气管切开患者吸痰时，如果吸痰时间过短则无法将痰液彻底清除，而如果吸痰时间过长则会加重患者的痛苦。④有利原则与其他护理行为原则之间存在冲突。比如在护理癌症患者时，护士是否应该告知患者实情，当患者拒绝治疗时，如果继续救治对患者是有利的，那么护士是应该鼓励或劝说患者还是应该尊重专业人员的决定。

评价 "一切以患者的利益为中心"是现代医疗和护理实践的基本原则，为护理专业人员提

供了明确的行为准则。不过，有时遵循有利原则可能会与不伤害原则、自主原则或公正原则相冲突，引发道德困境。护士要认真思考和分析什么才是真正对患者有利的行为，如何平衡和协调对患者有利但可能对他人或社会有害的情况，结合患者的现实情况和个人及监护人或家属的自主意愿综合考虑，做出最佳的护理伦理决策。

（尹秀云）

shānghài zuìxiǎohuà yuánzé
伤害最小化原则（harm minimization principle） 在制订护理方案和采取护理措施时，将对患者造成的躯体、心理精神和社会伤害降到最小的行为。其中，生理伤害包括疼痛、并发症、损伤、残疾和死亡；社会伤害包括经济受损、受侮辱、遭受歧视等。技术的高风险并不意味着必然会导致严重不良事件，对患者造成伤害的因素还包括非技术因素。实现风险最低化是综合规避所有技术的和非技术的风险因素的结果。

形成过程 伤害最小化原则源自于希波克拉底誓言："我愿在我的判断能力所及的范围内尽我的能力，遵守为患者谋利益的道德原则，并杜绝一切堕落及害人的行为。我不得将有害的药品给予他人，也不指导他人服用有害药品，更不答应他人使用有害药物的请求，尤其不施行给妇女堕胎的手术。"南丁格尔誓言中强调了护士应该预防任何有害的事，不使用有害的药物。2006年颁布的《国际护士伦理守则》规定，护士要通过不间断地学习来保持自己的业务能力，在护理实践活动中要履行个人职责和责任，保证患者的安全。《美国护士伦理守则》要求护士要增进、倡导并努力保

护患者的健康、安全和权利。

基本内容 ①不伤害的义务。包括避免或减少实际伤害或潜在风险。对于医护人员，伤害最小化原则指不做伤害患者的事，如不造成患者疼痛或能力的丧失、不剥夺患者自由或机会等，特别是脆弱人群，如精神病患者、智力障碍者、昏迷患者、幼童或老年人等。不伤害也包括不将他人置于可能受伤害的危险情况。护士有责任做到不伤害患者及预防他人对患者造成伤害。②积极预防严重不良事件的发生。主要包括加强医德医风教育、安全意识教育和加强护理技能的培训，落实护理安全保障制度。③正确处理遵循伤害最小化原则时出现的双重效应。所谓"双重效应"，是指某一个医护行动的有害的那方面并不是直接的、有意的，而是间接的、可预见的、非主观的。这种可预见的伤害往往是可以接受的，是在遵循伤害最小化原则时出现的一种双重效应。处理双重效应的原则：行动本身必须是善意的；行动者必须是希望有益的结果而非有害的结果，有害的结果也许可事先预知且被许可，但不是故意的。④建立无惩罚、有效、通畅、无障碍的不良事件上报系统，是营造护理安全文化的重要条件和前提，否则护士可能为了逃避处罚而隐瞒不良事件。上报系统应强调了以患者安全为中心的人性化模式，解除护士的心理负担，改善其工作环境，变被动护理为主动护理。⑤实施伤害最小化原则的伦理要求。伤害最小化原则要求护士根据患者的病情选择针对性的护理方案，并对每一种护理方案谨慎评估受益与风险，选择患者病情需要、受益最大、风险最小的方案，尽力

提供最佳护理手段。

特点 ①伤害最小化是相对的。很多检查、治疗和护理措施即使符合适应证，也会给患者带来躯体上或心理上的无法避免但在临床上可控的伤害。②伦理原则之间的冲突。在医疗实践中会存在伦理原则冲突的情形。如尊重原则要求医护人员如实向患者告知其病情，但是对于部分心理承受能力较弱的患者，告知病情可能会给其心理造成巨大的伤害，引起病情恶化，这就违反了不伤害原则。

策略 ①培养以慎独为核心的职业道德情操：护士应养成慎独意识，自觉以高尚职业道德情操作为工作指南，为患者提供优质服务。②规范安全护理措施：规范护理操作过程，增进护士的责任感，为患者安全护理服务。③保证护理文书的准确有效：护士须注重医疗文书的书写，提高专业理论水平和病情观察能力，避免对重要观察数值进行修改，避免出现非专业术语及欠科学性的描述。④完善护理安全质量管理体系和管理制度：医院应制订相应的预防与控制措施，规范护理工作流程的各个环节，始终坚持"安全第一"理念，积极采取措施，消除护理安全隐患。⑤严重不良事件呈报机制：发生严重不良事件后由发现者或被告知事件的员工填写不良事件报表，呈报部门负责人，并上报，同时做好补救工作，将伤害降到最小。医院应加强自愿上报制度的保密工作。

（张新庆　李恩昌）

gōngzhèng yuánzé

公正原则（justice principle）

在护理实践活动中，护理人员的行为要遵循的平等、正义的原则。

公正的本义是给予每个人或群体应得的，有三层含义。①分配公正：收益与负担、权利和责任的合理分配。②回报公正：贡献与报酬相适应就是公正，否则就是不公。③程序公正：要求建立的有关程序适合于所有人，任何人不能例外。公正原则体现的是一种人道主义公正观，即肯定人的价值，维护人的尊严，满足人的需要，强调每个人都具有与生俱来的权利，人与人之间是平等的，反对以血缘、出身、性别和社会地位等作为利益分配依据，也反对单纯以个人才能、智慧等来决定其利益分配。人道主义公正观强调保护弱者（如患者、残疾人、妇女、儿童以及穷人）的利益。在国内外的护理伦理守则中，公正原则都是一个基本的道德要求。

形成过程 古希腊哲学家阿那克西曼德将平衡自己的本性而不相互侵扰看作是"公正"的行为，而打破平衡就是做"不公正的事"。柏拉图将"公正"阐释为"每个人作为一个人应当只做适合他的本性的事情"。亚里士多德认为广义的公正是依据全体社会成员的利益，使行为符合社会公认的道德标准；狭义的公正主要是调节个人之间的利益关系。

近现代以来，西方思想家越来越多地使用"正义"的概念去评价社会制度，并认为"正义"是社会制度的首要价值。约翰·罗尔斯在其《正义论》一书中详细地解读了现代的公正思想，他认为公正即给予某人应得的报偿或满足其合法的要求，并提出了著名的两个正义原则：第一个原则是平等自由的原则，第二个原则是机会的公正平等和差别原则的结合。第一个原则优先于第二个原则，而第二个原则中的机会

公正平等原则又优先于差别原则。这两个原则的要义是平等地分配各种基本权利和义务，同时尽量平等地分配社会合作所产生的利益和负担，坚持各种职务和地位平等地向所有人开放，只允许那种能给最少受惠者带来补偿利益的不平等分配。任何人或团体除非以一种有利于最少受惠者的方式谋利，否则就不能获得一种比他人更好的生活。诺曼·丹尼尔斯（Norman Daniels）在罗尔斯正义理论的基础上，对医疗实践中的公正原则进行了系统研究，提出了健康公平的九个道德基准。健康公平理论应建立在健康的战略重要性前提之上，每一个人的健康状况将会影响其正常的机会范围。社会应该以一种平等的方式来提供卫生保健，以最大可能限度地促进人们的健康，最大限度地维护所有的社会成员的健康将有利于追求工作机会的平等。

1979 年，美国《贝尔蒙报告》正式将公正原则作为指导临床医学实践和医学研究的基本原则之一。《生物医学伦理原则》一书中将"公正原则"视为生物医学伦理学的 4 个基本原则之一。2002 年美国内科基金会等组织发表的《新世纪的医师职业精神——医师宣言》中，将公正原则、患者利益放在首位的原则、患者自主原则作为医务人员的三个基本行为原则。

主要内容 在国际护士会和各个国家的护理伦理守则中，均把公正原则作为一个基本的道德要求。其主要内容：①理解公正原则的理论基础：其一是平等主义理论，它强调商品和服务的平等可及，强调对所有的人提供所需的医疗保健服务。平等主义最极端的观点认为任何偏离绝对平等的分配都是不公正的。但是平等主义理论忽视了资源的稀缺性，回避了人类欲望无穷与资源稀缺的矛盾；其二是效用论，它强调公共效用最大化。公共效用被定义为"为最大数量的人带来最大利益"。效用论一般把政策规划和干预作为重新分配商品和财富的方法，以带来公共效用，它看重的是结果的公正。②理解公正原则的内涵及要求：首先要区分社会公正和个人公正。社会公正是指对一定社会结构、社会关系和社会现象的一种伦理认定和道德评价，具体表现为对一定社会的性质、制度以及相应的法律、法规、章程和惯例等的合理性和合理程度的要求和判断，社会公正是衡量社会合理性和进步性的一个标志。个人公正，即指个人行为的一种根本原则或优良品德，主要表现在个人为人处世中，能遵守当时社会的法律、规章和惯例等，严于律己，正直做人，办事公道，能够保持护理行为的合法性、合理性和正当性。社会公正要求在社会范围内公平、公正地分配受益和负担，要区分形式公正与实质公正。形式公正原则是指在分配负担和收益时，"平等的人必须得到平等对待，不平等的人必须得到不平等的对待"。形式公正强调的是分配形式的公正，而不是分配实质内容的公正。实质公正原则是指根据哪些方面来分配负担和收益，它确定关于如何对待平等的相关特征或道德相关标准等实质准则，也构成了实质公正的基础。③促进医疗卫生资源的公平分配：在处理与他者的关系时要有公平与公正之心，决不可偏袒等。护士应一视同仁地对待患者、公正地对待特殊患者，坚持实事求是，站在公正的立场上处理护理纠纷、护理差错，积极推动医疗卫生资源的公正分配。④社会和医疗机构应公平地对待护士：坚持分配公正原则就需要解决同工同酬问题，编制内和编制外护士在相同的岗位享受相同的待遇。

评价 护士要充分理解公正原则的深刻内涵及要求，树立公正的观念和意识，并将其贯穿到自身的行为实践之中，一视同仁地对待患者。

（尹秀云）

hùshi lúnlǐ shǒuzé

护士伦理守则（code of ethics for nurse） 政府机构或护理行业学（协）会做出的关于伦理准则、道德规范或行为规范的正式的公开声明或郑重承诺。它可指导和倡导护士合乎伦理地开展护理服务，恪尽职守，维护和促进患者的利益，促进护理事业发展。各个国家制定的护士伦理守则既要符合国情，又要与国际接轨，充分体现可操作性、实用性和学术价值。

形成过程 1893 年发布的南丁格尔誓言被视为人类首个护士伦理守则。1896 年美国和加拿大 Alumnae 护理学会确立了由专业护理团体制订的护士伦理守则。1953 年国际护士会发布了《国际护士伦理守则》，随后分别于 1965 年、1973 年和 2006 年进行修订、完善。

1985 年加拿大护理学会出台了护士伦理守则，对护士的义务、护士与其他专业人员的合作关系和创造良好的从业环境提出了要求。1993 年澳大利亚护理联合会、皇家护理学会联合发布了护士伦理守则，这是对国际护士会 1973 年护士伦理守则的补充。1995 年澳大利亚助产士联合会公布了本国的助产士伦理守则，这是对1993年国际助产士伦理守则的呼应。2001年美国护理学会颁布护士伦理守则。2008年英国护士和助产士委员会、美国护理学会分别发布了各自的护士伦理守则。中国中华护理学会于2000年公开了《21世纪中国护士伦理准则草案》，并于2008年制订了《护士守则》。随着护理实践的不断发展，伦理守则的内容也在动态调整，但护理伦理思想和核心价值相对稳定。

主要内容 包括以下内容。

国际护士伦理守则 ①护士和民众：护士的基本专业职责是满足人民群众对护理的需求。在护理实践活动中，护士营造一种氛围来尊重人权、价值、习俗和信仰。护士要确保向患者充分告知信息以便让其做出护理和治疗的选择。护士要保守患者机密并在如何共享可识别信息过程中做出判断。护士可通过倡导和支持那些旨在满足公众（尤其是脆弱人群）健康和社会需要的行动，来分担社会责任。②护士与实践：护士通过不间断地学习来保持业务能力，履行个人专业职责。在接受或被授权一项任务时，护士要运用专业技能来做出判断。在任何时候，护士要遵循那些能很好反映专业水准和增进公众信心的个人行为标准。③护士与专业：在决定和贯彻临床护理实践、管理、科研和教育所需的可接受的标准过程中，护士理应担当重任，参与发展基于研究的专业核心知识。参与创建和维持护理实践必须的一种安全、公平的社会和经济条件。④护士与同事：护士要保持与同事之间的合作关系。

美国护士伦理守则 ①护士在各种专业人际关系中应当心怀同情，尊重每一个人固有的尊严、价值和独特性，不受社会或经济地位、个人特征或健康问题性质等考虑的限制。②护士的基本责任对象是患者及其个人、家庭、群体或社区。③护士要增进、倡导并努力保护患者的健康、安全和权利，包括了患者的隐私权、机密性、审查机制和标准、患者利益维护等方面的道德要求。④护士有义务为患者提供优质的护理服务。⑤护士对自己也承担着和对他人相同的责任，包括保持诚实、正直与安全，维持胜任的专业能力以及持续的个人与专业成长。⑥护士参与建立、维护和改善健康服务环境和工作条件，通过个人和集体行动提供优质护理服务。⑦护士通过致力于护理实践、教育、行政管理，推进护理专业的发展。⑧护士通过与其他专业人员和社会公众的合作，促进社区、国家和国际间满足健康需要的各种努力。⑨护理学会及其会员作为护理专业的代表，有责任宣传护理价值，维护护理专业及其实践的完好性以及制定社会政策。

加拿大护士守则 ①尊重所有的患者和同事的尊严，倡导自主原则和维护患者自我决定权益。②开展跨专业合作，促进恰当的护患关系，尊重患者隐私，为患者保守秘密。③行动负责。通过履行这些义务，护士将保持一种最值得信赖的医疗专业本色。守则分为两个部分：第一，护士价值和相应的责任。这7个基本的价值包括：提供安全、富有同情心、胜任职责和伦理的护理；促进健康和福利；提升并尊重知情决策；维护尊严；保护隐私和保守机密；促进公正；承担职责。第二部分主要讨论与健康和福利

密切相关的社会公正方面的内容。

英国护士伦理守则 2008年英国护理与助产委员会发布的行为守则中的基本观点有：捍卫人类健康是护士的首要选择，进行个体化护理，尊重被护理者的尊严、隐私权和知情同意权；与同事一同提供高标准、高质量的护理实践，有团队合作精神，尊重合作者的技能、知识和贡献；当确信自己、同事或者他人给服务对象带来危险的时候一定要迅速采取应对措施；任何时候都要提供高标准、高质量的护理操作实践，使用最好的证据，保证知识和技能的更新，清楚准确地开展护理记录，诚实、行为正直并拥护职业的声誉。

基本特点 ①护士伦理守则通常是由权威的护理专业团体发起、酝酿和制定，并以专业团体的名义正式对外发布的，且动态更新。它通常不是政策法规文件，不具有法律上的约束力，但对行业内的从业人员具有较强的道德约束力。②护士伦理守则反映了基本的护理伦理价值，应该遵循的道德要求和行为准则。随着护理服务范围的扩大，护士承担的职责也在增加，各国的护士伦理守则随着护理事业的发展和社会文化环境的变化而动态调整。③护士伦理守则勾勒了护理专业主要的伦理要求，为护理专业实践提供了伦理指南和伦理决策框架。它是护士群体向护理对象和社会公众公开的誓言和庄严承诺，以便让社会了解护理专业责任，便于外部监督。④不同国家、地区的护士伦理守则的差异性。多数国家的伦理守则采用了"高标准"的普适的伦理价值或道德标准，多数护士伦理准则是从护士与人、护士与护理实践、

护士与专业发展和护士与合作者等方面阐述其行为准则的。不过，在不同的社会文化和护理实践情景下，不同国家的护士对伦理守则的具体内容的理解不尽相同，操作性伦理规范也存在差异。⑤注重对操作实践的指导意义，体现了护理价值，宣誓了护士的道德承诺。

贯彻实施　①各国要加强护士伦理教育及强化伦理守则的学习和贯彻实施。《美国护士伦理守则》的基本策略是将条款中的这些概念转化为信念，系统地贯穿于护理教育、行政管理、医疗机构规章制度、国家政策法规、医疗机构资格认证标准、护士资格认证标准以及护理服务品质评价标准中。《中国护士伦理守则》的实施也需要卫生健康主管部门、医院领导和护理部主任、护理专业委员会等部门通力协作，加强学术研究，加大教育培训，营造良好的护理人文环境。②学习领悟护士伦理守则的关键在于护士要掌握一套识别、分析和解决伦理问题的方法和能力。③护士伦理守则可影响到护士的伦理意识、价值取向和实际行为，其贯彻实施需要广泛宣传、正确引导，营造氛围，加强考评，使广大护理专业学生、临床护士充分理解，内化于心并付诸行动。④护理伦理守则的贯彻实施也需要医疗机构领导、医生、患者和社会公众的理解、支持和配合。

护士伦理守则将贯穿到所有护理领域的各个环节和全过程。这些伦理守则为每一位护士在开展不同层次的伦理决策时起到指导作用，以便积极主动地应对来自个人、家庭、社区和公共卫生体系中存在的各种伦理挑战。这些护理守则要体现护理工作价值，在实施细则方面提供操作性的伦理咨询建议，有助于护士形成积极独立的伦理判断或养成良好的专业精神，帮助护士提高伦理分析论证能力及做出恰当的伦理决策。

（张新庆）

hùlǐ lúnlǐ wèntí

护理伦理问题（nursing ethical issues）

在护理实践活动和研究中需要识别、解释和回答的伦理问题。它包括实质伦理问题和程序伦理问题两大类，前者包括一系列对与错、该与不该、正当与不正当之类的问题，而后者包括"该如何做"之类的问题。护理伦理问题是护理伦理研究的出发点。

基本内容　包括以下内容。

临床伦理问题　如护理干预中如何贯彻知情同意，护士如何应对利益冲突或义务冲突，若临终患者请求结束生命，护士应如何应答，如何保护患者的自主权，如何公正分配护理资源，家属要求对癌症晚期患者的信息保密，护士该如何应对和处置，护士在接诊中如何做到尊重患者的宗教信仰、生活习惯、文化差异、道德观及价值取向，如何做到一视同仁等。

科研伦理问题　护理研究存在着的知情同意、受试者隐私保护、风险最小化和受益最大化、公平选择受试者等方面的伦理问题。在开展涉及人的护理研究时，应熟悉研究政策法规、遵守伦理准则，清楚伦理审查的程序和要点，保护受试者权益。

高技术伦理问题　护士需要了解高新技术在护理实践活动中的适用范围及面临的伦理挑战。如胎儿性别鉴定问题、选择性堕胎问题、严重生理缺陷新生儿的处置问题、辅助生殖技术应用引发的商业化代孕问题、因供体器官严重不足而引发的稀缺医疗资源分配的公正性问题。与常规的护理技术相比，高新技术是否会给患者提供更好的关爱照顾？护士如何与患者及其家属交流关于无效治疗的信息？终止对终末期患者的无效治疗能否得到伦理上的辩护？

公共卫生伦理问题　针对公共卫生护理中引发的伦理问题，2006年美国护理学会出台了在灾难、流行病暴发和其他极端危机条件下的护理伦理准则，包括了个人自由、保护公众、相称性、隐私保护、提供帮助的义务、团结互助、信任等。而背离了这些伦理准则会引发公共卫生伦理问题。在突发重大疫情救助现场，护士如何在保护个人、遵守医院规定和保证患者安全之间做出权衡？医院应建立怎样的危机护理管理机制？稀缺医疗资源分配的优先次序是什么？获得性免疫缺陷综合征防控中存在着获得性免疫缺陷综合征患者的心理护理问题，对获得性免疫缺陷综合征患者避免歧视、一视同仁问题，获得性免疫缺陷综合征患者的隐私保护问题，以及护士自身的安全防护问题。

特点　①复杂性：护理伦理问题往往与社会、法律、宗教、哲学等问题彼此交织。如当医生医嘱出错或不恰当时，护士应严格遵从医嘱，还是坚持己见？回答这个问题就涉及医疗政策法规、医护专业地位、医护沟通与合作、患者病情等方面的内容。②客观性：护理伦理问题是客观存在的，植根于社会文化和护理实践活动之中。③多样性：在常规临床护理操作、护理科研和高技术应用中所引发的伦理问题的表现和根源不同，解决方案也会不同。

根源 ①利益冲突：利益包括需要、愿望、爱好、快乐或护理专业职责、个人的价值取向等。利益冲突指护士满足一种利益就有可能牺牲另一种利益，此时就面临应该如何选择的冲突情形。护士做有利于患者的取向有可能和忠于患者选择或让患者自我决定权发生冲突。②道德义务的冲突：有时护士履行一种义务必然会影响到对另一种义务的履行。与利益冲突不同的是，这些行动都是合乎道德的。道德义务冲突往往会导致"悲剧性选择"，即任何一种选择都会有一定消极后果。通常只能是"两害相较择其轻"。③道德观念的差异：不同的文化、意识形态、宗教之间难免会产生不同的是非曲直观和道德观。这些观念之间甚至是不相容的，在逻辑上是相互排斥的。如在天主教国家人工流产是不允许的，但在尊重个人选择的国家，有选择性的人工流产在伦理上是可以得到辩护的。

护士要善于识别护理实践和护理科研中引发的种类繁多的伦理问题，剖析其伦理根源、后果，掌握基本的伦理原则、方法，培养伦理分析论证能力，提高伦理决策能力，妥善解决护理伦理问题。

（张新庆）

hùlǐ dàodé kùnjìng

护理道德困境（nursing moral dilemma）

当护士需要同时履行两种或多种道德义务时，履行其中一种义务就会违背另一种义务时，出现难以做出伦理抉择的情形。又称护理伦理两难。在道德困境中做出道德判断和选择是护理实践活动中常见的现象。摆脱道德困境是很棘手的，无论哪一种选择，都有利有弊，让护士进退维谷。道德困境主要是由于尊重、不伤害、有利和公正等伦理原则之间出现的冲突造成的。

基本内容 包括以下内容。

"伤害最小化原则"和"尊重原则"之间的冲突 当患者有强烈的攻击行为时，限制其自主行动，防止了对他人的伤害，这符合"不伤害原则"，但这样却不符合患者意愿，违背了"尊重原则"，由此形成了道德困境。

"有利原则"和"尊重原则"之间的冲突 在护理实践活动中也时常存在有利原则和尊重原则之间的冲突。常表现为医护人员合乎诊疗原则的选择与患者的自主决定不一致。如患者不遵守医嘱，没有控制饮食会引起血糖不稳定。

护士自身利益和患者利益之间的冲突 护士在工作中接触患者和进行侵入性操作较多，职业暴露程度高，职业损伤风险高。有的医疗机构要求护士给病人洗脚、擦身时不能戴手套。但很多护士担心，患者可能有未知的疾病，希望戴手套加强自我保护。因缺编不少护士超负荷工作，有时为了能及时完成医嘱，不得不简化操作步骤，但客观上就导致"以患者为中心"的原则无法很好地贯彻。

特点 ①棘手性：面对护理道德困境，护士往往无法找到一种令各方均满意的解决方案，履行某一种道德义务的同时，就意味着冒犯了另外一种道德义务。②多样性：在特定护理情形下，在尊重、不伤害、有利和公正等方面的道德义务之间均会出现冲突，引发多种多样的两难情形。

后果 如果不能及时识别并妥善解决护理实践活动中的道德困境将导致诸多负面影响：事业的挫折感、悲观失望、护理质量下降、工作满意度降低、医护人员之间、护患之间的不信任加剧，护士流失率增加。

对策 在临床实践活动中，护理道德义务之间的冲突是不可避免的，为此护士要坚持正确的立场，掌握伦理学知识、具备伦理意识和决策能力，妥善做出的伦理抉择。护士要从促进患者健康、增进患者幸福的目的出发，充分权衡利弊，在多种诊疗护理方案中力求选择最大的利。

（张新庆）

hùlǐ lúnlǐ juécè

护理伦理决策（nursing ethical decision）

针对具体的护理伦理问题或道德困境，结合伦理学理论、原则和方法，开展伦理判断、推理、分析论证，明确护理伦理问题的实质、表现和根源，对各方案的预期结果进行分析和评判，从中选择出合乎伦理的方案并付诸实施的。

决策步骤 护理伦理决策过程包括：识别并分析护理伦理问题；明确伦理问题和法律、社会、宗教、文化、经济等相关问题的关系；寻找护理伦理问题产生的根源和突出表现；选择适当的伦理原则加以分析论证，提出各种可行的行动方案；对各方案的预期结果进行比较分析，从中选择出效果最佳的伦理决策方案。

决策类型 ①个体决策和群体决策：个体决策是指护士所做出的决策，而群体决策则是由护士群体所做出的决策。个体决策效率高、责任明确，但受人的有限理性的影响较大。而群体决策拥有更广泛的知识、经验和信息，决策方案的可接受性较高。②护理伦理决策与医疗伦理决策：由于医疗与护理的工作性质、特点不同，以及医护人员的岗位职责不同，护理伦理决策和医疗伦理决策密不可分，但又各有特色。

特点 ①决策主体的多元性：护理伦理决策中涉及患者及家属、医生、护士、其他医务人员，决策主体呈现多元化特点。在多元的主体中，护士应该清醒地认识自己在解决伦理问题中的职责范围，有针对性地做出决策，提高决策效率。②决策的程序化：从界定伦理问题的性质、根源和后果，到伦理原则和伦理评估标准的选择；再到确定和比较备选方案，护理伦理决策遵循特定程序。面对具体的伦理问题，决策过程是灵活的，并非僵化地套用固定的模式。③决策的艺术性：护士要掌握护理伦理基本原则、熟悉护理专业知识与技能、熟悉相关的政策法规、遵守医疗护理规章制度和常规、了解患者的价值观和基本诉求，充分权衡各种方案的利弊，体现出分析和解决伦理难题的艺术性。

影响因素 分为内因和外因。内因包括护士的道德修养、专业知识和技能、伦理意识和态度、价值取向、专业自主性等。外因包括医疗机构"重医疗、轻护理"的程度、医护人员之间的分工协作状况、护理伦理教育培训、护士伦理守则的贯彻实施。

护理伦理决策是一个复杂的思维过程。伦理决策程度的高低、好坏、有效与否，在很大程度上取决于参与决策的人是否能够巧妙借助道德判断和推理，开展伦理分析论证。护士应该具备伦理决策的能力，学会合理地权衡利害得失、公正分配护理保健资源，发展道德推理和道德判断的技能。

增加护士伦理决策意识，营造良好的伦理环境，探寻恰当的伦理决策分析框架，在复杂从业环境中做出明智的道德决策。

（张新庆 杨同卫）

hùlǐ kēyán lúnlǐ

护理科研伦理（nursing research ethics） 在护理科研活动中，调整研究者与人类受试者、其他医务人员、社会公众、自然环境等方面相互关系的伦理规范或行为准则。

形成过程 1947年《纽伦堡法典》明确规定，获得受试者知情同意是绝对必要的，受试者有权随时终止或退出研究。1964年《赫尔辛基宣言》强调"在为研究对象进行检查、治疗或人体试验时，应向研究对象充分解释，研究对象完全了解且自愿同意后方可执行。"此后不断修订完善的《赫尔辛基宣言》对涉及人的医学研究做了比较具体的伦理规范。1978年美国《贝尔蒙报告》明确规定指导涉及人体受试者研究的基本伦理原则为尊重人、不伤害/有利和公正。1993年国际医学科学组织理事会和世界卫生组织制定了《涉及人的生物医学研究的国际伦理准则》，并于2002年和2017年进行了修订。2000年世界卫生组织发表了"评审生物医学研究的伦理委员会工作指南"。

1968年美国护理学会制定了护理科研伦理原则，1985年发表了《护士临床及其他研究的人权指引》，强调了研究对象应事先被告知研究种类与可能的伤害，并征得书面同意，研究对象有隐私权、匿名权和保密权，护理科研人员要保守机密，保护隐私，协助发展护理研究、促进服务品质提升的同时，也要负起保障受试者权益。1977年英国皇家护理学

院发布了护士伦理研究指南，并于2004年进行了修订。1983年加拿大护理学会发表的《护理研究运用于人类的伦理指南》包括：必须具体说明研究的益处，把不成熟的研究运用于人体是不合伦理的；保证研究对象参与研究出于自愿，保护隐私权；对无行为能力的人应予以适当的保护，减少对研究对象的精神、道德或身体的伤害。

1998年中国在《执业医师法》中明确规定，医师进行实验性临床医疗时应当经医院批准并征得患者本人或家属同意。为了更好地保护受试者的权益和安全，国家食品药品监督管理局和卫生部先后制定了《药物临床试验质量管理规范》（1999年制定，2003年修订）、《医疗器械临床试验规定》（2003）、《涉及人的生物医学研究伦理审查办法》（2007年制定，2016年修订）、《药物临床试验伦理审查工作指导原则》（2010）等。

基本内容 在护理科研活动中，研究人员必须遵守尊重自主性、有利/不伤害和公正等伦理原则。

尊重自主性原则 护理科研活动中要尊重受试者的尊严、自主性、知情同意权和隐私权、保密权。具体表现为在收集涉及人的科研数据或生物材料过程中，数据提供者或生物样本捐赠者有自主决定权。在人体试验中，受试者可以自主选择参加，中途自由撤出试验而自身权益不应受影响。在开展涉及人的科学研究时，护理科研人员必须事先获得受试者的知情同意。在知情同意书中要提供研究题目、研究目的、招募受试者的程序及入选标准、描述潜在的风险和不适、描述潜在

的受益或效果、紧急状况的处理预案、提供替代性护理方案。保护个人或群体隐私，妥善保存受试者的可识别的个人信息资料，不得将涉及受试者隐私的资料和情况向无关的第三者透露。

不伤害/有利原则 有利原则主要指护理科研活动要促进科学知识的增长，有助于患者健康需求，以及其他利益的获取（如商业利益）。不伤害原则主要指在护理科研中应尽量减低对受试者的身体伤害（包括疼痛和痛苦、残疾和死亡）、精神伤害和经济损失，尽量减少对人群的公共卫生的风险或危险及对生态环境的危害等。在科研活动中事先权衡方案的利弊，开展"风险-受益"分析，不得把不成熟的护理干预措施应用到人体上，对潜在的风险进行社会规制。不伤害原则要求研究者要评估研究对象可能受到的危险，在任何情况下都必须把出现危险或痛苦的可能性降低到最小程度。

公正原则 在护理科研活动中要坚持正义与公道，公平合理地分配科研资源，在程序、回报、分配等方面公平对待受试者。在科研课题申请过程中，资助单位和医疗机构要做到程序的公开、透明。在招募受试者时要有明确的"准入"和"排除"标准，知情同意过程要公开公正。受试者因参与研究而承担风险、耗费时间和精力，或遭受意外的人身伤害，应该得到相应的补偿；针对特定患者群体或社区开展的护理研究，如果研发出了有效的干预措施，参与研究的人群或社区应该能够合理获得。当研究涉及新生儿、儿童、孕妇、老年人等脆弱人群时，要公平地对待受试者，保障其合法权益。尽量减少公共

卫生风险或对生态环境的危害等。在保护受试者权益上公平对待每一个受试者，如受益上公平对待给药组、阳性对照组、安慰剂组的每一个受试者。

（兰礼吉　张新庆）

hùlǐ lúnlǐ shěnchá

护理伦理审查（nursing ethical review）

对涉及人体的护理研究诸环节、全过程进行科学和伦理的评审、认证、批准及监督实施的过程。护理科研伦理审查一般由机构伦理委员会完成。

1971 年加拿大《医德指南》提出了建立医院伦理委员会的建议。1975 年美国《医学伦理学杂志》讨论了医院伦理委员会的组成和职能。20 世纪 80 年代，美国、加拿大及西欧国家相继建立了机构伦理审查委员会。20 世纪 90 年代以来，中国北京、天津、上海、成都等地的教学医院开始建立伦理委员会。伦理审查的内容涵盖了药品试验、器官移植、医药器械、生物医学研究、动物实验等方面。护理科研伦理审查的目的是要确保涉及人体的护理研究的科学性和正当性，保护患者及受试者的健康和权益。

审查过程 ①在涉及人体的临床护理研究前，伦理委员会要对研究方案进行审查把关。审查内容主要包括：研究方案的合理性和可行性、研究者的资质、设备条件是否符合该项实验的要求；研究方案目的、风险和受益状况、知情同意过程是否规范、是否考虑了脆弱人群的特殊权益保护；受试者入选和排除标准，受试者人格权和知情同意权是否得到尊重。②在涉及人体的护理研究过程中，所有研究方案的修改或发生任何严重不良事件，是否及时向伦理委员会报告；受试者参加

护理临床试验发生严重不良事件是否得到必要的治疗和补偿；伦理委员会是否开展过程监督。③伦理委员会批准的护理研究材料、实践记录等数据资料及生物样本是否得到有效保存。④伦理审查过程是否保持了独立性、客观性和公正性。伦理委员会不仅应从组成人员、职责范围和工作方式等方面防止外界不良影响，而且不应与从事项目研究的人员发生利益关系。

审查要点 ①科学上有效：采用严谨的科学方法，符合科学原理，获取有效数据，避免无效研究，如无法获得有普遍化知识。②真正做到知情同意：研究者以通俗易懂的语言向受试者讲解研究目的、方法和程序，可能的风险、受益，由受试者自主决定是否参加。护理研究过程中，受试者随时可以选择自由退出；当研究过程中发生严重不良事件，科研人员应立即中止研究，并及时上报结果。③可接受的风险-受益比：一个可以接受的风险受益比是对研究对象或外来的患者带来较大收益，而对研究对象的伤害是轻微的。④公平地挑选受试者：确立严格的"入选"和"排除"标准，以便保证研究结果的普适性。

以人为受试者的护理研究始终要坚持伦理准则是受试者利益第一，受试者利益大于科研利益和社会利益。借助伦理教育、舆论监督、政策法律等多个层面来规范护理科研行为，实现护理科研伦理审查的规范化。

（兰礼吉　贺　苗）

hùlǐ kēyán chéngxìn

护理科研诚信（nursing research integrity）

护理人员在参与护理科研活动或撰写学术论文

中须遵循学术共同体公认的行为规范。

形成过程 西方医学伦理准则中忽略了诚信的美德。希波克拉底誓言和世界医学会的日内瓦宣言没有提及诚信的美德。1980年美国医学会伦理准则的修订版中建议医生要诚实对待患者和同事。

中国有关科研诚信的法律法规散见于现有政策法规之中。1999年《高等教育法》要求建立学术委员会，并赋予评审科研计划和科研成果的职责；规定了科研学术自由、鼓励创新及对学生诚信的科学精神教育等内容。2008年《科学技术进步法》规定了科研人员要遵守科研诚信、尊重知识产权、不弄虚作假，国家要设立监管、监督机制，建立学术诚信档案制度，规定对科研不端行为的惩处与法律责任等。2009年国家十部门联合发布的《关于加强我国科研诚信建设的意见》，2014年国家卫生与计划生育委员会发布了《医学科研诚信和相关行为规范》。

欧洲科学基金会规定，各成员国有遵循科研诚信共同标准的责任，欧洲科学基金会出台了《研究与学术中良好的科学实践》，英国研究诚信办公室制定了《科研活动准则：促进良好实践及预防不端行为》，德国马普学会发布了《良好科学实践的规定》，澳大利亚由联邦资助机构和大学协会共同制定《澳大利亚负责任的研究行为规范》，世界科研诚信大会制定了《科研诚信新加坡声明》和《关于跨界科研合作中科研诚信的蒙特利尔声明》。

基本内容 ①申请护理科研项目时要提供真实完整的学历、工作经历、论文发表、获奖证明、论文引用、专利证明等信息；当涉及他人的研究构思、数据、图像、结果或其他重要的研究资料时，要诚实注明出处。护理科研人员在采集涉及人体的生物样本、数据和资料时要客观、全面、准确；若涉密，则要树立保密意识，采取保密措施。②开展学术交流、应邀审阅他人投寄的学术论文或课题申报书时，应当尊重和保护知识产权，遵守科技保密规则。在使用他人尚未公开发表的设计思路、基本观点、实验数据、图表、研究结果和结论时，应当获得本人的书面知情同意，同时要公开致谢或说明。③发表论文或出版学术著作中的引文、注释和参考文献要符合学术规范，不得一稿多投，不得虚假同行评议。所有公开发表的护理科研论文所涉及的原始图片、数据、记录及样本，需要妥善保留，以备核查。对已发表护理研究成果中出现的错误，应当以适当的方式予以公开承认并予以更正，乃至主动撤稿。④护理科研成果登记、评价及评奖时，要提供真实完整材料（包括发表论文、文献引用、第三方评价证明等）。护理科研成果评议专家应当认真履行评审、评议职责，遵循保密、回避规定，不谋求私利。⑤指导他人开展科研活动时要给予负责任的指导，严格把关；对于署名的论文中出现的科研不端行为要承担连带责任。护理科研人员与他人合作时应当认真履行合同规定，发表论文、申报专利和奖项时应根据合作方的贡献合理署名，诚恳地对待来自同行的学术批评和质疑。

(张新庆)

hùlǐ kēyán bùduān xíngwéi

护理科研不端行为（nursing research misconduct） 在护理科研过程中，发生的偏离公认的学术规范的行为。护理科研不端行为挫伤了那些诚实正直科研人员的积极性，浪费了宝贵的科研资源，还影响到了护理科研的纯洁性和社会公众对护理科研人员的信任，不利于护理学的进步和护理事业的发展。

形成过程 《赫尔辛基宣言》规定："作者和出版者都具有伦理义务。当发表研究结果时，研究者有义务保持结果的准确性……发表的文章中应公开说明资金来源、隶属单位和可能的利益冲突。不符合本宣言原则的研究报告不应被接受和发表。"1988年美国政府在《联邦登记手册》中把"科研不端行为"界定为"编造、伪造、剽窃或其他在申请课题、实施研究、报告结果中违背科学共同体惯例的行为"。2000年，美国科技政策办公室发布的《关于科研不端行为的联邦政策》规定了研究机构的科研不端行为查处责任、查处程序和法律措施等内容。2000年，德国马普学会在修订后的《认定科研不端行为的规则与程序》中把不端行为分为故意的虚假陈述、侵害他人知识产权、破坏他人研究工作、联合造假等。

2003年中国颁布《国家科学技术奖励条例》规定了"剽窃、侵夺他人科研成果，推荐单位和个人提供虚假数据、材料"等科研不端行为要承担的责任。国家自然基金委的《对科学基金资助工作中不端行为的处理办法（试行）》（2005）明确了不端行为的处理种类、规则、细则和程序。科技部的《国家科技计划实施中科研不端行为处理办法（试行）》（2006）界定了科研不端行为的类型、调查和处理不端行为的机构的职责，明确了处罚措施和程序。

教育部的《关于进一步规范高校科研行为的意见》（2006）强化申报信息公开制、异议材料复核制、网上公示制和接受投诉；受理对学术不端行为的举报，加强对学术出版的管理。中国科学院发布的《关于加强科研行为规范建设的意见》（2007 年）中将科研不端行为分为：有意做出虚假的陈述，包括编造数据、篡改数据；改动原始文字记录和图片；在项目申请、成果申报，以及职位申请中做虚假的陈述；损害他人著作权；违反职业道德利用他人重要的学术认识、假设、学说或者研究计划；研究成果发表或出版中的科研不端行为等。2010 年《著作权法》明确了包括违背科研诚信的著作权侵权行为，如篡改、剽窃的法律责任。针对国际学术期刊针对中国作者的论文撤稿事件，2015 年中国科协等 7 部委联合发布了《发表学术论文"五不准"》，具体包括不准由"第三方"代写论文，不准由"第三方"代投论文，不准由"第三方"对论文内容进行修改，不准提供虚假同行评审人信息，不准违反论文署名规范。2016 年教育部发布了《高等学校预防与处理学术不端行为办法》，明确了学术不端行为的表现，认定受理、调查、处理及程序。

基本内容 包括以下内容。

杜撰 凭空捏造科研数据资料、文献、图片或编造虚假研究成果，来"证明"研究者的某种假设或某种理论的一种不端行为。①科研申请中的杜撰，主要指在项目资金申请、科研成果申报，以及职位申请等方面做虚假的陈述，如捏造学历、论文发表或图书出版记录、提供虚假获奖证书、文献引用证明等。②科研过程中的杜撰，主要指在科研过程中，未经过试验、调查，凭空编造、虚拟出一些试验数据、图片、结果来支持其论点，或证明某理论的正确性。③科研结果和成果中的杜撰是指凭空编造出实验结果，经不起科学真理的检验和实际的考据，与真实的数据互不兼容。护理科研中的杜撰表现为对科学和实验结果的不尊重，按照个人主观意愿无中生有，捏造数据、事实。杜撰会害人、害己、害社会。

篡改 任意修改数据，摒弃一些"不理想"的实验结果，以便达到使研究结果符合事先假设或得出期望的结论的不端行为。在护理科研过程中，按自己的期望随意改动、任意取舍原始数据或试验结果，以符合预期的研究结论、支持预设的论点。篡改行为的表现形式主要有两种：①篡改数据：主要指以一些实验结果为基础推测实验结果，而对另一些与推测结果不同的实验结果、实验记录和图片进行修改。②拼凑数据：主要指按期望值，主观取舍、任意组合实验结果，或者把与期望值不符的实验结果删除，只保留与期望值一致的实验结果。篡改会直接损害科研诚信，影响科学结论的准确性，浪费时间和资源；削弱护理科研人员的社会形象。

剽窃 将他人的科研成果或论文全部或部分原样照抄，并以自己名义发表而不给原作者应有的荣誉和承认其功绩的欺诈行为。它包括：直接使用他人公开发表的学术成果或未公开的学术观点而没有注明出处。剽窃有完全剽窃、部分剽窃、改写式剽窃。①完全剽窃：与他人某部（篇）作品的字句完全相同或基本相同，除署名外几乎照搬全抄。②部分剽窃：有些"作品"抄袭其他作品的段落而不注明出处的行为。③改写式剽窃：将他人作品中的基本思想、观点、结论、特色部分等核心内容作为自己的内容加以发表，或者翻译国外文献以自己的名义发表。剽窃表现为不尊重他人学术思想、学术观点，不注明学术思想、学术观点的出处来源而随意使用。

对策 护理人员应该加强学术自律，自觉遵守科研伦理规范，避免学术不端行为，在引用他人的成果时，必须予以相应的尊重。医疗机构应该抵制科研不端行为，加强对科研项目的监督和检查，制订相应的调查、处理科研不端行为的程序和规定，对本机构科研不端行为进行调查和处理，积极协助有关管理部门的调查和处罚。护理学术期刊应该采取有力措施预防一稿多投、重复发表现象，有效防止杜撰、篡改或剽窃等不端行为。卫生健康主管部门应该建立科研诚信信用管理制度，强化对护理科研人员诚信信用的管理责任。对查实的科研不端行为相关责任人进行信用不良记录，并作为职务晋升、职称评定、成果奖励等方面限定性的参考依据。

（张新庆 兰礼吉）

jīchǔ hùlǐ lúnlǐ

基础护理伦理（basic nursing ethics） 基础护理过程中，护理人员应遵循的伦理准则和要求。基础护理是护理工作的重要组成部分，平凡琐碎的基础护理渗透着"人道、博爱、奉献"的专业精神，践行着守护患者生命健康的重要职责。

伦理要求：①基础护理平凡、琐碎、繁重，大量的重复性劳动容易使护士产生倦怠情绪，影响基础护理的质量。因此，护士要不断提高对基础护理重要性的认识，安心本职，做好基础护理，在平凡和细微之处为患者默默奉献。②基础护理工作看似简单，实则是集知识、技术、服务于一体，需要"准""快""巧"。③护士要严格遵守规章，时刻把患者的安危放在心上，保护生命，促进健康，防止护理差错的发生。④在基础护理工作中，护士与同事要团结协作，互相支持，密切配合。

（李传俊　张金华）

zhěngtǐ hùlǐ lúnlǐ

整体护理伦理 （holistic nursing ethics）

整体护理过程中，护理人员应遵循的伦理准则和要求。整体护理要求护士要以患者整体利益为中心，充分考虑到患者的生理、心理、社会等方面的需要，提供适合个体的最佳护理服务。实施整体护理后的实践证明，住院患者的满意度提高，护理实效大为改善，而不适感和痛苦下降。

伦理要求：①护士应从整体性、全面性和专业性方面独立思考，针对不同患者的身心状况、年龄、性别、文化、职业、习惯和环境等，做出准确的护理诊断。再按照患者的需要，以舒适、安全原则制订护理计划并落实各项护理措施，并做出科学的评估。②护士在运用护理程序时，必须坚持系统科学的观点，对患者的生理、心理、社会诸方面进行系统的、全面的评估，从而达到实施整体护理的目的。为此，护士要善于学习并掌握现代科学理论以及生理、病理、心理、伦理、社会学等方面的知识，才能胜任这一工作。

（李传俊）

zhuānkē hùlǐ lúnlǐ

专科护理伦理 （specialized nursing ethics）

在专科护理过程中，护理人员应遵循的伦理准则和要求。中国部分医院已经开设了腹膜透析、糖尿病、PICC、获得性免疫缺陷综合征、造口和血友病等专科护理门诊。专科护士具有较高专业水平和能力，代表着护理专业发展的方向。

伦理要求：①专科护士既要完成病房、门诊的工作，又要了解国际专科护理的最新进展，查资料、写文章、做科研，不断充实自己的专科护理理论知识等。②专科护士具备较强的专业理论基础和专科操作技能以及处理问题的能力，运用丰富的临床经验及人文科学知识向患者提供整体护理，制订并实施周密的护理计划，提高患者的生命质量。专科护士利用其专科知识和护理经验，在专科门诊和病房里担当着临床护理者、管理者、教育者和研究者等多元化角色功能，发挥着重要作用。

（李传俊　张金华）

ménzhěn huànzhě hùlǐ lúnlǐ

门诊患者护理伦理 （outpatient nursing ethics）

在门诊患者护理过程中，护理人员应遵循的伦理准则和要求。门诊是医院为人民群众提供健康服务的窗口，是对患者进行早期诊断和治疗，实施护理保健的第一线工作，是保证医疗质量的重要环节。门诊的护理工作能否给患者留下良好的第一印象，会直接影响医院的形象，影响到医院医疗、教学、科研和预防保健的工作质量，也关系到患者的生命安危。

伦理要求：①门诊护士应主动、热情地向候诊患者介绍门诊的环境和布局、有关的规章制度

和注意事项，方便患者就诊。门诊护士应根据病情做好预检、分诊工作，并按挂号的顺序安排相应的医生诊治，尽量满足患者连续诊治或易诊的要求；耐心、细致、亲切地解答患者的疑问，以消除患者的紧张、恐惧心理；对危重、年老、残疾以及行动不便的患者应主动地给予帮助，协助患者做好诊查前的准备工作。②门诊护士应主动向患者介绍诊疗流程和须知，保持诊室内一医一患，避免患者病史、症状、体征、家族史等隐私外泄；在为患者进行治疗或查体时应避免过度暴露患者身体，并使用必要的遮挡设施；不随意泄露患者就诊登记、记录、检查化验结果、病历等就诊信息。③门诊护士在维持就诊秩序时需要公正对待每一位患者，合理安排门诊医疗资源。④门诊患者多、流量大，在治疗护理时护士必须审慎严谨，认真按照操作规程实施。

（李传俊　张金华）

jízhěn huànzhě hùlǐ lúnlǐ

急诊患者护理伦理 （emergency patient nursing ethics）

在急诊患者护理过程中护理人员应遵循的伦理准则和要求。急诊科（室）是医院抢救突发、紧急、危重患者的场所，多数患者的病情紧急、危重、复杂多变。为了及时有效地救治患者，护理人员应针对急诊护理及患者的特点，履行相应的伦理职责。

伦理要求：①急诊护士要牢固地树立"时间就是生命"和"抢救就是命令"的理念，做到急患者所急，尽量缩短从接诊到抢救的时间，全力以赴地抢救生命。急诊护士要做到坚守岗位，随时做好抢救准备，及时开通急救绿色通道，配合医生积极救助，并

与相关科室医护人员取得联系，密切做好病情观察、记录。②急诊护士在患者病情危急、主管医生尚未马上到场的情况下，应本着生命至上的救护原则立即实施必要的紧急救护，尽最大可能挽救患者的生命，同时避免对患者造成伤害。③急诊抢救需要医、护、技齐心协力配合工作。由于有些急诊患者是综合病、复合伤，病情复杂，风险大，急诊护士要与多科室、多专业人员团结协作，主动参与抢救，并敢于承担责任。④急诊护士还要担负着社会责任，抢救记录要详细、准确，保留注射药的安瓿和患者的呕吐物、排泄物等，以便出现医疗纠纷时的法律鉴定。遇到交通事故或有法律纠纷的患者，要坚持实事求是，公正地反映病情。

（李传俊　张金华）

wēizhòng huànzhě hùlǐ lúnlǐ
危重患者护理伦理 （critically ill patient nursing ethics）

在危重患者护理过程中护理人员应遵循的伦理准则和要求。危重患者是指病情严重、随时可能发生生命危险或垂危者。

伦理要求：①危重患者病情复杂多变，危险情况常可突然发生。护士要机警敏捷、严阵以待，细致观察并及时发现患者出现的危险征兆和险情，及时报告医生，迅速地投入抢救工作。②由于危重患者的护理任务艰巨，要求护士勤快，做到"腿勤、手勤、眼勤、嘴勤"，时时处处关注患者需要，要有不怕苦、不怕脏、不怕累的敬业精神，做好各项护理工作。③危重患者的病情瞬息万变，要求护士头脑冷静，正确进行判断，果断配合医生积极抢救、呵护生命，面对风险勇于承担责任。同时，护士要审慎行动，做到胆大心细，细致观察病情，主动施护并尽力避免并发症。④在遇到涉及尚未解决的伦理难题时，护士要在有限的权限内综合考虑，既尊重患者的权利，又要兼顾到现行政策法规、伦理规范和社会舆论，全面、审慎地进行处理。⑤不少危重患者缺乏心理准备或心理负担较重，患者家属也多忧虑、急躁。护士要理解和谅解患者及其家属，耐心地说服，不激化矛盾。

（李传俊　张金华）

línzhōng guānhuái huànzhě hùlǐ lúnlǐ
临终关怀患者护理伦理 （palliative care patient nursing ethics）

在临终关怀护理过程中护理人员应遵循的伦理准则和要求。护士对临终患者实施整体护理，配合医生的姑息治疗，最大限度地帮助临终患者减轻躯体和精神上的痛苦，提高生命质量，营造温馨舒适的终老环境，让生命平静地且有尊严地度过最后阶段。同时，为家属提供心理的支持和慰藉，减轻心理负担和精神压力。

伦理要求：①护士应学习并掌握临终的生理、心理特点，为临终患者创造良好的休养环境和氛围，除了以良好的服务态度、积极主动地做好基础护理和疼痛治疗外，护士应在认识临终患者不同心理阶段的基础上，以博爱之心、善始善终地做好生活护理和心理护理。护士要耐心倾听他们的诉说，原谅、容忍其不礼貌的言行；忧郁期的患者已认识到治疗无望，面对死亡的来临，表现为绝望、悲伤，护士应给予关心、安慰；鼓励患者的亲朋好友探访、交流，帮助临终患者表达真实感受与意愿，减轻精神负担。②虽然临终患者躯体各系统功能趋于衰竭，但临终患者仍有维护自尊的权利，无论临终患者神智是否清醒，护士应尊重其选择和意愿，保护隐私，维护患者的人格尊严。患者有知情权，但是何时、以何种方式告知患者应由医生与患者家属协商，护士应积极配合并以妥善的方式将病情告知患者。③临终患者的家属面对身受疾病折磨的亲人或即将失去亲人的现实，身心疲惫，心情沉重，护士应指导家属掌握一些基础护理知识和技能，以便给予临终患者较好地照顾；应尽量满足家属提出的合理要求，对家属遇到的实际问题和困难，护士要关心体贴并提供帮助；协助家属做好善后处理，协助家属做好遗体料理，安慰家属，倾听家属的情感宣泄；可定期通过电话、家访等形式和家属保持联系，帮助家属顺利度过居丧期。

特点：①彰显人道主义精神：临终关怀可满足临终患者和家属在生理、心理、伦理和社会等方面的需要，使患者在一个舒适的环境中尊严地、无忧无虑地离开人间，使亲属心灵上得到慰藉。这是人道主义在医学领域内的深化和升华。②生命伦理观的体现：当生命临终时受到应有的关怀，体现了生命的神圣。同时，在一个舒适、无痛苦的环境中度过临终生活，无疑也提高了生存的质量。最后，又有尊严地离开人间，提高了生命的价值。所以，临终关怀体现了生命神圣论、生命质量论和生命价值论的内在统一。③人类文明进步的标志：临终关怀可以使临终患者生活质量提高，减少痛苦，维护尊严，安然度过人生的最后阶段。同时，可以减轻家属照顾患者的负担，减少不必要的高昂医疗支出，合理分配社会医疗资源，体现出医疗服务的公平性和可及性。

（李传俊　张金华）

shǒushù huànzhě hùlǐ lúnlǐ
手术患者护理伦理（surgical patient nursing ethics）

在手术患者护理过程中护理人员应遵循的伦理准则和要求。手术是医疗工作中最常用的治疗手段之一，具有疗效性、损伤性、费用高和协作性等特征。手术护士同医生一样肩负着保证患者生命安全的责任，要有合作意识、配合医生确保患者安全，顺利完成手术全过程的照料与服务，遵守和践行护理伦理要求。

手术前护理伦理要求 ①护士要了解患者手术治疗方案，做好相应的护理准备工作，为患者创造一个清洁、安静、舒适、安全的人文环境。运用语言、图片和文字等形式帮助患者了解、熟悉手术的全过程，减少患者因环境陌生和不便而产生的心理压力。②知情同意是患者的权利，告之是医护人员的责任。护士要耐心向患者告知手术的过程和各个环节中如何与医护人员合作，以保证患者在充分知情、理解的前提下配合手术。③手术方案的制定不仅是医生的工作，护士也要积极参与，分析手术配合工作中的细节，积极提出疑点和难点，在协商中确定解决方法。同时，做好术前患者的皮肤准备、肠道准备、器械准备等工作，确保手术顺利进行。④当接患者前往手术室时，护士应认真做好查对与交接工作并有相应记录，准确核对患者的基本信息和手术部位、术前用药、病历资料和特殊用物等，避免差错，保障患者手术安全。

手术中护理伦理要求 ①现代化医院对手术室有严格的环境要求，它是手术顺利进行的前提条件。护士要严格遵守无菌操作技术规程；抢救药品要准备齐全、位置固定；氧气准备要充足且不漏气；保持手术室内清洁、温湿度适中，创建安全手术环境。同时，在手术过程中，护士应尽量使用专业术语与其他医务人员沟通、协调，说话要轻声，保持手术室内的肃静。②患者进入手术室自然会紧张甚至浑身颤抖，并对医护人员有"生死相托"的心情。护士要关心患者、体贴入微，使患者以良好的心态配合手术。③护士要全神贯注、熟练敏捷地进行各种手术护理操作。护士必须"慎独"，自觉维护患者利益，保证手术顺利完成。④手术中需要团结协作，形成一个有机整体。护士要从患者的利益出发，服从手术全局，恪尽职守、各司其职。在手术进行中从患者麻醉状态的控制、手术器械的使用、手术器具的传递、仪器的应用、敷料的清点、灯光照明的调整等，都需要全体医护人员的团结协作，密切配合。

手术后护理伦理要求 ①患者从手术室回到病房，护士应与手术室工作人员做好交接，共同测量患者的生命体征，迅速了解患者的手术内容、术中用药、出血等情况，检查伤口有无渗血、各种导管是否畅通、皮肤完整性是否受损等。密切观察患者生命体征，积极预防术后并发症，发现异常情况及时告知医生处理。同时，做好患者的口腔卫生、皮肤清洁等生活护理，使患者顺利地度过术后阶段。②手术后的伤口疼痛、身上的各种插管以及活动、饮食受限等都会给患者带来不便或造成痛苦，有的患者还会因手术失去某些生理功能而产生焦虑、忧郁等心理症状。因此，护士应理解和重视患者的痛苦，细致周到地做好术后护理。当患者逐步进入康复阶段，护士应悉心指导，并鼓励患者主动地进行康复锻炼，尽快恢复身体自我效能。

（李传俊　张金华）

zhěngxíng wàikē huànzhě hùlǐ lúnlǐ
整形外科患者护理伦理（plastic surgery patient nursing ethics）

在整形外科患者护理过程中，护理人员应遵循的伦理准则和要求。整形外科是运用外科手术方法或组织移植的手段，对人体组织、器官的缺损、创伤、畸形进行修复和再造，以及对正常人形体的再塑造，达到功能改善、形态美化。

伦理要求：①整形外科患者的器官或组织缺损与畸形，除功能方面受到影响外，并常伴有身体形态的异常，生理、心理问题并存。因此，护士的言行举止要谨慎，避免歧视。护士要与患者及时地进行沟通和交流，细致入微地观察并善于发现患者的心理反应和情绪变化，做好心理抚慰。护士还要帮助患者树立信心，防范意外事件的发生，保证手术的顺利进行。②患者的组织缺损或畸形的大小、形态、部位与严重程度各不相同，因而手术方法也有不同。护士应针对患者的具体情况选择对患者最为有利、适宜的护理方案，精心护理。③整形外科涉及多学科如神经科、眼科、泌尿科、妇科、皮肤科、口腔科、胸外科等，它除器官修复重建、提高伤残患者的生存质量外，还担负着恢复与塑造人体美的使命。为此，护士必须勤于钻研，不断学习和提高心理学、伦理学、美学等理论水平，熟练地掌握护理技能，更好地满足患者康复和审美需求。

(李传俊 张金华)

yùnchǎnfù hùlǐ lúnlǐ

孕产妇护理伦理 (obstetrics and gynecology nursing ethics)

在孕产妇护理过程中，护理人员应遵循的伦理准则和要求。孕产妇护理要促进孕产妇的身心健康，对孕妇及胎儿的健康负责；在孕产妇分娩过程中，护士要配合产科医生为孕产妇提供照料与服务。

伦理要求：①尊重接受诊治的每一个孕产妇及尚在发育中的胎儿，维护母亲和胎儿的健康与安全。尊重孕产妇对治疗护理措施的知情同意权，应在孕产妇充分知情和理解的情况下，尊重孕产妇的自主选择意愿。②孕产妇容易因生理、病理因素出现情绪波动、忍耐性差、痛阈值降低、依赖心理强等问题，护士要态度诚恳，以和蔼可亲的言语化解患者的不良情绪，针对孕产妇不同的心理状态，在充分尊重的基础上关心、同情孕产妇，给以悉心的护理与指导，减轻身心痛苦。做好家属的工作，以便密切配合。③孕产妇护士对胎儿的监测要细致认真，及时发现异常以便及时配合医生治疗。护理工作常要和羊水、粪便、恶露、出血等接触，产科护理急诊多、时间无规律、工作任务重，护士要有不怕苦、脏、累的敬业精神，为孕产妇提供优质服务。④产科疾病变化急剧会危及生命，孕产妇护士要仔细观察病情变化，处变不惊，冷静果断地密切配合医生积极地处理，切不可怕担风险而犹豫或拖延。⑤孕产妇的护理质量不仅关乎孕产妇的生命安全，还涉及第二代的身心素质和生命，任何疏忽、拖延和处理不当，都会给母

婴、家庭及社会带来严重后果。护士必须意识到做好围产监护、确保母婴安全，担当社会责任。

(李传俊 张金华)

huàn'ér hùlǐ lúnlǐ

患儿护理伦理 (pediatric patient nursing ethics)

在患儿护理过程中，护理人员应遵循的伦理准则和要求。婴儿、儿童和青少年处于快速的生长发育阶段，器官系统及心理均发育不成熟。因此，护士应结合患儿的特点，恪守伦理规范，加强与患儿家长的沟通交流并赢得信任和配合，为患儿提供优质服务。

伦理要求：①护士要爱护患儿，了解他们的生活习惯、爱好和需求，建立良好的沟通方式，使患儿尽快熟悉住院环境，感到家庭般的温暖，消除紧张、恐惧情绪。护士还要根据患儿不同年龄和个性特点进行个体化的护理，与家长加强沟通，增强信任感。②护士要加强巡视，随时发现可能存在的安全隐患，创造安全、舒适的病房环境。患儿均有好奇、好动、乐于探索的特点，护士要确保其住院期间的安全。③由于患儿起病急、变化快，无法主动、准确叙述病情的变化，这就要求儿科护士善于观察病情变化，特别是夜间值班不能麻痹大意。④护士要关爱患儿，敏锐捕捉到患儿的心理变化，对患儿细心照料，用"心"交流，并注意自己的言行对患儿道德品质形成的影响。

(李传俊 张金华)

lǎonián huànzhě hùlǐ lúnlǐ

老年患者护理伦理 (elderly patient nursing ethics)

在老年患者护理过程中，护理人员应遵循的伦理准则和要求。老年患者由于特殊生理、心理及疾病发病

率高、并发症多，加之心理承受力差、病情变化快，使老年患者治疗护理风险加大。由此，老年患者对护患沟通、护患合作及护士的关爱能力有了更高要求。

伦理要求：①老年人阅历深、生活经验丰富，在社会、家庭中有地位、受尊敬，因而自尊心较强；面对生疏的住院环境老年患者不适应，自尊心受挫；还易产生孤独、焦虑、忧郁等心理问题。因此，护士要尊重老年患者，仔细观察老年患者的情绪和心理变化，听取他们对护理工作的意见和身心诉求，为老年患者提供优质服务。②老年患者由于组织器官功能的减退而力不从心、缺乏自理能力。因此，护士要关心、体贴老年患者，在维护老人自尊的前提下，通过评估老年人的生活能力，给予真诚帮助。③老年患者对诊断、治疗和预后疑虑较多，更有些记忆力减弱、说话啰嗦；有些自控能力差，情绪易受客观因素的影响；有的老年患者固执己见，不能很好地配合治疗和护理等。面对上述情况，要求护士多与老年患者沟通交流，耐心倾听，细致服务，并采取老年人乐意接受的方式进行护理。同时，护士应细致观察病情变化，经常巡视患者，尤其夜间值班更应高度警惕，防止差错事故的发生。④老年人一住院，护士要全面、耐心地介绍病房的环境与规章制度，为患者创造一个安静、舒适、整洁的环境，消除病房噪音，维护舒适美好的就诊环境。

(李传俊 张金华)

shèqū hùlǐ lúnlǐ

社区护理伦理 (community nursing ethics)

在社区护理过程中，护理人员应遵循的伦理准则和要求。社区医疗卫生服务以

妇女、儿童、老年人、慢性病人、残疾人、低收入居民为重点，负责居民的治疗、护理、预防保健，为社区居民提供便捷、有效、廉价的综合卫生服务。社区护理是促进和推进社区卫生服务的基本要素之一，它涉及服务、利益和人际关系等多种关系的协调，需要社区护理伦理原则的指导和规范。

伦理要求：①社区护士每天都要面对广大居民，护士应有较高的道德修养水平，尊重、关心服务对象，无论其职务大小、文化高低、生活方式异同，都应做到礼貌待人，一视同仁。对任何服务对象的合理要求都应尊重，并积极热情地提供服务，促进全科医生团队与患者及其家庭、社区的和谐关系。②社区卫生护理以预防为主，涉及面广、产生效益的周期长，不像临床医疗有明显的治疗效果，不容易得到人们的理解甚至在工作中还会遇到阻力。因此，社区护理人员要脚踏实地、默默无闻地做好本职工作，以扎实的工作业绩赢得社会的理解和支持。③社区护士在服务中应以认真、严谨的科学态度，准确无误地遵守操作规程和各项规章制度。护士还参与卫生监督、卫生执法任务，要做到依法行政，坚持原则，不徇私情，秉公执法。④社区护士要学习并掌握人文社会科学知识和沟通技巧，善于沟通，为社区患者提供周全、满意的服务。⑤社区卫生服务的工作目标是构建完善的社区卫生服务体系，社区护士与全科医生一道承担着融医疗、预防、保健、康复、健康教育、计划生育技术服务为一体的工作任务，形成了一个签约服务团队。团队内部既要明确职责分工，又要强调团队协作精神，发挥各自优势，相互配合，优势互补，有效充分地利用社会资源，为社区居民提供高质量服务。

（李传俊）

jiātíng bìngchuáng hùlǐ lúnlǐ

家庭病床护理伦理（family nursing ethics）

在家庭病床护理过程中，护理人员应遵循的伦理准则和要求。家庭病床护理是社区护士积极配合全科医生为适合在家庭进行治疗和护理的患者提供家中服务和业务指导。家庭病床的收治对象主要是老年患者、慢性病患者、晚期肿瘤患者和康复期患者等。家庭病床护理丰富了现代护理实践活动范围，促进了护理事业发展与社会建设，推进医养结合、居家养老和健康中国建设。

伦理要求：①针对家庭病床收治患者的特点，社区护士要注重护理实践与关爱的结合，以病人为中心，遵循舒适、安全、人性的原则，针对不同患者的需求，提供舒适家庭病房护理。②在家庭病床护理中，护士不应以患者的职业、社会地位、经济条件、风俗习惯、居住条件和距离远近而有所区别，均应根据病情而一视同仁地热情服务。家庭病床的患者地处分散、管理不便，护士上门服务时必须按时定点、遵守诺言，防止贻误治疗和护理，践行维护患者利益的高尚道德情操。③从事家庭病床护理的护士在入户服务时要自律慎独。在为患者服务中，不仅要求业务技术过硬，而且忠于职守、遵守纪律，加强自我约束，自觉恪守各项规章制度和操作规程，努力达到"慎独"境界。由于与患者、家属接触较多，护士可能会了解到患者或家庭的隐私，既注意保守秘密，又要言语谨慎，避免造成不必要的误解和纠葛。④家庭病床护理过程中伴随着健康教育。护士要充分利用并抓紧家庭病床护理的机会，在治疗、护理和强化心理护理的同时，认真细致地向患者宣传医疗保健、健康管理的重要意义，结合其患病特点向患者灌输医疗保健知识，指导患者纠正不良的生活习惯与行为，掌握自我保健、自我护理常识，提高自我保健意识和保健能力，并逐渐形成自觉行动。⑤家庭病床的患者病种复杂，常有几种疾病集于一身的情况，而且病情多变。因此，家庭病床护士与医院临床各科室的医护人员要保持密切联系，加强与患者及其家属的协作，形成目标一致、规范有序的医疗护理秩序。

（李传俊 张金华）

chuánrǎnbìng huànzhě hùlǐ lúnlǐ

传染病患者护理伦理（infectious disease patient nursing ethics）

在传染科患者护理过程中，护理人员应遵循的伦理准则和要求。护士结合患者疾病的传染性、流行性、季节性、规律性和临床症状特异性等，减轻患者的身心痛苦、避免危害社会和他人而采取防护、照料的措施。

伦理要求：①传染科护士在工作中接触到具有传染性的分泌物、呕吐物和排泄物，受感染的机会要比其他科室医护人员多。传染科护士应表现出勇于奉献的高尚道德情操。②传染科护士严格执行消毒隔离制度、遵守操作规程、做好科学防护、切断传播途径，防止交叉感染。采取标准预防，避免由于对传染病潜伏期或症状隐匿患者隔离防护措施的疏忽而造成疾病传播。护士也要做好自我防护和职业风险防范。

一旦出现职业风险暴露，要及时处理，将危害降低到最低。③传染科患者的心理压力较大，心理需求也较多，护士应运用多学科知识，针对不同患者的心理需要和问题，做好心理护理。④传染科护士要树立"大健康观念"，参与普及宣传传染病知识，做好传染疾病社会预防工作，动员全民重视传染病的防治。

（李传俊）

huòdéxìng miǎnyì quēxiàn zōnghézhēng huànzhě hùlǐ lúnlǐ

获得性免疫缺陷综合征患者护理伦理 （acquired immune deficiency syndrome patient nursing ethics）

在获得性免疫缺陷综合征患者护理过程中，护理人员应遵循的伦理准则和要求。获得性免疫缺陷综合征不仅是全球重要的公共卫生问题，也是严重的社会问题。获得性免疫缺陷综合征除了使患者和感染者身心备受痛苦折磨外，又可迅速传播流行，危害社会安全。

伦理要求：①护士在护理获得性免疫缺陷综合征患者时，需要以人为本、敬畏生命。HIV感染者及获得性免疫缺陷综合征患者有权了解自己的病情和诊断，以及如何预防和治疗。护士有责任对HIV感染者和获得性免疫缺陷综合征患者提供优质服务，给予医疗、护理、精神和感情上的帮助。护士与病人、家属的关系应建立在相互信任和彼此尊重的基础上，认真履行职责。②护士应该一视同仁、平等对待每一名HIV感染者及获得性免疫缺陷综合征患者，应从社会发展的视角和科学发展观的高度来认识获得性免疫缺陷综合征和防控获得性免疫缺陷综合征，增强社会责任感，消除社会歧视。③在处理获得性免疫缺陷综合征患者的护患关系时，护士既要尊重患者的自主权、隐私权，又要对患者的性伴侣负责。护士为了第三者的利益和工作人员的安全，有时不得不做出一些政策性的决定，例如把一些患者的标本标记为高危标本，执行一些HIV感染的管理，以及隔离HIV感染的患者等措施。护士要做到既保护患者隐私又保护自己避免伤害，也要体现出对社会负责的伦理职责。

（张金华　李传俊）

jīngshénbìng huànzhě hùlǐ lúnlǐ

精神病患者护理伦理 （mental illness patient nursing ethics）

在精神病患者护理过程中，护理人员应遵循的伦理准则和要求。精神科由于其服务对象的特殊性，护士在为精神疾病患者服务时，除了要遵循一般医德规范外，还要遵守精神科特殊的伦理要求。

伦理要求：①精神科护士要尊重患者人格，理解精神疾病所致的病态表现，不能嘲笑和愚弄患者，要充分保护患者的权利和人格尊严，正确地对待他们提出的问题和要求，由于患者没有行为能力，护士要以高度责任感去保护患者，避免伤害。②在精神疾病诊治过程中，护士需了解患者所处的社会环境、个人生活经历、婚姻状况等个人信息。因此，保护隐私是护士必须遵守的职业道德。护士还要恪守慎独，严格执行查对制度，认真执行对约束患者的定时巡视，及时发现问题，避免意外伤害等。③由于患者受病态思维影响，不能正常控制自己的情感和言行，因此，精神科护士一方面应当注意自我保护，另一方面与患者交往时要举止端庄稳重、态度自然大方，要保持自尊、自爱、自重，避免患者产生误解。④保证患者的安全，遵守安全管理制度，定期巡回病房，任何造成伤害的物品如刀、剪、绳、带等危险物品均不可遗留在病房，要确保患者用药安全以及防跌倒等。护士对兴奋躁动、冲动的患者，要沉着冷静地处理，防止发生意外。为患者创造一个温馨的环境，使患者在住院期间感到家庭般的温暖，以利于患者的康复；对一些恢复期的患者做好心理指导，解除顾虑和精神负担，使之早日回归社会。⑤善待精神病患者，这是一个医疗问题，也是一个涉及社会公德和医护道德的特殊问题。精神疾病患者不是罪人，决不应该惩罚他们，而必须给以人道待遇。精神科护士要做好精神健康知识普及宣传工作，提高人群对精神疾患的认识，号召全社会的人来尊重、同情和关心精神病患者，减少歧视与偏见，使精神病患者得到社会的关照。

（李传俊）

zhòngdà zāihài jíjiù hùlǐ lúnlǐ

重大灾害急救护理伦理 （emergency nursing ethics in severe disaster）

在重大灾害急救护理中，护理人员应遵循的伦理准则和要求。在水灾、火灾、地震、矿难、疫病流行、社会暴乱和战争等重大灾害中，护理人员要在的残酷工作环境中配合医生对伤病员进行紧急抢救，照料伤病员，保证抢救工作顺利进行，防止和减少伤病员的死亡率和残疾率，提高治愈率。在这特殊时期，护士承担着治病救人的繁重责任，社会对其赋予了更高的伦理要求。

伦理要求：①社会重大灾害的急救环境严峻与险恶，抢救中具有突击性和随机性，伤病员集中、病情危重、任务繁忙，加之伤病员大都是严重的多部位伤残，需要多学科协同配合，难度大、要求高、协调性强，护士在救援中必须服从组织、统一指挥，提高救治效率。②急救护理工作是在残酷、危险和艰苦环境中进行的，工作条件和生活条件异常艰苦，会给护士的精神和心理带来巨大压力。护士要保持意志顽强、信念坚定，即使在自身安全受到威胁、身体遭受磨难的情况下，也不能忘记肩负救死扶伤的使命，要始终把伤病员和受灾群众的生命安危放在首位，要求护士要有珍爱生命、不畏艰险、顽强救援的意志，敢于担风险、敢于负责任、富有自我牺牲的献身精神。③在抢救现场，急救护士要按照重大灾害心理危机干预的步骤，实施心理救助，全方位地为患者提供优质服务；还要协调并促进患者之间的沟通交流，相互鼓励和支持，消除恐怖、痛苦、孤独心理，增强战胜伤痛的信心。④在社会重大灾害急救护理中，护士时常面临一系列伦理难题，如被护理对象的自主性与隐私保密、个人利益与公众利益之间的冲突、医疗与护理的专业边界、稀缺医疗护理资源与公正分配等。这就要求护士妥善处理。

（李传俊）

hùlǐ fǎguī zhìdìng

护理法规制定（nursing legislation）　有法律制定权的国家机关依照其职权范围，通过一定程序制定（包括修改或废止）护理法律规范的活动。护理法规制定包括拥有立法权的国家机关的护理法律法规制定活动，也包括被授权的其他国家机关关于涉及护理活动的其他规范性法律文件的制定活动。护理法规就是国家制定或认可的用于规范护理活动（比如护理服务、护理管理、护理科研、护理教育等）及调整这些活动所产生的各种社会关系的法律规范的总称。护理法规包括国家立法机关颁布的关于或者涉及护理活动的相关法律和法规，包括地方行政主管及卫生行政部门制定的关于或者涉及护理活动的规定、标准、办法、通知，医疗卫生单位制定的关于或者涉及护理活动管理制度和办法、医疗技术操作规程等。

发展历程　在国际社会，护理法规的制定起始于20世纪初。1901年新西兰颁布了《护士注册法案》，成为第一个在国家层面规范护士管理的法规。1919年英国通过了《护士法案》并于1923年正式生效，该法案规范了对护士的注册管理。1921年荷兰颁布了护理法。其后，芬兰、意大利、美国、加拿大、波兰等国家也相继颁布了护理法律法规，不断规范管理护士和护理工作。在亚洲，日本于1948年正式颁布了护士法。

1953年世界卫生组织发表了第一份有关护理立法的研究报告。1968年国际护士会发布了一份在护理立法史上划时代的文件——《系统制定护理法规的参考指导大纲》，为各国护理法的制定提供了权威性的指导。国际护士会一直在支持和推进全球护理工作的规范化和护理立法的进展，先后发布了《护理法规：全球研究的最终报告》（1992）、《国际护理学会的立法：面向21世纪的模式》（1997），《规范化的护理法规》（2007）等国际文件。美国在2002年8月颁布了《护士再投资法案》，用立法的形式规范了对护士的教育和继续教育的投资。近20年来，世界卫生组织也相继出台了几个指导大纲，承认和加强国际护士会在护理工作规范化方面的工作。

国际护士会在2007年发布的《规范化的护理法规》中提到制定护理法规的目的是服务和保护社会公众，并且提出了制定护理法规的11项原则。

中国护理法规的制定起步相对较晚。中华人民共和国以来，先后发布了《医士、药剂士、助产士、护士、牙科技士暂行条例》（1952）、《国家卫生技术人员职务名称和职务晋升条例》（1956）、《卫生技术人员职称及晋升条例（试行）》（1979）和《关于加强护理工作的意见》（1979）等法规、规章和文件。1993年卫生部颁布了《护士管理办法》。2008年国务院颁布实施了《护士条例》。

制定原则　法规制定是一个国家行使国家主权的活动，指特定国家机关依照一定程序，制定或者认可反映统治阶级意志，并以国家强制力保证实施的行为规范的活动。

国际原则　①明确目的原则：法规的制定应该达到预期目的。②清晰定义原则：法规制定标准应该立足于清晰的职业范围和职业职责。③职业根本原则：护理法规制定应该促进护理事业的最大发展和充分发挥护理职业对社会的贡献。④利益和责任多样化原则：护理法规制定应该协调利益相关者和社会各方的利益。⑤平衡原则：制定法规应当承认和合理平衡各方相互间的利益。⑥职业最佳状态原则：法规制定应当促进职业处于最佳状态并控制不利于最佳发展的各种因素。⑦灵活原则：法规制定应当有一定的灵活性，为创新、发展和改变留有弹性空间。⑧有效和一致原则：法规制定应当有效并确保协调各方利益一致的最有效方式。⑨普适性原则：法律法规应当提供履行职业通用的标准，并且该标准可以最大程度地适应社会的需要。⑩程序公正原则：法规制定的程序应该公开公正，并且有确定的司法救济途径。⑪职业平等和兼容原则：法规制定应当认可各职业的平等和互助，完善职业教育和职业实践，促进职业发展。

中国原则 ①宪法是中国护理法规制定的最高守则。护理法规的制定必须严守国家宪法的规定，不允许有任何与宪法相抵之处，同时护理法规的内容也不能与国家已经颁布的现行法律法规冲突。②护理法规必须符合中国护理专业的实际情况。护理法规的制定，一方面要借鉴和吸收发达国家的护理立法经验，确立一些先进目标；另一方面，也要从中国的文化背景、经济水准和政治制度出发，兼顾全国不同地区发展水平的护理实践发展的实际状况，确立更加切实可行的条款。③护理法规的制定要与时俱进，反映现代护理观念。护理法规制定要立足现代护理学和护理管理的发展，反映科学的现代护理专业特点，并且体现国际化趋势和维护正常护理秩序。④护理法规条款要显示法律特征。护理法规具有权威性、强制性，条款措辞需要准确、精辟、合理。⑤护理法规要尽量与国际接轨。制定中国护理法规时要充分考虑到国外护理法规制定的先进理念、法规内容和实施效果，使各条款尽量同国际上的要求相适应。

制定程序 护理法规制定从酝酿到颁布实施都要经过一个严肃的法律程序，严格按照国家立法的要求和程序。一般而言，护理法规的制定程序包括提出议案、审议草案、通过草案和颁布法律。具体有以下环节：①依法建立起草委员会：护理法规起草委员会是由国家或卫生健康主管部门负责组建并通过指派、宣布、授权而具有立法机构权威性的职能机构。护理法规起草委员会一般为非常设机构，成员一般由护理专家、卫生行政管理人员、司法工作者组成，具有高素质、高资历和代表性，是唯一具备护理法条文解释权的法定代表。②确定护理法规制定的目标：护理法规起草委员会成立后的首要使命，是确定护理法规制定的目标，即明确护理法规条文应该涉及的范围，其内容应以符合中国实际，又尽可能与国际惯例相适应。③起草护理法规文件：起草过程一般按照集体讨论拟定与分工起草相结合的办法进行。汇总草案初稿后，提交会议审议后方能定为"试行草案"。④审议和通过：在中国，护理法规草案的审议按照具体护理法规草案的法律位阶不同而分不同渠道进行，即相关的法律草案和法规草案经过地方乃至全国人民代表大会通过；相关的部门规章条例和地方性法规等一般由政府主管部门和地方人大或政府审批同意。⑤评价、修订：颁布生效的护理法规在实施过程中大多分为试行或正式施行两个阶段。试行期一般为2~3年，在试行期结束前，国家授权起草委员会通过全面收集对试行过程中所反映的意见，做进一步修订，再提交立法机构和政府主管部门审议通过或批准，最后由政府宣布施行。

意义 ①护理法规最大限度地维护护士和护理服务对象的合法权益。通过护理法规的制定，使得护士的地位、作用和职责范围有了法律依据，护士在行使护理工作的权利、义务、职责时，可以最大限度地受到法律的保护。同时，通过护理法规的制定规范了护士的权利和义务，也维护了护理对象的合法权益。②通过护理法规制定可以集中具有先进法律理念的护理观，为护理人才的培养和护理活动的展开制定了一系列基本标准。这些标准的颁布实施，使繁杂的各种制度和评价方法都可以统一在法律规范的标准之下，使护理教育与护理服务纳入标准化、科学化的轨道。护理法规制定也促进护士在临床决策过程中关注法律和道德困境，促进护士加强法治观念，提高法律意识，依法规范行为。③促进护士的教育和临床实践技术能力的培养。护理法规规定的护理资格认可、护理行为规范等都具有国家权威性。美国的护理法明确规定国家认可的合格护士执业执照，护士必须每年接受一定的继续教育课程，每年参加资格考试，更换一次新的执照；同时也规定护士必须不断更新专业知识和专业技能。中国的《护士条例》中对护士注册和继续教育等相关事宜做出了规定，这些规定都会有效地促进护士的教育和临床实践技术能力的培养。

（睢素利）

hùshì quánlì

护士权利（nurse's right） 法律规定护士在医疗护理活动中依法应当享有的权利。护士权利受法律保护。在法学中，权利是指公民或法人依法行使的权能与享受的利益。在伦理学上，权利是一个人合乎伦理的要求。当一个人的要求构成权利时，它同时也就具有一种道义上的力量。一个人可以对侵犯其正当权利的行为提起法律诉讼。社会舆论可以在良心上或道义上对这些侵权行为进行谴责。

形成过程 国际护士会对护士权利非常关注，制定有相关规定。美国护理学会 2001 年发布的"护士权利法案"中规定护士有以下七项权利：①护士有权利对社会和需要护理的人员实施护理行为。②护士有权利获得法律授权的和与职业标准相符的执业环境。③护士有权利享有支持和促进护士职业道德发展的工作环境。④护士有权利自由和公开地为自己和为患者主张权益，并且不会因此受到不公正对待。⑤护士有权利得到与其专业知识、技能、经验和职业职责符合的公平的工作报酬。⑥护士有权利享有安全的工作环境。⑦护士有权利以个人或者集体的方式和雇主协商各项工作条件的改善。

近年来，中国不断建立和健全对护士权利保障的相关法律和法规。1979 年，卫生部颁布了《卫生技术人员职称及晋升条例（试行）》。护士作为卫生技术人员，依据工作能力、技术水平、学历及所承担的实际工作，其职称序列分为不同职称级别。2008 年，国务院颁布的《护士条例》旨在维护护士合法权益，规范护理行为，促进护理事业发展，保障医疗安全和人民群众的健康。该条例从立法层面规定了护士的权利，明确了医疗卫生机构在保障护士权利方面的职责。

主要内容 ①护士享有应得的薪酬待遇权利：《护士条例》第十二条规定："护士执业，有按照国家有关规定获取工资报酬、享受福利待遇、参加社会保险的权利。任何单位或者个人不得克扣护士工资，降低或者取消护士福利等待遇。"护士在执业活动中有权利按时获取国家规定的工资报酬，享受保险和福利待遇，这是护士的基本物质保障权利，是宪法赋予公民的劳动的权利和劳动者有获得报酬、福利待遇权利的具体化。这些待遇包括护士的工资、各种津贴以及在生育、疾病、伤残、休假、退休等方面的福利。②护士享有职业安全防护的权利：护士在工作场所面临着生物性、物理性、化学性职业危害。护士执业应该有获得与其所从事的护理工作相适应的卫生防护、医疗保健服务的权利。从事直接接触有毒有害物质、有感染传染病危险工作的护士，有依照有关法律、行政法规的规定接受职业健康监护的权利；患职业病的，有依照有关法律、行政法规的规定获得赔偿的权利。2001 年颁布实施的《中华人民共和国职业病防治法》中明确规定了劳动者依法享有职业卫生保护的权利，明确提出用人单位应当为劳动者创造符合国家职业卫生标准和卫生要求的工作环境和条件，保障劳动者获得职业卫生保护。2004 年修订的《中华人民共和国传染病防治法》中明确规定了对从事传染病工作及接触传染病病原体的人员，有关单位应当采取有效的卫生防护措施和医疗保健措施。2006 年，卫生部颁布实施的《医院感染管理办法》中规定了医疗机构应当制定医务人员职业卫生防护工作的具体措施，提供必要的防护物品，保障其职业健康。③护士应享有同等机会的技术职称晋升、教育培训和学术交流活动的权利。护士有权利开展学术交流，进行科学研究，撰写学术论文或论著，发表学术观点。这既是医学科学和护理专业不断发展的需要，更是为了保证护理工作质量，保障护理服务对象的健康和生命安全。④护士有获得信息和提出建议权：《护士条例》第十五条规定："护士有获得疾病诊疗、护理相关信息的权利和其他与履行护理职责相关的权利，可以对医疗卫生机构和卫生主管部门的工作提出意见和建议。"⑤护士有受表彰和奖励的权利。《护士条例》第六条规定了护士受表彰和奖励的权利。

限制因素 限制护士权利发挥的因素有以下几种：①一些公立医疗机构存在着正式编制人员和编外聘用人员的双轨管理。为降低护士人力成本，一些医疗机构减少正式编制护士，增加编外聘用的合同制护士，而给予合同制护士的工资、福利待遇低于正式编制护士。②有的医院聘用的合同制护士不享有参加继续教育、职称晋升的权利，不享有国家规定的节假日待遇。③部分医疗机构护士收入水平较低、工作负荷较重、工作压力较大，严重影响了护士队伍的稳定。④护理工作没有充分得到患者、患者家属和社会的理解信任。这也在一定程度上影响到护士工作环境的和谐和相应权利的实现。

对策 ①护士应树立强烈的法律意识，熟悉相关的法律法规，同时要充分了解自己应享有的权利，在其合法权益受到侵害后能够利用法律途径进行维权。护士维权首先要求护士不要侵权，尤其是不要侵犯病人的合法权益，否则护士权利不仅无法维护，而且还要承担侵犯病人权利的法律后果。②促进《护士条例》的贯彻实施，保证法律规定的护士权利能够得到切实实现。③积极引导社会舆论导向，营造和谐的护患关系，让全社会理解和尊重护士的劳动。④护士严格按照护理操作规程工作，护理技术过硬，防止因疏忽大意而导致患者受到伤害，有效地确保护理工作质量，尽量减少护患纠纷的发生，最大限度地保护患者利益，同时也维护自身的合法权益。⑤发挥护理行业协会和专业学术团体在护士维权、才能发挥和职业发展等方面的作用。

（睢素利）

hùshi yìwù

护士义务 （nurse's obligation）

护士在护理活动中对社会和他人应当履行的责任，也就是作为护士应该做和不应该做的职业义务。义务往往同使命、职责具有同等的意义，护士的义务主要包括不伤害患者，有益于患者，尊重患者的自主性，尊重患者的知情同意，保护隐私和保密，医护合作互助等。

形成过程 国际护士会在"国际护士伦理守则"（2006）中规定了护士的4项基本职责：促进健康，预防疾病，恢复健康和减轻痛苦。日本在2008年修订的《护士、助产士、保健士法》中规定，护士在执行医嘱过程中应履行"注意义务"，当医生开具的医嘱中出现了违反法律、法规、规章或是诊疗技术规范情况时，护士应及时与医生沟通，提出质疑，并再次确认等。日本在《母体保护法》和《结核预防法》也对护士、保健士和助产士的"守密义务"作了特别规定。世界卫生组织在《关于护理工作范畴的报告》（2000）中明确提出了护理工作包括：①护士应当为患者提供帮助，使患者尽快恢复自理和自立，协助患者和家属克服压力和焦虑。②护士应当根据医嘱并协助医师执行患者的诊疗活动，应当观察患者病情和对治疗的反应，及时与医师沟通。③护士应当在日常饮食、健康生活方式、预防疾病和康复等方面给予患者健康指导。④护士应当加强与医师、技师等专业人员联络沟通，交流患者的治疗和护理信息，成为一名重要的人际关系协调者。英国护士、助产士和保健随访委员会也声明维护患者的权利是护士义务的一部分。委员会的规章概述了护士的义务，明确了护士负有义务的团体和个人，并且对护士义务的道德义务基础做了简要的说明。对于通常的义务标准和额外的义务标准也做了明确的界定。

主要内容 ①护士要遵守法律、法规、规章和诊疗技术规范，保证护理质量、保障患者安全的义务。这是护士执业的根本守则，即合法性原则。这一原则涵盖了护士执业的基本要求，包含了护士执业过程中应当遵守的大量具体规范和应当履行的对患者、患者家属以及社会的义务。包括：严格地按照规范进行护理技术操作；为患者提供良好的环境，确保其舒适和安全；主动征求患者及家属的意见，及时改进工作中的不足；认真执行医嘱，注重与医师之间相互沟通；积极开展健康教育，指导患者建立正确的卫生观念和培养健康行为。②护士在紧急情况下有尽力抢救危重病人的义务。护士在执业活动中，发现患者病情危急，应当立即通知医师；在紧急情况下为抢救垂危患者生命，应当先行实施必要的紧急救护，以最大可能地挽救患者的生命。护士实施必要的抢救措施，必须依照诊疗技术规范，根据患者的实际情况以及自身的能力水平，力所能及地正确实施救护，尽量避免对患者造成伤害。护士要加强学习，积累工作经验，熟练掌握临床抢救、心肺复苏技术，提高对急危重患者的抢救能力。医护人员在抢救生命垂危的患者等紧急情况下已经尽到合理诊疗义务，如果患者有损害，依照中国侵权责任法的规定免除赔偿责任。③护士有严格执行医嘱的义务。医嘱是医师在医疗活动中下达的医学指令，医师对患者进行诊断和病情判断后，以医嘱的形式将患者的治疗计划付诸实施。医嘱是护士对患者施行诊断和治疗措施的依据。在执行医嘱的工作中，护士应该认真核对医嘱，然后按照正确的时间、对象、剂量、途径和方式执行医嘱，并观察患者的临床反应。通过正确执行医嘱，保证患者治疗效果和医疗安全。随意篡改或者无故不执行医嘱都属于违规行为。在执行医嘱过程中，如果发现医嘱有违反法律、法规、规章和临床技术操作规范、常规，怀疑医嘱存在错误，护士有权利拒绝执行，并向医师提出质疑，这是出于保护患者的目的；反之，如果护士明知该医嘱可能给患者造成损害，酿成严重后果，仍照旧执行错误医嘱，护士将与医师共同承担所引起的法律责任。在临床实际工作中，如果护士拒绝执行存在或者怀疑存在错误的医嘱而遭到医师斥责，或者遭到医师的强制时，护士应当向其所在的科室负责人或者医疗机构负责医疗服务管理的人员报告。④护士有告知义务。护士告知义务包括：向患者及其家属介绍护理程序，护理操作的目的及注意事项，可能发生的不良后果，并解答患者的咨询，给予患者技术专业方面的指导和必要的健康教育等。护士的告知义务包括患者入院时、住院期间和出院时的告知。护士履行告知义务时要注意选择合适的告知对象，采取多种告知形式，及时记录应当书面告知的内容，并注意医护间传递信息的一致性。⑤护士有尊重、关心、爱护患者、保护患者隐私的义务。这实质上是对患者人格和权利的尊重，有利于与患者建立相互信任、以诚相待的人际关系。在实践层面上，护理最根本的职业特征是体现人道主义精神。对患者的尊重和关爱是一切护理活动的出发点和归宿。⑥护士有义务参与公共卫生和疾病预防控制工作。发生自然灾害、公共卫生事件等严重威胁公众生命健康的突发事件时，护士应当服从县级以上卫生健康主管部门或者所在医疗卫生机构的安排，参加医疗救护。

限制因素　①护士义务和权利的对立统一。权利和义务是相辅相成、互为条件的。国家法律法规赋予了执业护士特定的职业权利，也规定了护士要承担的义务。②护士义务和患者权利的对立统一。护士、患者作为护患关系的双方，都是权利与义务的统一体，两者的权利与义务是相对应的，相应承担一定的义务和责任。患者在享有一定权利的同时，也必须承担一定的义务，才能保证诊疗护理工作的正常进行，反之亦然。

对策　护士的义务不仅包括法律义务，还包括道德义务。①法律义务就是公民应该做的和应该不做的强制性的法律规范。当负有法定义务的主体不履行法定义务时，要受到国家强制力的制裁，承担相应的责任。护士的法定义务是国家法律规定执业护士要承担的义务，是护士的最低的职责。②护士在护理活动中，要关注道德义务。护理道德义务更多是医护人员对病人、对社会防病治病的自觉责任感和对医疗事业献身精神使然。护理工作应尽职尽责为病人服务，这是护士的基本道德义务。道德义务不是以获得相应的权利或报偿为前提，而是对护理事业的专业精神和对护理岗位的敬业精神的崇尚和敬重为前提的。道德义务是靠护士的内心信念自觉维持，是发自内心对自己的使命感、责任感和职责感的坚定信心和信念，而不是靠强制实行。这也是护理人员在医护实践中履行好义务的关键。

（睢素利）

yī-hù guānxì

医护关系（physician-nurse relationship）　在医疗护理实践中，护士与医生之间因分工合作而形成的稳定的人际关系。通常，医师主要负责对患者疾病诊断并制定相应的治疗方案，发布医嘱，护士负责实施医嘱。

在传统上，护理服务被视为医疗工作的附属，护士从属于医生，只是被动地执行医嘱。这是一种典型的以疾病为中心的"医主护辅"的医疗模式。1902 年的《家庭医生》写到："护士在从事护理之初就应清楚知道自己只不过是在执行医生的医嘱，在治疗患者过程中，处于从属地位。"那时的护理服务较少考虑到心理、社会环境等因素对患者健康的影响，护士主观能动性的发挥也不够。20 世纪 70 年代以来，医护关系模式开始发生变化。护理专业的拓展、护士学历水平的整体提升及护理知识技能的丰富、患者对高质量护理的需求、护士维权意识和自主意识的增强，医护关系也在悄然发生变化。治疗和护理是医疗工作中两个重要组分，"三分治疗，七分护理"的理念逐渐深入人心。

类型　包括以下内容。

医主护辅型　在临床实践中，医师负责诊疗，处于主导地位；而护士负责护理，处于辅助地位。护士主要工作是执行医嘱、照料患者，一切治疗、护理均需严格按照医嘱实施。

指导被指导型　在知识、经验、能力上，医生常处于指导地位，护士处于被指导地位，但这并不影响护士在执行医嘱过程中积极性和主动性的发挥。医师有责任向护士传授知识和经验，指导并帮助护士业务成长；护士要向医师特别资深医生虚心学习、耐心请教，也要与年轻医生相互学习，共同提高业务水平。

并列-互补型　医护人员之间既存在明确的分工，业务上处于平等关系，又需要相互配合，形成一种互补关系。"平等"是指医疗和护理都有贯穿于治疗整个过程的两个平等要素，发挥着同等重要的作用；"互补"是指医护之间交流信息，互相协作，互为补充。医护之间只有密切配合，真正做到诊治、护理及心理上相互适应与尊重、相互扶持、相互监督与配合，才能形成"并列-互补型"医护关系。

"友善的陌生人"模式　表面上护士和医生是和睦相处、融洽友善的。当护士发现或怀疑医嘱开错的时候，不会及时告诉医生，主要是怕得罪医生。有些护士认为自己只是执行医嘱，医嘱对错是医生的事。

敌对关系型　受医护双方不信任、医护社会地位差异或出现医患利益冲突等因素影响，医护双方互为敌对，或者一方对另一方有敌对情绪或行为。

总之，前三种医护关系模式是积极的，后两种是消极的关系。有时医主护辅型是必要的，但护士不应丧失了护理工作所具有的主观能动性。医护之间不应该只是友善的陌生人，更不应有敌对情绪或行为。现代的护理价值倡导的是一种医护关系之间的"平等互补"类型。医师的责任是做出正确的诊断和采取恰当的治疗手段；护士的责任是能动地执行医嘱，做好基础护理、临床护理与心理护理，医护之间呈现一种互相尊重的专业合作关系。

医护相处原则 包括以下内容。

以患者利益为中心 医护双方均应把患者的生命、健康、利益、需要和安全放在首位。护士既要严格执行正确的医嘱，护士也有权拒绝执行错误医嘱。以患者利益为中心，是从根本上维系医护关系的健康发展。

相互尊重和信任 医护之间要相互尊重和相互信任，双方要充分认识对方的职责和作用，承认对方工作的独立性和专业价值。护士要尊重和信任医生，主动将患者的症状、体征等有关信息提供给医生，并对诊治方案的实施提出合理的意见；医生要重视、信任护士，并注重护士临床"哨兵"的角色作用。

平等协作、相互督促 医护之间是平等的分工关系，应相互交流协作，密切配合。为了患者需要，必要时医生也可以代替护士做部分护理工作，以体现工作的整体性和协作精神。医护双方为了共同维护患者的利益，要彼此监督，防止医疗差错的发生。

在护士面临的各种人际关系中，医护关系十分重要。一个和谐的医护人际环境，有利于医护人员之间顺畅地沟通交流、发挥各自的才能，提升医护人员的工作满意度、构建和谐医患关系，提高医疗质量和工作效率。

（张新庆）

yī-hù hézuò

医护合作（physician-nurse co-operation） 在医疗实践中，护士与医师之间为了共同完成临床诊断治疗及护理任务形成的分工协作，互相配合。"合作"是指个人与个人、个人与群体、群体与群体之间为达到共同目的、相互配合的一种联合行动。

在传统上，医师在专业上处于权威地位，而护士是医师的助手，护士只是不折不扣地执行医嘱，实施护理常规及技术操作。在现代医疗护理工作中，医疗与护理既有合作又有分工，医师和护士应该是平等的合作关系。在医护合作中，医护双方都有各自的职责和行为规范，相互协作，相互尊重，共同为患者健康服务。

好的医护合作能减少患者住院日、降低并发症和死亡率，提高医疗和护理质量，减少医疗费用，增加患者和家属的满意度；提高护士的工作满意度，改进医疗护理水平，消除疾患，促进病人早日康复。

基本内容 ①医护人员在岗位职责目标、实现途径和具体步骤等方面存在差异，需要职责分工明确，按部就班，有序开展医疗护理工作。②医护双方必须遵守公认的技术标准和伦理规范，相互信赖、互相支持，及时有效沟通，共同做出恰当的临床决策。护士要利用与患者接触的时间优势，培养敏锐的观察能力，及时

发现问题并通知医生；医师则要尊重护士，重视护士提供的患者信息，及时做出正确的判断。医护之间加强信息交流，更好地了解患者的需求，为患者提供优质服务。③在医疗任务紧急的情况下，护士要主动担负某些后勤保障任务。在发现医生出差错时，护士要善意指出，协助纠正。护士要自重自爱，积极主动地配合和支持医师工作的同时，也要不断提高专业技能，坚持专业自主，弘扬护理专业精神。

影响因素 ①部分医师对护理专业缺乏正确的认识，对护理工作重视不够，盲目自大，合作态度不积极，或年资高的护士对年轻医生的合作态度不端正，二者均不利于医护之间的合作。②医护、医患、护间沟通不畅，缺少沟通时间或技巧，都会直接或间接影响医护之间的合作。③医嘱开出时间与执行有出入，护理级别的认定不统一，口头医嘱补记不及时，对患者病情变化反应不一致等因素阻碍了医护之间良好的合作。

（张新庆 李恩昌）

hùjì hézuò

护际合作（nurse-nurse cooperation） 在护理实践活动中，护士与护士之间形成的沟通配合、团结协作的联合行动或方式。临床护理工作中，护士因岗位设置不同，职责和分工也各不相同，为了达到"照顾患者，服务患者"的这个共同目标，需要彼此之间密切配合，团结协作。

护理工作的内容是全方位、多层次的。作为专业技术人员的护士群体内部有不同的分工，不同类型的护士之间存在多种合作关系。无论是不同级别护士之间的合作，如护士与护士长之间、

护士与护理员之间的合作，还是新老护士之间的合作，如实习护士与带教护士之间、新上岗护士与资深护士之间、年轻护士与中老年护士之间的合作。不同岗位之间的护士也有合作，如同一病区不同分工护士的合作、不同病区护士的合作以及临床科室护士与其他护士之间的合作。

合作原则　良好的护际合作要求护士遵循一定的合作原则，协调护士之间的关系，维护患者的利益，提高护理工作的效率和护理质量，增强护士群体的凝聚力和战斗力。①护士只有岗位不同、职责不同、分工不同，但共同目标是照顾患者，服务患者。护士必须坚持患者利益至上的理念，才会同心协力，相互配合，促进护理工作顺利开展。②护士之间应当互相尊重，互相爱护，共同维护其人格尊严。领导应该严于律己，以身作则，关心下级；下级应该尊重上级，服从领导。新老护士之间需要相互尊重，教学相长、互帮互学、共同提高。③护理工作处于惯性运行状态，护士之间既要明确分工，又要协调一致，配合默契，更好地完成各项任务。

改进策略　护际沟通不畅、缺乏配合，不能维护同行的威信和利益，不能正确对待彼此的荣誉、困难和差错，相互推诿责任，导致护际合作不畅，增加了医疗差错事故的发生率，容易引起医患矛盾。因此在护际合作过程中，护士应牢固树立"以人为本"的思想，坚持患者利益至上的原则；在工作上应互相尊重，相互理解、相互配合，并开展恰当的批评与自我批评，及时发现并解决护际合作中的问题。在生活上要相互关心、真诚相处、热情相待、同心同德，共同为患者提供优质的护理服务。

（张新庆　李恩昌）

hù-huàn guānxì

护患关系（nurse-patient relationship）　护理实践中护士与患者之间形成的工作性、专业性、帮助性的人际关系。随着护理实践范围和功能的扩大，护患关系中的活动主体包含了更丰富的内容。护理人员一方可以是护士、护士长或护理部主任，而患者一方可以是患者及其家属、陪护人、监护人等。

医患关系是医疗实践中最重要的人际关系，也是医学伦理学关注的重点，而护患关系时常被纳入到广义的医患关系之中加以讨论。20世纪90年代以来，伴随着护理实践范围扩大、护患关系紧张，以及护理科研项目增多，护患关系就有了专门研究的必要性。护患关系紧张状况、根源和对策研究得到护理界和理论界的重视，成为护理伦理学研究与教学的重要内容。

性质　①护理与被护理关系：护士通过专业化护理服务来减轻患者痛苦，恢复和促进患者健康。患者接受护理服务，积极配合护士完成各项护理操作，加速康复进程。②信托关系：患者将诊疗和护理权利真诚地委托给护士，护士要凭借自己的护理知识和技能竭尽全力为患者提供优质护理服务。患者为了医治疾病将自己的发病史、个人生活方式和隐私告诉给护士，护士应信守承诺，不泄露个人隐私信息。③契约关系：护患双方以尊重彼此的权利与履行各自的义务为前提，护士要自觉履行职责，尊重患者合法权益；患者在护理服务中也要履行义务，尊重护士的劳动。④社会交往关系：在医疗活动中护士担当着多重角色。是医院与患者相互联系的桥梁，可以有效地沟通医生与患者的关系。

类型　护患关系包括技术性关系和非技术性关系。技术性关系是指护患双方在一系列护理技术活动过程中所建立起来的，以护士拥有相关的护理知识及技术为前提的一种帮助性关系，这是护患关系的基础。非技术关系是指护患双方由于社会的、心理的、经济的等多种因素的影响，在护理过程中所形成的道德、利益、价值、法律和文化关系。技术层面的护患关系是非技术性护患关系的基础，非技术关系是技术性关系的延续与发展。

护患相处原则　①平等待人：护患关系中的平等主要是指人格的平等，护患双方必须互相尊重。护士应对任何患者都做到一视同仁，真正实践尊重患者人格，维护患者权利的医德规范。患者也应平等对待护士，建立礼貌、宽松、愉快、和谐的人际关系。②诚实守信：护士要切记"言必信，行必果"；与患者沟通时，不能为了给患者带来暂时的安慰说些不切实际的话。同样，患者为护士提供的病情资料一定要真实。③互利合作：护患交往是通过护理服务与被服务方式实现高质量的护理效果。护患双方只有通过默契有效的合作，才能真正实现护患间的互利。

特点　①多样性：护患关系有"主动-被动型""指导-合作型""共同参与型"等多种类型。不同医院文化背景下的护患关系的类型也有所不同。②复杂性：不同类型医疗机构护理人员的构成、护理服务的内容和质量要求差异较大。不同临床科室护患关系的紧张状况也呈现较大的差异，通常急诊科、外科和精神病科护患关系相对紧张。随着患者病情的变化，护患双方需要适应不同的护患关系模式。如对一位因昏迷而住院的患者，就按"主动-被动型"加以处理，随着病情好转和意识的恢复，可转入"指导-合作型"，患者进入康复阶段，适宜的模式就变成"患者参与型"。③平等性：护患之间都是具有法定权利和义务的主体，有独立人格和自由意志的人。护患双方所处的地位是平等的。护士要尊重患者的意见和权利，但又不能在治疗和护理上轻易放弃自己的正确意见，要给患者正确的指导。充分发挥护士和患者的双向积极性，达到治疗和护理的最优和高效。

诱发护患关系紧张的因素很多，既有"看病难、看病贵"、临床护士短缺、医疗机构"重医疗、轻护理"等外在因素，也有护理服务不到位、护理态度不佳及患者存在焦虑、急躁、悲观等情绪，还有患者就医不文明等个人因素。改善医疗环境、促进护患互信、改善护理服务的质量和服务态度均是改善护患关系的有效策略。

（张新庆）

hù-huàn gōutōng

护患沟通 (nurse-patient communication)

护士与患者及家属之间的传递信息、交换意见、分享观点和交流感情的人际互动过程。

类型 ①根据沟通的方向，护患沟通可以分为垂直沟通、水平沟通和交叉沟通等三种类型。其中，垂直沟通还可分为上行沟通和下行沟通。②根据沟通的正式与否，护患沟通可分为正式沟通和非正式沟通。③根据信息载体不同，护患沟通分为话语沟通和非话语沟通。

沟通技能 ①微笑及得体的肢体语言可使患者消除陌生感，增强对护士的亲切感和信任感。②护士着装整洁、举止端庄、气质良好可使患者产生安全、受尊重感，使患者愿意敞开心扉、吐露实情、勇于表达观点。③护士必须具有过硬的基本功，平时加强业务学习，及时掌握新技术、新方法和新观念。精湛的护理技术和人文关怀可促进情感交流。④善待患者，善于倾听，耐心劝导患者，消除其不良情绪，使其配合治疗。

影响因素 ①缺乏沟通素养：护士知识不足，又缺少沟通方面的学习和素养，当患者咨询问题或对病情、治疗等感到恐惧和焦虑时，护士无法为患者解惑释疑，令患者不满意。②缺乏基本的沟通技巧：在护患交流时，采用专业术语多，就容易产生误解，影响交流效果。③医学高技术应用出现的护患关系"物化"趋势：高精尖设备的广泛应用，使得护士与患者之间减少了情感交流。④对于护患沟通质量的评价没有可操作的指标，造成临床上护患沟通不到位，也会影响护士主动沟通的意识。

改进策略 包括以下内容。

提高人文素质 护士自身应不断丰富与护理有关的生理、心理、社会和行为科学的知识。建立以患者为中心的交流机制，充分识别并满足患者的交流需要。

掌握有效沟通技巧 护士与患者进行交流时，语言组织要清晰、简洁，注意非语言沟通、暗示、倾听和反馈。制订因人而异的沟通方案，灵活沟通。沟通前护士应了解患者知识水平、理解能力、性格特征，注重把握时间、地点、患者心态等，选择对方易于接受的沟通形式，善于捕捉沟通时机。住院部护士要利用与患者接触频繁、在病房时间多的优势，随时观察患者病情变化、心理走向，抓准机会、打开话题、由浅入深地进行沟通，不失时机地正面引导。

增进互信 护患沟通的效果取决于患者对护士的信任程度。只有赢得对方的信任，沟通才有良好的基础。护士要给患者良好的第一印象；在日常工作中要以娴熟的业务技能让患者放心、满意；在人际交往中表现出坦诚、乐于助人和富有同情心。患者对护士有了良好的心理定位，在沟通中必然愿意交流，甚至会期待与护士多交流。

护患沟通是连接护士与患者之间的纽带，良好的沟通可提高护理质量，增进护士对患者的了解，满足患者需要，促进患者康复，降低护理差错的发生率，降低患者的投诉率。

（张新庆）

hù-huàn xìnrèn

护患信任 (nurse-patient trust)

在护理实践活动中，护士与患者之间逐渐确立的真诚相待、平等协商、彼此理解、配合默契、沟通顺畅的心理活动过程和结果。护患信任的程度主要是由个人价值观、处事态度、情绪、护理服务的质量、护士态度及其他执业环境因素相互作用的结果，护患信任是衡量护患关系紧张与否的一个重要指标。

类型 从信任的来源看，护患信任可分为如下不同类型：基于个体的信任，基于制度的信任和基于信誉的信任。具体表现在患者对作为个体的护士的信任，对当前医疗卫生体制的信任，以及对就诊医疗机构信誉的信任。

影响因素 ①护患关系是以护理服务为目的的专业性工作关系，丰富的专业知识是护士赢得患者信任的重要因素。具备扎实专业知识的护士展现的自信会给患者一种可信任的感觉。②护士需要与患者进行有效的沟通，以建立良好的工作关系，获得患者全面而准确地健康信息，解决其健康问题。良好的沟通可体现出护士对患者的尊重、同情、关怀，促进患者建立起对护士的信任。③不同疾病种类的患者的体验和满意度不同，对护理工作的要求不同，对护士的工作评价也不同，其信任度也不同。④时间是影响护患之间信任的一个重要因素，护患双方在接触一段时间后才可能建立初步的信任，随着护患接触的增多，通过健康教育、有效治疗和沟通，护患间的信任会逐渐提升。另外，资深护士和护士长比新护士和实习护士更容易取得患者信任。

特点 ①双向性：信任是双方的，既包括护士对患者的信任，也包括患者对护士的信任。②动态性：随着患者与护士接触时间的延长而改变，护患信任的内容和形式也在不断变化。③脆弱性：护患信任一旦被打破，就很难重新建立。护患信任需要护士和患者的共同呵护和珍惜。

改进策略 ①护士应结合患者个体情况给予专业知识指导和心理支持。②护士应仪表端庄，技术精湛，无私奉献，微笑服务，给患者以亲切感和信任感，体现出平凡而高尚的护理职业道德，让患者感受到护理过程充满人性和关怀。③护士应认真执行护理工作制度，保证各个环节的工作质量，取得患者的信任。一旦发现严重的护理差错，应及时告知并安抚患者及其家属，调查事故原因。④针对护理实施中出现的问题，改善护理操作流程。优化就医环境和就医流程。

（张新庆 张金华）

hù-huàn chōngtū

护患冲突（nurse-patient conflict） 护士与患者或其家属因在医疗、护理、管理等方面存有不同利益或不同看法而引发的行动不一致。

表现 包括以下内容。

护患误解 指由于护士或医疗机构与患者及家属信息沟通不畅，而导致患者对于护士不满，这是最轻微的护患矛盾，一般感觉不明显。

护患分歧 一般由以下两种情况引起，一是由于护士与患者及家属存在着严重的信息沟通不良；二是护士及医疗机构对患者的护理及服务存在着欠缺。这两种情况均会诱发患者不良情绪，甚至加剧护患矛盾。

护患纠纷 指在护理服务过程中发生的护患之间的各种矛盾，具体反映在护理管理、护理技术和护理道德等方面。如果未能及时解决，患者及其家属投诉到医疗机构、卫生主管部门或法院等，会影响护理工作的正常开展。此类护患矛盾影响较大，往往给护士造成较大的压力，需要高度重视，及时解决。

诱因 从系统论的观点看，引发护患矛盾的因素包括了医疗体制、医院、护士、患者及其家属、社会舆论等方面。①临床工作中，由于护士配备不足，任务相对繁重，工作节奏快，护士不能及时满足病人的需要而令其不满。另外，在一些医院及科室分配了许多不属于护士工作范围内的工作职责，使护士没有足够的精力时间与患者交流、沟通。②有些护士服务意识差，护理操作不认真，疏于职守，出现护理疏忽或差错。③患者患病或病情变化时，往往处于焦虑、恐惧、情绪不稳定和易冲动、反应敏感等心理应激状态下，会过分挑剔护士态度，从而产生矛盾。④患者及家属一般都对疗效抱有较高的期望。当发现疗效与预期不相符甚至病情恶化时，认为有可能是误诊或医护人员没有尽心服务，向医护人员发泄怨气。一些护士的操作技术不够熟练，会给患者造成不适和痛苦，更迁怒于护士。⑤当医护双方对病情的说法不一致时，患者便会对治疗、护理产生不信任感。在繁重的工作压力下，护士往往无暇回答患者提出的疑问和做出必要地说明，在治疗护理患者时往往不能进行充分沟通，容易使患者对护士产生不信任感，诱发矛盾。⑥高新医疗技术及新的医疗产品的出现和应用，特别是抢救仪器，一次性用品的使用，使得医疗费用迅速增长。有的患者认为医院是为了赚钱而乱收费，对医疗费用产生质疑，而与护士发生争执。

特点 ①长期性：患者及健康人群日益增长的护理需求与护理服务数量和质量相对不足之间存在着长期的矛盾。这些问题的解决有一定难度，需要一个过程，这就构成微观层面护患之间矛盾存在的长期性。②多发性：住院患者较多、病情复杂、护理任务重，护士要根据病情需要和专业需要安排先后顺序，某些患者不理解而产生矛盾。加之护士与患者及其家属对疾病的严重程度认识、治疗效果和预后等的认识不同，使得护患矛盾具有多发性。

③多样性：不同类型医院、不同科室护患误解、纠纷、矛盾的表现方式有所不同。

策略 ①护士作为护患关系的主导者，应从责任和义务角度，去体谅、理解患者的心态与情绪。②树立起"以患者为中心"的服务理念。护士要从"要我做"变为"我要做"，从被动服务变为主动服务，提供优质护理服务。③加强医院管理，改善医疗服务。医院要加强收费管理，完善收费制度，向患者提供每日费用清单，及时提供查询帮助，让患者明白费用支出。改善医院环境，加强健康宣教，倡导对护士的人文关怀。加强对护士进行风险预防，正确认识和处理护理纠纷。

（张新庆 李恩昌）

hù-huàn jiūfēn

护患纠纷（nurse-patient dispute） 在护理实践活动中发生的护士与患方（患者或其近亲属）之间的包括护理管理、护理技术和护理职业道德等方面的纠纷。护患纠纷是护理活动中护患关系之间矛盾的外在表现。

法律基础 2010年中国颁布实施的《侵权责任法》把医疗损害赔偿责任设立专章进行规范，不仅明确了医疗损害赔偿责任，也对医患双方的行为进行了规范，体现了注重医患和社会大众利益的立法思想。《侵权责任法》明确了在医疗侵权中，适用过错责任原则。《侵权责任法》第五十四条规定患者在诊疗活动中受到损害，医疗机构及其医务人员有过错的，由医疗机构承担赔偿责任。从此条规定来看，医疗侵权责任的认定采用一般过错责任原则，即"谁主张，谁举证"的举证责任方式。

表现 护患纠纷可能发生在护理活动的各个阶段，实践中急诊室和产科是护患纠纷高发的科室。急诊科是综合科室，接诊、救治各种急性发作的疾病和各种突发事件。急诊工作随机性强，患者病情危重，病种复杂，死亡率高。急诊科室医生轮换值班，不便于人员管理，是护患纠纷的易发地。且急诊工作存在着人员短缺，护理文书多，工作负荷重、环境特殊等易发护患纠纷的问题。产科的工作性质是患者多、周转快、病情复杂、患者及家属期望值高，这些特点决定了产科的高风险性。产科的治疗护理工作琐碎、复杂、专业技术性强。护理文件书写不规范会引起护患纠纷；护患沟通不充分，护士没有尽到告知义务会导致纠纷；患者隐私信息泄露，护理操作不规范，查对制度执行不严也会引发纠纷。

诱因 ①在医疗活动中，患者的维权意识、自我保护意识和医疗期望值越来越高，而医疗资源缺乏和分配不均衡的状况和患者的期望之间还存在差距。当患者的诊疗护理预期效果不能如愿达到或受挫时，就会产生不满，进而发生纠纷。患者及其家属维权意识增强是社会进步的表现，各级医疗机构应该从各方面保护患者的合法权益。但是有的患者及其家属对医疗护理服务的特殊性了解不够，在实践中出现过度维权的情况。②护士的法律意识淡薄。不少护士对患者和自身的权利与义务缺乏应有的了解。部分护士因言行不慎、未严格按操作规程和技术规范进行护理，以致发生护患纠纷。患者因忽略了在诊疗活动中也应当遵守规章制度和应履行应尽的义务，对护士在工作中应有的工作权利和人格尊严没有充分尊重而引发纠纷。③部分护士的人文素养有待提高，护患之间缺乏有效的沟通。一些护士缺乏责任心，以患者为中心的服务意识不强，服务态度冷漠。护士说话缺乏技巧、解答不详细，沟通方式不恰当，缺乏沟通的艺术。特别在治疗效果不佳时，更易引起患者及其家属的不满，使其失去信任而引发冲突。④医疗费用的过快增长同患者的经济承受能力之间存在矛盾。医疗费用的过快增长，导致患者及其家属无力承担或者因病致贫，激化护患矛盾。

特点 ①客观性：目前中国医疗供需关系和地域分布在客观上存在着不平衡，医疗资源还不能完全满足患者的全部要求。护理工作的人文关怀还不能完全满足患者及其家属对医疗的期望。这些客观情况在护理实践中都是现实存在的，因此护患纠纷的存在具有客观性。②时代性：护患纠纷的出现和不断增多，也是社会发展中的社会现实矛盾的反映，这也说明中国医疗卫生事业在不断发展，也反映出患者法律意识的增强。③层次监督性：社会监督是医疗卫生服务五个监督层次之一，而患者和家属的监督是社会监督中最重要的内容。护患纠纷是对医疗机构的一种有效监督，是促进护理服务质量改进的一种告诫方式。④护理服务的缺陷性：实践中护患纠纷的发生原因往往不是技术原因，而是护理服务不到位。护士在护理实践中没有足够重视患者的情感、思想、意识和对患者的人文情感关怀，缺乏护患之间必要的说明和有效的沟通，护患纠纷也反映了护理服务存在的这些缺陷。⑤影响后效性：护患纠纷的发生，对护士可能造成严重的精神创伤，并影响护士的工作积极性；对医院的声誉也造成负面影响。同时，护患纠纷事件的及时公正处理可帮助护理人员吸取教训，提高护理水平；促使医疗机构健全管理机制，建立有效的监督体系，加强管理力度，优化医疗运行系统。

防范措施 ①增强护士的法律意识，加强安全管理。将法律意识纳入护理管理的范畴，教育护士认真学法、守法、用法，严格落实规章制度，主动运用法律手段维护护患双方的合法权益。②增强护士责任心，加强护患沟通，建立良好的护患关系。在工作中把握患者的心理状况，掌握语言的使用技巧；在给患者做护理操作前要做解释，操作后做好安慰与鼓励，患者提出的问题要耐心解答，多与患者沟通，多了解患者各种就医需求，提供个性化护理，促进护患关系和谐。③尊重患者权利，履行告知义务。患者在医院所接受的主要治疗必须在患者或其家属全面了解情况、表达同意意愿的条件下才能进行。患者有权了解自己的病情、医疗方案和医疗风险，医护人员相应地具有告知义务，并且告知内容一定要保证让患者及其家属充分理解。尊重患者的知情同意权，严格履行告知义务是防范护患纠纷的有效措施。④严格落实各项制度及技术操作规范。管理者应经常检查落实情况，把好质量关，确保护理安全。⑤提高护理记录书写质量。客观、真实、准确、及时、完整的护理记录是检查和衡量护理质量的重要文字资料，也是患者接受治疗、护理的凭据，在发生纠纷时也是重要的证据。⑥加强投诉反馈控制。在处理完投诉事件以后，要针对发生的投诉内容进行分析，找出发生投诉的原因和处理中的不足之处，对

护士进行质量控制意识的培训和人文素质教育，提高沟通技巧及服务质量。

护患纠纷的发生给患者带来疾病外的痛苦及损失，也关系到医院的声誉、经济效益以及护理队伍的形象。同时，护患纠纷影响工作效率和挫伤护士的工作积极性。因此，应加强沟通交流，增强护患之间的信任；健全调解组织，畅通维权渠道；增强责任意识，预防纠纷发生。创建良好的护患关系应努力做到以患者为中心，以质量为核心，为患者提供高质量、全方位的优质服务，努力营造良好的护患氛围，尽量避免护患纠纷的发生。

（睢素利）

hùshì zhuānyè jīngshén

护士专业精神（nursing professionalism）

在长期的护理实践活动中，护士群体形成的一种与护理专业相关的社会责任、价值观念和行为规范。它是护理事业发展的内在动力，也是护士应有的精神风貌和道德风尚。

护士专业精神是在护理专业形成后逐渐萌芽、形成和发展的。南丁格尔就是倡导并践行护士专业精神的先行者。以南丁格尔为代表的护士群体身上所表现出来的精神气质、护理理念和价值导向逐渐得到英国乃至国际社会的认可和传承。护士专业精神是在南丁格尔精神的基础上形成和发展的。

基本内容 概括为如下方面。

关爱照顾 是护理实践的核心内容，也是护理工作的内在道德要求。关爱既是一种行为，一种伦理要求，也是一种道德情感。它是由同情、能力、自信、良心及承诺等方面组成。在护理实践中，护士要关爱、关心、照顾、

帮助和爱护患者，表现出应具备的人文关怀能力，并将内在的人文素养外化为自觉地、创造性地服务于患者实际行动。

专业自主 护士应凭借自身的理论知识、专门技能，独立自主地开展护理实践、为广大患者提供护理服务，积极进行护理决策并对行为结果负责。专业自主既是护士行使权力的表现，也是专业精神的精髓。

平等对待 平等是对护士提出的基本道德要求，是建立在良好的护患关系的前提和基础。护士要做到一视同仁，让每一位患者都得到平等的关心和尊重。护士应尊重患者的人格、权利和尊严，向患者提供以人为本的整体护理服务。影响护士平等对待每一名患者的因素有个体修养、伦理意识、医院文化等。

支持维护 护士应借助于专业知识和技能，积极主动地为患者提供优质护理服务，自觉维护患者权益，参与对相关医疗护理政策、法律和伦理议题的讨论；保护患者的生命、健康、幸福、知情选择、隐私、保密以及尊严，维护患者的最佳利益。

团结互助 护士与同事、患者及家属、社区人员之间要团结协作、互相照顾、互相帮助。要采取适当的措施，促进个人、家庭和社会的健康福祉。

行动负责 护士的职责在于遵守护理专业规范和标准，护士要对护理工作负有责任。根据护理知识和技能及患者的实际情况采取的行动，并做到言行担当负责。

慎独 护士在无人监督或独自开展工作时，仍然能够严格遵守护理操作规程，谨慎从事的行事态度或意识。慎独是一种美德、

一种道德修养。护士若能达到慎独的境界，就能自觉地按照护理道德信念自我克制、谨慎不苟地为患者服务。

弘扬专业精神途径 ①护士要提高专业知识和技能，树立专业信心，使自身的业务能力和水平赢得患者和同事的认可，提高护士群体的专业形象。②落实优质护理服务，在价值层面上要加强培养护士的人文关爱意识，实现人性化护理。加强护士护理伦理教育和护士人文修养培养，以患者为中心，逐步将人文知识内化为护士的品质、性格和态度，提高护理服务质量。③护士要深刻领会护理专业精神的内涵，坚守支持维护、慎独、行动负责和团结互助等专业价值，增加专业责任感，弘扬护士的专业精神。

（张新庆）

索 引

条 目 标 题 汉 字 笔 画 索 引

说 明

一、本索引供读者按条目标题的汉字笔画查检条目。

二、条目标题按第一字的笔画由少到多的顺序排列，按画数和起笔笔形横（一）、竖（丨）、撇（丿）、点（丶）、折（乛，包括丁乚乀等）的顺序排列。笔画数和起笔笔形相同的字，按字形结构排列，先左右形字，再上下形字，后整体字。第一字相同的，依次按后面各字的笔画数和起笔笔形顺序排列。

三、以拉丁字母、希腊字母和阿拉伯数字、罗马数字开头的条目标题，依次排在汉字条目标题的后面。

条 目 外 文 标 题 索 引

内 容 索 引

说　明

一、本索引是本卷条目和条目内容的主题分析索引。索引款目按汉语拼音字母顺序并辅以汉字笔画、起笔笔形顺序排列。同音时，按汉字笔画由少到多的顺序排列，笔画数相同的按起笔笔形横（一）、竖（丨）、撇（丿）、点（丶）、折（乛，包括丁乚く等）的顺序排列。第一字相同时，按第二字，余类推。索引标目中夹有拉丁字母、希腊字母、阿拉伯数字和罗马数字的，依次排在相应的汉字索引款目之后。标点符号不作为排序单元。

二、设有条目的款目用黑体字，未设条目的款目用宋体字。

三、不同概念（含人物）具有同一标目名称时，分别设置索引款目；未设条目的同名索引标目后括注简单说明或所属类别，以利检索。

四、索引标目之后的阿拉伯数字是标目内容所在的页码，数字之后的小写拉丁字母表示索引内容所在的版面区域。本书正文的版面区域划分如右图。

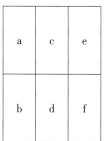

a	c	e
b	d	f

拉丁字母

阿拉伯数字

罗马数字

本卷主要编辑、出版人员

执行总编　谢　阳

编　　审　邬扬清

责任编辑　吴翠姣

索引编辑　张　安

名词术语编辑　孙文欣

汉语拼音编辑　王　颖

外文编辑　景黎明

参见编辑　刘　婷

责任校对　李爱平

责任印制　陈　楠

装帧设计　雅昌设计中心·北京